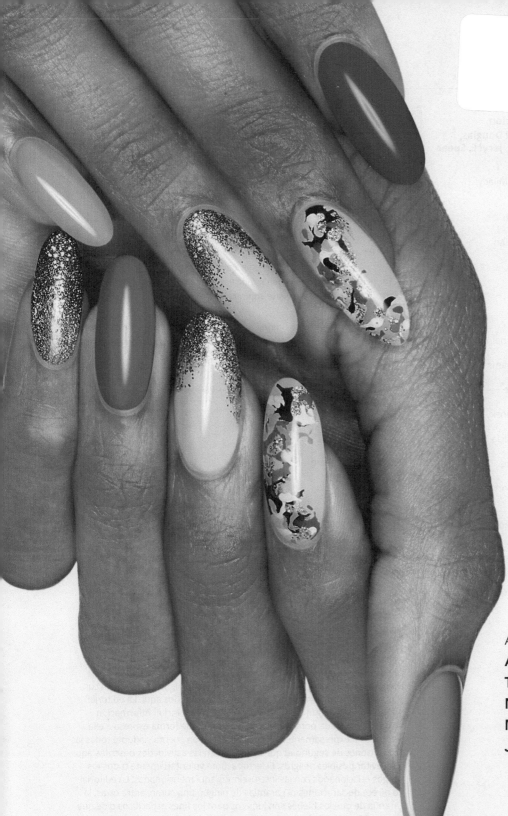

UÑAS

AUTORAS QUE COLABORARON:

Alisha Rimando Botero

Tiffani Douglas

Nancy King

Malinda McHenry

Jeryl E. Spear

milady
®

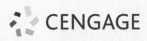
CENGAGE

Australia • Brasil • Canadá • México • Singapur • Reino Unido • Estados Unidos

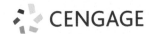

Tecnología del cuidado de las uñas del Estándar de Milady, octava edición
Alisha Rimando Botero, Tiffani Douglas, Nancy King, Malinda McHenry, Jeryl E. Spear

Vicepresidente y gerente general, Milady: Sandra Bruce

Directora de producto: Kara Melillo

Gerente de producto: David Santillan

Gerente de diseño de aprendizaje: Jessica Mahoney

Gerente ejecutivo de contenido: Sarah Koumourdas

Asistente de producto: Emma Fishbein

Gerente de aprendizaje: Beth Williams

Gerente de marketing: Kim Berube

Directora de marketing: Slavik Volinsky

Diseñador de estudio creativo: Felicia Bennett

Diseñador de interiores: Joe Devine

Arte y diseño de la imagen de la portada: Alisha Rimando Botero

Fotógrafo de la imagen de la portada: Grey Zisser

Para obtener información sobre productos y asistencia tecnológica, llame a nuestro **Servicio de atención al cliente y de ventas de Cengage al 1-800-354-9706 o visite support.cengage.com.**

Si desea obtener una autorización para usar este material, envíe todas las solicitudes mediante nuestro sitio en Internet en **www.cengage.com/permissions.**

Número de control de la Biblioteca del Congreso: 2019919922

ISBN: 978-1-337-78659-1

Cengage
200 Pier 4 Boulevard
Boston, MA 02210
Estados Unidos

Cengage es un proveedor líder de soluciones de aprendizaje personalizadas con empleados con domicilio en casi 40 países diferentes y ventas en más de 125 países en todo el mundo. Encuentre su representante local en **www.cengage.com.**

Para obtener más información sobre las plataformas y servicios de Cengage, regístrese o acceda a su solución de aprendizaje en línea o para comprar materiales para su curso, visite **www.cengage.com.**

Aviso al lector
La editorial no garantiza ni avala ninguno de los productos descritos en esta publicación, ni realiza análisis independiente alguno en relación con el tipo de información sobre los productos contenidos aquí. La editorial no asume ningún tipo de obligación de obtener ni incluir información ajena a la brindada por el fabricante y renuncia de forma expresa a ella. Se aconseja expresamente al lector que tenga en cuenta y adopte todas las precauciones de seguridad que se indican en las actividades descritas aquí para evitar posibles peligros. El lector asume voluntariamente todos los riesgos relacionados con las instrucciones aquí mencionadas. La editorial no ofrece declaraciones ni garantías de ningún tipo como, entre otras, la garantía de que los bienes son idóneos para los fines específicos o de que las condiciones son aptas para la venta. Dichas declaraciones tampoco se infieren respecto del material expuesto aquí. La editorial no se responsabiliza por dicho material. La editorial no se responsabiliza por daños ni perjuicios especiales, indirectos o punitorios, ocasionados, en su totalidad o en parte, por el uso o la confianza del lector en este material.

Printed at CLDPC, USA, 06-23

Breve tabla de contenidos

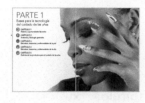

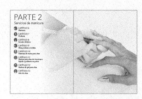

Tabla de contenido

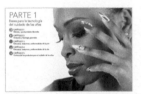

PARTE 1
Bases para la tecnología del cuidado de las uñas   2

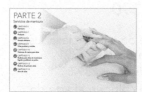

PARTE 2
Servicios de manicura   132

Resumen de los procedimientos

Prefacio

Carta para nuestro increíble estudiante

¡Bien hecho! Tomó la excelente decisión de estudiar tecnología del cuidado de las uñas. Las oportunidades profesionales que tendrá como técnico en el cuidado de las uñas no dejarán de sorprenderlo y emocionarlo día tras día. Al igual que en muchas de sus decisiones, es importante que siga su instinto, no tome un camino que no desee. Naturalmente, habrá temas y aspectos del estudio que encontrará más interesantes que otros. No obstante, ahora encontrará nuevas formas de aprender y crecer más allá de esas restricciones, y lo más importante es que se sorprenderá a usted mismo. El cuidado de las uñas es un arte y usted es el artista.

El equipo Milady

El equipo de mentores, revisores, autores y educadores de Milady colaboraron para compartir décadas de educación y experiencia en esta nueva edición de *Tecnología del cuidado de las uñas del Estándar de Milady*. Nos esforzamos para brindarle la mejor educación basada en las técnicas fundamentales en el cuidado de las uñas y en la investigación actual sobre la industria. Nos comprometemos a aprender y crecer junto a la industria y a trabajar para proporcional las mejores herramientas para tener éxito.

Los compañeros de clases

Sus compañeros de clase serán importantes durante el estudio sobre la tecnología del cuidado de las uñas, pronto aprenderá que se necesitarán unos a otros. Para algunos, esta experiencia en la escuela puede ser su primera carrera. Para otros, puede ser la cuarta o quinta que emprenden, la carrera que usted siempre soñó. Tenga paciencia con sus compañeros, pero principalmente consigo mismo. Se utilizarán de modelo entre ustedes para practicar las técnicas y los servicios de cuidado de las uñas e interpretarán el papel de los clientes. Tal vez se conviertan en buenos amigos.

Lo que aprenderá

En la octava edición de *Tecnología del cuidado de las uñas del Estándar de Milady*, encontrará la información más actual sobre las ciencias, los servicios para el cuidado de las uñas y los realces para uñas. Aprenderá diversas técnicas, desde los servicios básicos de manicura y pedicura hasta el arte de uñas y los servicios complementarios. También aprenderá a identificar las condiciones poco saludables de las uñas y la piel para preservar la salud y seguridad suya y de los clientes.

El futuro

El futuro del cuidado de las uñas es emocionante. Además, la industria cambia y crece a medida que usted aprende. Manténgase informado sobre la industria y acepte los cambios. Tiene un futuro brillante, estudie mucho, utilice la creatividad, no se rinda y permítase crecer.

Los estándares de la industria

Desde 1927, Milady se ha comprometido con la calidad en la educación para los profesionales de la belleza. A lo largo de los años, decenas de millones de profesionales con licencia comenzaron su carrera estudiando de los libros de texto de Milady, líderes en la industria.

En Milady, nos dedicamos a brindar las soluciones de aprendizaje más completas, en la mayor variedad de formatos, para serle de utilidad a usted, el estudiante moderno. La última edición de *Tecnología del cuidado de las uñas del Estándar de Milady* está disponible para usted en varios formatos, tales como la versión impresa tradicional, en libro digital y la versión MindTap, que ofrece una experiencia de aprendizaje interactivo con actividades, herramientas de aprendizaje y videos nuevos.

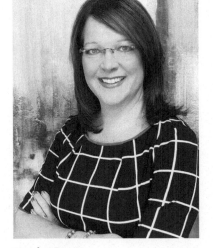

Sandra Bruce

Milady quiere agradecer a los educadores y profesionales que participaron en las encuestas y reseñas que nos ayudaron a identificar qué debía cambiarse para esta nueva edición. También nos gustaría agradecerles a los estudiantes, del pasado y actuales, por ser claros en cuanto a sus necesidades y por darle la oportunidad a Milady de ofrecerles lo mejor en educación sobre la tecnología del cuidado de las uñas.

Gracias por confiar en Milady, como fuente da información valiosa que lo ayudará a construir las bases de su carrera. Nuestro contenido, junto con su pasión, creatividad y devoción al trabajo y a los clientes, lo encaminarán hacia el éxito de por vida. ¡Felicitaciones por dar el primer paso hacia su futuro como profesional de la belleza y de la tecnología del cuidado de las uñas!

Sandra Bruce
Vicepresidente y gerente general, Milady

Conoce a los colaboradores

Mensaje para los autores

Milady reconoce el talento de sus autores de todo el mundo. Agradecemos sinceramente a los autores especiales de la octava edición de *Tecnología del cuidado de las uñas del Estándar de Milady* por su dedicación al escribir esta edición, ya que sin sus contribuciones no se hubiera convertido en tan increíble recurso educativo. Nos complace compartir las biografías que, sin duda, ofrecen solo un atisbo de todo lo que han logrado. ¡Bien hecho!

Alisha Rimando Botero

Capítulo 9, Uñas postizas y moldes
Capítulo 10, Sistemas de resina para uñas
Capítulo 11, Realces para uñas de monómero líquido y polímero en polvo
Capítulo 12, Realces para uñas de gel
Capítulo 13, Arte de uñas

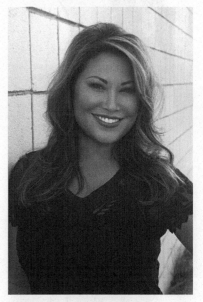

Alisha Rimando Botero

Alisha Rimando Botero es artista en el cuidado de las uñas, educadora y autora con reconocimiento mundial. Ha competido en más de 100 competencias de uñas en 10 países y ganó un campeonato mundial en 2005. Recibió el título de especialista en uñas en 1995, una certificación en maquillaje permanente en 1998 y un certificado en reflexología en 2008.

Rimando Botero es una educadora con reconocimiento a nivel mundial, desarrolló y realizó seminarios de capacitación para estudiantes, especialistas y los mejores mentores sobre el cuidado de las uñas en más de 25 países. Como líder en la industria y mentora, desarrolló material educativo para cientos de productos innovadores, procedimientos artísticos y programas de capacitación escritos para fabricantes, marcas privadas y franquicias. Investigó, desarrolló, empaquetó y lanzó productos artificiales de realce para uñas, cuidado de la piel con nanotecnología, colecciones de esmalte para uñas y esmaltes híbridos y tratamientos para las uñas naturales para los fabricantes de productos profesionales para el cuidado de las uñas.

Rimando Botero escribió el *Libro de ejercicios de Tecnología del cuidado de las uñas del Estándar de Milady* (sexta y séptima edición) y contribuyó con los libros de texto de *Tecnología del cuidado de las uñas del Estándar de Milady* y *Cosmetología Estándar de Milady* del 2010 al 2020. Participó como artista principal en cientos de videos sobre aplicación de uñas para varios fabricantes y ha sido anfitriona, artista y experta en la materia para videos sobre *Tecnología del cuidado de las uñas del Estándar de Milady* y *MiladyPro*. Ha participado en 150 publicaciones comerciales en todo el mundo, como en las revistas *People*, *Teen Vogue*, *Bridal Guide*, *Self*, *Fitness* y *Seventeen*, al igual que en revistas de la industria como *Nails*, *Nailpro*, *Scratch* (Reino Unido) y *Stylish Nail* (Japón). Rimando Botero también es artista principal en la Semana de la Moda de Nueva York y trabajó con muchos artistas de Los Ángeles, tales como Jennifer Hudson, Ekaterina Gordeeva, Akiko Ogawa, Isaac Mizrahi, Diane Von Furstenberg, Zac Posen, Annabelle Dexter Jones y Erin Featherston.

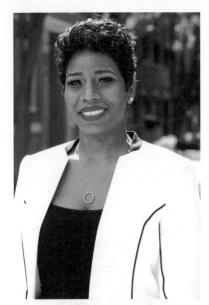
Tiffani Douglas

Tiffani Douglas

Capítulo 6, Manicura
Capítulo 7, Pedicura

Tiffani Douglas es autora, escritora, oradora y técnica en el cuidado de las uñas con licencia con más de 20 años de experiencia en la industria de la belleza y comercialización. Se graduó en Bluegrass Community & Technical College, obtuvo licenciatura con honores en cosmetología en 1996. Trabajó como manicurista mientras terminaba su título de grado en periodismo en la Universidad de Kentucky en 2002.

Dedicada a mejorar la imagen profesional de la industria, Douglas se mantiene activa en la comunidad de la belleza en las áreas de educación y comercialización. Escribió dos libros electrónicos, *Marketing en las redes sociales: una guía para los profesionales de la belleza* y *¿En verdad es un profesional de la belleza? 7 pasos prácticos para ser más profesional, actualizar su negocio y mejorar sus ingresos*. En 2016, publicó su primer libro, *Recién egresado de la escuela de belleza: 10 cosas que debe saber y hacer después de graduarse*.

Douglas trabajó con las mejores marcas de productos de belleza, las revistas comerciales más conocidas y las compañías y asociaciones educativas sobre belleza más importantes. Permanece firme en su misión de inspirar y educar a los profesionales de la belleza.

Nancy King

Capítulo 4, Estructura, trastornos y enfermedades de las uñas
Capítulo 6, Manicura (contenido accesible)
Capítulo 7, Pedicura (contenido accesible)
Capítulo 8, Limado eléctrico

Nancy King es experta en los estándares de seguridad para los salones más importantes. Comenzó su experiencia en reglamentaciones en el Maryland State Board of Cosmetologists. King ha ofrecido investigaciones, información de apoyo y testimonios a nivel estatal y federal sobre diversos temas reglamentarios relacionados con las prácticas en el salón. Al trabajar con los consejos estatales, los organismos estatales y federales, las asociaciones de la industria, escuelas y salones, posee una posición prestigiosa con muchas organizaciones de la industria. King es ganadora de competencias de uñas y jueza en competencias internacionales, ha sido artista de portada y autora de varios artículos en publicaciones internacionales de la industria. Contribuyó como escritora en varios libros de texto sobre la industria y es experta en la materia para los exámenes de certificación estatales y ha capacitado a los supervisores de los exámenes estatales. King brindó educación estandarizada sobre varios temas, que incluyen los estándares nacionales para el limado eléctrico seguro y la limpieza y desinfección en pedicura.

King trabajó como consultora y participó en varios relatos de redes televisivas sobre las prácticas seguras en el salón, que incluye el relato sobre el brote de infección en Watsonville, California, y otros que se transmitieron en *20/20 de ABC, CNN* y *Paula Zahn Now*. Participó dos veces en *Rachael*

Ray Show. Conocidos estudios jurídicos de todo Estados Unidos han contratado a King para que trabaje como perito en casos judiciales de malas prácticas en el salón, en tribunales estatales y federales. Además, la Corte Suprema de Texas la nombró experta en todos los aspectos sobre cosmetología y en administración de salones.

Malinda McHenry

Capítulo 3, Estructura, trastornos y enfermedades de la piel
Capítulo 5, Química de los productos para el cuidado de las uñas

Malinda McHenry se graduó en College of Coiffure Arts en Billings, Montana, y Von Lee School of Esthetics en Baltimore. Obtuvo su licencia de instructora en International School of Hair Design en Great Falls, Montana. La Sra. McHenry trabaja como instructora de productos desde 1987 para marcas como Brocato, L'ANZA, Tressa, Alpha 9 Nails, Vicki Peters Beautiful Nails, microdermoabrasión SoundSkin, Candela Lasers, microneedling con RF de Vivace, microcorriente de Neurotris, Épillyss, GlyMed, Image Skincare y Lira Clinical. Del 2004 a 2014, fue copropietaria de The Academy of Aesthetic Arts, una escuela de belleza acreditada en Shawnee, Kansas, junto a Cathy Berrian. Juntas, les otorgaron el título a más de 600 estudiantes dentro del campo de la estética.

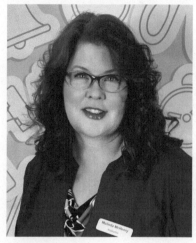

Malinda McHenry

En 2008, McHenry se presentó ante la Legislatura de Kansas para incorporar el campo de acción de los esteticistas y aumentar de 650 a 1000 horas para Kansas. En 2009, ganó premios de Telly y David gracias a sus contribuciones en Aesthetic Video Source como creadora de videos técnicos con nueve títulos en exfoliaciones químicas, tratamientos corporales y aplicaciones de ultrasonido. Contribuye como escritora en *The Esthetician's Guide to Outstanding Esthetics* (Guía del esteticista para una estética superior) que se lanzó en septiembre de 2017. McHenry, conocida como "profesora de estética", participó como invitada regular en AACS y CEA durante los últimos diez años y para los espectáculos de Face & Body Trade durante dos años. Es la maestra de ceremonias en la conferencia anual sobre el negocio de la belleza en St. Pete, Florida. En la actualidad, McHenry es propietaria de Bronzed N Beautiful Spa y Academy of Advanced Aesthetic Arts, un centro de capacitación para estudiantes graduados en Overland Park, Kansas.

Jeryl E. Spear

Capítulo 1, Historia y oportunidades laborales

Jeryl Spear es conocida en toda la industria como líder y campeona de la belleza profesional, dedicó gran parte de su vida a mejorar la industria a través de la educación, innovación y la firme convicción de que todos los profesionales de la belleza deben nutrir continuamente su creatividad, carácter independiente y las habilidades a favor de la belleza.

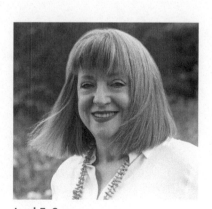

Jeryl E. Spear

Spear comenzó su carrera como cosmetóloga en California y pronto agregó "propietaria de salón" a su currículum vitae en crecimiento. A mediados de la década de 1990, comenzó su carrera como escritora cuando Milady aceptó su propuesta para realizar un libro sobre los negocios relacionados con la industria. Más tarde, se convirtió en escritora y editora independiente para las publicaciones más importantes a favor de la belleza y, luego, asumió el rol de editora jefe para su revista.

En la actualidad, Spear conjugó sus habilidades como profesional de la belleza y comerciante con su talento en las redes sociales. En Instagram, su página principal es @hotonbeauty. Además, representa varias páginas de otros profesionales de la belleza que atraen más de un millón de seguidores orgánicos. Su clientela incluye a las compañías de belleza más importantes. Su pasión sigue enfocada en promocionar las carreras para los profesionales de la belleza.

Autores colaboradores de las ediciones anteriores de la Tecnología del cuidado de las uñas Estándar de Milady

Queremos agradecer profundamente a todas las personas que aportaron su experiencia en el cuidado de la piel y su conocimiento sobre el negocio en ediciones anteriores.

Alisha Rimando Botero

John Halal

Mary Ann Kilgore

Jim McConnell

Janet McCormick, MS, CIDESCO

Vicki Peters

Douglas Schoon

Jeryl E. Spear

Nueva organización de los capítulos

Al conocer y utilizar las herramientas que se presentan en este texto junto con las enseñanzas de los instructores, desarrollará las destrezas necesarias para establecer una clientela leal y satisfecha. Ahora, los capítulos están agrupados en dos partes principales con el fin de que pueda localizar la información con mayor facilidad.

Parte 1: Bases para la tecnología del cuidado de las uñas

Esta sección incluye cinco capítulos que abarcan el pasado, el presente y el futuro del campo de la tecnología del cuidado de las uñas. El capítulo 1, "Historia y oportunidades laborales", resume las emocionantes opciones profesionales disponibles en la industria del cuidado de las uñas, al igual que el origen del cuidado de las uñas y su evolución hasta la actualidad. El capítulo 2, "Anatomía y fisiología v generales", ofrece información esencial que le servirá como guía al trabajar con los clientes y le permitirá tomar decisiones sobre los servicios. El capítulo 3, "Estructura, trastornos y enfermedades de la piel", abarca detalles de la anatomía y la función de la piel y cómo reconocer las afecciones de la piel sobre las que se puede y no se puede trabajar. El capítulo 4, "Estructura, trastornos y enfermedades de la uña", explora los complejos detalles de la uña y cómo identificar las condiciones poco saludables en las manos y pies de sus clientes. El capítulo 5, "Química de los productos para el cuidado de las uñas", identifica las diferencias entre los distintos productos para el cuidado de las uñas y detalla cómo funciona cada uno.

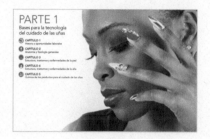

Parte 2: Servicios de manicura

Esta sección está dedicada a los servicios que ofrece un técnico en el cuidado de las uñas. Desde los servicios básicos de manicura y pedicura hasta el arte de uñas, la Parte 2 analiza los detalles del profesional en el cuidado de las uñas. El capítulo 6, "Manicura" incluye los elementos necesarios para preparar el puesto de manicura y los tratamientos básicos para las manos que puede ofrecer un técnico en el cuidado de las uñas. Las habilidades fundamentales para el cuidado de las uñas que aprendió en este capítulo pueden desarrollarse para realces adicionales. El capítulo 7, "Pedicura" abarca los tratamientos para pies y los servicios básicos que se ofrecen. El capítulo 8, "Limado eléctrico" brinda indicaciones sobre las ventajas y precauciones en el uso de la lima eléctrica. El capítulo 9, "Uñas postizas y formas", detalla cómo preparar las uñas para las extensiones y los realces para uñas. El capítulo 10, "Sistemas de resina para uñas" es nuevo en esta edición y trata sobre los tipos de resinas disponibles para los realces. El capítulo 11, "Realces para uñas de monómero líquido y polímero en polvo" trata información importante que necesita para usar este producto y crear uñas hermosas. El capítulo 12, "Realces para uñas de gel" abarca algunos de los productos de realces más conocidos que usan los salones, desde los esmaltes de gel a los geles de polímeros. Para concluir, el capítulo 13 "Arte de uñas" le permite desarrollar los detalles y aspectos básicos de los productos de los capítulos anteriores y abre su mundo a la creatividad que la industria en el cuidado de las uñas puede ofrecer.

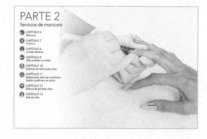

Características de esta edición

En respuesta a los avances en el aprendizaje de la ciencia y la creciente importancia de la educación basada en competencias, se realizaron varios cambios en el texto sobre *Tecnología del cuidado de las uñas* con los que puede estar familiarizado. Se han agregado o modificado características con la esperanza de hacer que su experiencia de aprendizaje sea más intuitiva, eficaz y, sobre todo, relevante.

Fotografía y diseño

Milady realizó sesiones fotográficas y de videos para capturar todas las nuevas fotografías a cuatro colores que aparecen en el libro, tanto en el contenido de los capítulos como en los procedimientos paso a paso.

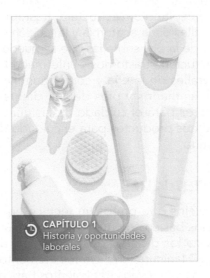

CAPÍTULO 1
Historia y oportunidades laborales

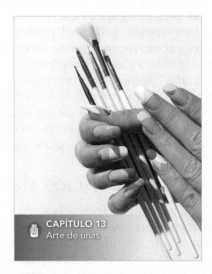

CAPÍTULO 13
Arte de uñas

Tabla de contenido

Ya sea que esté apenas comenzando, se encuentre revisando el texto para rendir sus exámenes o simplemente se sienta perdido, la tabla de contenidos al comienzo de este texto será la hoja de ruta de aprendizaje a través del contenido. La sección de contenido muestra la estructura de todo el texto, lo que facilita la búsqueda de la sección que necesita. Además, como los encabezados de las secciones se desdoblan como objetivos de aprendizaje, esta tabla de contenidos también muestra de un vistazo todos los objetivos que deberá lograr para dominar cada capítulo.

Íconos de los capítulos

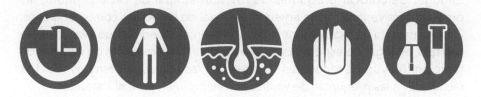

Cada capítulo en *Tecnología del cuidado de las uñas* tiene su propio ícono, que lo conecta a través de todos los suplementos. Piense en estos íconos como insignias: una vez que haya logrado todos los objetivos de aprendizaje de un capítulo, ¡habrá ganado un ícono de capítulo!

Objetivos de aprendizaje

Al inicio de cada capítulo, hay una lista de objetivos de aprendizaje donde se le indicará la información importante que deberá conocer después de estudiar el capítulo. Los objetivos de aprendizaje también se utilizan como títulos de las secciones principales en sí a lo largo de los capítulos. Eso se hace para facilitar el acceso a la referencia y reforzar las principales competencias que son fundamentales en el aprendizaje de cada capítulo para prepararse para la certificación. Además, los objetivos de aprendizaje destacan los resultados que pueden medirse, para ayudarlo a comprender qué es lo que debería poder hacer luego de dominar cada sección.

Objetivos de aprendizaje

Al finalizar este capítulo, usted podrá:

1. Explicar por qué comprender la historia de la tecnología del cuidado de las uñas es importante para tener éxito en la carrera.
2. Resumir las influencias culturales de la tecnología del cuidado de las uñas en la historia antigua.
3. Describir los momentos fundamentales en la historia de la tecnología del cuidado de las uñas durante el siglo XX.
4. Describir los avances en la tecnología del cuidado de las uñas durante el siglo XXI.
5. Comparar las oportunidades profesionales disponibles para un técnico en el cuidado de las uñas con certificación.

El primer objetivo de aprendizaje
Milady sabe, comprende y valora la emoción de los estudiantes por llegar a los productos y equipos más nuevos y emocionantes. También reconocemos que a veces los estudiantes prefieren no pasar tiempo aprendiendo los conceptos básicos de la profesión. El primer objetivo de cada capítulo ayuda a comprender el motivo por el cual se enseña el material de cada capítulo y a determinar el papel que desempeñará en su futura carrera como esteticista. Los puntos importantes en esta sección le indican por qué es importante el material y cómo lo utilizará en su carrera profesional.

> **Explicar por qué necesita aprender acerca de la química de los productos para el cuidado de las uñas**
>
> Casi todo lo que uno hace depende de la química. Y con un poco de conocimiento sobre productos químicos, puede identificar y resolver problemas comunes del salón, que pueden originar fallas en el servicio y problemas en las uñas de sus clientes. Los conocimientos químicos constituyen la base para convertirse en un excelente especialista en el cuidado de las uñas. Aunque usted solo quiera hacer uñas, su éxito depende de sus habilidades y conocimiento de la química y las sustancias.
>
> Es incorrecto pensar que todas las sustancias químicas son peligrosas o tóxicas. Educar al cliente no solo facilita su trabajo, sino que definitivamente ayuda a aumentar sus tácticas de venta. Además aumentará su credibilidad como un profesional que se mantiene actualizado con los temas de la industria.
>
> El técnico en el cuidado de las uñas debe comprender muy bien las sustancias químicas y la química porque:
>
> - Estará mejor preparado para solucionar problemas cuando algo salga mal.
> - Tendrá un conocimiento más profundo sobre cómo funcionan los productos profesionales.
> - Tendrá menos probabilidades de dejarse engañar por afirmaciones y publicidades inadecuadas.

Preguntas de verificación

En lugar de colocar preguntas de revisión al final de cada capítulo, las preguntas de verificación se agregaron al final de la sección correspondiente. De esta manera, puede verificar su conocimiento a medida que avanza en un capítulo, en lugar de esperar hasta que termine. Las preguntas de verificación también lo ayuda a reconocer las áreas en las cuales necesita ayuda. Las respuestas a las preguntas de verificación se proveen para el instructor.

 VERIFICACIÓN

1. Identificar al menos tres maneras diferentes en que solían pintarse las uñas en la antigüedad.
2. ¿Qué recursos utilizaban los aristócratas chinos para crear los colores carmesí o ébano?
3. ¿Cuándo se inauguró el primer salón para el cuidado de las uñas en Estados Unidos?

Progreso de las competencias

La lista de objetivos de aprendizaje se repite al final de cada capítulo, con casillas de verificación agregadas. Aquí, se lo invita a que revise su progreso a través del contenido que ha cubierto, lo que incluye marcar los objetivos de aprendizaje que sienta que ha dominado. Lo que no esté marcado se destacará como un claro recordatorio del trabajo que aún debe realizar para completar ese capítulo.

PROGRESO DE LAS COMPETENCIAS

¿Cómo le va con historia y las oportunidades laborales? **A continuación, marque los objetivos de aprendizaje del capítulo 1 que considera que domina y deje sin marcar aquellos objetivos a los que deberá volver:**

☐ Explicar por qué comprender la historia de la tecnología del cuidado de las uñas es importante para tener éxito en la carrera.

☐ Resumir las influencias culturales de la tecnología del cuidado de las uñas en la historia antigua.

☐ Describir los momentos fundamentales en la historia de la tecnología del cuidado de las uñas durante el siglo XX.

☐ Describir los avances en la tecnología del cuidado de las uñas durante el siglo XXI.

☐ Comparar las oportunidades profesionales disponibles para un técnico en el cuidado de las uñas con certificación.

Procedimientos

Todos los procedimientos paso a paso ofrecen instrucciones claras y fáciles de comprender, y numerosas fotografías que lo ayudan a aprender las técnicas. Al comienzo de cada procedimiento, encontrará una lista de los implementos y materiales necesarios, además de cualquier preparativo que deba efectuarse antes de comenzar el procedimiento.

Para no interrumpir el flujo del contenido principal, todos los procedimientos se trasladaron a una sección llamada **Procedimientos** al final de cada capítulo.

Procedimientos previos y posteriores al servicio

Para dejar en claro que la limpieza, la desinfección y la preparación para el cliente antes del servicio son importantes, verá que se creó una sección *Procedimiento previo al servicio* en el capítulo 6, "*Manicura*". En el mismo capítulo, un *Procedimiento posterior al servicio* aborda la limpieza, la desinfección y la organización luego de atender a un cliente.

Iconos "Realizar"

Tal vez, algunos estudiantes quieran examinar un procedimiento cuando se menciona en el contenido principal. Para que le resulte fácil encontrar todos los procedimientos, Milady incorporó los iconos "Realizar". Estos iconos aparecen cuando se menciona un procedimiento dentro del contenido principal del capítulo y lo llevan a la parte del capítulo donde aparece el procedimiento completo.

---REALIZAR---
Procedimiento 7–1:
Cómo realizar una
pedicura básica

---REALIZAR---
Procedimiento 7–2:
Masaje para pies y piernas

Características adicionales de esta edición

Se incluyen otras características en esta edición que lo ayudarán a dominar los conceptos y las técnicas claves.

"Concéntrese en"

En el texto, hay secciones cortas en cuadros que destacan las destrezas y los conceptos que lo ayudarán a lograr sus metas. Las secciones **"Concéntrese en"** se enfocan en el perfeccionamiento de las destrezas técnicas, en las nuevas investigaciones, en la información adicional de temas complejos y en hechos interesantes. Estos temas son la clave para el éxito como estudiante y como profesional.

CONCÉNTRESE EN

Herramientas necesarias para los servicios de cuidado de las uñas

Como técnico profesional en el cuidado de las uñas, es importante que aprenda a trabajar con las herramientas que exigen los servicios de cuidado de uñas y que conozca todos los procedimientos de seguridad, limpieza y desinfección que se establecen en las reglamentaciones estatales.

Los cuatro tipos de herramientas de tecnología del cuidado de las uñas que debe incorporar en sus servicios son:

1. Equipos
2. Implementos
3. Materiales
4. Productos profesionales para el cuidado de las uñas

¿Sabía que...?

Estas secciones proporcionan información interesante que le permitirá comprender mejor el material del texto y llamará la atención hacia ciertos puntos específicos.

¿SABÍA QUE...?

Muchos técnicos en el cuidado de las uñas con experiencia prefieren utilizar acetona pura para eliminar el esmalte por tres razones: 1) Sienten que los ingredientes agregados en los quitaesmaltes hacen que el proceso de eliminación sea más lento; 2) creen que los ingredientes agregados aumentan el costo del producto innecesariamente y 3) pueden eliminar el producto rápidamente.

¡Precaución!

Parte de la información es tan vital para su seguridad y la de los clientes que merece que se le dedique atención especial. El texto le indica cuál es esta información en los recuadros **PRECAUCIÓN**.

¡PRECAUCIÓN!

Las capas base, las capas protectoras, los esmaltes para uñas y los endurecedores son altamente inflamables.

Actividad

Los recuadros "Actividad" describen ejercicios prácticos en el salón de clases que le ayudarán a comprender los conceptos que se explican en el texto.

> **ACTIVIDAD**
>
> ## Preparar la mesa
>
> Practique cómo preparar la mesa de manicura con todo el equipo, los implementos y los materiales necesarios. Realice esta preparación para una manicura básica y una de spa.

Recursos web

Las secciones **Recursos web** le proporcionan direcciones de Internet donde puede encontrar más datos sobre un tema así como referencias de sitios adicionales para obtener más información.

> ## Recurso en Internet
>
> Si desea obtener más información, comuníquese con la Sociedad americana contra el cáncer en http://www.cancer.org o al teléfono (800) ACS-2345.

Combinación de términos clave y lista de glosario

Al final de cada capítulo, aparece una lista completa de términos clave en la sección del glosario. Además de los términos clave, encontrará la *página de referencia* donde los términos clave se definen y tratan en el material del capítulo. Junto con las definiciones del glosario, se incluye una guía de *Pronunciación* de términos difíciles. Leer los términos clave y el glosario del capítulo es una manera de aprender términos importantes que se utilizan en la industria de la belleza y del bienestar y de prepararse para obtener la licencia. La lista es un recurso único que lo ayudará a crear fichas de estudio o a estudiar para los cuestionarios de un capítulo en particular.

Todos los términos clave se incluyen en el **Glosario del capítulo,** así como en el **Glosario/Índice** al final del texto.

GLOSARIO DEL CAPÍTULO

cosmetología	pág. 5	el arte y la ciencia de embellecer y mejorar la piel, las uñas y el cabello; el estudio de los cosméticos y su aplicación.
lúnula	pág. 8	la media luna blancuzca ubicada en la base de la lámina ungueal.
tecnología del cuidado de las uñas	pág. 5	el arte y la ciencia de embellecer y mejorar las uñas y la piel de las manos y los pies.

Reconocimientos

Milady reconoce, con gratitud y respeto, a los muchos profesionales que han contribuido con esta edición de *Tecnología del cuidado de las uñas del Estándar de Milady*. Queremos extender un enorme agradecimiento a las siguientes personas:

- Los profesionales que prepararon y realizaron los procedimientos en nuestra sesión fotográfica:
  - Alisha Rimando Botero
  - Lisa Boone
  - Jacquelyn Lomax-Jones
- A Deerfield Education Group (DEG), una empresa de DEG Productions, Inc., 23–25 Spring Street, Suite #304 Ossining, NY 10562 (914) 924-3253, por su trabajo plasmando los procedimientos paso a paso.
- A los fotógrafos profesionales Damon Catavero y Michael Gallitelli, cuya experiencia en fotografía ayudó a darle vida a muchas de estas páginas.
- A Danielle Valachovic, artista del maquillaje, por su trabajo increíble y su flexibilidad en el set.
- A las siguientes empresas, que donaron sus herramientas y productos para usarlos en la sesión fotográfica:
  - Artistic Nail Design
  - Back Scratchers
  - Gelish
  - Valentino Pure
- Gracias a Grey Zisser y a todo el equipo de Blonde + Co por capturar una imagen impresionante para la tapa de Tecnología del cuidado de las uñas.
- A Arturo Del Pozo, artista CG, gracias por su impresionante trabajo de edición de las imágenes de procedimientos.
- A Carly Hayes Mankowski, técnico en el cuidado de las uñas con licencia y director creativo, gracias por tu increíble trabajo para crear las imágenes introductorias de los capítulos para esta edición.
- A Jamie Brenstuhl, fotógrafo, gracias por capturar el hermoso arte de uñas para las imágenes introductorias de los capítulos y darles vida a las páginas.
- A William LeBlanc Studio, fotógrafo, por su maravilloso trabajo al capturar las imágenes de apertura de cada parte de esta edición.

Revisores de Tecnología del cuidado de las uñas del Estándar de Milady, octava edición

Agradecemos especialmente a nuestros Revisores de Milady, que se tomaron un momento de sus cargadas agendas para revisar el contenido de esta edición de *Tecnología del cuidado de las uñas del Estándar de Milady*.

- Jullie Angell, *técnica en el cuidado de las uñas e instructora, FL*
- Frances I. Archer, *Columbia, SC*

- Maria Aune, *instructora de manicura/instructora, Nail Alliance, Crestview, FL*
- Kimberly K. Brantley
- Jesse Bruner, *propietario, JDB Nail Shop, Wilmington, DE*
- Tara Tess Tidwell Conway, *directora de la escuela, Jackson, AL*
- Georgina Davis, *Cosmetology Education Group, MN*
- Jennifer DeCarlo-Froese, *técnica en el cuidado de las uñas y esteticista con licencia, Pueblo, CO*
- Shawna Dempsey, *instructora de manicura, Arkansas Beauty School, Little Rock, AR*
- Linda Fero, *estilista/técnica en el cuidado de las uñas/dueña de salón, Corning/Painted Post, NY*
- Ashley Gregory, *Chicago, IL*
- Krysti Hammon, *directora del programa de especialistas en uñas, Ogden, UT*
- Mare Horak, *directora nacional de educación, instructora de uñas/ Nailite, American Institute of Beauty, Dunedin, FL*
- Julie Kandalec, *manicura de celebridades y fundadora, Masterclass Nail Academy, New York City, NY*
- Pariskevi Kekatos, *DPM, Dix Hills, NY*
- Gracie King, *instructora/propietaria de escuela de belleza, San Antonio, TX*
- Amber Klein, *ejecutiva de cuentas, Murfreesboro, TN*
- Emily Lewis, *Chicago, IL*
- Irma Lieras, *instructora principal de uñas en spa, Poway, CA*
- NinaDawn Patton, *Jonesborough, TN*
- Natasha Ray, *manicura/CEO, Noir Men's Hand and Foot Grooming Lounge, Beverly Hills, CA*
- Marni Ribnick, *New Hope, MN*
- Jean M. Schlaiss, *director de escuela, Waxhaw, NC*
- Douglas Schoon, *presidente de Schoon Scientific and Regulatory Consulting, LLC, Dana Point, CA*
- Marie Strauch, *especialista en educación, Pingree Grove, IL*
- Sara Thompson, *especialista en biotecnología farmacéutica de apoyo, Albany, NY*
- Shelly Torniainen, *ejecutiva de cuentas/educadora, Minneapolis, MN*
- Debbie Wensman, *propietaria de salón/educadora, Fort Collins, CO*
- Patricia (Pattie) Yankee, *famosa artista en el cuidado de uñas/consultora de la industria, New York City, NY*

PARTE 1

Bases para la tecnología del cuidado de las uñas

CAPÍTULO 1
Historia y oportunidades laborales

CAPÍTULO 2
Anatomía y fisiología generales

CAPÍTULO 3
Estructura, trastornos y enfermedades de la piel

CAPÍTULO 4
Estructura, trastornos y enfermedades de la uña

CAPÍTULO 5
Química de los productos para el cuidado de las uñas

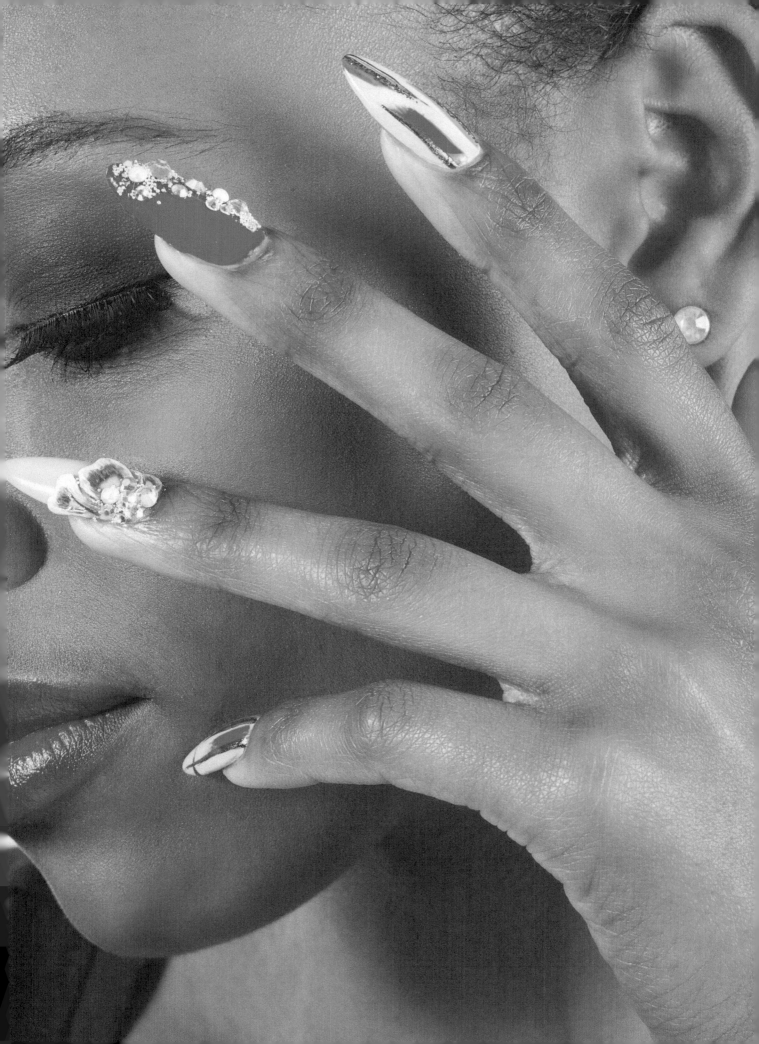

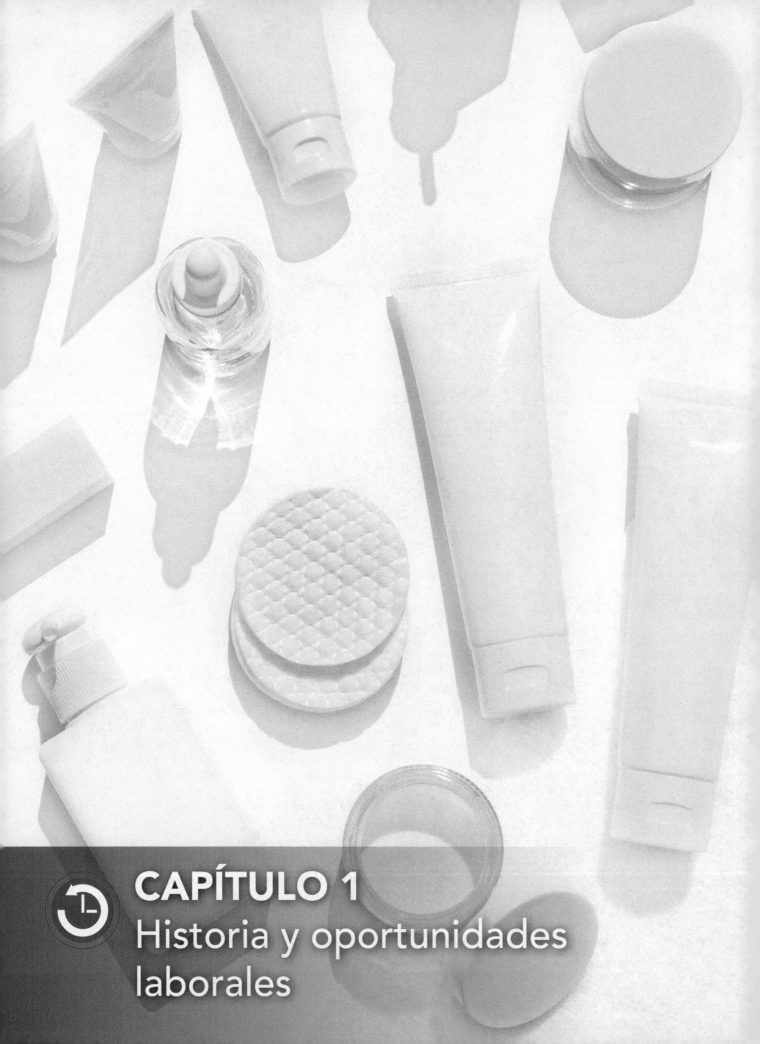

CAPÍTULO 1
Historia y oportunidades laborales

"Cuanto más sepas sobre el pasado, mejor preparado estarás para el futuro".

–Theodore Roosevelt

Objetivos de aprendizaje

Al finalizar este capítulo, usted podrá:

1. Explicar por qué comprender la historia de la tecnología del cuidado de las uñas es importante para tener éxito en la profesión.
2. Resumir las influencias culturales de la tecnología del cuidado de las uñas en la historia antigua.
3. Describir los momentos fundamentales en la historia de la tecnología del cuidado de las uñas durante el siglo XX.
4. Describir los avances en la tecnología del cuidado de las uñas durante el siglo XXI.
5. Comparar las oportunidades profesionales disponibles para un técnico en el cuidado de las uñas con licencia.

Explicar por qué comprender la historia de la tecnología del cuidado de las uñas es importante para tener éxito en la profesión

La historia de la tecnología del cuidado de las uñas describe la evolución de los productos, las herramientas, las técnicas y las oportunidades laborales que siguen creciendo y desarrollándose en la actualidad. En siglos anteriores, el cuidado de las uñas se consideraba parte de las industrias de la higiene y la medicina. En la actualidad, es una especialidad dentro del campo de la cosmetología.

Los técnicos en el cuidado de las uñas deben estudiar y comprender bien la historia de la tecnología del cuidado de las uñas, así como las oportunidades laborales disponibles, porque:

- Conocer la historia de su profesión puede servirle para predecir y comprender las futuras tendencias.
- Conocer la historia de la tecnología del cuidado de las uñas lo ayudará a comprender el desarrollo de las técnicas y los servicios que se utilizan hoy en día.
- Aprender acerca de los diferentes servicios de cuidado de las uñas lo ayudará a ampliar sus ofertas o a desarrollar una o más especialidades dentro de su práctica.
- Aprender acerca de la variedad de opciones laborales posibles lo ayudará a aprovechar la amplia gama de oportunidades disponibles para los técnicos en el cuidado de las uñas.

Resumir las influencias culturales de la tecnología del cuidado de las uñas en
LA HISTORIA ANTIGUA

La tecnología del cuidado de las uñas data del 3000 A. C. aproximadamente, y cada período subsiguiente contribuyó con nuevos enfoques para el embellecimiento de las uñas. Si bien los científicos y los visionarios de la belleza han hecho muchos descubrimientos en productos de belleza en el siglo XIX, ellos también recibieron muchas influencias de los usos y logros del pasado.

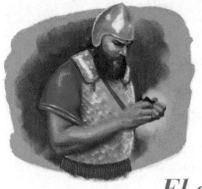

La antigua Babilonia

- Las tumbas de las familias reales en Babilonia que datan del 3200 a. C. contaban con implementos elaborados y lujosos, de oro sólido, para el cuidado de las uñas de las manos y los pies.
- Antes de las grandes batallas, los guerreros de la antigua Babilonia se hacían la manicura y se pintaban las uñas con kohl. cC

El antiguo Egipto

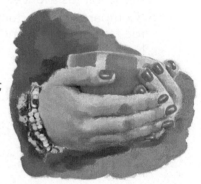

- La reina Nefertiti (1400 a. C. aproximadamente) usaba una pasta de henna para teñirse las puntas de los dedos de un color rojo oscuro; mientras que la reina Cleopatra (50 a. C. aproximadamente) usaba henna para teñirse las uñas de un tono rojo herrumbre.
- En el antiguo Egipto, solo los miembros de la familia real podían pintarse las uñas de color rojo. Las clases sociales inferiores, que incluían a escribas y comerciantes, podían aplicarse colores pálidos.

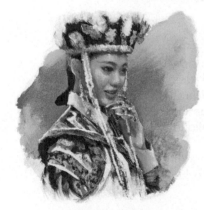

La antigua China

- Durante la dinastía Shang (1600 a. C.), los aristócratas chinos se frotaban las uñas con una mezcla de tintura de goma arábiga, gelatina, cera de abejas y claras de huevo para darles un color carmesí o ébano.
- Durante la dinastía Chou (1100 a. C.), solo los miembros de la familia real podían pintarse las uñas de color dorado o plateado.
- Desde la dinastía Han (206 a. C.) en China, la familia real utilizaba protectores de uñas con diseños tradicionales, como protección para sus uñas largas y para representar su riqueza.

La antigua Grecia

- Durante la Edad de Oro de Grecia (500–300 a. C.), las amantes de los acaudalados mecenas usaban pétalos de flores amarillas, polen y sal de potasio para crear un color de uñas pálido que representaba la inocencia, la clase social superior y el atractivo sexual.
- Cuando los soldados de la antigua Grecia se preparaban para una batalla, solían pintarse los labios y las uñas de color rojo.

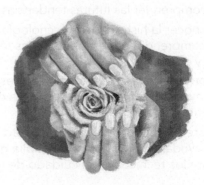

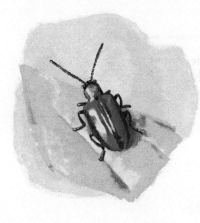

La antigua Roma

- En la antigua Roma (200 a. C. aproximadamente), las barberías ofrecían corte y modelado de uñas para los clientes acaudalados.
- Los hombres y las mujeres usaban laca (una sustancia similar al barniz producida por la cochinilla laca) y sangre de oveja mezclada con grasa para dar color a las uñas.

La Edad Media

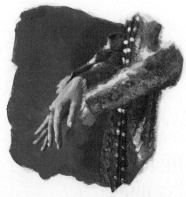

- Durante la Edad Media (476–1450 D. C.), la clase alta europea mantenían las uñas cortas y le sacaban brillo con gamuza.
- A finales de la Edad Media, los europeos solían cortarse las uñas con cuchillos. Este método de pulido rústico era denominado "recorte".

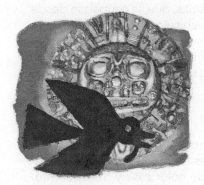

En antiguo imperio Inca

- En el siglo XV, los Incas usaban palillos de madera afilados y tinturas naturales para decorarse las uñas con símbolos de águilas o del dios del sol.

El renacimiento

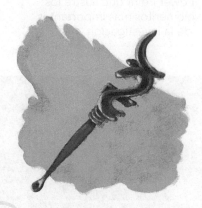

- Durante el Renacimiento (1450–1600 D. C.), la mayoría de los europeos evitaba usar cosméticos para colorearse las uñas. Sin embargo, los ciudadanos acaudalados se hacían la manicura.
- Las excavaciones arqueológicas descubrieron limpiadores de uñas, algunos de los cuales también se utilizaban como elementos para limpiarse los oídos, hechos de hueso o metal, en una amplia variedad de diseños.

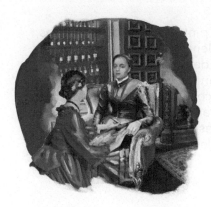

La Época Victoriana

- Durante el reinado de la reina Victoria de Inglaterra (1837–1901 D. C.), la uñas se usaban cortas, limpias y al natural o se teñían con aceite perfumado de color rojo y se les sacaba brillo con una gamuza.
- En la década de 1870, se inauguró el primer salón comercial para el cuidado de las uñas en París.
- En 1878, Mary E. Cobb abrió el primer salón para el cuidado de las uñas, Pray's Manicure, en la ciudad de Nueva York, Estados Unidos.

1. Identificar al menos tres maneras diferentes en que se solían pintar las uñas en la antigüedad.
2. ¿Qué recursos utilizaban los aristócratas chinos para crear los colores carmesí o ébano?
3. ¿Cuándo se inauguró el primer salón para el cuidado de las uñas en Estados Unidos?

ACTIVIDAD

Historia de las uñas

En grupo, elegir dos culturas antiguas. Investigar las dos culturas que seleccionaron y preparar una presentación sobre las tendencias y los servicios de cuidado de las uñas. Desarrollar un informe, representación o presentación en Power Point que ilustre los elementos más importantes de la investigación.

Describir los momentos fundamentales en la historia de la tecnología del cuidado de las uñas durante el siglo XX

Durante el siglo XX, el rápido crecimiento de la tecnología del cuidado de las uñas mantuvo el ritmo de todas las demás industrias, que se ocupaban desde la incorporación de la fabricación industrial de vehículos hasta la exploración espacial. En esta sección, podrá reconocer y describir muchos de los grandes avances en el cuidado de las uñas: desde los implementos modernos y los esmalte para uñas, hasta la aplicación de uñas postizas y el renacimiento y la elevación de la manicura y pedicura.

1900–1919

California Perfume Company (ahora Avon Company) lanzó al mercado el *kit de manicura*, que incluía blanqueador de uñas, pomada de rosa y tintura. Cutex lanzó los esmaltes para uñas líquidos de color rosa y transparente. Los implementos para el cuidado eran de acero templado y se decoraban con materiales codiciados, como marfil, ébano o gemas.

La década de 1920

La técnica "moon manicure" (manicura de media luna), que deja la lúnula y la punta descubiertas, se popularizó después de que las estrellas del cine mudo usaron este diseño en la pantalla. Cutex introdujo el primer quitaesmalte con acetona. Los manicuristas reparaban las uñas quebradas con tiras de tela que cortaban de los saquitos de té.

La década de 1930

Inspirado en los avances de las pinturas para automóviles, la artista de maquillaje Michelle Menard se asoció con Charles Revson (fundador de Revlon) para desarrollar el primer esmalte para uñas moderno con pigmentos en lugar de tinturas. La manicura de media luna, ahora con uñas con puntas afiladas, era popular entre las mujeres vanguardistas (**Figura 1–1**). Con la llegada de la Gran Depresión, el esmalte para uñas se convirtió en un lujo accesible y deseado.

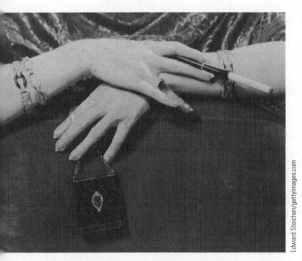

Edward Steichen/gettyimages.com

▲ **FIGURE 1–1** La manicura de media luna, con uñas de puntas afiladas, era un estilo popular vanguardista durante la década de 1930.

La década de 1940

La manicura semanal, con las mismas técnicas básicas de la actualidad, era un servicio de belleza popular y accesible. Las películas más populares solían filmarse a color y las actrices usaban las uñas pintadas marcando las nuevas tendencias, como la manicura de media luna (la lúnula quedaba descubierta) y las uñas largas completamente pintadas con formas ovaladas o de almendra. Combinar el color del esmalte para uñas y el lápiz labial marcó una fuerte tendencia en la moda (**Figura 1–2**).

La década de 1950

En 1953, Rita Hayworth hizo que las uñas largas de color rojo perduraran durante toda la década (**Figura 1–3**). Durante la primera parte de la década, la cita semanal con la manicura mantuvo su popularidad, pero luego decayó y fue sustituida por el cuidado en el hogar. Juliette Marglens creó los apliques de Juliette, un servicio natural de realces para uñas que envolvía el tercio superior de la uña con un papel similar a la fibra para generar resistencia y durabilidad. El Dr. Fred Slack se lastimó la uña del pulgar mientras trabajaba en su consultorio dental y creó un arreglo improvisado con material acrílico y aluminio. Parecía tan real que Slack, junto con su hermano Tom, fundaron la primera compañía de uñas de acrílico, Patti Nails. El negocio de la familia Slack ahora se llama NSI Nails.

La década de 1960

La televisión a color se convirtió en un producto básico en el hogar, esto hizo que los músicos comenzarán a marcar tendencia, ya que mostraban las uñas en la pantalla al agarrar el micrófono. Las uñas postizas despegadas se volvían a pegar con adhesivo para aeromodelismo y se reforzaban con hebras de algodón y papel para ondas permanentes. Los colores pasteles glaseados eran extremadamente populares. En la segunda mitad de la década, se introdujo el arte de uñas floral con pinturas acrílicas y al óleo.

La década de 1970

Los técnicos en el cuidado de las uñas ofrecieron los primeros servicios con monómero líquido y polímero en polvo, comúnmente denominadas uñas de acrílico. Jeff Pink introdujo la manicura francesa (el lecho ungueal transparente con las puntas blancas) y el Ridgefiller (un producto que hace que las uñas estriadas se vean lisas). Las cantantes, como Cher y Diana Ross, impulsaron la tendencia de las uñas largas y esculpidas.

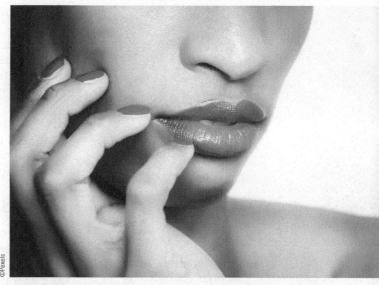

©Pexels

▲ **FIGURA 1–2** En la década de 1940, usar el mismo color de esmalte para uñas y de lápiz labial era una tendencia audaz.

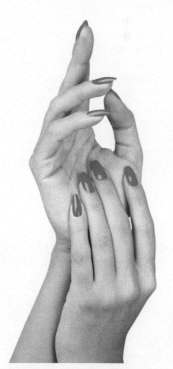

Bergamont/istockphoto.com

▲ **FIGURA 1–3** En la década de 1950, las celebridades, como Rita Hayworth, hicieron que las uñas largas de color rojo sean el estilo que más perduró.

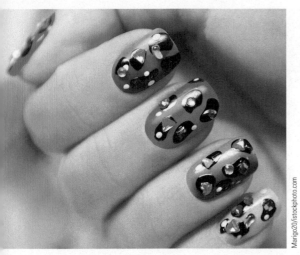

▲ **FIGURA 1–4 En la década de 1980, las calcomanías y las joyas eran adornos populares en el arte de uñas.**

Marigo20/istockphoto.com

La década de 1980

El arte de uñas, con calcomanías, joyas, bandas metálicas e imágenes dibujadas a mano, se volvió popular (**Figura 1–4**). Las formulaciones de monómero líquido y polímero en polvo siguieron mejorando en términos de facilidad de aplicación y duración para los usuarios. Los apliques de uñas de seda se pusieron de moda, seguidos de los apliques de fibra de vidrio y lino. Los colores populares de esmaltes para uñas iban desde el natural hasta los colores oscuros y brillantes. Las uñas largas con puntas cuadradas dominaron la década.

Década de 1990

Surgió el negocio del spa de día, lo que le abrió paso a un enorme resurgimiento de los servicios de manicura y pedicura naturales. Se hizo frecuente el uso de pistolas aerógrafas (aerosol) para aplicar diseños de uñas, en especial la punta blanca de la manicura francesa. En 1998, Creative Nail Design (ahora CND) introdujo el primer sistema de spa para pedicura en la industria de la belleza profesional. Aumentó la popularidad de los sistemas de gel UV. Las uñas postizas de forma cuadrada oval se pusieron de moda.

 VERIFICACIÓN

4. Describir la manicura de media luna. ¿Cuándo se popularizó?
5. ¿Cuándo estuvo disponible para los técnicos en el cuidado de las uñas el primer esmalte para uñas moderno?
6. Nombrar el primer aplique de uñas. ¿Cuándo se comenzó a usar?
7. ¿Cuándo comenzaron los técnicos en el cuidado de las uñas a usar las formulaciones de monómero líquido y polímero en polvo?

Describir los avances en la tecnología del cuidado de las uñas durante el siglo XXI

El siglo XXI es un periodo de cambios y avances que continúan redefiniendo la industria del cuidado de las uñas. Si bien el hecho de aprobar los exámenes del consejo estatal es fundamental para impulsar su carrera, la educación en niveles avanzados siempre será importante para tener un éxito profesional continuo.

2000–2009

El arreglo de las uñas alcanzó un nuevo auge en términos de demanda de los clientes y opciones de servicio, lo que produjo una escasez crítica de técnicos en el cuidado de las uñas. La demanda de los realces de gel UV creció a pasos agigantados debido a su capacidad de adherencia, de nivelación natural, a las propiedades de brillo permanente y a las formulaciones sin olor. Las fórmulas de esmaltes para uñas evolucionaron e incorporaron características resistentes a la decoloración y al descascarado. Además, muchas marcas profesionales eliminaron los ingredientes pocos seguros. La pedicura se convirtió en el segundo servicio de cuidado de las uñas más solicitado, casi tanto como la manicura (**Figura 1–5**).

Del 2010 a la actualidad

El esmalte de uñas de gel UV se expande en todo el país. Los polvos endurecedores de acrílico regresan a la industria profesional del cuidado de las uñas con mejores resultados. El arte de uñas pintadas a mano alzada y con estampados es el servicio complementario más popular. Las redes sociales tienen un papel importante en el impulso del arte de las uñas y los servicios para su cuidado. Solo en Estados Unidos, hay alrededor de 400.000 técnicos en el cuidado de las uñas con licencia.

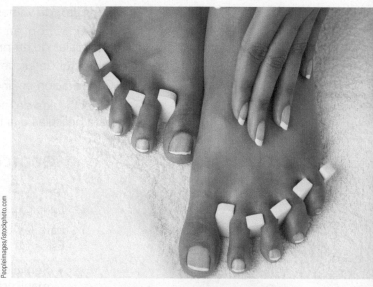

Peopleimages/istockphoto.com

▲ **FIGURA 1–5** A principios de la década del 2000, la pedicura se convirtió en el segundo servicio más solicitado en los salones de cuidado de las uñas.

 VERIFICACIÓN

8. Describir los motivos de la falta de técnicos en el cuidado de las uñas durante la primera parte del siglo XXI.
9. Identificar los dos servicios más populares que realizan los técnicos en cuidado de las uñas.
10. Identificar los nuevos servicios que comenzaron a ofrecer los técnicos en cuidado de las uñas desde el 2010 hasta la actualidad.
11. ¿Cuáles son los servicios complementarios más populares?
12. ¿Qué servicio comenzó a recuperar su antigua popularidad?

Comparar las oportunidades profesionales disponibles para un técnico en el cuidado de las uñas con licencia

Cuando termine sus estudios y obtenga la licencia, encontrará muchas especialidades a las que se puede dedicar. Como las reglas y reglamentaciones cambian de estado a estado, es importante saber qué servicios están permitidos para su licencia en su estado.

Además de definir su área de experiencia, también debe decidir si desea trabajar en uno o más de los siguientes ámbitos:

- Salón de servicios para las uñas
- Salón integral (servicios para el cabello, piel y uñas)
- Spas de día (cuidado de piel, el cuerpo, las uñas y el cabello que enfatizan la belleza y el bienestar)
- Spa médico o consultorio médico (podología)
- Administración del salón

- Consultor de ventas o instructor para los distribuidores
- Capacitación en salones, exhibiciones comerciales y simposios especiales de empresas para el cuidado de la uñas
- Instructor de escuela de belleza
- Capacitación en línea, ya sea en tiempo real o grabada
- Espectáculos de moda presencial, sesiones fotográficas y producciones para películas o la televisión

Técnico en el cuidado de las uñas en un salón o spa tradicional

En la actualidad, los clientes solicitan una variedad de servicios para las uñas que requieren una combinación de habilidades. Estos son solo algunos ejemplos de lo que puede hacer:

- Servicios para el cuidado de las uñas naturales que incluyen: manicura, manicura con esmalte de gel, pedicura y tratamientos fortalecedores de uñas (**Figura 1–6**)
- Mejoras artificiales, que incluyen: realces líquidos y en polvo y realces de gel duro o blando sin olor

Técnico médico en el cuidado de las uñas/técnico avanzado en el cuidado de las uñas

Muchos médicos ahora reconocen los beneficios de usar los servicios de los técnicos en el cuidado avanzado de las uñas (advanced nail technician, ANT) y de técnicos médicos en el cuidado de las uñas (medical nail technicians, MNT) para realizar manicuras y pedicuras cosméticas seguras en pacientes de riesgo (**Figura 1–7**).

- Un técnico en el cuidado avanzado de las uñas debe terminar satisfactoriamente un curso de capacitación avanzada que se concentra en proporcionar la mejor protección contra la transferencia de infecciones para los clientes de riesgo en un salón o spa.
- Para convertirse en un técnico médico en el cuidado de las uñas, debe realizar cursos especiales y terminar una pasantía bajo la dirección de un podólogo u otros médicos. Una vez que obtiene la certificación, tiene la opción de brindar servicios cosméticos de manicura y pedicura en varios contextos médicos, como un spa médico o un consultorio de podología.

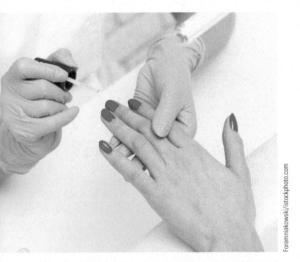

▲ **FIGURA 1–6** Los servicios para las uñas naturales incluyen varios servicios que se ofrecen en spa o salones tradicionales para el cuidado de las uñas.

Foremniakowski/istockphoto.com

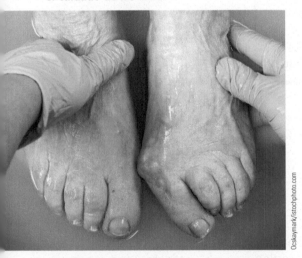

▲ **FIGURA 1–7** Necesita capacitación adicional antes de trabajar con clientes de riesgo.

Ocskaymark/istockphoto.com

PRECAUCIÓN

El título de ANT o MNT no permite que un técnico en el cuidado de las uñas trabaje fuera de su campo de acción, como lo definen las reglamentaciones para la concesión de licencias y el estado. El incumplimiento puede llevar a acciones legales, que incluyen la pérdida de su licencia. También corre el riesgo de lastimar a su cliente.

Administración del salón

Si los negocios son su vocación, descubrirá diversas oportunidades de gestión en el ámbito de los salones y los spas. Estas incluyen, entre otras opciones, gerente de inventario, gerente de ventas al por menor, jefe de departamento, subgerente y gerente general. Con la experiencia, también puede agregar propietario de salón a su lista de posibilidades laborales. Para garantizar el éxito en la administración del salón, es aconsejable que se inscriba en clases de administración para aprender más sobre el manejo de productos, de departamentos y, sobre todo, de recursos humanos.

Educador de salón

Muchos de los grandes salones independientes o cadenas de salones contratan técnicos en el cuidado de las uñas con experiencia y los capacitan para educar a otros. Este tipo de educación puede tener varias formas, desde capacitación técnica, gerencial, hasta especializada en relaciones interpersonales.

Educador independiente

Las capacitaciones independientes sobre belleza, es decir clases y talleres realizados por profesionales de la industria de la belleza, se han vuelto muy populares en los últimos años. Para los técnicos en el cuidado de las uñas, esto implica crear clases o talleres convincentes, publicarlos, venderlos y cobrar una tarifa. Para este tipo de emprendimientos, se recomienda contar con una especialidad definida.

Instructor de productos para un fabricante

La mayoría de los fabricantes contratan a sus propios educadores para capacitar a los profesionales de los salones acerca de cómo usar sus productos e incluso brindan instrucción avanzada en salones, locales de suministros de belleza profesionales y exhibiciones comerciales. Debe conocer a fondo las líneas de productos de la compañía. Un educador bien preparado, que además es buen orador, puede ascender a instructor de campo, educador regional o incluso director de educación para las empresas orientadas al cuidado de las uñas.

Instructor de escuela de belleza

¿Alguna vez se preguntó cómo comenzó a enseñar su instructor? Muchos instructores tuvieron carreras maravillosas en salones antes de dedicarse a enseñar a los nuevos profesionales los trucos del negocio. Si está interesado en esta profesión, comuníquese con los instructores de su escuela y pregúnteles qué los motivó a dedicarse a la enseñanza (**Figura 1–8**).

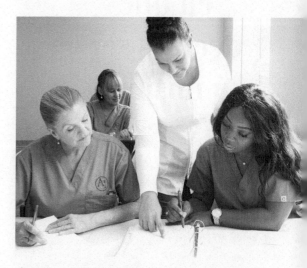

▲ **FIGURA 1–8 Los instructores de escuelas de belleza guían a la siguiente generación desde el primer día de clases, hasta llegar a los exámenes del consejo estatal.**

Consultor de un distribuidor de ventas

La industria de los salones depende en gran medida de las relaciones con los distribuidores de los productos para mantenerse al corriente de los cambios en el mercado. Además de vender productos, los consultores de ventas de los distribuidores (DSC, distributor sales consultant) brindan información acerca de productos, tendencias y técnicas nuevos. Esta especialidad ofrece una excelente oportunidad para los especialistas en el cuidado de las uñas altamente preparados y capacitados.

Técnico en el cuidado de las uñas para películas/editoriales

Aquellos que trabajan detrás de la cámara en los estudios fotográficos para revistas y producciones para Internet o tras bambalinas en los estudios cinematográficos y televisivos suelen comenzar como pasantes. Incluso si acaba de egresar de la escuela, puede comenzar el proceso como pasante al establecer contactos con fotógrafos, estilistas de editoriales o técnicos en el cuidado de las uñas que ya realizan estas actividades. Una vez que trabaje de asistente oficial de un técnico experimentado en el cuidado de las uñas en sesiones fotográficas, pídale a los fotógrafos una o dos imágenes que destaquen su trabajo para la carpeta de antecedentes laborales. Con el tiempo, a medida que gana la confianza de las personas que lo ayudaron, lo invitarán a asistir a sesiones fotográficas como técnico en el cuidado de las uñas remunerado. Las cualidades requeridas para obtener este nivel incluyen experiencia técnica, persistencia, habilidades para establecer contactos, confiabilidad, espíritu de equipo, velocidad y atención a los detalles (**Figura 1–9**).

> # "La belleza comienza en el momento en que decides ser tú misma".
>
> —Coco Chanel

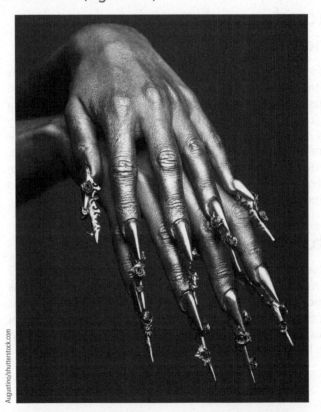

Augustino/shutterstock.com

▲ **FIGURA 1–9** Las uñas que se muestran en películas o editoriales suelen tener un estilo más dramático, en comparación al estilo de todos los días.

VERIFICACIÓN

13. Enumerar los diferentes servicios integrales que realizan los técnicos en el cuidado de las uñas en los spas o salones tradicionales.
14. Nombrar al menos tres oportunidades laborales como educadores que tienen los técnicos en el cuidado de las uñas.
15. Identificar y describir las oportunidades de administración que ofrecen varios salones.
16. Enumerar las cualidades que necesita para triunfar como técnico en el cuidado de las uñas para editoriales o películas.

PROGRESO DE LAS COMPETENCIAS

¿Cómo le va con la sección de historia y oportunidades laborales? **A continuación, marque los objetivos de aprendizaje del capítulo 1 que considere que domina y deje sin marcar aquellos objetivos a los que deberá volver:**

☐ Explicar por qué comprender la historia de la tecnología del cuidado de las uñas es importante para tener éxito en la profesión.

☐ Resumir las influencias culturales de la tecnología del cuidado de las uñas en la historia antigua.

☐ Describir los momentos fundamentales en la historia de la tecnología del cuidado de las uñas durante el siglo XX.

☐ Describir los avances en la tecnología del cuidado de las uñas durante el siglo XXI.

☐ Comparar las oportunidades profesionales disponibles para un técnico en el cuidado de las uñas con licencia.

GLOSARIO DEL CAPÍTULO

cosmetología	pág. 5	el arte y la ciencia de embellecer y mejorar la piel, las uñas y el cabello; el estudio de los cosméticos y su aplicación.
lúnula	pág. 8	la media luna blancuzca ubicada en la base de la lámina ungueal.
tecnología del cuidado de las uñas	pág. 5	el arte y la ciencia de embellecer y mejorar las uñas y la piel de las manos y los pies.

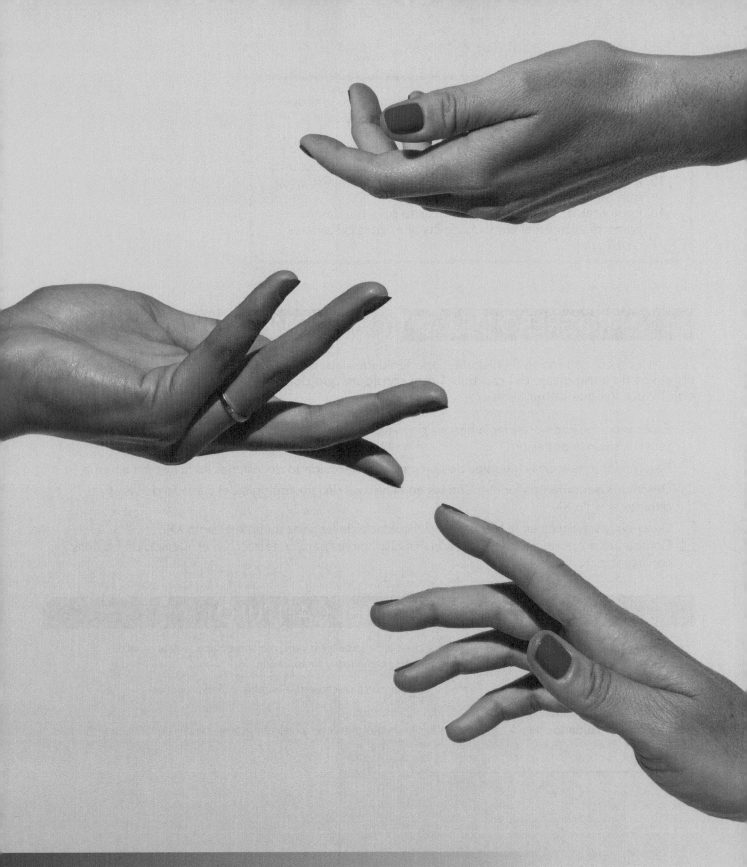

CAPÍTULO 2
Anatomía y fisiología
generales

La palabra "imposible" no es un término científico.

–Vanna Bonta

Objetivos de aprendizaje

Al finalizar este capítulo, usted podrá:

1. Explicar cómo se relacionan la anatomía y la fisiología con la tecnología del cuidado de las uñas.
2. Describir las funciones y estructuras básicas de una célula.
3. Describir los cuatro tipos de tejidos en el cuerpo humano.
4. Definir las funciones de los órganos en los sistemas del cuerpo.
5. Identificar las cinco funciones principales del sistema óseo.
6. Reconocer los músculos voluntarios que se ven involucrados durante los servicios de manicura.
7. Nombrar las partes del sistema nervioso.
8. Reconocer cómo el sistema circulatorio afecta la piel de las manos y los pies.
9. Describir las principales funciones del sistema linfático/inmunitario.
10. Identificar las glándulas que conforman el sistema endocrino.
11. Describir los órganos que participan en la digestión.
12. Enumerar los cinco órganos que forman parte del sistema excretor.
13. Describir qué ocurre durante la inhalación y la exhalación.
14. Describir el sistema integumentario.
15. Definir el sistema reproductor.

Explicar cómo se relacionan la anatomía y la fisiología con la tecnología del cuidado de las uñas

Ya sea al aplicar un nuevo juego de uñas postizas, realizar una manicura o un masaje en los pies, los técnicos en el cuidado de las uñas con licencia tienen permitido tocar a las personas como parte de su profesión. Esto sucede en muy pocas profesiones y es un honor poder ayudar a otros a alcanzar una mayor sensación de bienestar.

Los técnicos en el cuidado de las uñas deben tener una excelente comprensión de anatomía y fisiología por las siguientes razones:

- Comprender cómo funciona el cuerpo humano como un todo integrado es un componente clave para entender cómo pueden reaccionar la piel y las uñas de un cliente a los diversos tratamientos y servicios.

- Usted debe poder reconocer la diferencia entre lo que se considera normal y anormal en relación con el cuerpo, a fin de determinar si se considera apropiado aplicar tratamientos y servicios específicos.

- Este conocimiento ayudará a determinar una base científica para la aplicación correcta de productos y servicios.

- Usted será responsable de realizar servicios de manicura y pedicura seguros y eficaces, con la ayuda de sus conocimientos de los nervios, los huesos y la estructura muscular de las manos y los pies.

- Podrá realizar manipulaciones que involucren las manos, los antebrazos, los pies y la parte inferior de las piernas con seguridad y eficacia gracias a su comprensión de los huesos, los músculos, los nervios y la circulación.

Definir anatomía, fisiología e histología

Como especialista en el cuidado de las uñas, poseer una visión general de la anatomía y la fisiología del cuerpo humano le permitirá realizar sus servicios con los conocimiento adecuados y de manera eficaz, segura y coherente.

- La **anatomía** es el estudio de las estructuras del cuerpo humano y de las sustancias que las conforman. Es la ciencia que estudia la interconexión de los organismos o de sus partes.

- La **fisiología** es el estudio de las funciones y actividades realizadas por las diferentes estructuras del cuerpo.

- La **histología,** también conocida como *anatomía microscópica*, es el estudio de la estructura y composición de los tejidos.

✓ VERIFICACIÓN

1. ¿Por qué es importante para el técnico en el cuidado de las uñas estudiar anatomía, fisiología e histología?
2. Definir anatomía, fisiología e histología.

Describir las funciones y estructuras básicas de una célula

Las **células** son las unidades básicas de todos los seres vivos, desde las bacterias hasta las plantas, los animales y los seres humanos. Sin células, no existe la vida. Como unidad funcional básica, estas son responsables de llevar a cabo todos los procesos vitales. Existen billones de células en el cuerpo humano y varían ampliamente en tamaño, forma y propósito.

Estructura básica de la célula

Las células de todos los seres vivos están compuestas por una sustancia incolora y gelatinosa en su interior denominada **protoplasma** en la que se encuentran presentes elementos alimenticios como proteínas, grasas, carbohidratos, sales minerales y agua. Se puede pensar en el protoplasma de una célula como algo similar a la clara de un huevo crudo. Además del protoplasma, la mayoría de las células también incluyen un núcleo, **orgánulos** (órganos pequeños) y una membrana celular (**Figura 2–1**).

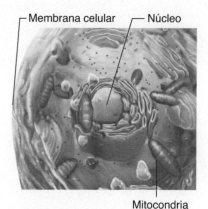

Membrana celular — Núcleo

Mitocondria

▲ **FIGURA 2–1** La célula es responsable de llevar a cabo todos los procesos vitales.

- El **núcleo** es el protoplasma activo y espeso que se encuentra en el centro de la célula. Desempeña un papel importante en la reproducción y el metabolismo de las células. Uno puede imaginarse el núcleo como la yema de un huevo crudo. Dentro del núcleo de la célula está el **nucleoplasma,** que es un líquido que contiene proteínas y un ácido muy importante llamado **ácido desoxirribonucleico (ADN)**. El ADN es lo que determina nuestra estructura genética, incluido el color de los ojos, la piel y el cabello.

- El **citoplasma** es la parte del protoplasma que existe fuera del núcleo y dentro de la pared celular. El protoplasma rodea al núcleo y es necesario para el crecimiento, la reproducción y la autorreparación.

- Las **mitocondrias** absorben los nutrientes, los desintegran y convierten en energía para la célula. Las mitocondrias trabajan para mantener la célula llena de energía. La energía química que se usa dentro de las células para el metabolismo se denomina **trifosfato de adenosina (ATP, por sus siglas en inglés)**. Las mitocondrias son pequeños orgánulos que fluyen libremente en la célula. Algunas células poseen miles de mitocondrias, como las células de los músculos, mientras que otras no poseen ninguna, como los glóbulos rojos. Las células de los músculos necesitan mucha energía, motivo por el cual poseen numerosas mitocondrias. Las **neuronas** o células nerviosas (células que trasmiten impulsos nerviosos) no necesitan tantas.

- La **membrana celular** es la parte de la célula que envuelve el protoplasma y permite que las sustancias *solubles* entren y salgan. Es selectivamente permeable, controla la incorporación de sustancias beneficiosas dentro de la célula y la eliminación de desechos y otras sustancias que no colaboran con la vida de la célula. La membrana celular protege a la célula de su entorno. Además, se comunica con otras células y vincula células similares para formar tejidos.

Reproducción y división de las células

Las células tienen la capacidad de reproducirse, aportando así nuevas células para el crecimiento y el reemplazo de las células desgastadas o dañadas. La **mitosis** es el proceso común de reproducción celular de los tejidos humanos que ocurre cuando la célula se divide en dos células idénticas que se llaman *células hijas* (**Figura 2-2**). La célula crecerá y se reproducirá, siempre y cuando las condiciones sean favorables. Esto es válido para las células humanas, las de las plantas y los organismos unicelulares, como las bacterias. Las condiciones favorables incluyen el suministro adecuado de alimentos, oxígeno y agua, temperaturas adecuadas y la capacidad de eliminar subproductos de desecho. Si las condiciones se vuelven desfavorables, la célula se puede dañar o morir. Por ejemplo, cuando se restringe el flujo sanguíneo a una parte del cuerpo, tal condición desfavorable puede llevar a una acumulación inusual de los niveles de toxinas dentro de las células, lo que a su vez puede causar la muerte de la célula.

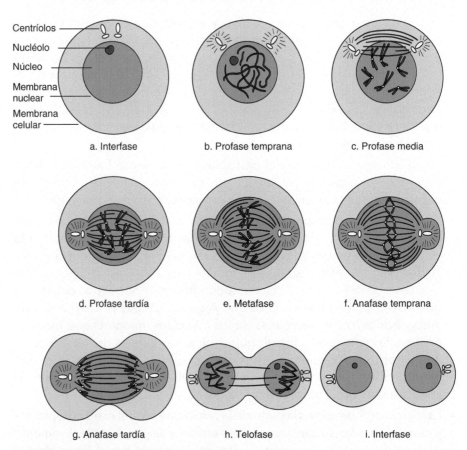

Centríolos

Nucléolo

Núcleo

Membrana
nuclear

Membrana
celular

a. Interfase   b. Profase temprana   c. Profase media

d. Profase tardía   e. Metafase   f. Anafase temprana

g. Anafase tardía   h. Telofase   i. Interfase

▲ **FIGURA 2–2 Las fases de la mitosis.**

Metabolismo de las células

El **metabolismo** es un proceso químico que tiene lugar en los organismos vivos y mediante el cual las células se nutren y realizan sus actividades. El metabolismo se produce en dos fases claramente diferentes.

El **anabolismo** se denomina *metabolismo constructivo* porque es el proceso de combinar moléculas más pequeñas para construir moléculas más grandes y complejas. Durante este proceso, el cuerpo se concentra en almacenar agua, alimentos y oxígeno para otro momento en que estas sustancias sean necesarias para el crecimiento, la reproducción o la reparación de las células.

El **catabolismo** es la fase del metabolismo en la que moléculas más grandes y más complejas se descomponen dentro de las células para crear moléculas más pequeñas y simples. Como resultado de esta transformación, se libera energía para que se pueda utilizar o almacenar para su uso, más adelante.

El anabolismo y el catabolismo se llevan a cabo dentro de las células en forma simultánea y continua las 24 horas del día, como parte de sus procesos normales.

Metabolismo de las células: ¿Por qué esto es importante?

El envejecimiento afecta el metabolismo de la célula, que comienza a funcionar con menos eficacia. Como técnico en el cuidado de las uñas, el metabolismo de la célula es algo que debe tener en cuenta cuando trabaja con los brazos, las manos, las piernas y los pies de los clientes. La respuesta de los clientes a los diferentes servicios y a los ingredientes activos de los productos para el cuidado de la piel que usted use se verá afectada por la eficacia y velocidad del metabolismo de las células.

VERIFICACIÓN

3. Enumerar y describir las partes de una célula.
4. Definir metabolismo y enumerar las dos fases del metabolismo celular y su propósito.

Describir los cuatro tipos de tejidos en el cuerpo humano

Un **tejido** es un conjunto de células similares que realizan una función especializada. Cada tipo de tejido tiene una función específica y se puede reconocer por su aspecto característico. Los tejidos del cuerpo están compuestos de grandes cantidades de agua, además de varias otras sustancias. El cuerpo humano es 60 por ciento de agua.

Existen cuatro tipos de tejido en el cuerpo.

1. El **tejido conectivo** es un tejido fibroso que une, protege y sostiene las distintas partes del cuerpo. Algunos ejemplos son los huesos, cartílagos, ligamentos, tendones, fascia (que separa los músculos) y el tejido líquido, como la sangre, la linfa y la grasa, también llamada **tejido adiposo**. El tejido adiposo brinda suavidad y forma al cuerpo, al mismo tiempo que lo aísla y protege a los órganos internos (**Figura 2–3**).

Una toxina es una sustancia venenosa producida por *microorganismos* (bacterias y virus). La picadura de una abeja inyecta una toxina en la piel que causa una sensación dolorosa de quemazón, pero ¿sabía que su piel está creando toxinas constantemente? A medida que las células de nuestra piel metabolizan nutrientes, crean toxinas que deben ser eliminadas antes de que causen daño por el hecho de concentrarse demasiado dentro de la célula. Afortunadamente, nuestros cuerpos tienen formas altamente eficientes para tratar estas toxinas. Los pequeños capilares sanguíneos y linfáticos presentes en la piel recolectan las toxinas y las transportan para su posterior eliminación fuera del cuerpo. Por eso, recuerde que el flujo sanguíneo normal que se mueve por la piel ayuda a asegurar que la concentración de toxinas en las células de la piel se mantenga dentro de los niveles seguros y que la piel permanezca sana.

2. El **tejido epitelial** es un recubrimiento protector de las superficies del cuerpo. La piel, las membranas mucosas, el tejido del interior de la boca, el revestimiento del corazón, los órganos digestivos y respiratorios y las glándulas son todos ejemplos de tejido epitelial (**Figura 2–4**).

3. El **tejido muscular** contrae y mueve las diversas partes del cuerpo (**Figura 2–5**).

4. El **tejido nervioso** transmite mensajes a través del sistema nervioso central para controlar y coordinar todas las funciones corporales. El tejido nervioso está compuesto de células especializadas conocidas como neuronas, que forman los nervios, el cerebro y la médula espinal (**Figura 2–6**).

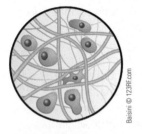

▲ **FIGURA 2–3**
Tejido conectivo.

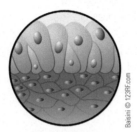

▲ **FIGURA 2–4**
Tejido epitelial.

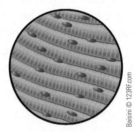

▲ **FIGURA 2–5**
Tejido muscular.

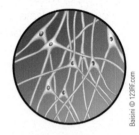

▲ **FIGURA 2–6**
Tejido nervioso.

Según Jeffrey Utz, MD, del Departamento de Neurociencia en la Universidad de Allegheny:

- El cuerpo de los hombres contiene más agua que el de las mujeres.

- El contenido de agua difiere en los distintos tejidos del cuerpo.

- La sangre está compuesta por un 83 por ciento de agua y un músculo, por un 75 por ciento de agua.

- El cerebro humano contiene un 73 por ciento de agua.

- Incluso los huesos poseen un 31 por ciento de agua.

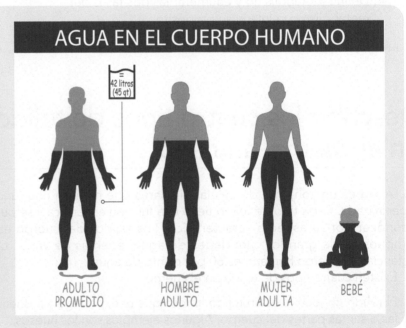

AGUA EN EL CUERPO HUMANO

= 42 litros (45 qt)

ADULTO PROMEDIO   HOMBRE ADULTO   MUJER ADULTA   BEBÉ

 VERIFICACIÓN

5. Enumerar y describir las funciones de los cuatro tipos de tejidos del cuerpo humano.

Definir las funciones de los órganos en los sistemas del cuerpo

Un **órgano** es una estructura compuesta de tejidos especializados que le permiten realizar funciones específicas. Un **sistema del cuerpo** está formado por un grupo de órganos del cuerpo que actúan en conjunto para realizar una o más funciones (**Tabla 2–1**).

▼ **TABLA 2–1 Once sistemas principales del cuerpo, sus funciones y órganos**

Sistema	Órganos	Función
Circulatorio	Corazón y vasos sanguíneos	Controla la circulación estable de la sangre en todo el cuerpo. Trabaja con los canales del sistema linfático.
Digestivo	Esófago, estómago, bilis, vejiga, hígado, intestino delgado e intestino grueso	Desintegra los alimentos en partículas cada vez más pequeñas para absorber los nutrientes o para la excreción.
Endócrino	Glándula suprarrenal, glándula pituitaria y páncreas	Afecta el crecimiento, el desarrollo, las actividades sexuales y los procesos de regulación normales del cuerpo. Está compuesto por glándulas especializadas.
Excretor	Riñones y vejiga	Purifica el cuerpo eliminando los desechos.

(Continúa)

Integumentario	La piel y sus órganos secundarios, como las glándulas sebáceas y sudoríparas, los receptores sensoriales, el cabello y las uñas.	Es el órgano más grande del cuerpo, la primera línea de defensa contra las infecciones y la pérdida de agua: regula la temperatura, percibe las sensaciones, produce vitamina D y posee capacidad de absorción.
Linfático/inmunitario	Bazo y linfa	Protege el cuerpo contra enfermedades al desarrollar resistencias y destruir las toxinas, el material extraño y las bacterias que provocan enfermedades.
Muscular	Músculos	Cubre, da forma y sostiene el tejido óseo; contrae y mueve muchas partes del cuerpo.
Nervioso	Cerebro, médula espinal, nervios	Controla y coordina todos los otros sistemas del cuerpo y los hace funcionar de manera armoniosa y eficiente. Transmite mensajes a través del sistema nervioso central.
Reproductor	Útero, ovarios, pene, testículos	Produce la descendencia y pasa el código genético de una generación a otra, marca las diferencias entre los sexos.
Respiratorio	Pulmones, tráquea, bronquios	Hace posible la respiración, mediante la cual aporta oxígeno al cuerpo y elimina el dióxido de carbono y otros gases, como desecho.
Óseo	Huesos	Forma la base física del cuerpo; 206 huesos que están conectados por articulaciones móviles y fijas.

Macrovector/Shutterstock.com

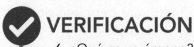

VERIFICACIÓN

6. ¿Qué es un órgano?

7. Nombrar los 11 sistemas del cuerpo y sus principales funciones

Identificar las cinco funciones principales del sistema óseo

El **sistema óseo** forma la base física del cuerpo. Los seres humanos nacen con 300 huesos. Sin embargo, algunos huesos se fusionan entre sí con el tiempo, por lo que finalmente el cuerpo termina con 206 huesos que varían en tamaño y forma, y que están unidos por articulaciones móviles y fijas. La **osteología** es el estudio de la anatomía, la estructura y la función de los huesos. *"Osteo"* significa relativo al hueso y se utiliza como prefijo en muchos términos médicos como **osteoartritis**, una enfermedad de las articulaciones.

A excepción del tejido que forma la mayor parte de los dientes, los huesos son el tejido más duro del cuerpo. Están formados por tejido conectivo que consta de alrededor de un tercio de materia orgánica, como células y sangre, y dos tercios de minerales, principalmente carbonato de calcio y fosfato de calcio.

> **Sistema óseo: ¿Por qué esto es importante?** Para que un técnico en el cuidado de las uñas tenga éxito, es importante entender la estructura ósea y la mecánica del cuerpo: más de la mitad de los huesos del cuerpo se encuentran en las manos y los pies, que son el sistema de soporte de todo el cuerpo.

Las cinco funciones principales del sistema óseo son las siguientes:

1. Dar forma y soporte al cuerpo.
2. Proteger las distintas estructuras y órganos internos.
3. Servir de unión para los músculos y actuar como palanca para generar los movimientos del cuerpo.
4. Ayudar a producir tanto glóbulos rojos como blancos (una de las funciones de la médula ósea).
5. Almacenar la mayor parte del suministro de calcio del cuerpo, así como también fósforo, magnesio y sodio.

Una **articulación** es la conexión entre dos o más huesos del esqueleto. Existen dos tipos de articulaciones: móviles, como los codos, las rodillas y las caderas, y fijas, como la pelvis o el cráneo, que permiten poco o ningún movimiento.

Huesos de los brazos y las manos

Los huesos importantes de los brazos y las manos incluyen los siguientes (**Figura 2–7** y **Figura 2–8**):

- **Húmero.** Es el hueso superior y más largo del brazo, que se extiende desde el codo hasta el hombro.
- **Cúbito.** Es el hueso más largo del antebrazo. Es más grande en el codo que en la muñeca y se ubica del lado del dedo meñique de la mano.

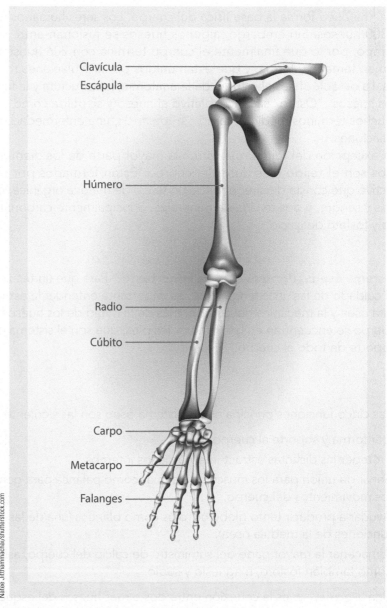

Natee Jitthammachai/shutterstock.com

▲ **FIGURA 2–7 Los huesos del brazo y la mano.**

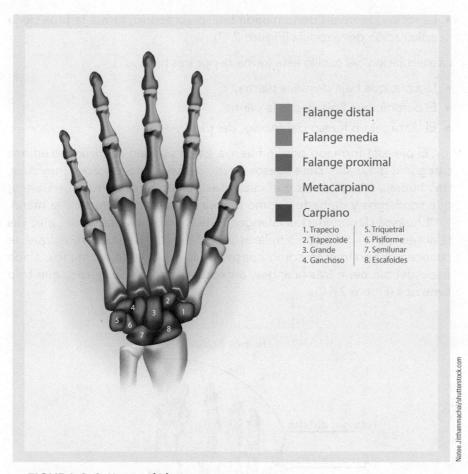

Falange distal
Falange media
Falange proximal
Metacarpiano
Carpiano

1. Trapecio   5. Triquetral
2. Trapezoide   6. Pisiforme
3. Grande   7. Semilunar
4. Ganchoso   8. Escafoides

Natee Jitthammachai/shutterstock.com

▲ **FIGURA 2–8** Huesos de la mano.

- **Radio**. Es el más corto de los dos huesos del antebrazo. Es el más grande en la muñeca y se ubica del lado del pulgar de la mano.
- **Carpo**. La muñeca: articulación flexible formada por un grupo de ocho huesos pequeños e irregulares unidos por ligamentos.
- **Metacarpo**. Huesos de la palma de la mano; partes de la mano que contienen cinco huesos entre el carpo y las falanges.
- **Falanges**. Huesos de los *dedos* de las manos o pies.

Huesos de la pierna, el tobillo y el pie

Los cuatro huesos de la pierna son:

- El **fémur** es un hueso largo y pesado que forma la pierna por encima de la rodilla.
- La **tibia** es el hueso más grande de los dos que forman la pierna debajo de la rodilla. La tibia se puede visualizar como una protuberancia en la cara interna del tobillo, del lado del dedo pulgar.
- El **peroné** es el más pequeño de los dos huesos que forman la pierna debajo de la rodilla. El peroné se puede visualizar como una protuberancia en el lado externo del tobillo.

- La **rótula**, también denominada hueso accesorio, forma la tapa de la articulación de la rodilla (**Figura 2–9**).

La articulación del tobillo está formada por tres huesos:

- La tibia, que baja desde la pierna.
- El peroné, que baja desde la pierna.
- El **astrágalo** o hueso del tobillo, del pie.

El pie está formado por 26 huesos. Estos pueden subdividirse en tres categorías generales: siete huesos **tarsianos** (astrágalo, calcáneo, navicular, tres huesos cuneiformes y el cuboides), cinco huesos **metatarsianos,** que son largos y delgados, como los huesos metacarpianos de la mano, y 14 huesos denominados *falanges*, que forman los dedos del pie. Las falanges de los pies son similares a las falanges de las manos, que se conocen generalmente como huesos de los dedos de las manos. Cada dedo del pie tiene tres falanges, a excepción del dedo gordo, que solo tiene dos (**Figura 2-10**).

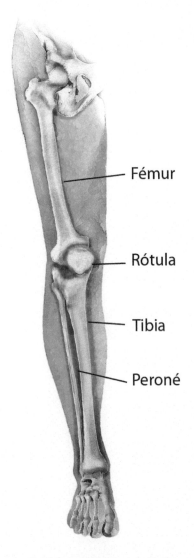

Fémur

Rótula

Tibia

Peroné

▲ **FIGURA 2–9 Huesos de la pierna.**

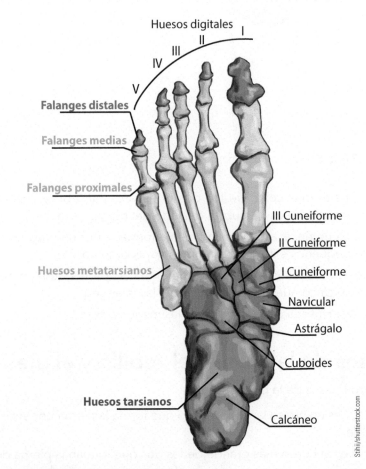

Huesos digitales

I
II
III
IV
V

Falanges distales

Falanges medias

Falanges proximales

Huesos metatarsianos

III Cuneiforme

II Cuneiforme

I Cuneiforme

Navicular

Astrágalo

Cuboides

Huesos tarsianos

Calcáneo

Stihii/shutterstock.com

▲ **FIGURA 2–10 Huesos del pie.**

 VERIFICACIÓN

8. Enumerar las principales funciones del sistema óseo.

Reconocer los músculos voluntarios que se ven involucrados durante los servicios de manicura

El **sistema muscular** es el sistema del cuerpo que cubre, da forma y sostiene el tejido óseo. El sistema muscular contrae y mueve diversas partes del cuerpo.

> **Sistema muscular: ¿Por qué esto es importante?** El técnico en el cuidado de las uñas debe estar familiarizado con los músculos voluntarios que controlan los movimientos de los brazos, las manos, la parte inferior de las piernas y los pies. Es importante saber dónde están y qué controlan estos músculos. Estos pueden estar fatigados debido a un exceso de trabajo o una lesión y pueden obtener grandes beneficios de ciertas técnicas de masaje que usted puede incorporar a sus servicios. Un masaje correcto no solo ayuda a relajar y desestresar a sus clientes, sino que también puede ser terapéutico.

La **miología** es el estudio de la estructura, la función y las enfermedades de los músculos. El cuerpo humano posee más de 600 músculos que son responsables de aproximadamente el 40 por ciento del peso corporal. Los músculos son tejidos fibrosos que tienen la capacidad de estirarse y contraerse de acuerdo con las exigencias de los movimientos del cuerpo. Existen tres tipos de tejido muscular:

- Los **músculos estriados,** también denominados *músculos esqueléticos*, están unidos a los huesos y se controlan de forma voluntaria o consciente. Los músculos *estriados* (esqueléticos) ayudan a mantener la postura del cuerpo y protegen algunos órganos internos (**Figura 2–11**).

- Los **músculos no estriados,** o *músculos lisos*, son involuntarios y funcionan en forma automática, sin voluntad consciente. Estos músculos se encuentran en los órganos internos del cuerpo, como los sistemas digestivo o respiratorio (**Figura 2–12**).

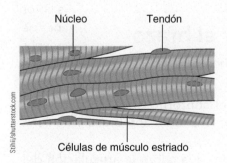

Núcleo   Tendón

Células de músculo estriado

Sthii/shutterstock.com

▲ **FIGURA 2–11** Células de músculos estriados.

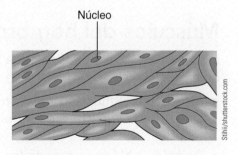

Núcleo

Sthii/shutterstock.com

▲ **FIGURA 2–12** Células de músculos no estriados.

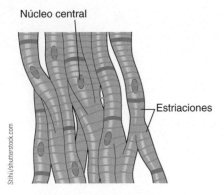

Núcleo central

Estriaciones

Stihii/shutterstock.com

▲ FIGURA 2–13 Células del músculo cardíaco.

- El **músculo cardíaco** es el músculo involuntario que forma el corazón. Este tipo de músculo no se encuentra en ninguna otra parte del cuerpo (**Figura 2–13**).

Un músculo está compuesto de tres partes:

- El **origen** es la parte que no se mueve; está unida al esqueleto y, por lo general, forma parte del músculo esquelético.
- La **inserción** es el punto de unión del músculo donde ocurre el movimiento.
- El **vientre** es la parte media del músculo. La presión que se ejerce durante un masaje normalmente se dirige desde la inserción hacia el origen y avanza hacia el vientre del músculo.

El tejido muscular se puede estimular mediante:

- Masaje (presión y fricción manuales, con un vibrador eléctrico o chorros de agua)
- Corriente eléctrica (de alta frecuencia o farádica, alterna o interrumpida)
- Luz infrarroja (lámparas de calor y un componente de luz solar natural)
- Calor seco (gorras térmicas)
- Calor húmedo (vaporizadores o toallas entibiadas con vapor)
- Impulsos nerviosos (mediante las neuronas del sistema nervioso)

Músculos que unen los brazos al cuerpo

A continuación se resumen brevemente los músculos que unen los brazos al cuerpo.

- **Dorsal ancho.** Músculo triangular plano y grande que cubre la parte inferior de la espalda.
- **Pectoral mayor** y **pectoral menor.** Músculos del tórax que ayudan en los movimientos de balanceo del brazo.
- **Serrato mayor.** Músculo del pecho que asiste en la respiración y en la elevación del brazo.
- **Trapecio.** Músculo que cubre la parte posterior del cuello y la región media y superior de la espalda. Gira y controla los movimientos de balanceo del brazo.

Músculos del hombro y el brazo

Existen tres músculos principales de los hombros y la parte superior de los brazos (**Figura 2-14**):

- **Bíceps.** Es el músculo que forma el contorno del lado delantero e interno de la parte superior brazo; levanta el antebrazo y flexiona el codo.
- **Deltoides.** Músculo grande triangular que cubre la articulación del hombro y permite que el brazo se extienda hacia fuera y hacia los costados del cuerpo.
- **Tríceps.** Músculo grande que cubre toda la parte posterior del brazo y extiende el antebrazo.

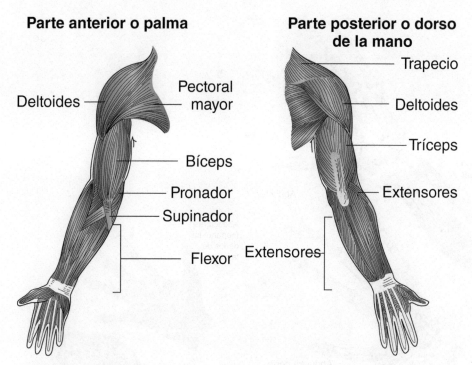

Parte anterior o palma

- Deltoides
- Pectoral mayor
- Bíceps
- Pronador
- Supinador
- Flexor

Parte posterior o dorso de la mano

- Trapecio
- Deltoides
- Tríceps
- Extensores
- Extensores

▲ **FIGURA 2–14** Músculos anterior y posterior del hombro y del brazo.

El antebrazo está formado por una serie de músculos y tendones resistentes.

Como técnico en el cuidado de las uñas, deberá estar familiarizado con lo siguiente:

- **Extensores.** Músculos que enderezan la muñeca, la mano y los dedos para que formen una línea recta.
- **Flexores.** Los músculos extensores de la muñeca hacen posible doblarla.
- **Pronadores.** Músculos que giran la mano hacia adentro para que la palma mire hacia abajo.
- **Supinador.** Es el músculo del antebrazo que hace girar radio (antebrazo) hacia afuera y la palma hacia arriba.

Músculos de la mano

La mano es una de las partes más complejas del cuerpo, con numerosos músculos pequeños que se superponen en las articulaciones y que brindan flexibilidad y fuerza para abrir y cerrar la mano y los dedos (**Figura 2–15**).

- **Abductores.** Músculos que separan los dedos.
- **Aductores.** Músculos que unen los dedos y están ubicados en la base de cada dedo.

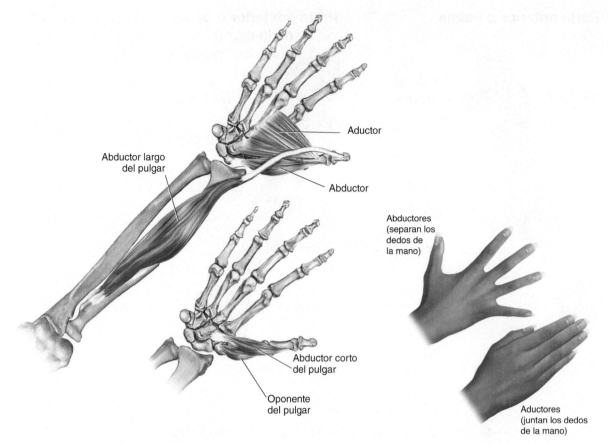

Aductor

Abductor largo
del pulgar

Abductor

Abductores
(separan los
dedos de
la mano)

Abductor corto
del pulgar

Oponente
del pulgar

Aductores
(juntan los dedos
de la mano)

▲ FIGURA 2–15 Músculos de la mano.

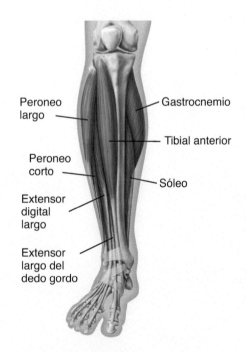

Peroneo
largo

Gastrocnemio

Tibial anterior

Peroneo
corto

Sóleo

Extensor
digital
largo

Extensor
largo del
dedo gordo

▲ FIGURA 2–16 Músculos de la parte
inferior de la pierna.

Músculos de la parte inferior de la pierna y pie

Como técnico en el cuidado de las uñas, usted pondrá en práctica su conocimiento de los músculos del pie y la pierna durante una pedicura. Los músculos del pie son pequeños y proporcionan el soporte y la amortiguación adecuados al pie y la pierna (**Figura 2–16**). Los músculos de la parte inferior de la pierna son los siguientes:

- El **extensor digital largo** dobla el pie hacia arriba y extiende los dedos del pie.

- El **tibial anterior** cubre la parte delantera de la canilla. Flexiona el pie hacia arriba y hacia adentro.

- El **peroneo largo** cubre el lado externo de la pantorrilla e invierte el pie y lo dobla hacia fuera.

- El **peroneo corto** se origina en la superficie inferior del peroné. Controla la flexión del pie hacia abajo y hacia fuera.

- El **gastrocnemio** está unido a la superficie inferior trasera del talón y tira del pie hacia abajo.
- El **sóleo** se origina en la parte superior del peroné y dobla el pie hacia abajo.

Los músculos de los pies son los siguientes (**Figura 2–17**):

- El **flexor propio del meñique** mueve el meñique.
- El **flexor digital corto** mueve los dedos menores del pie y ayuda a mantener el equilibrio al caminar.
- El **abductor del dedo gordo** mueve el dedo gordo y ayuda a mantener el equilibrio al caminar y al estar de pie.
- El **abductor propio del meñique** separa los dedos de los pies.

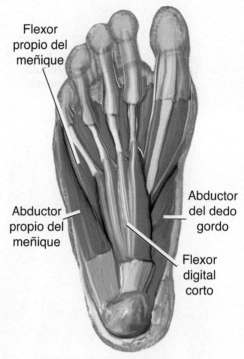

Flexor propio del meñique

Abductor propio del meñique

Abductor del dedo gordo

Flexor digital corto

▲ **FIGURA 2–17** Músculos del pie.

 VERIFICACIÓN

9. Nombrar y describir los tres tipos de tejido muscular del cuerpo.

Nombrar las partes del sistema nervioso.

El **sistema nervioso** es un sistema del cuerpo excepcionalmente bien organizado, compuesto por el cerebro, la médula espinal y los nervios, que es responsable de controlar y coordinar todos los demás sistemas dentro y fuera del cuerpo y de hacer que funcionen de manera armoniosa y eficiente. Cada pulgada cuadrada del cuerpo humano contiene fibras finas llamadas nervios. En el cuerpo hay más de 100.000 millones de células nerviosas, denominadas neuronas. La **neurología** es el estudio científico de la estructura, la función y las patologías del sistema nervioso.

El sistema nervioso: ¿Por qué esto es importante? Entender la función de los nervios le ayudará a realizar tratamientos de masajes prestando atención al tacto, a la presión y a los receptores de dolor ubicados en las manos, los brazos, las piernas y los pies. Conocer el funcionamiento de los nervios lo ayudará a realizar servicios con mayor profesionalismo cuando utilice técnicas de masajes durante las manicuras y las pedicuras. También lo ayudará a comprender los efectos que estos tratamientos tienen en el cuerpo como un todo.

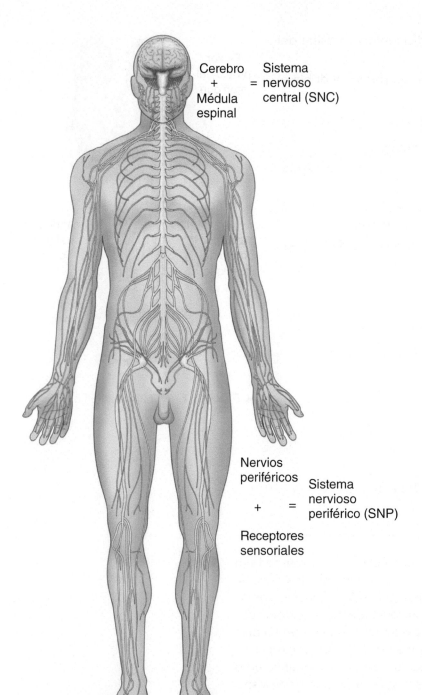

Cerebro
+
Médula
espinal

= Sistema
nervioso
central (SNC)

Nervios
periféricos

+

Receptores
sensoriales

= Sistema
nervioso
periférico (SNP)

▲ **FIGURA 2–18** El sistema
nervioso central.

Divisiones del sistema nervioso

El sistema nervioso, en general, está formado por tres subdivisiones principales (**Figura 2–18**).

- El **sistema nervioso central (SNC)** está formado por el cerebro, la médula espinal, los nervios espinales y los nervios craneales. Controla el estado de conciencia y muchas actividades mentales, las funciones voluntarias de los cinco sentidos (vista, oído, tacto, olfato y gusto) y las acciones de los músculos voluntarios, incluidos todos los movimientos corporales y las expresiones faciales.

- El **sistema nervioso periférico (SNP)** es un sistema de nervios que conecta las partes periféricas (externas) del cuerpo con el SNC. Tiene tanto nervios sensoriales como motores. Su función es transmitir impulsos, o mensajes, desde y hacia el SNC.

- El **sistema nervioso autónomo (SNA)** es la parte del sistema nervioso que controla los músculos involuntarios. Regula las actividades de los músculos lisos, las glándulas, los vasos sanguíneos, el corazón e incluso la respiración normal.

ACTIVIDAD

Presione la lámina ungueal

En el lecho ungueal, debajo de la lámina ungueal, hay terminaciones nerviosas sensoriales que detectan la presión sobre la lámina ungueal. Presione su lámina ungueal. ¿Siente la presión cuando estas terminaciones nerviosas sensibles se activan y envían impulsos de regreso al cerebro?

El cerebro y la médula espinal

El **cerebro** es el tejido nervioso más grande y complejo del cuerpo. Se encuentra alojado en el cráneo y pesa algo menos de 1,3 kilos (3 libras), en promedio. Controla las sensaciones, los músculos, las actividades de las glándulas y la facultad de pensar y sentir. Envía y recibe mensajes mediante 12 pares de nervios craneales que se originan en el cerebro y que llegan a varias partes de la cabeza, la cara y el cuello.

La **médula espinal** es la porción del SNC que se origina en el cerebro, se extiende hasta la parte inferior del tronco y está protegida por la columna vertebral. Treinta y un pares de nervios espinales que se extienden desde la médula espinal están distribuidos en los músculos y la piel del tronco y las extremidades.

Estructura y funciones de las células nerviosas

Una neurona, o célula nerviosa, es la unidad estructural principal del sistema nervioso. Está formada por el cuerpo de la célula, el núcleo, las dendritas y el axón. Las **dendritas** son ramificaciones de fibras nerviosas, similares a las de un árbol, que se extienden desde la célula nerviosa, llevan impulsos a la célula y reciben impulsos de otras neuronas. El *axón* y la *terminal del axón* envían impulsos desde el cuerpo de la célula a otras neuronas, glándulas o músculos (**Figura 2–19**). Los nervios son cordones blanquecinos constituidos por manojos de fibras nerviosas unidas mediante tejido conectivo a través de los cuales se transmiten impulsos. Los **nervios** se originan en el cerebro y en la médula espinal y envían sus ramificaciones a todas las partes del cuerpo.

Tipos de nervios

Los **nervios sensoriales** o *nervios aferentes* transmiten impulsos o mensajes desde los órganos de los sentidos hacia el cerebro, donde se experimentan las sensaciones de tacto, frío, calor, vista, oído, gusto, olfato, dolor y presión. Los receptores son terminaciones nerviosas sensoriales que se encuentran próximas a la superficie de la piel. Si un objeto caliente quema la piel de la mano, los receptores de la piel envían impulsos al cerebro a través de los nervios sensoriales para advertir de un posible peligro.

Los **nervios motores**, o *nervios eferentes,* envían impulsos desde el cerebro a los músculos o las glándulas. Los impulsos transmitidos producen movimiento.

Un **reflejo** es una reacción automática a un estímulo que supone un movimiento impulsado desde un receptor sensorial, a través del nervio sensorial, hacia la médula espinal. Se envía un impulso de respuesta por una neurona motora a un músculo, causando una reacción, como retirar rápidamente la mano de un objeto caliente. Los reflejos no se aprenden; son automáticos.

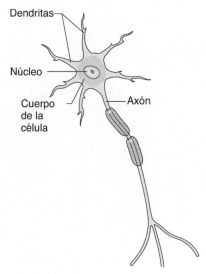

▲ **FIGURA 2–19** La neurona o célula nerviosa.

Nervios del brazo y de la mano

Estos son los nervios principales que inervan las partes superficiales del brazo y la mano:

- **Nervio digital**. Con sus ramificaciones, inerva los dedos.
- **Nervio radial**. Con sus ramificaciones, llega al lado del brazo correspondiente al dedo pulgar y al dorso de la mano.
- **Nervio mediano**. Nervio más pequeño que los nervios cubital y radial que, con sus ramificaciones, inerva el brazo y la mano.
- **Nervio cubital**. Con sus ramificaciones, afecta la parte lateral del brazo del lado del dedo meñique y la palma de la mano (Figura 2–20).

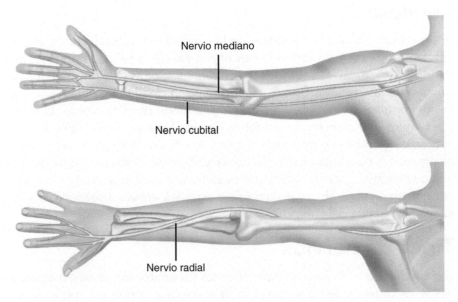

Nervio mediano

Nervio cubital

Nervio radial

▲ **FIGURA 2–20 Nervios del brazo.**

Nervios de la parte inferior de la pierna y pie

- El **nervio tibial**, una división del nervio ciático, pasa por detrás de la rodilla. Se subdivide y transmite impulsos a la rodilla, los músculos de la pantorrilla, la piel de la pierna, la planta del pie, el talón y la parte inferior de los dedos del pie.
- El **nervio peroneo común**, que también es una división del nervio ciático, se extiende desde la parte posterior de la rodilla para rodear la cabeza del peroné hacia el frente de la pierna, donde se divide en dos ramificaciones. El **nervio peroneo profundo**, también conocido como *nervio tibial anterior*, desciende por la parte delantera de la pierna, detrás de los músculos. Envía impulsos a estos músculos y también

a los músculos y la piel de la parte superior del pie y los lados adyacentes del primer y segundo dedo del pie. El **nervio peroneo superficial**, también conocido como *nervio musculocutáneo*, desciende por la pierna, apenas debajo de la piel, y envía impulsos a los músculos y la piel de la pierna, así como también a la piel y los dedos en la parte superior del pie, donde se denomina **nervio dorsal** o *nervio cutáneo dorsal*.

- El **nervio safeno** envía impulsos a la piel del lado interior de la pierna y el pie.

- El **nervio sural** envía impulsos a la piel del lado exterior y posterior del pie y la pierna (**Figura 2–21**).

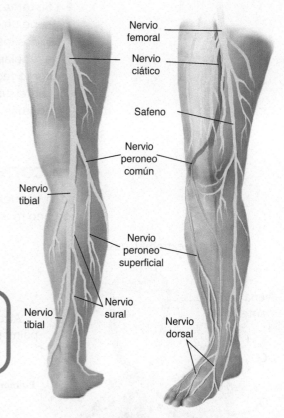

▲ **FIGURA 2–21** Nervios de la pierna y el pie.

✓ VERIFICACIÓN

10. ¿Cuáles son los dos tipos de nervios?
11. Describir los nervios que afectan las piernas y los pies.

Reconocer cómo el sistema circulatorio afecta la piel de las manos y los pies

El **sistema circulatorio,** también denominado *sistema cardiovascular* o *sistema vascular,* controla la circulación constante de la sangre a través del cuerpo por medio del corazón y los vasos sanguíneos. El sistema circulatorio consta de dos divisiones:

- El **sistema vascular sanguíneo,** que está formado por el corazón, las arterias, las venas y los capilares que distribuyen la sangre por todo el cuerpo.

- El **sistema vascular linfático** o *sistema linfático,* que actúa como auxiliar del sistema sanguíneo y que consta de los espacios linfáticos, los linfáticos (vasos linfáticos), los **ganglios linfáticos,** que son estructuras especiales que se encuentran en el interior de los vasos linfáticos y que filtran la linfa, y otras estructuras. La **linfa** es un líquido transparente que circula por los vasos linfáticos del cuerpo, donde ayuda a transportar los desechos y las impurezas de las células, y luego regresa al sistema circulatorio.

Sistema circulatorio: ¿Por qué es importante? El sistema circulatorio tiene un enorme rol en la nutrición, la oxigenación y la limpieza de todos los sistemas a nivel celular. El sistema circulatorio también ayuda a regular la temperatura corporal. Con un conocimiento profundo como técnico en el cuidado de las uñas, podrá hablar con los clientes sobre sus inquietudes relacionadas con las manos y los pies fríos además de reconocer posibles contraindicaciones de los servicios.

El corazón

Con frecuencia, al **corazón** se lo denomina la bomba del cuerpo. Es un órgano muscular en forma de cono que mantiene la sangre en movimiento dentro del sistema circulatorio. El corazón está envuelto por un saco membranoso de dos capas conocido como **pericardio**, que se compone de tejido epitelial y protege contra las infecciones además de lubricar al corazón (**Figura 2–22**).

El corazón tiene aproximadamente el tamaño de un puño cerrado, pesa alrededor de 9 onzas (255 gr) y se encuentra ubicado en la cavidad torácica. El nervio vago y los nervios del SNA regulan los latidos del corazón. El corazón de un adulto normal late, en promedio, entre 60 y 80 veces por minuto, pero puede llegar hasta los 100 latidos por minuto.

El interior del corazón contiene cuatro cavidades y cuatro válvulas. Las cavidades superiores, de paredes delgadas, son la **aurícula** derecha y la aurícula izquierda, a través de las cuales se bombea la sangre a los ventrículos. Las dos cavidades inferiores, de paredes gruesas, son el **ventrículo** derecho y el ventrículo izquierdo. Las **válvulas** son estructuras que cierran un pasaje o permiten el flujo de sangre en una sola dirección de forma temporal. Con cada contracción y relajación del corazón, la sangre ingresa, se desplaza de ambas aurículas a los ventrículos y luego es expulsada para ser distribuida por todo el cuerpo.

La sangre se encuentra en circulación constante y continua desde que sale del corazón hasta que regresa a él. Hay dos sistemas que asisten a esta circulación. La **circulación pulmonar** envía la sangre del corazón a los pulmones para purificarla y luego la regresa al corazón. La **circulación sistémica** o circulación general transporta la sangre desde el corazón hacia todo el cuerpo y nuevamente hacia el corazón. A continuación, se presenta un panorama general de cómo funcionan estos sistemas.

1. La sangre desoxigenada fluye del cuerpo a la aurícula derecha.

2. Desde la aurícula derecha, pasa por la **válvula tricúspide** al ventrículo derecho.

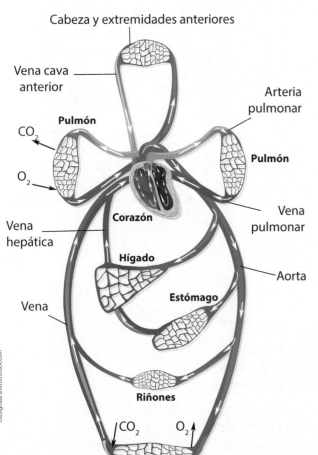

Cabeza y extremidades anteriores

Vena cava anterior

Arteria pulmonar

Pulmón

CO_2

Pulmón

O_2

Vena pulmonar

Corazón

Vena hepática

Aorta

Hígado

Estómago

Vena

Riñones

CO_2 O_2

Tronco y piernas

▲ **FIGURA 2–22** El sistema circulatorio.

Designua/shutterstock.com

3. El ventrículo derecho bombea la sangre a las arterias pulmonares, que llevan la sangre desoxigenada a los pulmones. Cuando la sangre llega a los pulmones, libera gases de desecho (dióxido de carbono) y los reemplaza con oxígeno. Luego de esto, se considera que la sangre es rica en oxígeno.

4. La sangre rica en oxígeno vuelve al corazón por las venas pulmonares e ingresa a la aurícula izquierda.

5. Desde la aurícula izquierda, la sangre fluye por la *válvula mitral*, o *válvula bicúspide*, al ventrículo izquierdo.

6. Luego la sangre sale del ventrículo izquierdo y se dirige a todas las partes del cuerpo.

Vasos sanguíneos

Los vasos sanguíneos son estructuras de forma tubular que incluyen las arterias, los capilares y las venas. La función de estos vasos es transportar las sangre hacia y desde el corazón, y luego, hacia los diferentes tejidos del cuerpo.

- Las **arterias** son tubos flexibles de paredes gruesas que transportan la sangre oxigenada del corazón a los capilares. La arteria más grande del cuerpo es la **aorta**. La arteria principal transporta sangre oxigenada desde el corazón y la distribuye por todo el cuerpo mediante las arterias.

- Los **capilares** son vasos sanguíneos pequeños y de paredes delgadas que conectan las arterias más pequeñas con las venas. Estos llevan los nutrientes hacia las células y recogen los desechos.

- Las **venas** son vasos sanguíneos de paredes delgadas, menos flexibles que las arterias. Tienen válvulas en forma de taza que evitan el reflujo y transportan la sangre con productos de desecho de los capilares de regreso al corazón y los pulmones para su limpieza y abastecimiento de oxígeno. Las venas están ubicadas más cerca de la superficie externa de la piel que las arterias (**Figura 2-23**).

La sangre

La **sangre** es un fluido nutritivo que se desplaza por el sistema circulatorio (corazón, arterias, venas y capilares) para suministrar oxígeno y nutrientes a células y tejidos, y para eliminar de ellos el dióxido de carbono y los desechos. En el cuerpo humano hay aproximadamente entre 8 y 10 pintas (de 4 a 5 litros) de sangre, lo que representa alrededor de 1/20 del peso corporal. La sangre está compuesta, en un 80 por ciento, de agua. Es un fluido pegajoso y salado, con una temperatura normal de 98,6 °F (36 °C). La sangre es de color rojo brillante en las arterias (excepto en la arteria

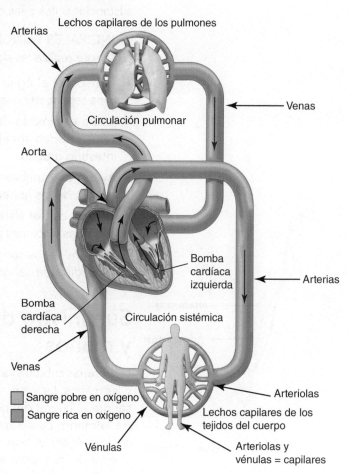

▲ **FIGURA 2–23** El sistema circulatorio.

pulmonar) y rojo oscuro en las venas. Este cambio de color se debe al intercambio de dióxido de carbono por oxígeno cuando la sangre pasa por los pulmones y al intercambio de oxígeno por dióxido de carbono cuando la sangre circula por el cuerpo. La sangre roja es rica en oxígeno; la sangre azul es pobre en oxígeno.

COMPOSICIÓN DE LA SANGRE

La sangre está formada por glóbulos rojos y blancos, plaquetas, plasma y hemoglobina.

Los **glóbulos rojos** se producen en la médula ósea roja. Estos contienen **hemoglobina**, una proteína que contiene hierro y que se une al oxígeno de manera temporal. La función de los glóbulos rojos es llevar oxígeno de los pulmones a las células del cuerpo y transportar dióxido de carbono de las células de regreso a los pulmones.

Los **glóbulos blancos**, también llamados *leucocitos*, realizan la función de destruir los microorganismos que causan enfermedades.

Las **plaquetas** son mucho más pequeñas que los glóbulos rojos. Participan en el proceso de coagulación sanguínea, que detiene el sangrado.

El **plasma** es la parte líquida de la sangre en la que fluyen los glóbulos rojos, los glóbulos blancos y las plaquetas. Está compuesta, aproximadamente, por un 90 por ciento de agua, además de proteínas y azúcares. La función principal del plasma es llevar nutrientes y otras sustancias útiles a las células y eliminar el dióxido de carbono de ellas.

PRINCIPALES FUNCIONES DE LA SANGRE

La sangre realiza las siguientes funciones esenciales:

- Transporta el agua, el oxígeno y los nutrientes hacia todas las células y los tejidos del cuerpo.

- Retira el dióxido de carbono y otros productos de desecho para que estos puedan ser eliminados por los pulmones, la piel, los riñones y el intestino grueso.

- Ayuda a equilibrar la temperatura corporal, es decir que protege el cuerpo de los extremos de calor y frío.

- Trabaja con el sistema inmunológico para proteger el cuerpo contra bacterias o toxinas potencialmente perjudiciales.

- Sella los vasos sanguíneos lesionados formando coágulos para frenar la pérdida de sangre.

Suministro de sangre hacia brazos y manos

Las arterias cubital y radial son el principal suministro de sangre de los brazos y las manos. La **arteria cubital** y sus numerosas ramificaciones abastecen de sangre al lateral del brazo correspondiente al dedo meñique y a la palma de la mano. La **arteria radial** y sus ramificaciones alimentan el lado del dedo pulgar del brazo y el dorso de la mano. Las arterias se encuentran al interior de los tejidos a un nivel profundo y las venas están más próximas a la superficie de los brazos y las manos (**Figura 2-24**).

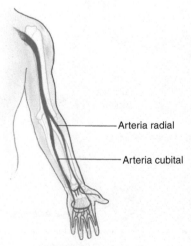

Arteria radial

Arteria cubital

▲ **FIGURA 2–24** Arterias del brazo y la mano.

Suministro de sangre a la parte inferior de la pierna y el pie

Hay varias arterias principales que suministran sangre al pie y a la parte inferior de la pierna.

- La **arteria poplítea**, que abastece de sangre al pie, se divide en dos arterias diferentes conocidas como arteria tibial anterior y arteria tibial posterior.

- La **arteria tibial anterior** suministra sangre a los músculos de la parte inferior de la pierna, a los músculos y la piel de la parte superior del pie y a los lados adyacentes del primer y segundo dedo. Esta llega al pie y se transforma en la arteria dorsal pedia.

- La **arteria tibial posterior** suministra sangre a los tobillos y la parte trasera de la parte inferior de la pierna.

- La **arteria dorsal pedia** abastece de sangre al pie.

Como en los brazos y las manos, las venas importantes de la parte inferior de la pierna y del pie son casi paralelas a las arterias y tienen los mismos nombres (**Figura 2-25**).

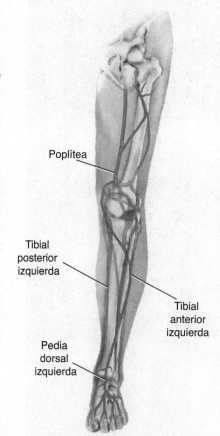

Poplítea

Tibial posterior izquierda

Tibial anterior izquierda

Pedia dorsal izquierda

▲ **FIGURA 2–25 Arterias de la parte inferior de la pierna y el pie (vista de la pierna izquierda).**

 VERIFICACIÓN

12. Nombrar y describir brevemente los tres tipos de vasos sanguíneos del cuerpo.
13. ¿Cuáles son las principales funciones de la sangre?

Describir las principales funciones del sistema linfático/inmunitario

El **sistema linfático/inmunitario** está formado por la linfa, los ganglios linfáticos, el timo, el bazo y los vasos linfáticos que actúan como apoyo al sistema sanguíneo. La linfa es un fluido acuoso incoloro derivado del plasma sanguíneo que se filtró por las paredes de los capilares al espacio tisular. La función de la linfa es proteger al cuerpo contra enfermedades al contribuir a desarrollar inmunidades que destruyen los microorganismos causantes de enfermedades y drenar los espacios tisulares para liberarlos del exceso de **fluidos intersticiales** (el plasma sanguíneo que se encuentra en los espacios entre las células de los tejidos). Luego, elimina de las células las impurezas de desecho recolectadas.

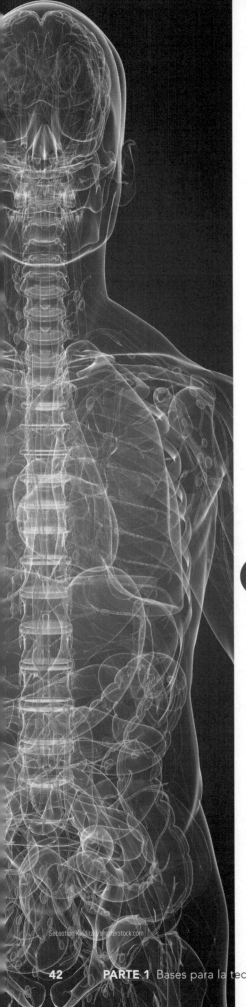

El sistema linfático: ¿Por qué es importante? Como técnico en el cuidado de las uñas, es importante comprender el sistema linfático además del sistema inmune del cliente para ayudar a protegerlo de la exposición a infecciones y enfermedades en su spa.

El sistema linfático está estrechamente conectado a la sangre y el sistema cardiovascular. Ambos transportan fluidos por todo el cuerpo, como si fueran ríos. La diferencia es que el sistema linfático transporta linfa, que eventualmente regresa a la sangre donde se originó.

Los vasos linfáticos comienzan como tubos cerrados en un extremo. Grupos de estos tubos forman los capilares linfáticos, que se distribuyen por la mayor parte del cuerpo (excepto en el sistema nervioso).

La linfa de estos vasos se filtra en los ganglios linfáticos, que son estructuras de tipo glandular dentro de los vasos linfáticos. El proceso de filtrado ayuda a combatir infecciones.

Las funciones principales del sistema linfático son:

- Transportar nutrientes desde la sangre hacia las células del cuerpo.
- Actuar como defensa contra las toxinas y las bacterias invasoras.
- Retirar los desechos de las células del cuerpo y transportarlos hacia la sangre.
- Proporcionar un ambiente líquido adecuado para las células.

 VERIFICACIÓN

14. Definir el sistema linfático/inmunitario

Identificar las glándulas que conforman el sistema endocrino

El sistema endocrino es un grupo de glándulas especializadas que afectan el crecimiento, el desarrollo, la actividad sexual y la salud de todo el cuerpo. Las glándulas son órganos especializados que eliminan ciertos elementos de la sangre para convertirlos en nuevos compuestos.

El sistema endocrino: ¿Por qué es importante? Los desequilibrios hormonales pueden producir cambios en el crecimiento de las uñas, afectar la producción de grasa y melanina y la sensibilidad de la piel. La diabetes no controlada, una enfermedad influenciada por la producción de insulina, afecta los nervios, la visión y el sistema inmunológico, entre otros. Una persona con diabetes, por ejemplo, puede padecer neuropatía y la pérdida de sensibilidad en las extremidades. Si realiza un tratamiento de pedicura y la cera está demasiado caliente, es posible que el cliente con diabetes no pueda sentir la quemadura y no pueda alertarlo.

Existen dos tipos principales de glándulas.

- Las **glándulas exocrinas** o *glándulas con conducto* producen una sustancia que se desplaza por pequeños conductos en forma de tubos. Las glándulas sudoríparas y sebáceas de la piel pertenecen a este grupo.

- Las **glándulas endocrinas** o *glándulas sin conducto,* como las glándulas tiroides y pituitaria, liberan secreciones denominadas **hormonas** directamente al torrente sanguíneo, que a su vez influyen en el bienestar de todo el cuerpo. Las hormonas como la insulina, la adrenalina y el estrógeno estimulan la actividad funcional o la secreción en otras partes del cuerpo.

Esta es una lista de las glándulas endocrinas (**Figura 2–26**) y sus funciones.

- La **glándula pineal** desempeña un papel importante en el desarrollo sexual, el sueño y el metabolismo.

- La **glándula pituitaria** es el órgano más complejo del sistema endocrino. Afecta a casi todos los procesos fisiológicos del cuerpo: el crecimiento, la presión arterial, las contracciones durante el parto, la producción de leche materna, las funciones de los órganos sexuales en hombres y mujeres, la función de la glándula tiroides y la conversión de alimentos en energía (metabolismo).

- La **glándula tiroides** controla la rapidez con que el cuerpo quema energía (metabolismo), produce proteínas y la sensibilidad que debe tener a otras hormonas.

- Las **glándulas paratiroideas** regulan los niveles de calcio y fósforo en la sangre para que los sistemas nervioso y muscular funcionen correctamente.

- El **páncreas** secreta células productoras de enzimas que son responsables de digerir los carbohidratos, las proteínas y las grasas. Las células del islotes de Langerhans dentro del páncreas controlan la producción de insulina y glucagón.

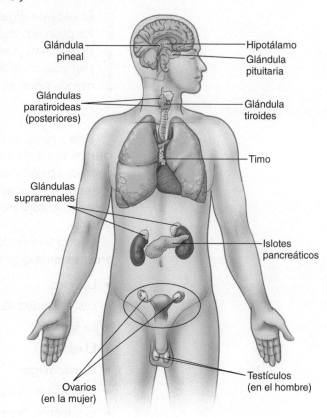

Glándula pineal — Hipotálamo — Glándula pituitaria — Glándulas paratiroideas (posteriores) — Glándula tiroides — Timo — Glándulas suprarrenales — Islotes pancreáticos — Ovarios (en la mujer) — Testículos (en el hombre)

▲ **FIGURA 2–26** El sistema endócrino.

- Las **glándulas suprarrenales** secretan alrededor de 30 hormonas esteroides y controlan los procesos metabólicos del cuerpo, incluida la reacción de "lucha o huida".

- Los **ovarios** y los **testículos** funcionan en la reproducción sexual y determinan las características sexuales masculinas y femeninas.

 VERIFICACIÓN

15. Mencionar y comentar los dos tipos principales de glándulas del cuerpo.

Describir los órganos que participan en la digestión

El **sistema digestivo**, también denominado *sistema gastrointestinal*, es responsable de transformar los alimentos en nutrientes y desechos.

El sistema digestivo: ¿Por qué es importante? El conocimiento de los procesos del sistema digestivo es útil para al técnico en el cuidado de las uñas, porque nuestra alimentación influye en la condición de la piel y las uñas. Ayudar a los clientes a mantener una piel saludable en las manos y pies es la tarea principal del técnico en el cuidado de las uñas.

Las **enzimas digestivas** son sustancias químicas que transforman ciertos tipos de alimentos en una forma que pueda ser utilizada por el cuerpo. Los alimentos, ahora en forma soluble, son transportados por el torrente sanguíneo y utilizados por las células y los tejidos del cuerpo. El proceso completo de digerir los alimentos ingeridos dura alrededor de 9 horas.

Cada uno de los siguientes órganos cumple una función fundamental en el sistema digestivo:

- La boca
- Las glándulas salivales
- La faringe
- El esófago
- El estómago
- El intestino delgado
- El intestino grueso
- El recto
- El ano
- Los órganos digestivos accesorios: el hígado, la vesícula, el páncreas

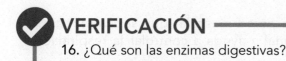

VERIFICACIÓN

16. ¿Qué son las enzimas digestivas?

Enumerar los cinco órganos que forman parte del sistema excretor

El **sistema excretor** es responsable de purificar el cuerpo al eliminar la materia de desecho. El metabolismo de las células del cuerpo forma sustancias tóxicas que, de ser retenidas, podrían envenenarlo.

> **El sistema excretor: ¿Por qué es importante?** El sistema excretor trabaja para eliminar toxinas del cuerpo. Comprender el proceso, así como el modo en que se eliminan las toxinas del cuerpo mediante la sudoración en las manos y los pies, lo ayudará a ser un mejor técnico en el cuidado de las uñas.

Los siguientes órganos cumplen una función fundamental en el sistema excretor:

- Los riñones excretan orina que contiene desechos.
- El hígado descarga bilis que contiene desechos.
- La piel elimina transpiración, que contiene desechos.
- El intestino grueso elimina la comida descompuesta y no digerida.
- Los pulmones exhalan dióxido de carbono y otros gases, como el formaldehído, que es un subproducto normal del metabolismo que el cuerpo utiliza para construir otras sustancias importantes.

VERIFICACIÓN

17. ¿Cuáles son los órganos del cuerpo que forman parte del sistema excretor?

> "Nadie es perfecto. Acepte amablemente su humanidad".
>
> —Deborah Day

Describir qué ocurre durante la inhalación y la exhalación

El **sistema respiratorio** hace posible la **respiración** (el intercambio de dióxido de carbono y oxígeno en los pulmones y dentro de cada célula) y está formado por los pulmones y las vías respiratorias. Los **pulmones** son tejidos esponjosos formados por células microscópicas en las cuales el aire inhalado se intercambia por dióxido de carbono durante un ciclo de respiración. El sistema respiratorio está ubicado dentro de la cavidad torácica y protegido a ambos lados por las costillas. El diafragma es una pared muscular que separa el tórax o pecho de la región abdominal y ayuda a controlar la respiración (Figura 2–27).

El sistema respiratorio: ¿Por qué es importante? Una piel saludable necesita oxígeno. Un sistema respiratorio resistente ayudará a mantener la piel oxigenada, para obtener los máximos beneficios. La piel con mala oxigenación tendrá un tono grisáceo y cetrino. Tardará más tiempo en responder a los tratamiento y es posible que no responda en absoluto.

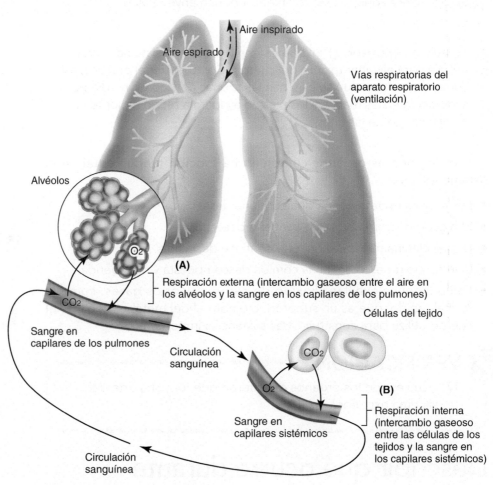

▲ **FIGURA 2–27** El sistema respiratorio.

En cada ciclo de respiración se produce un intercambio de gases. Por ejemplo, durante la inhalación, es decir, cuando aspiramos por la nariz o la boca, el oxígeno pasa a la sangre. Durante la exhalación , es decir, cuando espiramos, se expulsa el dióxido de carbono (recolectado en la sangre) de los pulmones.

El oxígeno es más esencial que los alimentos o el agua. Si bien las personas pueden sobrevivir más de 60 días sin alimentos y varios días sin agua, si se ven privadas del oxígeno, morirán en minutos.

✔ VERIFICACIÓN

18. ¿Qué sucede en cada ciclo de respiración?

Describir el sistema integumentario

El **sistema integumentario** está compuesto por la piel y sus varios órganos complementarios, como las glándulas sebáceas y sudoríparas, los receptores sensoriales, el cabello y las uñas. El sistema integumentario se explica más detalladamente en el *Capítulo 3: La piel: estructura, trastornos y enfermedades* y en el *Capítulo 4: Estructura, trastornos y enfermedades de la uña.*

Sistema integumentario: ¿Por qué es importante? La piel es el órgano más grande del cuerpo, razón por la cual es importante para el éxito del técnico en el cuidado de las uñas conocer sus funciones y el hecho de que es integral en la salud de las uñas (un apéndice de la piel). Las uñas son la ventana de la salud de la piel. Los callos, las cutículas secas y la salud de la función de barrera forman parte de la relación de la piel del cliente con sus uñas.

✔ VERIFICACIÓN

19. Describir el sistema integumentario.

Definir el sistema reproductor

El **sistema reproductor** cumple la función de reproducir y perpetuar la raza humana. Aunque es fundamental para perpetuar la especie, no tiene mayor importancia para el técnico en el cuidado de las uñas.

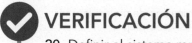

✔ VERIFICACIÓN

20. Definir el sistema reproductor.

¿Cómo le está yendo con la anatomía y fisiología? **A continuación, marque los objetivos de aprendizaje del Capítulo 2 que considera que domina y deje sin marcar aquellos objetivos a los que deberá volver:**

☐ Explicar cómo se relacionan la anatomía y la fisiología con la tecnología del cuidado de las uñas.

☐ Describir las funciones y estructuras básicas de una célula.

☐ Describir los cuatro tipos de tejidos en el cuerpo humano.

☐ Definir la función de los órganos en los sistemas del cuerpo.

☐ Identificar las cinco funciones principales del sistema óseo.

☐ Reconocer los músculos voluntarios que se ven involucrados durante los servicios de manicura.

☐ Nombrar las partes del sistema nervioso.

☐ Reconocer cómo el sistema circulatorio afecta la piel de las manos y los pies.

☐ Describir las principales funciones del sistema linfático/inmunitario.

☐ Identificar las glándulas que conforman el sistema endocrino.

☐ Describir los órganos que participan en la digestión.

☐ Enumerar los cinco órganos que forman parte del sistema excretor.

☐ Describir qué ocurre durante la inhalación y la exhalación.

☐ Describir el sistema integumentario.

☐ Definir el sistema reproductor.

GLOSARIO DEL CAPÍTULO

abductor	pág. 31	un músculo que separa los dedos de las manos y de los pies.
abductor del dedo gordo	pág. 33	un músculo del pie que mueve el dedo gordo y ayuda a mantener el equilibrio al caminar y al estar de pie.
abductor propio del meñique	pág. 33	un músculo del pie que separa los dedos.
ácido desoxirribonucleico (ADN)	pág. 19	un ácido que determina nuestra estructura genética.
aductor	pág. 31	el músculo ubicado en la base de cada dedo, que une los dedos de la mano.
anatomía	pág. 18	el estudio de la estructura del cuerpo humano que puede verse a simple vista así como de qué está hecho el cuerpo; ciencia que estudia la estructura de los organismos o sus partes.
anabolismo	pág. 20	metabolismo constructivo; el proceso de combinación de moléculas más pequeñas para construir moléculas más grandes y complejas.
aorta	pág. 39	la arteria más grande del cuerpo. Arteria principal que transporta sangre oxigenada desde el corazón para su distribución a todo el cuerpo mediante las demás arterias.

articulación	pág. 25	una conexión entre dos o más huesos del esqueleto.
arteria poplítea	pág. 41	se divide en dos arterias diferentes conocidas como la *tibial anterior* y la *tibial posterior*. La arteria tibial anterior se extiende hasta el pie y se transforma en la dorsal pedia, que suministra sangre al pie. La arteria tibial posterior abastece de sangre a los tobillos y la parte trasera de la parte inferior de la pierna.
arteria tibial posterior	pág. 41	abastece de sangre a los tobillos y la parte trasera de la parte inferior de la pierna.
arteria radial	pág. 40	arteria que suministra sangre al brazo del lado del pulgar y al dorso de la mano; llega hasta los músculos de la piel, las manos y los dedos, las muñecas, los codos y los antebrazos.
arteria dorsal pedia	pág. 41	suministra sangre al pie.
arteria tibial anterior	pág. 41	arteria que envía sangre a los músculos inferiores de la pierna y a los músculos y la piel de la parte superior del pie y a los lados adyacentes del primer y segundo dedos del pie. Esta llega al pie y se transforma en la arteria dorsal pedia.
arteria	pág. 39	tubos muscular y flexible de paredes gruesas que transporta la sangre oxigenada desde el corazón hacia los capilares.
arteria cubital	pág. 40	la arteria que suministra sangre al músculo del brazo del lado del dedo meñique y a la palma de la mano.
astrágalo	pág. 28	también denominado talus o hueso del tobillo, es uno de los tres huesos que componen la articulación del tobillo (junto con la tibia y el peroné).
aurícula	pág. 38	una de las dos cámaras superiores del corazón, a través de las cuales se bombea la sangre a los ventrículos.
bíceps	pág. 30	el músculo que forma el contorno del lado delantero e interno del brazo; levanta el antebrazo y flexiona el codo.
capilar	pág. 39	vaso sanguíneo diminuto y de paredes delgadas que conecta las arterias más pequeñas con las venas.
carpo	pág. 27	la muñeca; una articulación flexible formada por un grupo de ocho huesos pequeños e irregulares unidos por ligamentos.
catabolismo	pág. 21	la fase del metabolismo en la que las moléculas más grandes y complejas se dividen dentro de las células, lo que da lugar a moléculas más simples y pequeñas.
célula	pág. 18	la unidad básica de todos los seres vivos, desde las bacterias hasta las plantas, los animales y los seres humanos; masa diminuta de protoplasma capaz de realizar todas las funciones esenciales de la vida.
cerebro	pág. 35	parte del sistema nervioso central contenido en el cráneo; el tejido nervioso más grande y más complejo; controla las sensaciones, los músculos, la actividad glandular y la capacidad de pensar y sentir emociones.
circulación pulmonar	pág. 38	circulación sanguínea que va del corazón a los pulmones para purificarse y luego regresa al corazón.

citoplasma	pág. 19	la parte del protoplasma que está fuera del núcleo y dentro de la pared celular; el protoplasma rodea el núcleo y es necesario para el crecimiento, la reproducción y la autorreparación.
célula de glóbulo rojo	pág. 40	una célula sanguínea que lleva oxígeno desde los pulmones a las células del cuerpo y transporta dióxido de carbono de las células a los pulmones.
célula de glóbulo blanco	pág. 40	también denominados *leucocitos*; glóbulos encargados de destruir los microorganismos que causan enfermedades.
capilares linfáticos	pág. 42	tubos con extremo ciego que constituyen el origen de los vasos linfáticos.
cúbito	pág. 26	el hueso interno y más grande del antebrazo (parte inferior del brazo), está unido a la muñeca y situado del lado del meñique.
corazón	pág. 38	un órgano muscular de forma cónica que mantiene la sangre en movimiento dentro del sistema circulatorio.
circulación sistémica	pág. 38	también denominada circulación general; circulación de la sangre desde el corazón hacia todo el cuerpo y de regreso al corazón.
deltoides	pág. 30	un músculo triangular grande que cubre la articulación del hombro y permite que el brazo se extienda hacia fuera y al costado del cuerpo.
dendritas	pág. 35	ramificaciones similares a las de un árbol de fibras nerviosas que se extienden desde una célula nerviosa; fibras nerviosas cortas que transmiten impulsos a la célula y reciben impulsos desde otras neuronas.
dorsal ancho	pág. 30	el músculo grande, plano y triangular que cubre la parte inferior de la espalda.
diafragma	pág. 46	pared muscular que separa el tórax de la región abdominal y ayuda a controlar la respiración.
enzima digestiva	pág. 44	una sustancia química que transforma ciertos tipos de alimentos para que pueda ser utilizados por el cuerpo.
exhalación	pág. 46	el acto de espirar, mediante el cual se expulsa el dióxido de carbono de los pulmones.
extensor	pág. 31	un músculo que endereza la muñeca, la mano y los dedos para que formen una línea recta.
extensor digital largo	pág. 32	un músculo que dobla el pie hacia arriba y extiende los dedos.
flexor	pág. 31	un músculo extensor de la muñeca que participa en la flexión de dicha articulación.
flexor propio del meñique	pág. 33	un músculo del pie que mueve el dedo meñique.
falange	pág. 27	también se conocen como *dedo*; hueso de los dedos de las manos o de los pies.
fisiología	pág. 18	el estudio de las funciones y actividades que desempeñan las estructuras del cuerpo.
flexor digital corto	pág. 33	un músculo del pie que mueve los dedos más pequeños y ayuda a mantener el equilibrio al caminar y al estar de pie.

fémur	pág. 27	un hueso largo y pesado que da forma a la pierna por encima de la rodilla.
fluidos intersticiales	pág. 41	plasma sanguíneo que se encuentra en los espacios entre los tejidos.
glándulas suprarrenales	pág. 44	glándulas que controlan los procesos metabólicos del cuerpo, incluida la reacción de lucha o huida.
glándulas exocrinas	pág. 43	también conocidas como *glándulas con conducto*; órganos que producen una sustancia que viaja a través de pequeños conductos en forma de tubo, como las glándulas sudoríparas (sudor) y las glándulas sebáceas (grasa).
ganglios linfáticos	pág. 37	estructuras especiales que se encuentran dentro de los vasos linfáticos y filtran la linfa.
gastrocnemio	pág. 32	el músculo que está adherido a la superficie inferior trasera del talón y que tira el pie hacia abajo.
glándula	pág. 42	un órgano especializado que elimina ciertos elementos de la sangre para convertirlos en sustancias nuevas.
glándula pineal	pág. 43	una glándula del sistema endocrino que desempeña un papel importante en el desarrollo sexual, el sueño y el metabolismo.
glándula paratiroidea	pág. 43	regula los niveles de calcio y fósforo del cuerpo para que los sistemas nervioso y muscular funcionen correctamente.
glándula pituitaria	pág. 43	una glándula del sistema endócrino que afecta prácticamente todos los procesos fisiológicos del cuerpo: el crecimiento, la presión arterial, las contracciones durante el parto, la producción de leche materna, las funciones de los órganos sexuales en hombres y mujeres, la función de la glándula tiroides y la conversión de alimentos en energía (metabolismo).
glándulas endocrinas	pág. 43	órganos (como las glándulas pituitaria y tiroides), también denominados *glándulas sin conducto*, que liberan secreciones hormonales directamente en el torrente sanguíneo.
glándula tiroides	pág. 43	controla la velocidad a la que el cuerpo quema energía (metabolismo), produce proteínas y controla la sensibilidad que debe tener el cuerpo a otras hormonas.
hemoglobina	pág. 40	la materia colorante de la sangre; proteína que contiene hierro y se enlaza con el oxígeno de forma temporal.
histología	pág. 18	también conocida como *anatomía microscópica*; el estudio de las estructuras minúsculas que se encuentran en los tejidos.
hormona	pág. 43	una secreción, como la insulina, la adrenalina y el estrógeno, producida por una de las glándulas endocrinas y transportada por el torrente sanguíneo o los fluidos corporales hacia otra parte del cuerpo, para estimular una actividad determinada.
húmero	pág. 26	el hueso superior y más largo del brazo que se extiende desde el codo hasta el hombro.
inhalación	pág. 46	la inspiración de aire.
inserción	pág. 30	el punto de unión del músculo donde ocurre el movimiento.

linfa	pág. 37	un líquido transparente que circula por los espacios de la linfa (*linfáticos*) del cuerpo; elimina los desechos e impurezas de las células.
músculo cardíaco	pág. 30	músculo involuntario conocido como corazón. Este tipo de músculo no se encuentra en ninguna otra parte del cuerpo.
membrana celular	pág. 19	la parte de la célula que encierra y contiene el protoplasma y que permite que las sustancias solubles (por ejemplo, los nutrientes o subproductos de desecho) entren y salgan de la célula.
músculo no estriado	pág. 29	también conocido como *músculo liso*; es involuntario y funciona automáticamente, sin voluntad consciente. Estos músculos se encuentran en los órganos internos del cuerpo, como los sistemas digestivo o respiratorio.
metabolismo	pág. 20	un proceso químico que tiene lugar en los organismos vivos, mediante el cual las células se nutren y realizan sus actividades.
metacarpo	pág. 27	huesos de la palma de la mano; partes de la mano que contienen cinco huesos entre el carpo y las falanges.
metatarso	pág. 28	una de las tres subdivisiones del pie que comprende cinco huesos, largos y delgados como los huesos metacarpianos de la mano, que contribuyen a la constitución del pie. Las otras dos subdivisiones son el tarso y las falanges. Las tres subdivisiones están compuestas por 26 huesos.
médula espinal	pág. 35	la porción del sistema nervioso central que se origina en el cerebro, se extiende hasta la parte inferior del tronco y está protegida por la columna vertebral.
músculo estriado	pág. 29	también denominado *músculo esquelético*; es un músculo controlado en forma voluntaria o consciente.
mitocondria	pág. 19	orgánulos que absorben los nutrientes, los desintegran y convierten en energía para la célula.
mitosis	pág. 20	un proceso de reproducción de los tejidos humanos en el que la célula se divide en dos células idénticas.
miología	pág. 29	el estudio de la naturaleza, la estructura, la función y las enfermedades de los músculos.
nervio peroneo superficial	pág. 37	también denominado *nervio musculocutáneo*, se extiende por la pierna, debajo de la piel, y envía impulsos a los músculos y a la piel de la pierna, así como también a los dedos y a la piel de la parte superior del pie.
nervio	pág. 35	un cordón blancuzco compuesto de manojos de fibras nerviosas unidas por tejido conectivo, a través del cual se transmiten impulsos.
nucleoplasma	pág. 19	un fluido que se encuentra dentro del núcleo de la célula y que contiene proteínas y ADN.
nervio peroneo profundo	pág. 36	también denominado *nervio tibial anterior*; se extiende en forma descendente por la parte anterior de la pierna, detrás de los músculos. Envía impulsos a estos músculos y también a los músculos y la piel de la parte superior del pie y los lados adyacentes del primer y segundo dedo del pie.
nervio cubital	pág. 36	nervio que, junto con sus ramificaciones, afecta al brazo del lado del meñique y la palma de la mano.
nervio radial	pág. 36	con sus ramificaciones, llega al lado del brazo correspondiente al dedo pulgar y al dorso de la mano.

nervio tibial	pág. 36	una división del nervio ciático que pasa por detrás de la rodilla. Se subdivide y transmite impulsos a la rodilla, los músculos de la pantorrilla, la piel de la pierna, la planta del pie, el talón y la parte inferior de los dedos del pie.
nervio peroneo común	pág. 36	una división del nervio ciático que se extiende desde atrás de la rodilla para rodear la cabeza del peroné hasta el frente de la pierna, en donde se divide en dos ramificaciones.
neurología	pág. 33	la ciencia que estudia la estructura, función y patologías del sistema nervioso.
neurona	pág. 19	célula nerviosa; unidad estructural primaria del sistema nervioso formada por el cuerpo celular, el núcleo, las dendritas y el axón.
núcleo	pág. 19	el protoplasma activo y denso que se encuentra en el centro de la célula y cumple un papel importante en la reproducción y el metabolismo celular.
nervio digital	pág. 36	un nervio que, con sus ramificaciones, alimenta todos los dedos de las manos y los pies.
nervio dorsal	pág. 37	también se denomina *nervio cutáneo dorsal*. Nervio que se extiende desde el pie y los dedos del pie por debajo de la piel. Envía impulsos a los dedos del pie y al pie, así como también a los músculos y a la piel de la pierna, donde se convierte en el *nervio peroneo superficial*.
nervio safeno	pág. 37	envía impulsos a la piel del lado interno de la pierna y el pie.
nervio mediano	pág. 36	el nervio que, con sus ramificaciones, llega al brazo y a la mano.
nervio sural	pág. 37	envía impulsos a la piel del lado externo y de la parte posterior del pie y de la pierna.
nervio sensorial	pág. 35	también conocido como *nervio aferente*; nervio que transmite impulsos o mensajes desde los órganos de los sentidos al cerebro, donde se experimentan las sensaciones de tacto, frío, calor, vista, oído, gusto, olfato, dolor y presión.
nervio motor	pág. 35	también conocido como *nervio eferente*; nervio que envía impulsos desde el cerebro hacia los músculos.
onicólisis	pág. 35	una enfermedad causada por la separación física de la lámina ungueal del lecho ungueal.
órgano	pág. 23	en plantas y animales, una estructura compuesta de tejidos especializados que les permite realizar funciones específicas.
orgánulo	pág. 19	órgano pequeño.
origen	pág. 30	la parte del músculo que no se mueve; está unido al esqueleto y por lo general forma parte de un músculo óseo.
osteoartritis	pág. 25	una enfermedad articular.
osteología	pág. 25	el estudio de la anatomía, la estructura y la función de los huesos.
ovario	pág. 44	una glándula femenina que funciona en la reproducción sexual y determina las características sexuales femeninas.

páncreas	pág. 43	un órgano que secreta células productoras de enzimas cuya función es digerir los carbohidratos, las proteínas y las grasas.
peroné	pág. 27	el más pequeño de los dos huesos que forman la pierna debajo de la rodilla. El peroné se puede visualizar como una protuberancia en el lado externo del tobillo.
pulmones	pág. 45	un órgano de respiración (el cuerpo posee dos pulmones); tejidos esponjosos formados por células microscópicas en las cuales, durante un ciclo de respiración, se intercambia el aire inhalado por dióxido de carbono.
pectoral mayor	pág. 30	músculos del tórax que ayudan en los movimientos de balanceo del brazo.
pectoral menor	pág. 30	músculos del tórax que ayudan en los movimientos de balanceo del brazo.
pericardio	pág. 38	saco membranoso de dos capas que envuelve el corazón.
peroneo corto	pág. 32	músculo que se origina en la superficie inferior del peroné. Controla la flexión del pie hacia abajo y hacia fuera.
peroneo largo	pág. 32	músculo que cubre el lado exterior de la pantorrilla e invierte el pie y lo gira hacia afuera.
plasma	pág. 40	la parte fluida de la sangre que transporta nutrientes y otras sustancias útiles a las células.
plaqueta	pág. 40	célula de la sangre que ayuda en la formación de coágulos.
pronador	pág. 31	el músculo que gira la mano hacia adentro, de modo que la palma mire hacia abajo.
protoplasma	pág. 19	una sustancia gelatinosa e incolora que se encuentra en el interior de las células y en la que están presentes elementos alimentarios, tales como proteínas, grasas, carbohidratos, sales minerales y agua.
rótula	pág. 28	también denominada hueso secundario; forma la articulación rotuliana.
radio	pág. 27	el hueso más pequeño del antebrazo (parte inferior del brazo), del lado del pulgar.
reflejo	pág. 35	reacción automática a un estímulo que implica un movimiento impulsado desde un receptor sensorial, a través del nervio sensorial, hacia la médula espinal. Se envía un impulso de respuesta mediante una neurona motora a un músculo, lo que causa una reacción (por ejemplo, retirar rápidamente la mano de un objeto caliente). Los reflejos no se aprenden; son automáticos.
respiración	pág. 45	el acto de respirar; el intercambio de dióxido de carbono y oxígeno dentro de los pulmones y al interior de cada célula.
sistema nervioso autónomo (SNA)	pág. 34	la parte del sistema nervioso que controla los músculos involuntarios y regula la acción de los músculos lisos, las glándulas, los vasos sanguíneos y el corazón.
sangre	pág. 39	fluido nutritivo que circula por el sistema circulatorio (corazón, venas, arterias y capilares) para suministrar oxígeno y nutrientes a las células y tejidos, y eliminar el dióxido de carbono y los desechos de ellos.

sistema vascular sanguíneo	pág. 37	grupo de estructuras (corazón, arterias, venas y capilares) que distribuye la sangre en todo el cuerpo.
sistema del cuerpo	pág. 23	un grupo de órganos del cuerpo que actúan en conjunto para realizar una o más funciones. El cuerpo humano está compuesto por 11 sistemas principales.
sistema nervioso central (SNC)	pág. 34	consta del cerebro, la médula espinal, los nervios espinales y los nervios craneales.
sistema circulatorio	pág. 37	también denominado *sistema cardiovascular o vascular*; sistema que controla la circulación continua de la sangre a través del cuerpo por medio del corazón y de los vasos sanguíneos.
sistema digestivo	pág. 44	la boca, el estómago, los intestinos, las glándulas salivales y las glándulas gástricas que transforman los alimentos en nutrientes y desechos. También se denomina *sistema gastrointestinal*.
sistema endocrino	pág. 42	un grupo de glándulas especializadas que afectan el crecimiento, el desarrollo, las actividades sexuales y la salud de todo el cuerpo.
sistema excretor	pág. 45	un grupo de órganos, compuesto por los riñones, el hígado, la piel, el intestino grueso y los pulmones, que purifican el cuerpo eliminando los desechos.
sistema integumentario	pág. 47	la piel y sus órganos complementarios, como las glándulas sebáceas y sudoríparas, los receptores sensoriales, el cabello y las uñas.
sistema vascular linfático	pág. 37	actúa como auxiliar del sistema sanguíneo y está formado por los espacios linfáticos, los vasos linfáticos, los ganglios linfáticos y otras estructuras.
sistema linfático/inmunitario	pág. 41	sistema del cuerpo compuesto por la linfa, los ganglios linfáticos, el timo, el bazo y los vasos linfáticos. Protege al cuerpo contra enfermedades al desarrollar inmunidades y destruir los microorganismos causantes de enfermedades, así como también al eliminar de los espacio tisulares el exceso de líquidos intersticiales que van a la sangre. Elimina los desechos y las impurezas de las células.
sistema muscular	pág. 29	un sistema del cuerpo que cubre, da forma y sostiene el tejido óseo; contrae y mueve varias partes del cuerpo.
sistema nervioso	pág. 33	sistema del cuerpo formado por el cerebro, la médula espinal y los nervios; controla y coordina todos los demás sistemas dentro y fuera del cuerpo y los hace funcionar de manera eficiente y armoniosa.
sistema nervioso periférico (SNP)	pág. 34	el sistema de nervios que conecta las partes periféricas (externas) del cuerpo con el sistema nervioso central; tiene tanto nervios sensoriales como motores.
sistema reproductor	pág. 47	el sistema del cuerpo responsable de los procesos mediante los cuales se reproducen los animales y las plantas.
sistema respiratorio	pág. 45	el sistema del cuerpo compuesto por los pulmones y las vías respiratorias; hace posible la respiración, mediante la cual suministra oxígeno a todo el cuerpo y elimina el dióxido de carbono como producto de desecho.
serrato anterior	pág. 30	un músculo del pecho que asiste en la respiración y en la elevación del brazo.
sistema óseo	pág. 25	la base física del cuerpo, compuesta de 206 huesos que varían en tamaño y forma, y que están unidos por articulaciones tanto fijas como móviles.
sóleo	pág. 32	un músculo que se origina en la parte superior del peroné y permite doblar el pie hacia abajo.

supinador	pág. 31	el músculo del antebrazo que gira el radio hacia fuera y la palma de la mano hacia arriba.
trifosfato de adenosina (ATP)	pág. 19	energía química que se usa dentro de las células para el metabolismo.
tejido adiposo	pág. 21	el término técnico para referirse a la grasa. Brinda suavidad y forma al cuerpo.
tejido epitelial	pág. 22	un recubrimiento protector de las superficies del cuerpo, como la piel, las membranas mucosas, el tejido dentro de la boca, el revestimiento del corazón, los órganos digestivos y respiratorios, y las glándulas.
tejido conectivo	pág. 21	tejido fibroso que une, protege y sostiene las distintas partes del cuerpo. Algunos ejemplos son los huesos, los cartílagos, los ligamentos, los tendones, la fascia y la grasa (*tejido adiposo*).
tejido muscular	pág. 22	tejido que contrae y mueve diversas partes del cuerpo.
tejido nervioso	pág. 22	tejido que lleva mensajes hacia y desde el cerebro y controla y coordina todas las funciones corporales.
tarso	pág. 28	una de las tres subdivisiones del pie compuesta por siete huesos (astrágalo, calcáneo, navicular, tres huesos cuneiformes y el cuboide). Las otras dos subdivisiones son el metatarso y las falanges. Las tres subdivisiones están compuestas por 26 huesos.
testículos	pág. 44	las glándulas masculinas que funcionan en la reproducción sexual y en la determinación de las características sexuales masculinas.
tórax	pág. 46	el pecho: caja ósea elástica que sirve como armazón protector del corazón, los pulmones y otros órganos internos.
tibia	pág. 27	el mayor de los dos huesos que forman la pierna debajo de la rodilla. La tibia se puede visualizar como una protuberancia en la cara interna del tobillo, del lado del dedo pulgar.
tibial anterior	pág. 32	un músculo que cubre la parte frontal de la canilla. Flexiona el pie hacia arriba y hacia adentro.
tejido	pág. 21	un conjunto de células similares que realizan una función específica.
trapecio	pág. 30	el músculo que cubre la parte posterior del cuello y la región media y superior de la espalda; permite la rotación y controla los movimientos de balanceo del brazo.
tríceps	pág. 31	el músculo grande que cubre toda la parte posterior del brazo y extiende el antebrazo.
vientre	pág. 30	vientre muscular, la parte media del músculo, entre la inserción y el origen.
válvula mitral	pág. 39	también denominada *válvula bicúspide*; es la válvula que separa las dos cámaras del lado izquierdo del corazón. Esta permite que la sangre pase de la aurícula izquierda al ventrículo cuando la aurícula se contrae. Cuando la aurícula se relaja, la válvula se cierra para evitar que la sangre se acumule en ella y pase de allí a los pulmones.

válvula tricúspide	pág. 38	la válvula del corazón que evita el reflujo entre la aurícula derecha y el ventrículo derecho.
válvula VALV	pág. 38	una estructura que cierra temporalmente un pasaje o permite que el flujo de sangre circule en una sola dirección.
vena VAYN	pág. 39	un vaso sanguíneo de paredes delgadas, menos elástico que una arteria; la vena tiene válvulas en forma de taza para evitar que la sangre fluya en sentido contrario y transporta la sangre con desechos desde los diferentes capilares de regreso al corazón y los pulmones, para su limpieza y abastecimiento de oxígeno.
ventrículo	pág. 38	una de las dos cámaras inferiores del corazón.

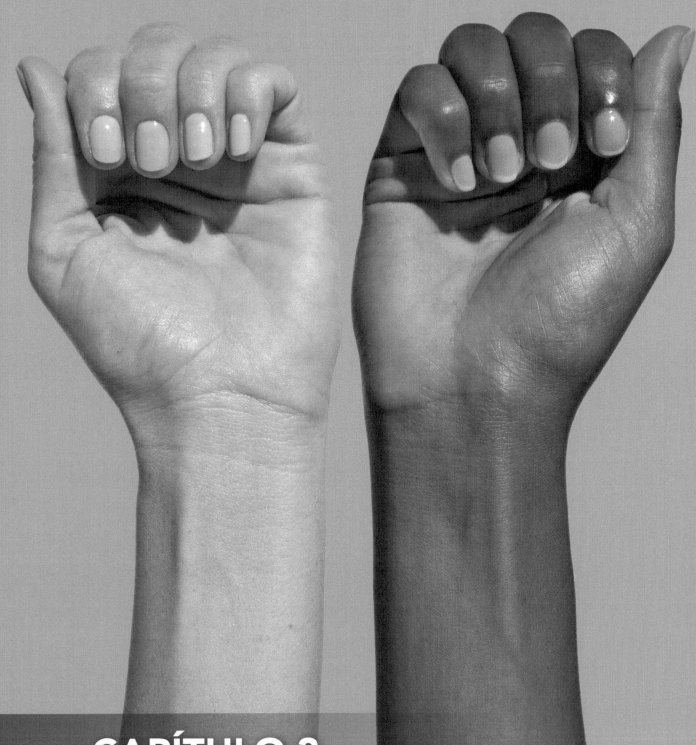

 CAPÍTULO 3
Estructura, trastornos
y enfermedades de la piel

"Invierta en su piel. Va a representarlo por un largo tiempo".

–Linden Tyler

Explicar por qué el conocimiento de las enfermedades, los trastornos y la estructura de la piel es importante para un técnico en el cuidado de las uñas

La piel es el órgano más grande de nuestro cuerpo. Un cutis claro, radiante y uniforme es el resultado final más deseado de una buena salud e higiene de la piel. En el siglo XXI, el cuidado de la piel ha entrado en un reino nuevo de productos y servicios con tecnología de avanzada. Los tratamientos de belleza de hoy en día ofrecen ingredientes de alto rendimiento y sistemas avanzados de aplicación de cosméticos que están formulados para ayudar a proteger, reparar y preservar la salud y la belleza de la piel.

Independientemente de lo avanzada que esté la última tecnología del cuidado de la piel, para saber cuidarla hay que comenzar por conocer su estructura subyacente, cómo funciona y las necesidades básicas de la piel. Como técnico en el cuidado de las uñas, también debe reconocer las condiciones adversas, incluidas inflamaciones o irritaciones de la piel, enfermedades y trastornos infecciosos de la piel, de manera de poder derivar a estos clientes a un profesional médico para recibir tratamiento, si es necesario. La rama médica de la ciencia que se dedica al estudio de la piel, su naturaleza, estructura, funciones, enfermedades y tratamientos se llama dermatología.

Un **dermatólogo** es un médico dedicado a la práctica del tratamiento de la piel, incluso sus estructuras, funciones y enfermedades. Los técnicos en el cuidado de las uñas pueden brindar limpieza, preservación de la salud y embellecimiento de la piel de las manos, brazos (debajo del codo), los pies y las piernas (debajo de la rodilla). *No* están facultados para diagnosticar, recetar, recomendar ni para ofrecer ningún tipo de tratamiento para condiciones anormales, dolencias o enfermedades: hacerlo es una violación de la ley federal. Decirle a un cliente que tiene hongos de las uñas y que debe usar X producto para eliminarlo es un ejemplo de cómo un técnico en el cuidado de las uñas podría diagnosticar de manera incorrecta y prescribir tratamiento para una enfermedad. En cambio, el técnico en el cuidado de las uñas debe explicar al cliente que parece tener una afección poco saludable en las uñas que debe ser examinadas por un médico antes de que pueda prestarle cualquier servicio. No debe proceder sin la autorización escrita de un médico que indique que la afección no es contagiosa y que no infectará a otros clientes.

Como especialista en el cuidado de las uñas, las generalidades sobre la estructura, el crecimiento y la nutrición de la piel son importantes para:

- Comprender la piel y cómo funciona normalmente cuando está sana.
- Reconocer trastornos poco saludables que deben derivarse a un médico.
- Reconocer cuando debe y cuando no debe trabajar en la piel.

Identificar las capas, las subcapas, los nervios y las glándulas de la piel

El sistema integumentario es un sistema de órganos compuesto por la piel, el cabello, las uñas y las glándulas exocrinas. La piel es el órgano más grande del cuerpo. Si se estirara la piel de un adulto promedio, cubriría más de 3.000 pulgadas cuadradas y pesaría aproximadamente entre 6 y 9 libras. La piel protege la red de músculos, huesos, nervios y vasos sanguíneos, junto a todo lo demás dentro de nuestro cuerpo. Es nuestra única barrera contra el medio ambiente. La piel que se encuentra debajo de los ojos y alrededor de los párpados es la más delgada de todo el cuerpo; la de la palma de las manos y la planta de los pies es la más gruesa.

La piel sana es ligeramente húmeda, suave y flexible con una textura (tanto en apariencia como al tacto) idealmente suave y de grano fino. La superficie de la piel sana es ligeramente ácida y sus respuestas inmunitarias reaccionan rápidamente a los organismos microscópicos que la tocan o tratan de penetrar en ella. Los apéndices de la piel incluyen el cabello, las uñas, las glándulas sudoríparas y las glándulas sebáceas (oleosas).

La presión continua y repetida en cualquier parte de la piel puede hacer que se endurezca y desarrolle un **callo**, el cual es una capa protectora muy importante y muy necesaria que impide que se dañe la piel subyacente. Esta capa nunca se debe eliminar por completo ya que puede ocasionar lesiones y posibles infecciones.

La piel se compone de tres capas: la epidermis, la dermis y el tejido subcutáneo (o hipodermis) (**Figura 3–1**).

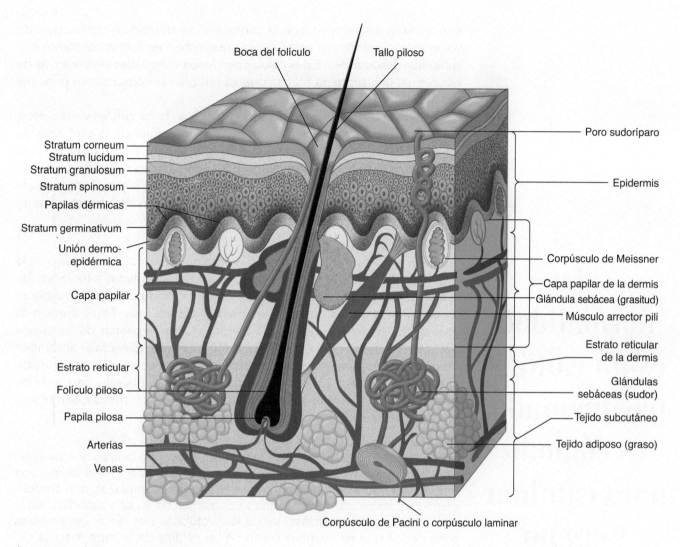

Boca del folículo
Tallo piloso

Stratum corneum
Stratum lucidum
Stratum granulosum
Stratum spinosum
Papilas dérmicas
Stratum germinativum
Unión dermo-epidérmica
Capa papilar
Estrato reticular
Folículo piloso
Papila pilosa
Arterias
Venas

Poro sudoríparo
Epidermis
Corpúsculo de Meissner
Capa papilar de la dermis
Glándula sebácea (grasitud)
Músculo arrector pili
Estrato reticular de la dermis
Glándulas sebáceas (sudor)
Tejido subcutáneo
Tejido adiposo (graso)
Corpúsculo de Pacini o corpúsculo laminar

▲ FIGURA 3–1 La estructura de la piel.

La epidermis

La **epidermis** es la capa más externa y delgada de la piel. No contiene vasos sanguíneos y depende de la dermis para su nutrición para la renovación continua celular. La epidermis está constituida por cinco capas; cada capa lleva su nombre por su función y apariencia. Cada capa empieza con la palabra *stratum*, que es el equivalente en latín de *capa*. Examinaremos estas capas de arriba a abajo, hasta la más profunda.

La capa externa de la epidermis es el stratum corneum. Esta capa es visible a simple vista y es la capa que tratan los profesionales de la belleza. El stratum corneum es una barrera física, como una armadura, para el cuerpo. Su función principal es la protección.

STRATUM CORNEUM

El **stratum corneum**, también conocido como *capa córnea*, es la primera línea de defensa contra las sustancias extrañas y antígenos, como los rayos UV, la contaminación, los alérgenos, virus, bacterias y otros tópicos no deseados. Podemos evaluar el nivel de fotodaño, el tipo de piel y cualquier condición anormal de la piel examinando esta capa. Las células con aspecto de escamas que la conforman se descaman continuamente y son reemplazadas por otras células que suben en forma constante a la superficie desde abajo. Estas células contienen cantidades significativas de **queratina**, una proteína fibrosa que es también el componente principal del cabello y las uñas.

La queratinización es la conversión química de las células vivas a estas células muertas. Este proceso de renovación celular de la piel lleva de 25 a 28 días, dependiendo de la edad, la salud y la zona del cuerpo. Estas células queratinizadas se combinan con lípidos o grasas junto con minerales, sales y agua producidos por glándulas de la piel. Esto forma la capa más externa de la piel, conocida como función de barrera o manto ácido. Ofrece protección y resistencia al agua.

STRATUM LUCIDUM

El **stratum lucidum** es la capa transparente que se ubica justo debajo de la superficie de la piel y consta de pequeñas células ovaladas a través de las cuales puede pasar la luz. La capa del stratum lucidum es más abundante en las palmas de las manos y las plantas de los pies. Estas áreas más gruesas tienen estriaciones que le dan tracción a las palmas de las manos y las plantas de los pies a través de la fricción, para no resbalar al caminar o dejar caer los elementos que tomamos. Las estriaciones y remolinos de nuestros dedos (también conocidos como huellas digitales) y dedos de los pies dependen de la capa del stratum lucidum para formarse; son únicas en cada persona y nunca cambian con la edad.

STRATUM GRANULOSUM

El **stratum granulosum**, o capa granulosa, consta de células que parecen pequeños gránulos perceptibles. Estas células mueren a medida que son empujadas hacia la superficie y con el tiempo reemplazarán al stratum corneum o las células muertas que se descaman de la capa superficial de la piel. Los diminutos desmosomas de las protuberancias residuales similares a los dedos que se desprendieron de las células de la capa externa del espinoso se combinan con las células granulares. Se convierten en parte del cemento intercelular que mantiene unidas a todas las capas de la piel, como los ladrillos y la mezcla. El proceso de queratinización se completa en esta capa.

STRATUM SPINOSUM

El **stratum spinosum** a veces se denomina capa espinosa. Esta capa está justo arriba de la capa basal (que es la capa más profunda) de la epidermis. A medida que estas células suben a la superficie, forman desmosomas, proyecciones similares a los dedos que funcionan como engranajes o soldaduras puntuales entre las células. Aquí es donde las células de Langerhans, que son las células de soporte inmune, residen. Las células de Langerhans en esta capa ayudan a proteger al cuerpo de las infecciones al identificar potenciales sustancias perjudiciales, conocidas como antígenos.

STRATUM GERMINATIVUM

El **stratum germinativum** es también conocido como la **capa basal** y es la capa viva más profunda de la epidermis. Produce nuevas células epidérmicas mediante un proceso de mitosis para reemplazar las células queratinizadas de la piel, que se desprenden del stratum corneum al aseo diario y el metabolismo celular normal o hiperactivo. Esta capa

"La normalidad es un camino pavimentado: es cómodo para caminar pero no crecen flores".

—Vincent van Gogh

tiene células especiales en forma de columnas que producen células llamadas **melanocitos**, estas células producen **melanosomas** o gránulos pigmentados que contienen **melanina**.

COLOR DE LA PIEL

El color de la piel, ya sea claro, intermedio u oscuro, depende principalmente de la melanina, los diminutos granos de pigmento (materia colorante) depositados en las células de la capa basal de la epidermis y en las capas papilares de la dermis. El color de la piel es un rasgo hereditario y varía entre razas y nacionalidades. Los genes determinan la cantidad y el tipo de pigmento de un individuo.

El cuerpo produce dos tipos de melanina: la **feomelanina**, que es entre roja y amarilla, y la **eumelanina**, que es entre marrón oscuro y negra. Las personas que tienen la piel de color claro producen principalmente feomelanina, mientras que aquellas que tienen la piel de color oscuro producen más eumelanina. Además, las personas difieren en el tamaño de las partículas de melanina, lo que puede producir variaciones en la tonalidad de la piel.

La melanina ayuda a proteger las células sensibles contra la exposición excesiva a la luz UV; sin embargo, no es lo único que se requiere para prevenir daños en la piel. El uso diario de pantalla solar con factor de protección (FPS, factor de protección solar) 15 hasta 30 puede ayudar a la melanina de la piel a protegerla de quemaduras y sufrir daños que pueden causar cáncer de piel o envejecimiento prematuro. Las pantallas solares con valores de SPF menores que 15 pueden ayudar a prevenir quemaduras de sol, pero no ayudan a prevenir el cáncer de piel ni el envejecimiento prematuro. Los pantallas solares con FPS superior a 50 no son más eficaces para bloquear los rayos UV, por lo que su uso es innecesario (**Figura 3–2**).

La dermis

La **dermis**, o *piel verdadera*, es la capa subyacente o interna de la piel. También se la llama **derma**, **corium** o **cutis**. Esta capa altamente sensible es unas 25 veces más gruesa que la epidermis. Dentro de su estructura existen numerosos vasos sanguíneos, vasos linfáticos, nervios, glándulas sudoríparas, glándulas sebáceas y folículos pilosos, así como los **músculos arrector pili** (diminutos músculos involuntarios ubicados en la base de los folículos pilosos que provocan la piel de gallina) y papilas (pequeñas proyecciones de tejido elástico en forma de cono que apuntan hacia la epidermis). La dermis está compuesta por dos capas: la capa papilar y la reticular, más profunda.

CAPA PAPILAR

La **capa papilar** es la capa superior de la dermis ubicada justo debajo de la epidermis. Aquí se encuentran las

Piel clara

Piel oscura

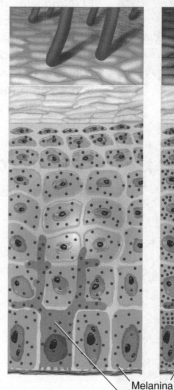
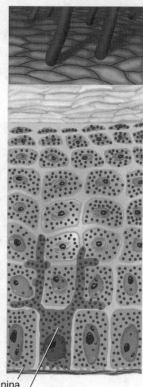

Melanina
Melanocitos

▲ **FIGURA 3–2** Los melanocitos en la epidermis producen melanina.

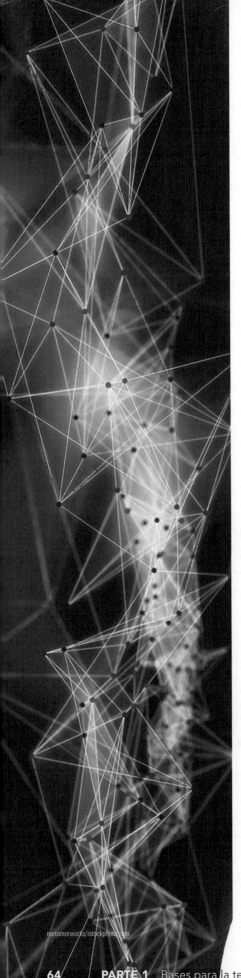

papilas dérmicas, que son pequeñas elevaciones en forma de cono que contienen grandes cantidades de una *sustancia parecida al gel* químicamente conocida como mucopolisacáridos o glicosaminoglicanos. Esta sustancia constituye una gran parte de la dermis reticular de abajo. Las papilas también contienen vasos capilares, vasos linfáticos y pequeñas terminaciones nerviosas denominadas **corpúsculos táctiles** sensibles al tacto y la presión. La capa papilar representa del 10 al 20 por ciento de la dermis.

ESTRATO RETICULAR

El **estrato reticular** es la capa más profunda de la dermis y la que abastece a la piel de oxígeno y nutrientes. El mayor soporte de la piel deriva de esta capa. Dentro de su red se encuentran las siguientes estructuras:

- Glándulas sudoríparas
- Vasos sanguíneos
- Folículos pilosos
- Vasos linfáticos
- Músculos arrector pili
- Glándulas sebáceas
- Terminaciones nerviosas
- Fibroblastos de colágeno
- Elastina

La capa subcutánea

El **tejido subcutáneo** es una capa de tejido graso que se encuentra debajo de la dermis. Este tejido graso también se llama tejido adiposo o **tejido subcutis** y varía en espesor de acuerdo con la edad, el sexo, el peso y el estado de salud general de la persona. Brinda suavidad y forma al cuerpo, contiene grasas que almacenan vitaminas y hormonas solubles en aceite, actúa como fuente de alimentación de emergencia para su uso como energía y sirve como amortiguador protector para la piel y las estructuras subyacentes.

Nervios de la piel

La piel está cubierta de terminaciones superficiales de las siguientes fibras nerviosas:

- Las **fibras nerviosas motoras** se distribuyen hacia los músculos arrector pili adheridos a los folículos pilosos. Estos músculos pueden provocar piel de gallina cuando una persona tiene miedo o frío.
- Las **fibras nerviosas sensoriales** reaccionan al calor, al frío, al tacto, a la presión y al dolor. Estos receptores sensoriales envían mensajes al cerebro.

- Las **fibras nerviosas secretoras** se distribuyen en las glándulas sudoríparas y sebáceas de la piel. Los nervios secretores, que forman parte del sistema nervioso autónomo, regulan la excreción de transpiración desde las glándulas sudoríparas y controlan el flujo de sebo (secreción grasosa u oleosa de las glándulas sebáceas) hacia la superficie de la piel.

Sentido del tacto

La capa papilar de la dermis alberga las terminaciones nerviosas que le proporcionan al cuerpo el sentido del tacto (**Figura 3–3**). Estas terminaciones nerviosas detectan sensaciones básicas como tacto, dolor, calor, frío y presión. Las terminaciones nerviosas son más abundantes en la punta de los dedos, donde son más necesarias. Las sensaciones complejas, como las vibraciones, aparentemente dependen de la sensibilidad de una combinación de estas terminaciones nerviosas.

ACTIVIDAD

Evalúe sus sentidos

Reúna los siguientes elementos para evaluar los diferentes sentidos.
- Liso: manzana
- Rugoso: lija suave o una roca
- Frío: hielo
- Cálido: taza de agua caliente

Véndele los ojos a su compañero de clases. Alcáncele cada elemento y pídale que lo describa.

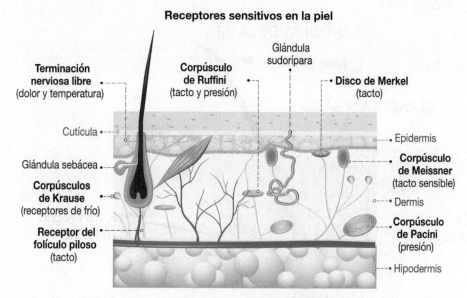

Receptores sensitivos en la piel

Terminación nerviosa libre (dolor y temperatura)

Cutícula

Glándula sebácea

Corpúsculos de Krause (receptores de frío)

Receptor del folículo piloso (tacto)

Corpúsculo de Ruffini (tacto y presión)

Glándula sudorípara

Disco de Merkel (tacto)

Epidermis

Corpúsculo de Meissner (tacto sensible)

Dermis

Corpúsculo de Pacini (presión)

Hipodermis

Designua/Shutterstock.com

▲ FIGURA 3–3 La presión, la vibración, la temperatura, el dolor y la comezón se transmiten a través de órganos y nervios receptores especiales.

Resistencia y flexibilidad de la piel

La piel obtiene su resistencia, forma y flexibilidad de dos estructuras específicas compuestas de fibras flexibles de proteínas que se encuentran dentro de la dermis. Estas dos estructuras se llaman colágeno y elastina y constituyen el 70 % de la dermis.

El **colágeno** es una proteína fibrosa que le da forma y resistencia a la piel. Hay hasta 16 tipos de colágeno en todo el cuerpo; sin embargo, los tipos de colágeno I y III son los más abundantes en la piel. Esta fibra compone una gran parte de la dermis (aproximadamente el 70 %) y ayuda a darle sostén estructural a la piel al mantener unidas todas las estructuras que se encuentran en esta capa. Las fibras de colágeno se entrelazan con un proteína llamada **elastina**, que forma aproximadamente el 15 por ciento de las fibras de colágeno. Esta fibra le da flexibilidad a la piel y la ayuda a recuperar su forma, aún después de estirarse o expandirse repetidamente.

Ambas fibras son importantes para la salud y la apariencia general de la piel. A medida que envejecemos, estas fibras se debilitan, lo que provoca una pérdida de la elasticidad y contribuye al desarrollo de líneas finas, arrugas y flaccidez de la piel.

En la actualidad, la mayoría de los científicos cree que los signos del envejecimiento de la piel antes de los 50 años son causados por la exposición solar previa. Mantener la piel sana, protegida, hidratada y libre de enfermedades desacelerará el proceso de debilitamiento y contribuirá a que la piel luzca joven durante más tiempo.

Glándulas de la piel

La piel contiene dos tipos de glándulas con conducto que extraen materiales de la sangre para formar sustancias nuevas: las glándulas sudoríparas o glándulas excretoras y las glándulas sebáceas o glándulas oleosas (Figura 3–4).

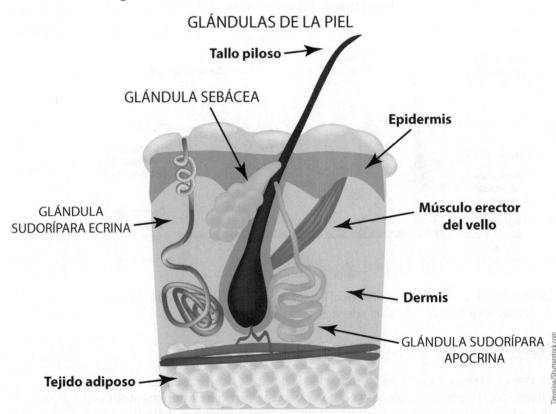

GLÁNDULAS DE LA PIEL

Tallo piloso ⟶

GLÁNDULA SEBÁCEA

Epidermis

GLÁNDULA SUDORÍPARA ECRINA ⟶

Músculo erector del vello

Dermis

GLÁNDULA SUDORÍPARA APOCRINA

Tejido adiposo ⟶

Timonina/Shutterstock.com

▲ FIGURA 3–4 Glándulas sebáceas y sudoríparas.

GLÁNDULAS SUDORÍPARAS (EXCRETORAS DE SUDOR)

Las glándulas sudoríparas, o excretoras, que liberan el sudor de la piel, constan de una base enrollada, o espiral secretor y de un conducto en forma de tubo que se abre en la superficie de la piel para formar el poro sudoríparo. A lo largo de los espirales secretores hay pequeños conductos que proporcionan hidratación a la piel por medio de células llamadas *acuaporinas*. Prácticamente todas las partes del cuerpo poseen glándulas sudoríparas; pero son mucho más numerosas en la palma de las manos, la planta de los pies, la frente, los genitales y las axilas. Existen dos tipos de glándulas sudoríparas en nuestro cuerpo:

- Por lo general, las **glándulas apocrinas** se asocian a los folículos capilares, el cuero cabelludo, las axilas y los genitales. Segregan un sudor grasoso. Cuando estamos sensibles, el estrés puede estimular las glándulas apocrinas. Este sudor se combina con bacterias de la piel y crea un ácido grasoso con olor. En los seres humanos, las glándulas apocrinas se concentran en las regiones de las axilas y de los genitales. Estas glándulas permanecen inactivas hasta que son estimuladas por los cambios hormonales que se producen en la pubertad.

- Las **glándulas ecrinas** son las principales glándulas sudoríparas del cuerpo que se encuentran en toda la piel. Son glándulas tubulares en espiral que segregan sudor directamente a la superficie de la piel, lo que ayuda a regular la temperatura corporal y a eliminar los desechos del cuerpo.

La evaporación del sudor enfría la superficie de la piel y se conoce como *wicking*. La actividad de estas glándulas aumenta enormemente con el calor, la actividad física, las emociones y el uso de ciertas drogas. El sistema nervioso controla la excreción de sudor. Normalmente, los poros sudoríparos de la piel eliminan a diario entre 0,4 y 0,9 litros (1 a 2 pintas) de líquido que contiene agua, sales y minerales. Por lo tanto, para mantener la salud de la piel, es de suma importancia beber mucha agua con el fin de restituir y equilibrar la hidratación.

GLÁNDULAS SEBÁCEAS (OLEOSAS)

El sebo es una sustancia semifluida que, en los humanos, contiene una mezcla de triglicéridos, colesterol, éster ceroso y escualeno. Los triglicéridos y los ácidos grasos forman el 57,5 % del sebo. La siguiente molécula más abundante es el éster ceroso, que representa el 26 % del sebo. El escualeno constituye el 12 %. El colesterol es el lípido que menos abunda en el sebo. Las glándulas sebáceas u oleosas de la piel están conectadas a los folículos pilosos. Consisten en pequeños sacos con conductos que se abren en los folículos. Estas glándulas secretan sebo, una secreción grasosa u oleosa que lubrica la piel y mantiene la suavidad del cabello. Las glándulas sebáceas se encuentran en todas las partes del cuerpo, excepto en las palmas de las manos y las plantas de los pies, y hay unas 100 glándulas cada 6,5 centímetros cuadrados (1 pulgada cuadrada). Estas glándulas son más grandes y abundantes en el rostro y en el cuero cabelludo, unas 900 glándulas cada 6,5 centímetros cuadrados (1 pulgada cuadrada). Las glándulas sebáceas son responsables de determinar los tipos de piel, tales como seca, grasosa, combinada o normal, los cuales se determinan genéticamente durante la pubertad.

Cuando la piel está sana, el sebo fluye por los conductos oleosos hasta el orificio de la parte superior de los folículos pilosos para mezclarse con el sudor y formar el *manto ácido* o cumplir la **función de barrera**. Sin embargo, cuando el sebo se endurece y el conducto se obstruye a causa de la contaminación ambiental o una mala higiene, se puede producir un **comedón** o una obstrucción del poro. Cuando un folículo piloso se llena de queratina y sebo lo cual impide el paso del oxígeno, se puede producir una **pápula de acné** o **pústula**. El acné es un trastorno de la piel que se caracteriza por la inflamación crónica de las glándulas sebáceas causada por el endurecimiento de secreciones, bacterias y sacos gaseosos, lo cual tiene como resultado la aparición de pápulas, pústulas y **quistes**.

"El camino al éxito siempre está en construcción".

—Lily Tomlin

Generalmente, el acné se encuentra en el rostro, la parte superior del cuello, los hombros o la espalda y no afecta el trabajo del técnico en el cuidado de las uñas. Las consultas de los clientes relacionadas con el acné deben ser remitidas a un esteticista certificado o a un dermatólogo.

Cómo se nutre la piel

La sangre aporta nutrientes y oxígeno a la piel. Los nutrientes son moléculas que provienen de los alimentos, como las proteínas, los carbohidratos y las grasas. Los nutrientes son necesarios para que las células vivan, se reparen y crezcan.

La linfa es un fluido transparente del cuerpo que se asemeja al plasma de la sangre, pero que solo contiene agua y otras sustancias incoloras. Este fluido proviene de los ganglios linfáticos y baña las células de la piel, elimina las toxinas y otros desechos celulares y cumple funciones de inmunización que ayudan a proteger la piel y el cuerpo contra las enfermedades. Las redes de arterias y vasos linfáticos del tejido subcutáneo envían sus ramificaciones más pequeñas hacia las papilas capilares, los folículos pilosos y las glándulas de la piel. La piel no puede nutrirse desde el exterior; solo puede nutrirse de los alimentos que ingerimos.

 VERIFICACIÓN

1. Defina dermatología.
2. Mencione las principales divisiones de la piel y las capas que conforman las divisiones.
3. Enumere los tres tipos de fibras nerviosas que se encuentran dentro la piel.
4. Mencione los dos tipos de glándulas que hay en la piel y describa sus funciones.

Describir las seis funciones principales de la piel

El estudio de las funciones de la piel se denomina fisiología de la piel. Las principales funciones de la piel son la protección, la sensación, la regulación del calor, la excreción, la secreción y la absorción.

Protección

La piel es una barrera altamente eficiente que protege el cuerpo de lesiones e invasiones bacterianas, micóticas y virales o la absorción de sustancias perjudiciales. La capa externa de la epidermis está cubierta con una fina capa de sebo, una mezcla de agua, sales y minerales y lípidos grasos que se encuentran entre las células y se producen durante el proceso de renovación celular. Esto ayuda a que la piel sea resistente a sustancias químicas y al agua. Cuando la piel está sana e intacta, esta capa externa es resistente a amplias variaciones de temperatura, lesiones menores, sustancias químicas y microorganismos potencialmente infecciosos.

Sensación

La piel puede responder al calor, el frío, el tacto, la presión y el dolor mediante la estimulación de diferentes tipos de terminaciones nerviosas sensoriales. Cuando se las estimula, las terminaciones nerviosas envían mensajes al cerebro. Uno responde diciendo "¡Ay!" si siente dolor, se rasca, si siente comezón o se aparta cuando toca algo caliente. Algunas terminaciones nerviosas sensoriales están ubicadas cerca de los folículos pilosos.

Regulación del calor

La piel protege al cuerpo del medio ambiente a la vez que ayuda a mantener una temperatura interna constante de alrededor de 37 grados Celsius (98,6 grados Fahrenheit). Cuando se producen cambios en la temperatura exterior, la sangre y las glándulas sudoríparas de la piel ayudan a mantener una temperatura corporal constante y a realizar los ajustes necesarios, por ejemplo, al permitir que el cuerpo se enfríe mediante la evaporación del sudor.

Excreción

La transpiración de las glándulas sudoríparas se excreta a través de la piel. Durante la eliminación de agua a través de la transpiración también se eliminan sales, minerales y otras sustancias químicas.

Secreción

El sebo es un aceite secretado por las glándulas sebáceas. Este aceite lubrica la piel y la mantiene suave y flexible. El sebo también ayuda a mantener el cabello suave, brilloso y en buenas condiciones. El estrés emocional y los desequilibrios hormonales pueden aumentar el flujo de sebo y a veces tornarse excesivo.

Absorción

La absorción de cosméticos se limita a las capas superficiales de la epidermis debido a su tamaño molecular. Solo muy pequeñas cantidades de algunas sustancias pueden ser absorbidas entre las células de la piel a través de los orificios de los folículos pilosos y las glándulas sebáceas (**Figura 3–5**). Aun así, los productos cosméticos están diseñados para no penetrar más allá de la epidermis y su fórmula ayuda a mantener la función de barrera de la piel. La nutrición tampoco es absorbida por los cosméticos o las vitaminas tópicas. Los productos para el cuidado de la piel formulados con vitaminas como la A y la C están diseñados para suavizar la superficie de la piel y estabilizar su vida útil. Gracias a los avances de la medicina actual, los medicamentos aplicados vía transdérmica pueden penetrar a través de los folículos y las capas de la piel para suministrar importantes medicamentos y hormonas necesarias para el cuerpo. Esta clase de productos es lo que marca la diferencia entre los medicamentos y los cosméticos ya que deben ser prescriptos por profesionales de la salud autorizados. Para todos los especialistas en belleza, incluidos los técnicos en el cuidado de las uñas, es importante conocer los medicamentos tópicos que el cliente usa antes de realizar los tratamientos de belleza. Los clientes que dicen estar usando medicamentos tópicos deben obtener la aprobación de su médico antes de recibir cualquier tratamiento.

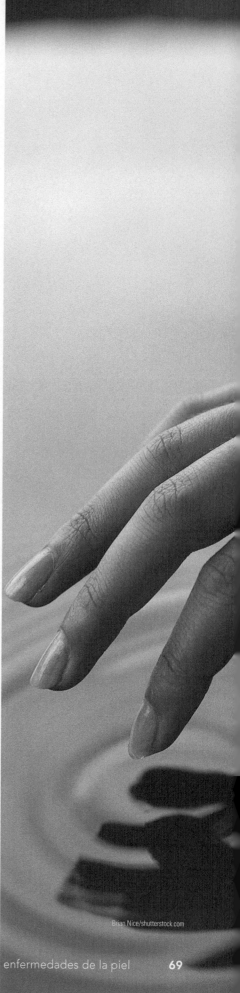

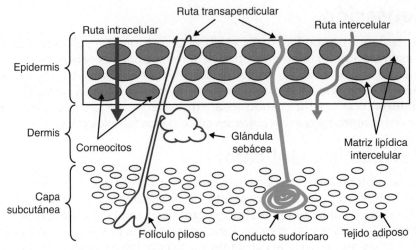

Ruta transapendicular

Ruta intracelular

Ruta intercelular

Epidermis

Dermis

Corneocitos

Glándula
sebácea

Matriz lipídica
intercelular

Capa
subcutánea

Folículo piloso

Conducto sudoríparo

Tejido adiposo

▲ **FIGURA 3–5** Vías principales de penetración.

✔ **VERIFICACIÓN**

5. ¿Cuál es la mejor definición de fisiología de la piel?
6. ¿Cuáles son las seis funciones importantes de la piel?

Explicar los enfoques para mantener una piel saludable

Para su propio beneficio y el de sus clientes, debe tener una comprensión básica de cómo mantener mejor la piel sana. Para mantener la piel y el cuerpo sanos, sigue siendo válido el dicho "eres lo que comes". La elección de una dieta adecuada ayuda a regular la hidratación (al mantener un nivel de agua saludable en el cuerpo), la producción de sebo y el funcionamiento adecuado de las células. Ingerir todas las fuentes de alimentos que se encuentran en los tres grupos alimentarios básicos (grasas, carbohidratos y proteínas) es la mejor forma de mantener la salud de la piel.

Nutrición básica para la piel

La nutrición es el proceso por el cual las proteínas, los carbohidratos y las grasas se convierten en energía. La energía que producen es utilizada por el cuerpo para ayudar a regular la temperatura y construir y reconstruir las estructuras corporales con el fin de que el cuerpo se mueva y piense. Todos los alimentos contienen ciertos nutrientes, como vitaminas, minerales, proteínas, enzimas, agua y ácidos grasos esenciales (**Figura 3–6**).

Las vitaminas juegan un papel importante en la salud de la piel y, con frecuencia, ayudan a curar y combatir las enfermedades de la piel. Las vitaminas se dividen en dos categorías: solubles en aceite y solubles en agua. Las vitaminas solubles en aceite, como las vitaminas A, D, E y K, están almacenadas en nuestro tejido graso y se utilizan cuando gastamos energía. Las vitaminas solubles en agua, como las vitaminas B, C y el

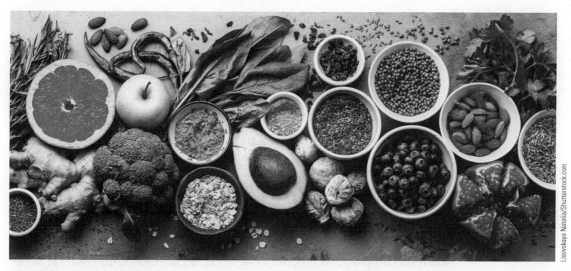

▲ **FIGURA 3–6** Los alimentos saludables están repletos de vitaminas necesarias para mantener la salud de la piel.

caroteno, se consumen rápidamente y se eliminan a través del sudor y la eliminación. Por lo tanto, es importante consumir una dieta rica en todo tipo de alimentos. Es mejor cuando las vitaminas provienen de los alimentos y no de suplementos. Los suplementos vitamínicos pueden desempeñar un papel en la vida sana, pero son sustitutos deficientes para tener una dieta adecuada y saludable.

- La **vitamina A** contribuye a la salud general de la piel y ayuda a mantener la salud, la función y la reparación de las células de la piel. Se ha demostrado que mejora la elasticidad y el espesor de la piel. Las mejores fuentes de alimentos se encuentran en el huevo, el bife de hígado, la zanahoria, la batata, la col rizada y la espinaca.

- La **vitamina C** es una sustancia importante y necesaria para la reparación adecuada de la piel y los diversos tejidos. Esta vitamina contribuye al soporte inmunitario e incluso acelera los procesos de curación del cuerpo. La vitamina C resulta también de vital importancia para combatir los procesos de envejecimiento y estimula la producción de colágeno en los tejidos dérmicos, lo que mantiene la piel firme y saludable. Las mejores fuentes son la acerola, la guayaba, el pimiento, el kiwi, la naranja y la frutilla.

- La **vitamina D** permite que el cuerpo absorba y utilice adecuadamente el calcio, el elemento necesario para el correcto desarrollo y mantenimiento de los huesos. La vitamina D también favorece una curación de la piel rápida y saludable y es una vitamina esencial para respaldar la salud emocional y mental. Las mejores fuentes de alimentos son el pescado graso, el bife de hígado, la yema de huevo, los alimentos fortificados, como el jugo de naranja o la leche de soja.

- La **vitamina E** ayuda a proteger la piel de los efectos nocivos de los rayos solares. Retarda la pérdida de elasticidad de la piel y ayuda en el proceso de curación de heridas. Las mejores fuentes de esta vitamina son la almendra, la espinaca, la batata, el aguacate, el germen de trigo, la semilla de girasol y el aceite de palma.

- La **vitamina K** ayuda a que el cuerpo responda a las lesiones y regula la coagulación de la sangre. También contribuye a distribuir el calcio en todo el cuerpo con el fin de reducir la pérdida de tejido óseo y, así, disminuir el riesgo de sufrir fracturas. Las mejores fuentes de vitamina

K son el té verde, la verdura de hoja verde, el ajo, el col de Bruselas, la soja y el yogur fermentado.

- La **vitamina B** ayuda a extraer los nutrientes de las proteínas, las grasas y los carbohidratos. Suministra energía a los músculos y es fundamental para la producción de glóbulos rojos. Las mejores fuentes de esta vitamina son la carne de ave, los mariscos, las bananas, las verduras de hoja verde y los cereales fortificados.

En ocasiones, los clientes le preguntarán sobre la nutrición y la piel. Si bien es importante que usted conozca los conceptos básicos de la nutrición, los técnicos en el cuidado de las uñas no son nutricionistas licenciados, por lo cual nunca deben brindar consejos nutricionales. En su lugar, remita al cliente a un nutricionista registrado.

El agua y la piel

Nuestros cuerpos son mayormente agua: es un elemento esencial sin el cual ninguna persona puede vivir (**Figura 3–7**). Para funcionar en forma adecuada, el cuerpo y la piel dependen enormemente de los beneficios del agua.

Las investigaciones sugieren que los beneficios del agua para la salud y el funcionamiento humanos son muchos:

- Incluso una deshidratación leve disminuirá el metabolismo en un 3 por ciento.

- Beber mucha agua ayuda a detener los ataques de hambre que sufren las personas que hacen dieta.

- La piel agrietada en los pies y los labios suele ser uno de los primeros signos de advertencia de deshidratación.

- La falta de agua es la principal causa de fatiga diurna.

- Un descenso del 2 % en la cantidad de agua del cuerpo puede provocar problemas en la memoria a corto plazo, dificultades para realizar operaciones matemáticas básicas, así como también dificultades para concentrarse en la pantalla de una computadora o una página impresa.

- La mayor parte del agua que necesita el cuerpo viene de muchas fuentes, incluidos los alimentos y las bebidas.

- Beber agua en exceso puede causar un trastorno potencialmente grave llamado intoxicación por agua, el cual provoca una sudoración excesiva y puede desencadenar una afección llamada hiponatremia en la que se produce una reducción excesiva de los niveles de sodio en sangre. Esto puede acarrear problemas coronarios a largo plazo.

Beber agua limpia es esencial para la salud de la piel y el cuerpo porque mantiene la salud de las células, ayuda a eliminar toxinas y otros desechos, a regular la temperatura corporal y a realizar una correcta digestión. Todas estas funciones, si se realizan adecuadamente, contribuyen a que la piel se mantenga saludable, vital y atractiva.

La cantidad de agua que cada persona necesita es variable y depende del peso corporal y de la actividad física diaria.

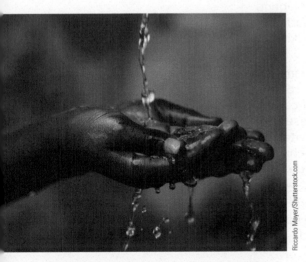

Riccardo Mayer/Shutterstock.com

▲ FIGURA 3–7 El agua es fundamental para la piel humana.

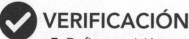
7. Defina nutrición.
8. ¿Cuáles son las mejores fuentes de vitaminas?
9. ¿Por qué es peligroso beber demasiada agua?

Describir cómo los factores medioambientales y el estilo de vida pueden contribuir al envejecimiento de la piel

El envejecimiento de la piel es un proceso que toma muchos años y puede verse influenciado por muchos factores. Uno no necesariamente envejece de la misma forma que sus padres. El envejecimiento es intrínseco (interno) o extrínseco (externo) y es causado por factores genéticos y las elecciones vinculadas al estilo de vida.

Factores como la exposición solar, el medioambiente, los hábitos alimenticios adecuados, las horas de sueño suficientes, el ejercicio y la limitación en la ingesta de alcohol, cigarrillos o drogas recreativas afectan enormemente el modo de envejecimiento (**Figure 3–8**). A pesar de que se calcula que la herencia puede ser responsable solo del 15 % de los factores que determinan el envejecimiento de la piel, la genética tiene una gran influencia en la predisposición a padecer ciertas enfermedades y trastornos de la piel.

Los efectos del sol

El sol y su energía ultravioleta (UV) tienen el mayor impacto negativo sobre cómo envejece nuestra piel. Aproximadamente del 80 al 85 % del envejecimiento de la piel es causado por el sol. La piel de las manos es muy vulnerable al daño solar y, por lo general, se desestima al momento de aplicar o renovar la aplicación de protector solar (**Figura 3–9**).

A medida que envejecemos, las fibras de colágeno y elastina se debilitan de forma natural. El envejecimiento se produce a un ritmo mucho más rápido cuando se expone la piel frecuentemente a la energía ultravioleta sin la protección adecuada. La energía UV del sol llega a la piel de dos maneras diferentes: energías UVA y UVB. La energía UV no se considera una *luz*, ya que no es visible para el ojo humano; por lo tanto, el término adecuado es *energía*. Las energías UVA y UVB afectan a la piel en distintos niveles. Los rayos UVB son más cortos y de mayor frecuencia; son más dañinos para la piel

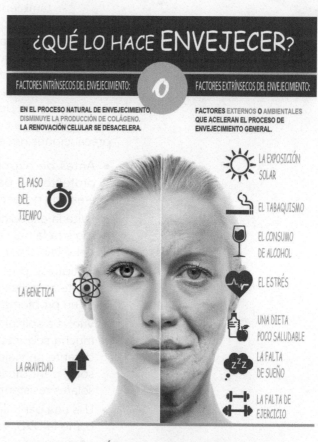

▲ **FIGURA 3–8** El envejecimiento de la piel se produce por muchos factores.

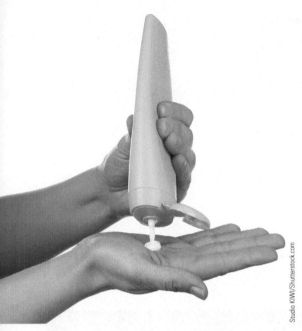

▲ **FIGURA 3–9** El protector solar se debe aplicar generosamente en todo el cuerpo.

ya que penetran la epidermis (capa superior de la piel) y hacen que la piel se broncee al afectar los melanocitos de la epidermis que son los responsables de producir melanina: el pigmento de la piel. Los UVB, también llamados *rayos que queman*, pueden provocar quemaduras solares. La melanina está diseñada para ayudar a proteger la piel de la energía UV, pero puede alterarse o destruirse ante una exposición frecuente a energía UVB. Los UVA o rayos de envejecimiento pueden penetrar la corteza terrestre hasta en un 20 %: los rayos UVA más largos destruyen el colágeno y la elastina, lo que contribuye con la pérdida del tono de la piel, además de causar arrugas, flacidez y celulitis. Aunque la penetración de los rayos UVB no es tan profunda como la de los UVA, ambos son nocivos para la piel y también pueden dañar los ojos. Desde el punto de vista positivo, la energía UVB ayuda al cuerpo a sintetizar la vitamina D y otros importantes minerales. La cantidad de exposición solar necesaria para lograr la síntesis de la vitamina D es de aproximadamente 10 minutos por día. Los UVB también ayudan a aumentar la melatonina en el cerebro, lo que contribuye a regular el estado de ánimo y a lograr patrones de sueño saludables.

Si sus clientes buscan orientación profesional adicional acerca de cómo proteger su piel del sol, derívelos a un médico o a un **esteticista con licencia**, especialista en limpieza facial, mantenimiento de la salud y embellecimiento de la piel y el cuerpo. Sin embargo, como consultor para sus clientes, puede aconsejarles sobre las precauciones necesarias que deben tomar cuando se exponen al sol:

- Antes de exponerse al sol, aplique una loción o un hidratante con protector de pantalla solar de al menos 15 a 30 de FPS en todas las áreas de potencial exposición.

- Evite la exposición prolongada al sol durante las horas pico, cuando se registra la máxima exposición a los rayos UV. Esto se da generalmente entre las 10 a. m. y 3 p. m.

- Aplíquese protector solar generosamente tal como se indica. Mucha gente se aplica una capa demasiado delgada para proteger la piel. Este es un problema muy común, así que cuídese.

- Vuelva a aplicar después de nadar o de cualquier actividad que provoque mucha sudoración. Si se expone la piel a muchas horas de sol, como durante un viaje en barco o un día en la playa, se debe aplicar pantalla solar periódicamente durante el día como precaución. Las pantallas solares resistentes al agua son más eficaces en estas condiciones.

- Use una pantalla solar de amplio espectro que filtre tanto la energía UVA como la UVB; verifique las fechas de vencimiento impresas en el envase para asegurarse de que el producto no haya caducado.

- Evite exponer a niños menores de 6 meses a la luz solar directa.

- Si su piel es propensa a quemarse con facilidad, utilice sombrero, ropa protectora y pantallas solares con FPS alto, sobre todo cuando participe en actividades al aire libre. Las personas pelirrojas y las rubias de ojos azules con piel pálida son particularmente susceptibles al daño causado por el sol.

- Además de tomar todas las precauciones mencionadas, se debe recomendar a los clientes que visiten en forma periódica a un médico especializado en dermatología para examinarse la piel, en particular si se detectan cambios de coloración, tamaño o forma de un lunar, si la piel sangra de forma imprevista o si una lesión o un rasguño no se curan con rapidez.

- El autoexamen en el hogar puede ser una manera eficaz de verificar si hay signos de cáncer de piel potencial entre visitas programadas al médico. Se debe aconsejar a los clientes que, al realizarse un autoexamen, verifiquen cualquier cambio que aparezca en lunares existentes y que presten atención a cualquier nuevo crecimiento visible en la piel.

El envejecimiento de la piel y el medio ambiente

Aunque la exposición al sol puede desempeñar un papel importante en cómo envejece la piel, los cambios en nuestro medio ambiente también ejercen una enorme influencia en este proceso de envejecimiento. Los contaminantes en el aire provenientes de fábricas, escapes de automóviles e incluso el humo que inhalan los fumadores pasivos pueden influir en la apariencia y la salud general de nuestra piel. Si bien ciertos contaminantes pueden provocar irritación u otros tipos de reacciones adversas en la piel que afecten su apariencia superficial, también pueden alterar la salud de las células y tejidos subyacentes de manera adversa.

La mejor defensa contra estos contaminantes es más sencilla: realice una rutina diaria apropiada de cuidado de la piel. La rutina de lavar la piel por la noche ayuda a eliminar la acumulación de contaminantes depositados en la superficie de la piel durante el día. La aplicación diaria de humectantes, lociones protectoras e incluso de bases ayuda a proteger la piel de los contaminantes transmitidos por el aire.

La escala de Fitzpatrick

El sistema de clasificación Fitzpatrick fue implementado por el Dr. Thomas Fitzpatrick como un estándar para determinar la rapidez con la que una persona puede quemarse cuando se expone a la luz UV o al calor. La presencia de melanina es un factor importante que también puede ayudar a identificar los tipos de piel que son sensibles a los problemas de pigmentación o queloides de mala cicatrización (Tabla 3–1).

Envejecimiento y estilo de vida

El envejecimiento de la piel no se puede adjudicar solo a las influencias externas del sol o el viento. Lo que elegimos introducir en nuestro cuerpo también tiene un efecto profundo en el proceso general de envejecimiento. El impacto de las malas elecciones es más evidente en la piel. Fumar, beber alcohol, usar drogas ilícitas y llevar una dieta inadecuada inciden de forma considerable en el proceso de envejecimiento. Es responsabilidad del profesional saber cómo estos hábitos afectan la piel, señalar con tacto estos efectos a los clientes y derivarlos a un médico o a un esteticista con licencia.

ACTIVIDAD

Encontrar tipos de piel

Utilice el teléfono celular para crear un collage de los seis tipos de piel de la escala de Fitzpatrick y envíeselo al instructor.

▼ **TABLA 3–1** Escala de Fitzpatrick

Tipo según la escala de Fitzpatrick	Color de ojos	Color de cabello	Piel no expuesta al sol	Herencia	Reacción de la piel ante los rayos UV
1	Azul, verde	Rubio, pelirrojo	Muy blanca, casi traslúcida, pecas	Inglesa, irlandesa, escocesa, de Europa del norte	Siempre se quema, se descama, no se broncea.
2	Azul, avellana, marrón	Pelirrojo, rubio, castaño	Clara	Escandinava e igual al tipo 1	Se quema con facilidad, se descama con frecuencia, se broncea muy poco.
3	Marrón	Oscura	Clara a oliva	Española, griega, italiana	Se broncea bien, se quema con moderación.
4	Oscura	Oscura	Marrón clara	Mediterránea, asiática, hispana	Se broncea con facilidad, se quema muy poco, tiene una respuesta de pigmentación inmediata.
5	Oscura	Oscura	Marrón oscura	India oriental, indoamericana, hispana, latinoamericana, afroamericana	Casi nunca se quema, se broncea fácil y significativamente.
6	Oscura	Oscura	Marrón oscura, negra	Afroamericana, aborigen	No se quema nunca o casi nunca, se broncea con facilidad.

El tabaco no solo puede causar cáncer, sino que también se vincula con el envejecimiento y las arrugas prematuras en la piel. Inhalar la nicotina del tabaco provoca la contracción y el debilitamiento de los vasos sanguíneos y los pequeños capilares que suministran sangre a los tejidos. A su vez, esta contracción y debilitamiento disminuyen la circulación en los tejidos. Con el tiempo, los tejidos se ven privados del oxígeno esencial, el efecto se hace evidente en la superficie de la piel. La piel puede adquirir un color amarillento o grisáceo y tener un aspecto opaco. El humo se puede absorber en la lámina ungueal o en el realce para uñas artificiales y provocar manchas amarillas (**Figura 3-10**).

El consumo excesivo de alcohol puede tener un efecto igualmente nocivo en la piel. La ingesta abundante o excesiva de alcohol dilata en exceso los vasos sanguíneos y capilares. Con el tiempo, esto puede debilitar las paredes capilares frágiles y causar una condición llamada **telangiectasia**. Este trastorno también puede ser el resultado del uso de tabaco, la exposición solar u otros factores ambientales. Tanto fumar como beber alcohol contribuyen al proceso de envejecimiento por sí solos, pero la combinación de ambos hábitos puede ser devastadora para los tejidos y la apariencia de la piel. La constante dilatación y contracción de los

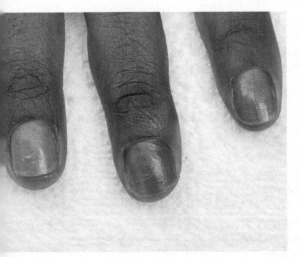

▲ **FIGURA 3–10 Daño en las uñas causado por fumar.**

diminutos capilares y vasos sanguíneos puede ocasionar falta de oxígeno y agua en los tejidos. Esto ocasiona que la piel luzca inflamada, sin vida y opaca. Es muy difícil para la piel adaptarse y repararse. Por lo general, es difícil revertir o disminuir el daño que provocan estos hábitos de vida.

Como cualquier otro órgano del cuerpo, la piel es susceptible a una serie de enfermedades, trastornos y afecciones. En su trabajo como técnico en el cuidado de las uñas con frecuencia verá trastornos de la piel, por lo que debe estar preparado para reconocer ciertas afecciones comunes y saber cuáles servicios puede, y cuáles no, realizar en la piel del cliente. Los trastornos de la piel solo deben ser tratados por un médico. Este también debe ser quien recete cualquier preparado medicinal o curativo. Los técnicos en el cuidado de las uñas nunca deben intentar diagnosticar, tratar ni recetar ningún tratamiento para ninguna afección anormal de las uñas, la piel, las manos o los pies. Los clientes que presentan anomalías en la piel o en las uñas deben derivarse a un médico.

Es muy importante que el salón para el cuidado de las uñas no atienda a un cliente que presente alguna herida abierta o piel visiblemente inflamada. El especialista en el cuidado de las uñas debe estar en condiciones de reconocer afecciones anormales y recomendar al cliente que acuda a un médico para evitar consecuencias más graves.

 VERIFICACIÓN

10. Explique el efecto de la sobreexposición al sol en la piel.
11. Enumere los factores que contribuyen al envejecimiento de la piel.
12. ¿Qué se recomienda al aplicar protectores solares?

Identificar los síntomas de los trastornos y enfermedades de la piel más comunes

Los síntomas o signos de trastornos se dividen en dos áreas de interés para los clientes.

- Los síntomas subjetivos son los que se pueden sentir
- Los síntomas objetivos son los que se pueden observar

Algunos signos de enfermedades o trastornos que se sienten pero que no se ven incluyen la comezón, el ardor o el dolor. Un ejemplo de un síntoma que puede verse y sentirse sería una ampolla en el pie o la mano de un cliente. Se debe evitar el contacto con cualquier lesión abierta en la piel. No todos los trastornos de la piel son contagiosos. Algunos son altamente infecciosos, como las verrugas, el pie de atleta y la culebrilla, otros forman parte de la predisposición genética de una persona, como el eccema o la psoriasis. Reconocer la diferencia es una parte importante de la práctica de la seguridad del cliente. Si tiene dudas sobre algo que ve, debe exigir a su cliente que obtenga la autorización de un médico antes de realizar cualquier servicio de salón.

Lesiones de la piel

Una lesión es una marca en la piel. Ciertas lesiones pueden indicar una herida o daño que modifica la estructura de los tejidos o los órganos. Existen tres tipos de lesiones: primarias, secundarias y terciarias. El técnico en el cuidado de las uñas es responsable solo de lesiones primarias y secundarias. Si está familiarizado con las principales lesiones de la piel, estará mejor equipado para reconocer afecciones anormales que no deben tratarse en un salón.

Los nombres de las lesiones que se enumeran a continuación suelen indicar diferencias en el área de las capas afectadas de la piel y el tamaño de la lesión. Estos trastornos no los puede diagnosticar un técnico en el cuidado de las uñas ni deben tratarse en el salón. Se presentan a continuación solo para que pueda detectar afecciones anormales con mayor facilidad y sepa que un cliente que las presenta debe ser derivado a un médico.

Lesiones primarias

Las lesiones primarias son aquellas cuyo color difiere del color de la piel o sobresalen de la superficie. Se pueden distinguir por la dimensión y las capas de piel afectadas. Puede que requieran derivación a un médico. Consulte la Tabla 3-2 para ver los ejemplos y las definiciones.

▼ **TABLA 3–2** Lesiones primarias de la piel

Lesiones primarias	Imagen	Gráficos	Descripción	Ejemplos
Ampolla			Burbuja grande que contiene un fluido acuoso similar a una vesícula. Requiere la derivación a un médico.	Dermatitis de contacto, quemaduras grandes de segundo grado, impétigo bulboso, pénfigo.
Quiste y tubérculo	© Courtesy DermNet NZ		Saco cerrado que se desarrolla de forma anormal. Contiene pus, materia semifluida o mórbida y se ubica encima o debajo de la piel. Es posible drenar un quiste con fluido, pero no un tubérculo. Requiere la derivación a un médico.	*Quiste:* acné grave *Tubérculo:* lipoma, eritema nudoso
Mácula	© Aneese/Photos.com		Decoloración o mancha plana de la piel.	Peca o *mancha de la edad*

(Continúa)

(Continuación)

Nódulo			Protuberancia sólida más grande que 0,4 pulgadas (1 centímetro) que se puede palpar fácilmente. Requiere la derivación a un médico.	Ganglios linfáticos inflamados, nódulos reumatoideos.
Pápula			Pequeña elevación de la piel que no contiene fluidos, pero puede producir pus.	Acné, verrugas, nevus elevados.
Pústula			Pápula hinchada e inflamada con un centro blanco o amarillo que contiene pus en la parte superior de la lesión.	Acné, impétigo, foliculitis.
Tumor			Masa anormal de tamaño, forma y color variables. Cualquier tipo de masa anormal, que no siempre es cáncer. Requiere la derivación a un médico.	Cáncer
Vesícula			Pequeña ampolla o saco que contiene un fluido transparente y que se extiende dentro o justo debajo de la epidermis. Es necesario derivarlo a un médico si se desconoce la causa o si es imposible tratarlo con productos de venta libre.	Hiedra venenosa, roble venenoso.

(Continúa)

Lesiones primarias	Imagen	Gráficos	Descripción	Ejemplos
Roncha			Una lesión que provoca inflamación y picazón causada por un golpe, un rasguño, la picadura de un insecto, una **urticaria** (alergia en la piel) o la espina de una ortiga. Por lo general, se cura sola, pero si la lesión permanece más de tres días es recomendable que se consulte con un médico.	Comezón, picaduras de mosquitos.

Margoe Edwards/Shutterstock.com

Lesiones secundarias

Las **lesiones secundarias** se caracterizan por una acumulación de material en la superficie de la piel, como una costra o escara, o por depresiones dentro de la piel, como una úlcera. Puede que sea necesaria la derivación a un médico. Consulte la **Tabla 3-3** para ver los ejemplos y las definiciones.

▼ TABLA 3–3 Lesiones secundarias de la piel

Lesión secundaria	Imagen	Gráficos	Descripción	Ejemplos
Costra			Células muertas que se forman sobre una herida o lesión en proceso de curación. Es la acumulación de sebo y pus, mezclado a veces con células epidérmicas.	Escara, llaga.
Excoriación			Herida o raspadura en la piel producida al rascarse o rasparse.	Daño en la cutícula de las uñas por morderlas.

Pan Xunbin/Shutterstock.com

R. Baran *The Nail in Differential Diagnosis* con autorización de Informa (Londres).

(Continúa)

Fisura	librakv/Shutterstock.com	Agrietamiento de la piel que penetra la dermis.	Piel de las manos, labios o pies severamente agrietada o partida.
Queloide		Cicatriz gruesa que resulta del crecimiento excesivo del tejido fibroso. Los queloides se forman a partir de cualquier cicatriz en las personas más propensas.	
Escama	librakv/Shutterstock.com	Placa delgada, seca o grasa de láminas epidérmicas.	Caspa en exceso, psoriasis.
Cicatriz	Geo-grafika/Shutterstock.com	Área levemente elevada o hundida de la piel que se forma cuando finaliza el proceso de curación de una herida o lesión.	Reparación posoperatoria

(Continúa)

CAPÍTULO 3   Estructura, trastornos y enfermedades de la piel   **81**

Lesión secundaria	Imagen	Gráficos	Descripción	Ejemplos
Úlcera			Lesión abierta de la piel o de la membrana mucosa del cuerpo, que va acompañada de pérdida de profundidad de la piel y posibles derrames de fluidos o pus. Se necesita atención médica, en especial en clientes con otras enfermedades como la diabetes.	Varicela, herpes

Ilya Andriyanov/Shutterstock.com

Trastornos de las glándulas sudoríparas (de sudor)

Identificación de los trastornos de las glándulas sudoríparas (excretoras de sudor):

- **Anhidrosis**. Deficiencia en la transpiración, con frecuencia como resultado de fiebre o de ciertas enfermedades de la piel.

- **Bromidrosis**. Sudoración con olor fétido, usualmente perceptible en las axilas o en los pies.

- **Hiperhidrosis**. Sudoración excesiva por causas desconocidas. Las personas que tienen hiperhidrosis pueden sudar incluso cuando la temperatura es fresca o cuando se encuentran en completo reposo. Es una enfermedad tratable.

- **Miliaria rubra**. Calor punzante, trastorno inflamatorio agudo de las glándulas sudoríparas que se caracteriza por la erupción de pequeñas **vesículas** acompañada de quemaduras y picores en la piel. Se debe a una obstrucción de las glándulas sudoríparas.

Inflamaciones de la piel

- **Dermatitis**. Trastorno inflamatorio anormal de la piel. Las lesiones adoptan formas variadas, como vesículas o pápulas.

- **Eccema**. Una enfermedad inflamatoria de la piel, dolorosa y urticante. Es de naturaleza aguda o crónica y se presenta en muchas formas: desde piel escamosa o seca urticante, hasta lesiones calientes o húmedas similares a ampollas y a veces dolorosas. Existen varios tipos de eccema. El eccema no es contagioso y puede ser tratado por un médico (Figura 3-11).

- **Celulitis**. Aparece como un área inflamada y roja de la piel que se siente caliente y sensible. Puede diseminarse de forma rápida a otras áreas del cuerpo. La *celulitis* no suele contagiarse de una persona a otra, a pesar de que es una infección bacteriana interna debajo de la piel que suele ser causada por estafilococos y estreptococos.

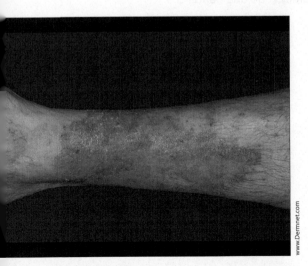

www.Dermnet.com

▲ **FIGURA 3–11 Eccema en la parte inferior de la pierna.**

- **Psoriasis.** Enfermedad de la piel que se caracteriza por la presencia de manchas rojas cubiertas por escamas blancas-plateadas. Aparecen generalmente en el cuero cabelludo, los codos, las rodillas, el tórax y la parte baja de la espalda. La psoriasis es causada por un recambio de las células de la piel más rápido de lo normal. Rara vez se produce en la cara, pero es común en las cejas, a lo largo del cuero cabelludo y su contorno. Si se irrita, pueden aparecer puntos de sangrado. La psoriasis también puede afectar las láminas ungueales, haciéndolas desarrollar huecos superficiales, manchas rojas en el lecho ungueal u otros síntomas relacionados. La psoriasis no es contagiosa (**Figura 3-12**).

Trastornos de pigmentación

La pigmentación puede verse afectada por factores internos como la herencia o las fluctuaciones hormonales, o por factores externos como la exposición prolongada al sol. Todos los trastornos de la piel y muchos trastornos sistémicos van acompañados de coloración anormal de la piel. También se puede observar un cambio en la pigmentación cuando se ingieren ciertas drogas. Los siguientes términos se relacionan con cambios en la pigmentación de la piel.

- **Albinismo.** Leucodermia congénita o ausencia del pigmento melanina en el cuerpo, incluidos la piel, el cabello y los ojos. El cabello es blanco sedoso. La piel es blanca rosada y no se broncea. Los ojos son rosados y la piel es sensible a la luz y envejece con mayor rapidez.

- **Cloasma.** Afección caracterizada por un aumento en la pigmentación de la piel o por manchas oscuras planas. El cloasma se denomina incorrectamente manchas hepáticas, aunque no tiene nada que ver con el hígado. Por lo general, son depósitos de melanina causados por la exposición acumulada al sol.

- **Léntigo.** Término técnico para las pecas. Manchas pequeñas de color entre amarillo y marrón que aparecen en piel expuesta a la luz solar. Estas manchas se desvanecerán cuando se dejen de exponer al sol, pero pueden reaparecer cuando se vuelvan a exponer al sol.

- **Leucodermia.** Trastorno de la piel caracterizado por la presencia de parches claros anormales, causado por una quemadura o una enfermedad congénita que destruye las células productoras de pigmentos. Se clasifica como vitiligo y albinismo (**Figura 3-13**).

- **Nevus.** Malformación pequeña o grande de la piel debido a pigmentación anormal o a capilares dilatados; comúnmente conocida como marca de nacimiento.

- **Mancha de vino de oporto.** Decoloración anormal de la piel, de color marrón o borgoña, con forma irregular y circular. El color permanente se debe a la presencia de pigmento más oscuro. Las manchas aparecen durante el envejecimiento, luego de ciertas enfermedades como el lupus y luego de la desaparición de lunares, pecas y manchas hepáticas (**Figura 3–14**).

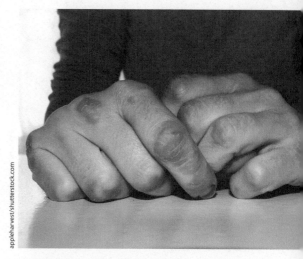

▲ **FIGURA 3–12** Psoriasis en las manos.

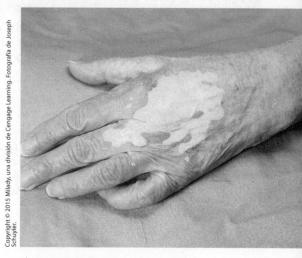

▲ **FIGURA 3–13** Leucodermia.

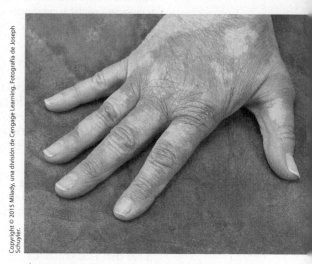

▲ **FIGURA 3–14** Mancha de vino oporto.

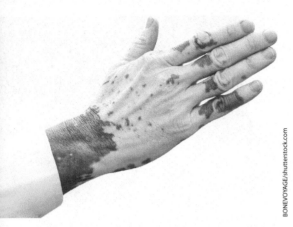

BONEVOYAGE/shutterstock.com

▲ **FIGURA 3–15** Vitíligo en la mano.

- **Bronceado.** Cambio en la pigmentación de la piel causado por el calor o la exposición a **energía ultravioleta** en camas solares o al sol.
- **Vitíligo.** Manchas de la piel de color blanco lechoso (leucodermia). El vitiligo es hereditario. Se considera un trastorno autoinmune y puede estar relacionado con afecciones de la tiroides. La piel que presenta este trastorno se debe proteger cuidadosamente de la sobreexposición a cualquier fuente de energía UV **(Figura 3-15).**

Cáncer de piel

El cáncer de piel, producido principalmente por la sobreexposición frecuente al sol, se presenta en tres formas distintas, que varían en cuanto a su severidad. Cada uno recibe el nombre del tipo de células que afecta **(Tabla 3–4).**

▼ **TABLA 3–4** Tipos de cáncer de piel

Lunares	Descripción	Imagen
Lunares normales	Pequeño punto o mancha marrón en la piel, cuyo color varía del bronceado pálido al café o al negro azulado. *Nota:* Este NO es un tipo de cáncer de piel.	© D. Kucharski K. Kucharska / Shutterstock.com
Carcinoma basocelular	El más común y menos grave de los tipos de cáncer de piel, que a menudo aparece como nódulos claros y perlados. Las características incluyen llagas, parches rojizos o un crecimiento suave con un borde elevado.	
Carcinoma espinocelular	Más grave que el carcinoma basocelular, se caracteriza por la presencia de pápulas o nódulos rojos, rosados o escamosos. También aparece como heridas abiertas o áreas con costras, y puede crecer y propagarse por el cuerpo.	
Melanoma maligno	La forma de cáncer de piel más grave porque puede expandirse (formar metástasis) rápidamente. Se suele caracterizar por la presencia de parches de color negro o marrón oscuro que pueden tener una textura dispareja, elevada o de aspecto dentado. Los melanomas pueden presentar costras superficiales o sangrado. El melanoma maligno es el tipo menos común, pero si no se trata, la posibilidad de muerte es del 100 por ciento. La detección y el tratamiento a tiempo pueden lograr un valor de tasa de supervivencia de cinco años del 94 por ciento, pero disminuye de forma drástica (62 por ciento) si llega a afectar a los ganglios linfáticos.	

Los melanomas malignos suelen aparecer en personas que no reciben radiación solar de manera periódica y por lo general se encuentran en zonas del cuerpo que no se exponen con regularidad. A esta enfermedad se le conoce como *el cáncer de las personas de la ciudad*. El melanoma maligno es el tipo de cáncer de piel menos frecuente pero más peligroso.

Una persona con cualquiera de estas tres formas de cáncer de piel tienen buenas posibilidades de supervivencia si el cáncer se detecta tempranamente. Es importante que el técnico en el cuidado de las uñas pueda reconocer la aparición de trastornos graves de la piel para poder atender mejor a sus clientes. También es importante recordar que un técnico en el cuidado de las uñas NUNCA debe intentar diagnosticar trastornos de la piel o las uñas ni recomendar tratamiento, sino que SIEMPRE debe sugerirle al cliente, con delicadeza, que busque el consejo de un dermatólogo u otro profesional médico calificado.

La Sociedad Americana contra el Cáncer recomienda el uso de la lista de control de cáncer ABCDE para que sea más fácil reconocer un cáncer de piel potencial (**Figura 3-16**). Al controlar los lunares existentes, verifique si han sufrido cambios en cualquiera de las siguientes características:

A. **Asimetría.** Una de las mitades del lunar no concuerda con la otra mitad.

B. **Bordes irregulares.** Los bordes del lunar son ásperos o entresacados.

C. **Color.** El color del lunar no es uniforme. Puede tener tonos de color bronceado, marrón o negro y a veces, incluso parches de color rojo, azul o blanco.

D. **Diámetro.** El lunar tiene más de ¼" de ancho (aunque los médicos ahora encuentran melanomas de menor tamaño).

E. **Evolución.** El lunar evoluciona o cambia. Se puede oscurecer o presentar variaciones de color, puede picar, doler, o presentar cambios en su forma o crecimiento.

PRECAUCIÓN

No trate ni quite pelos de los lunares. No intente tratar lunares, **papilomas cutáneos** u otros crecimientos de la piel. Estos son procedimientos médicos y su remoción está dentro del alcance de la práctica para la que están facultados los técnicos en el cuidado de las uñas con licencia.

Recurso en Internet

Si desea obtener más información, comuníquese con la Sociedad americana contra el cáncer en http://www.cancer.org o al teléfono (800) ACS-2345.

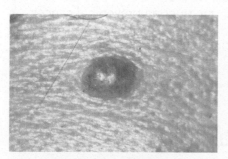

Lunar benigno: simétrico

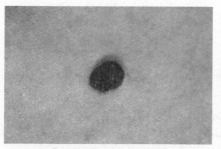

Lunar benigno: una sola tonalidad

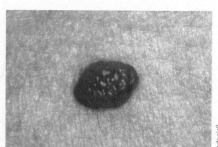

Lunar benigno: bordes regulares

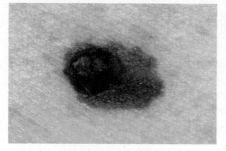

Melanoma: asimétrico

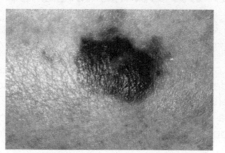

Melanoma: dos o más tonalidades

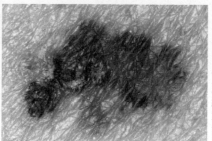

Melanoma: bordes irregulares

Cortesía de la Skin Cancer Foundation (fundación contra el cáncer de piel), http://www.skincancer.org

▲ **FIGURA 3–16 Regla nemotécnica ABCDE del cáncer de piel.**

Si observa cualquiera de estos cambios, derive al cliente a un médico para que lo examine.

Trastornos infecciosos de la piel

- **Herpes simplex**. Una infección viral altamente contagiosa que puede ocasionar ampollas que se encuentran típicamente en la piel; alrededor de la boca, la nariz o los genitales. Existen varios tipos de herpes simple. Se consideran altamente contagiosos cuando una persona se expone a ellos por contacto de piel a piel o por transmisión sexual. Se debe tener cuidado antes de proceder a prestar servicios a los clientes, tanto el técnico como el cliente deben lavarse las manos para evitar la propagación de la infección dentro del salón.

- **Verruga**. **Hipertrofia** de las papilas y la epidermis. Las verrugas son infecciosas y su origen es viral. Pueden propagarse de un lugar a otro, sobre todo a lo largo de un rasguño en la piel.

- **Tinea**. Tiña de la mano. La causa es una infección por hongos. Aparece como anillos que contienen pequeñas ampollas. De color rojo oscuro a rosado, a menudo se confunde con el eccema o la dermatitis de contacto. Puede diseminarse en las uñas, el cuero cabelludo, los pies y el cuerpo. NO preste servicios y refiera al cliente a un médico.

- **Tinea Pedis**. *Pie de atleta* o tiña de los pies. La causa es un hongo; prospera en lugares oscuros y húmedos. La piel tendrá picazón, se pelará, se verá seca o tendrá ampollas con fluidos incoloros. Puede aparecer en grupos entre los dedos y a lo largo de la parte inferior del pie. NO se debe brindarle servicios.

VERIFICACIÓN

13. ¿Qué es una lesión de la piel?
14. Mencione tres formas de cáncer de piel.
15. ¿Cuáles son las reglas ABCDE que pueden prevenir el cáncer de piel? ·
16. Mencione al menos tres afecciones de la piel contagiosas que impedirían que se realice algún servicio.

Describir cómo prevenir los problemas más comunes relacionados con la piel en el salón

Los problemas de la piel son comunes en todas las facetas de la industria de los salones profesionales. Los servicios de cuidado de las uñas, la piel y el cabello pueden causar problemas al cliente sensible. Afortunadamente, la mayoría de los problemas relacionados con las uñas de las manos pueden evitarse con facilidad, si sabe cómo hacerlo.

La dermatitis

Dermatitis es el término médico para denominar la inflamación anormal de la piel (**Figura 3-17**). Hay muchas clases de dermatitis, pero solo una es importante en el salón. La **dermatitis de contacto** es la enfermedad evitable de la piel más común para los técnicos en el cuidado de las uñas. Es causada por el contacto continuo con sustancias irritantes para la piel. Este tipo de dermatitis puede ser de corta o larga duración, dependiendo de la causa. Además, puede tener varias causas. Cuando la piel se irrita por una sustancia se denomina **dermatitis de contacto irritante**. La **histamina** es una respuesta inmune a las alergias de contacto y a los irritantes. Se manifiesta en la piel creando un enrojecimiento o una apariencia de sarpullido. En la sangre se liberan sustancias químicas que agrandan los vasos sanguíneos alrededor de una lesión o irritación, de modo que la sangre puede acelerar la eliminación de cualquier sustancia causante de alergias. La mayoría de las reacciones alérgicas comienzan con una respuesta de histamina, y a menudo los medicamentos para la alergia pueden reducir los síntomas. Sin embargo, la exposición prolongada a ciertos ingredientes puede causar una permanente **dermatitis de contacto alérgica**.

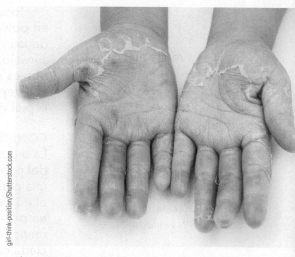

▲ **FIGURA 3–17** La dermatitis de contacto es la enfermedad de la piel más común y evitable en los técnicos en el cuidado de las uñas.

RIESGOS DE CONTACTO PROLONGADO O REPETIDO

La primera causa más común de las reacciones alérgicas o irritantes es el contacto directo prolongado o repetido con la piel. Este tipo de problema de la piel no ocurre de un día para otro. El monómero líquido y el polímero en polvo, los apliques de uñas y los geles UV pueden causar reacciones alérgicas. En general, se requieren de cuatro a seis meses de exposición repetida antes de que los clientes sensibles muestren síntomas.

Como técnico en el cuidado de las uñas, usted también está en riesgo. La exposición prolongada, repetida o a largo plazo puede hacer que algunas personas se vuelvan sensibles a ciertos ingredientes que se encuentran en los productos. Algunas posibles zonas en las que un técnico de uñas o un cliente pueden experimentar alergias en la piel son:

- Entre el pulgar y el dedo índice de un técnico
- En la muñeca, la palma o el dorso de la mano
- En la cara del especialista, especialmente en las mejillas
- En el eponiquio, la punta de los dedos o los tejidos sensibles del lecho ungueal subyacente

Si examina el área donde se presenta el problema, por lo general podrá determinar la causa. Por ejemplo, los técnicos en el cuidado de las uñas suelen suavizar los pinceles de aplicación mojados con los dedos. ¡Esto es contacto prolongado y repetido! Con el tiempo, la zona puede irritarse e inflamarse.

El mismo problema ocurre cuando los técnicos apoyan los brazos sobre toallas contaminadas con gel UV, monómero líquido y polímero en polvo, o sobre limaduras. Las palmas y las puntas de los dedos pueden sufrir una sobreexposición al recoger recipientes con gel UV o monómero líquido residuales en la parte externa. A menudo se transfieren pequeñas cantidades de producto de las manos a las mejillas o la cara. El contacto directo del producto con la piel es la causa de estas irritaciones faciales, no los vapores.

Tocar la piel de un cliente con cualquier monómero líquido y polímero en polvo o gel UV tiene el mismo efecto. Esta es la razón más común de las sensibilidades de los clientes. Con cada exposición durante un servicio, aumenta el riesgo de **sensibilización**; esto ayuda a explicar por qué es extremadamente importante dejar siempre un pequeño margen libre (aproximadamente 1/16") entre la aplicación del realce para uñas y la piel viva.

CONSISTENCIA INADECUADA DEL PRODUCTO

La segunda causa más común de una alergia es la consistencia inadecuada del producto. Si se usa demasiado monómero líquido, el resultado será una perla demasiado húmeda. Muchos técnicos no se dan cuenta de que el **iniciador**, un ingrediente especial que se encuentra en los polímeros en polvo, necesario para iniciar una reacción química que hace que el monómero líquido se endurezca o polimerice, solo puede endurecer una cierta cantidad de monómero líquido. Cuando se aplica un producto con una consistencia demasiado húmeda, se endurecerán en la uñas con algo de monómero líquido atrapado en su interior. Este monómero líquido adicional con el tiempo se puede abrir camino hacia el lecho ungueal y causar una reacción alérgica, especialmente en clientes con láminas ungueales muy dañadas o demasiado delgadas. Esta situación también hace que las limaduras frescas provoquen una reacción alérgica cuando se expone la piel del técnico en el cuidado de las uñas.

Las fallas en el servicio y un mayor riesgo de reacciones adversas en la piel también son problemas que pueden ocurrir con los realces para uñas de gel UV. De hecho, existen muchos factores que pueden hacer que los geles UV se curen incorrectamente, entre ellos:

- La aplicación de producto demasiado grueso o muy húmedo
- Tiempo de curación insuficiente bajo la lámpara UV/LED
- Lámparas sucias en la unidad de iluminación UV/LED
- El uso de una unidad de luz UV/LED no diseñada específicamente para el sistema de gel UV/LED elegido.

¿Cuál es la diferencia entre una bombilla UV y una lámpara UV? Una bombilla UV está diseñada para emitir la energía UV correcta necesaria para curar los realces para uñas de gel UV. Existen diferentes bombillas que se usan para curar geles UV, por ejemplo, bombillas de 4 ó 9 vatios y bombillas LED, que emiten energía UV.

Una lámpara UV (que algunos llaman incorrectamente luz UV) es un dispositivo electrónico especializado que alimenta y controla bombillas UV para curar realces para uñas de gel UV. Las lámparas UV para uñas pueden tener un aspecto similar al principio, pero existen grandes diferencias entre ellas. Las diferencias incluyen la cantidad y el tipo de lámparas de la unidad, la distancia a la se encuentran las lámparas de la parte inferior de la unidad donde se coloca la mano, los componentes electrónicos internos que hacen que las lámparas emitan energía UV y el tamaño general de la unidad. Todas estas diferencias afectarán la potencia de curado de la unidad.

Recuerde que el vataje es la medida de cuánta electricidad consume la lámpara y no indica cuánta energía UV producen las lámparas. El vataje se parece a la medición de millas por galón, que le indica cuánta gasolina necesitará para recorrer una distancia determinada en su automóvil. Las millas por galón no indicarán a qué velocidad puede andar el automóvil, de la misma manera que el vataje no indica cuánta energía UV producirá una lámpara. Por ejemplo, si una unidad de iluminación tiene cuatro lámparas, y cada lámpara es de 9 vatios, entonces se dice que es una unidad de iluminación de 36 vatios. De igual manera, si la unidad de iluminación solo tiene tres lámparas, y cada lámpara también es de 9 vatios, entonces se dice que es una unidad de iluminación de 27 vatios. El vataje no indica cuánta energía UV emitirá una unidad de iluminación UV ni qué longitudes de onda de energía UV se producen, lo cual puede variar mucho. Por lo tanto, lo mejor es seleccionar siempre la unidad de lámpara UV diseñada para las recomendaciones de fabricación de los sistemas de gel UV.

Curado insuficiente de realces de gel UV o LED

Un tercer problema que puede causar reacciones alérgicas o irritantes en la piel y las uñas es el curado insuficiente de los realces de gel. Varias capas delgadas y exposiciones más prolongadas producen el mejor curado y el más completo. Consulte las instrucciones del fabricante para determinar cómo curar mejor el producto de curado con UV o LED de su elección y siempre siga estas instrucciones. Además, si el brazo, la muñeca o los dedos del técnico en el cuidado de las uñas sufren una sobreexposición a los polvos de uñas artificiales curadas insuficientemente, es más probable que aumente el potencial de desarrollar reacciones alérgicas. Sin embargo, incluso si el curado es adecuado, es mejor evitar la sobreexposición de la piel a limaduras recientes, ya que pueden provocar reacciones adversas en la piel.

Existen muchos otros modos en los que los servicios con geles UV o LED pueden causar irritaciones o reacciones alérgicas, entre ellos:

- La capa pegajosa suave en la parte superior de los realces de gel nunca debe entrar en contacto con el tejido blando de la piel. Se considera un gel UV parcialmente curado y debe eliminarse con una toallita con alcohol.

- No use pinceles demasiado grandes o de tamaño excesivo. Los pinceles demasiado grandes no ahorran tiempo; causan la exposición de la piel y pueden generar reacciones alérgicas.

- Mezclar distintas líneas de productos o realizar su propia mezcla especial personalizada también pueden crear desequilibrios químicos y dar origen a reacciones alérgicas. No corra riesgos innecesarios. Use siempre los productos siguiendo fielmente las instrucciones y no mezcle nunca sus propios productos. Si lo hace, no se sorprenda cuando usted o sus clientes desarrollen problemas en la piel.

Se estima que las reacciones adversas de la piel, como irritaciones o alergias, de las manos afectan al 30 % de todos los técnicos en el cuidado de las uñas en algún momento de su carrera. Los problemas y las alergias de la piel obligan a muchos excelentes técnicos en el cuidado de las uñas a abandonar una carrera exitosa. Ninguna persona debería sufrir una alergia o irritación relacionada con el trabajo. Con cuidado, se puede evitarlos fácilmente.

Protéjase

Tenga sumo cuidado en mantener los mangos de los pinceles, los recipientes y la superficie de las mesas desinfectadas, libres de polvos y residuos de los productos. La manipulación y el trabajo repetidos con estos elementos causarán una **sobreexposición** si no se mantienen limpios. Los

PRECAUCIÓN

Una vez que un cliente o un técnico se vuelven alérgicos, todo empeorará si continúa usando las mismas técnicas. Es mejor suspender el uso de los productos en cuestión hasta determinar qué está mal. Los medicamentos y las enfermedades no hacen que los clientes se vuelvan sensibles a los productos para el cuidado de las uñas. Solo el contacto prolongado y repetido con monómeros líquidos o gel UV curados parcialmente o no curados provoca estas alergias.

productos para realces no están diseñados para estar en contacto con la piel. Siempre lávese las manos de manera adecuada antes y después de cada servicio. Tenga especial cuidado en mantener sus manos hidratadas; evite los jabones fuertes y las aplicaciones constantes de desinfectantes para las manos. En caso de duda, aprenda a realizar los servicios de cuidado de las uñas con guantes sin látex.

Muchos problemas graves pueden relacionarse con la dermatitis de contacto. Haga todo lo posible para protegerse y proteger a sus clientes, de manera que todos puedan disfrutar de los realces para uñas durante mucho tiempo.

 VERIFICACIÓN

17. ¿Qué es la dermatitis?
18. ¿Cuál es la respuesta inmunológica a las alergias o los irritantes de contacto?
19. Mencione cuatro zonas posibles en las que un técnico en el cuidado de las uñas o un cliente pueden experimentar alergias en la piel.
20. ¿Qué cuatro factores pueden hacer que los geles UV se curen incorrectamente?

PROGRESO DE LAS COMPETENCIAS

¿Cómo le está yendo con la estructura, los trastornos y enfermedades de la piel? **A continuación, marque los objetivos de aprendizaje del capítulo 3 que considera que domina y deje sin marcar aquellos objetivos a los que deberá volver:**

☐ Explicar por qué el conocimiento de las enfermedades, los trastornos y la estructura de la piel es importante para un técnico en el cuidado de las uñas.

☐ Identificar las capas, las subcapas, los nervios y las glándulas de la piel.

☐ Describir las seis funciones principales de la piel.

☐ Explicar los enfoques para mantener una piel saludable.

☐ Describir cómo los factores medioambientales y el estilo de vida pueden contribuir al con el envejecimiento de la piel.

☐ Identificar los síntomas de los trastornos y enfermedades de la piel más comunes.

☐ Describir cómo prevenir los problemas más comunes relacionados con la piel en el salón.

GLOSARIO DEL CAPÍTULO

albinismo	pág. 83	leucodermia congénita o ausencia del pigmento melanina en el cuerpo, incluidos el cabello, la piel y los ojos.
anhidrosis	pág. 82	deficiencia en la transpiración, con frecuencia como resultado de fiebre o de ciertas enfermedades de la piel.
bromhidrosis	pág. 82	olor fétido del sudor que, usualmente, es perceptible en las axilas o en los pies.

bronceado	pág. 84	cambio en la pigmentación de la piel causado por exposición al sol o a luz ultravioleta.
bulla	pág. 78	burbuja grande que contiene un fluido acuoso; similar a una vesícula, pero más grande.
callo	pág. 60	Ver queratoma.
capa basal	pág. 62	también conocida como stratum germinativum; es la capa viva inferior de la epidermis, donde las células se dividen y comienza el proceso de queratinización.
capa papilar	pág. 63	capa externa de la dermis, ubicada directamente debajo de la epidermis.
carcinoma basocelular	pág. 84	el más común y menos grave de los tipos de cáncer de piel, con frecuencia caracterizado por la presencia de nódulos claros o perlados.
carcinoma espinocelular	pág. 84	tipo de cáncer de piel que es más grave que el carcinoma basocelular; caracterizado con frecuencia por la presencia de nódulos o pápulas rojos y escamosos.
celulitis	pág. 82	infección bacteriana común de la piel, potencialmente grave.
cicatriz	pág. 81	también conocida como cicatriz; marca clara y levemente elevada en la piel que se forma luego de curarse una herida o lesión de la piel.
cloasma	pág. 83	trastorno caracterizado por una mayor pigmentación en la piel, en forma de manchas oscuras planas.
colágeno	pág. 65	proteína fibrosa que da forma y resistencia a la piel.
comedón	pág. 67	folículo piloso lleno de queratina y sebo. cuando el sebo del comedón se expone al ambiente, se oxida y se vuelve negro (punto negro); cuando el folículo se cierra y no se expone al ambiente, el comedón es de color blanco o crema (punto blanco).
corion	pág. 63	Ver dermis.
corpúsculos táctiles	pág. 64	pequeñas estructuras epidérmicas con terminaciones nerviosas sensibles al tacto y a la presión.
costra	pág. 80	células muertas que se forman sobre una herida o mancha en proceso de curación; acumulación de sebo y pus, mezclada a veces con material epidérmico.
cutis	pág. 63	Ver dermis.
derma	pág. 63	Ver dermis.
dermatitis	pág. 82	trastorno inflamatorio anormal de la piel.
dermatitis de contacto	pág. 87	infección eruptiva de la piel ocasionada por el contacto de la piel con determinadas sustancias; puede ser de corto o largo plazo.
dermatitis de contacto alérgica	pág. 87	piel que se vuelve alérgica a un ingrediente de un producto, con frecuencia debido a contacto prolongado o repetido.
dermatitis de contacto irritante	pág. 87	infección de la piel causada cuando la piel se irrita por una sustancia.
dermatología	pág. 59	rama médica de la ciencia que se dedica al estudio de la piel y su naturaleza, estructura, funciones, enfermedades y tratamientos.

dermatólogo	pág. 60	médico dedicado a la práctica del tratamiento de la piel, incluyendo sus estructuras, funciones y enfermedades.
dermis	pág. 63	también conocida como derma, corium o cutis; la capa subyacente o interna de la piel.
eccema	pág. 82	enfermedad inflamatoria y dolorosa de la piel, acompañada de escozor, de naturaleza aguda o crónica, que presenta muchas formas de lesiones secas o húmedas.
elastina	pág. 65	proteína similar al colágeno que forma el tejido elástico.
energía ultravioleta	pág. 84	energía invisible al ojo humano; se encuentra en la luz solar y se utiliza para polimerizar los cubritivos para uñas que se curan con luz UV.
epidermis	pág. 61	capa más externa de la piel.
escama	pág. 81	cualquier placa delgada de láminas epidérmicas, secas u oleosas, como caspa excesiva o anormal.
espiral secretor	pág. 66	conducto similar a un tubo que forma parte de las glándulas sudoríparas y termina en la superficie de la piel para formar un poro sudoríparo.
esteticista	pág. 74	especialista en la limpieza, preservación de la salud y el embellecimiento de la piel y del cuerpo; persona que realiza tratamientos faciales terapéuticos.
estrato reticular	pág. 64	capa más profunda de la dermis que suministra oxígeno y nutrientes a la piel; contiene células grasas, vasos sanguíneos, glándulas sudoríparas, folículos pilosos, vasos linfáticos, músculos arrector pili, glándulas sebáceas (oleosas) y terminales nerviosas.
eumelanina	pág. 63	hace que el pigmento en la piel sea de color amarronado a negruzco.
excoriación	pág. 80	úlcera o abrasión en la piel producida por rascado o raspado.
feomelanina	pág. 63	tipo de melanina de color rojo a amarillo.
fibras nerviosas motoras	pág. 64	fibras de los nervios motores que se encuentran presentes en los músculos arrector pili adheridos a los folículos pilosos. Los nervios motores transmiten impulsos desde el cerebro hacia los músculos.
fibras nerviosas secretoras	pág. 65	fibras que se distribuyen a las glándulas sudoríparas y sebáceas (oleosas). nervios secretores, que forman parte del sistema nervioso autónomo, que regulan la excreción de la transpiración desde las glándulas sudoríparas y controlan el flujo de sebo hacia la superficie de la piel.
fibras nerviosas sensoriales	pág. 64	receptores sensoriales que envían mensajes al cerebro. Reaccionan ante el calor, el frío, el tacto, la presión y el dolor.
fisiología de la piel	pág. 68	estudio y comprensión de las funciones primarias del cuerpo: sensación, regulación del calor, excreción, secreción y absorción.
fisura	pág. 81	Grieta en la piel que penetra la dermis, como en el caso de las manos o los labios agrietados.
función de barrera	pág. 67	otro nombre para el manto ácido, que es una mezcla de sebo, agua, sales y minerales.
glándulas apocrinas	pág. 67	glándulas sudoríparas adheridas a los folículos pilosos más abundantes en el cuero cabelludo, las axilas y los genitales.
glándulas ecrinas	pág. 67	las principales glándulas sudoríparas del cuerpo que se encuentran en toda nuestra piel.
glándulas sebáceas	pág. 66	glándula excretora de grasa de la piel, conectada a los folículos pilosos. El sebo es la secreción grasosa u oleosa de las glándulas sebáceas.

glándulas sudoríparas	pág. 66	glándulas de transpiración de la piel.
glándulas sudoríparas	pág. 66	ver glándulas sudoríparas.
herpes simple	pág. 86	infección viral causada por un grupo de virus del herpes, que pueden producir herpes labial, inflamación genital o conjuntivitis.
hiperhidrosis	pág. 82	transpiración excesiva, causada por el calor o por una debilidad general del cuerpo.
hipertrofia	pág. 86	crecimiento anormal de la piel.
histaminas	pág. 87	sustancias químicas liberadas en la sangre que dilatan los vasos alrededor de una lesión para que la sangre pueda acelerar la eliminación de cualquier sustancia que cause alergia.
iniciador	pág. 88	sustancia que inicia la reacción en cadena que lleva a la formación de cadenas de polímeros muy largas.
lentigos	pág. 83	término técnico para las pecas.
lesiones primarias	pág. 78	lesiones que se caracterizan por cambios uniformes e imperceptibles al tacto en el color de la piel, como máculas o manchas, o una elevación que forma un fluido dentro de una cavidad, como vesículas, ampollas o pústulas.
lesiones secundarias de la piel	pág. 80	daño en la piel, desarrollado en las últimas etapas de una enfermedad, que cambia la estructura de los tejidos o los órganos.
lesión	pág. 78	marca en la piel; ciertas lesiones pueden indicar una herida o daño que modifica la estructura de los tejidos o de los órganos. Existen tres tipos de lesiones cutáneas: primarias, secundarias y terciarias.
leucodermia	pág. 83	trastorno de la piel caracterizado por la presencia de parches claros anormales; causado por una quemadura o una enfermedad congénita que destruye las células productoras de pigmentos.
linfa	pág. 68	líquido incoloro que contiene glóbulos blancos, que baña los tejidos y drena a través del sistema linfático al torrente sanguíneo.
lunar	pág. 84	punto o mancha pequeño, de color marrón en la piel, cuyo color varía del bronceado pálido al marrón o negro azulado.
mancha en vino de oporto	pág. 83	decoloración anormal de la piel, de color marrón o borgoña, con forma irregular y circular.
melanina	pág. 63	granos diminutos de pigmento (materia colorante) depositados en las células de la capa de la epidermis y en las capas papilares de la dermis. Existen dos tipos de melanina: la feomelanina, que es de color rojo a amarillo, y la eumelanina, que es de color marrón oscuro a negro.
melanocitos	pág. 63	células que producen melanina.
melanoma maligno	pág. 84	forma más grave de cáncer de piel, con frecuencia caracterizado por manchas negras o marrón oscuro en la piel que pueden tener una textura despareja, elevada o de aspecto dentado.
melanosomas	pág. 63	orgánulo que se encuentra en las células, donde se realiza la síntesis, el almacenamiento y el transporte de melanina.
miliaria rubra	pág. 82	sarpullido causado por el calor; trastorno inflamatorio agudo de las glándulas sudoríparas, que se caracteriza por la erupción de pequeñas vesículas rojas y se acompaña de intensa picazón y ardor en la piel.
mácula	pág. 78	mancha o decoloración de la piel, como una peca. Las máculas no están ni elevadas ni hundidas.

músculos arrector pili	pág. 63	músculos diminutos e involuntarios en la base del folículo piloso que producen la *piel de gallina*.
nevus	pág. 83	Malformación pequeña o grande de la piel debido a pigmentación anormal o a capilares dilatados; comúnmente conocida como marca de nacimiento.
nódulo	pág. 79	también conocido como tumor, pero un nódulo es un bulto más pequeño causado por condiciones como el tejido cicatrizado, los depósitos de grasa o las infecciones.
papilas	pág. 64	pequeñas elevaciones en forma de cono que componen la capa papilar.
papiloma cutáneo	pág. 85	pequeña protuberancia de la piel de color carne o marrón.
psoriasis	pág. 83	enfermedad de la piel caracterizada por la presencia de manchas rojas, cubiertas por escamas blancas-plateadas, que aparece generalmente en el cuero cabelludo, los codos, las rodillas, el pecho y la zona inferior de la espalda, raramente en el rostro.
pápula	pág. 79	espinilla; pequeña elevación circunscrita en la piel que no contiene fluidos pero puede producir pus.
pápula de acné	pág. 67	espinilla; pequeña elevación circunscrita en la piel que no contiene fluidos pero puede producir pus.
pústula	pág. 67	espinilla inflamada que contiene pus.
queloide	pág. 75	cicatriz gruesa que resulta del crecimiento excesivo del tejido fibroso.
queratina	pág. 62	proteína de fibra que se encuentra en las uñas, la piel y el cabello. La queratina de las uñas naturales es más dura que la queratina del cabello o la piel.
queratoma	pág. 77	también conocido como callo; engrosamiento de la epidermis adquirido, superficial y con forma de parche causado por presión o fricción en las manos y en los pies.
quiste	pág. 67	saco cerrado, desarrollado en forma anormal y que contiene materia fluida, semifluida o mórbida, ubicado sobre o debajo de la piel.
reacción adversa de la piel	pág. 75	trastorno cutáneo anormal causado por un irritante químico o físico o una sustancia corrosiva o que produce alergia.
roncha WHEEL	pág. 80	lesión hinchada, que provoca comezón y que dura solo unas pocas horas; causada por un golpe, la picadura de un insecto, una urticaria o la espina de una ortiga.
sensibilización	pág. 88	sensibilidad alérgica muy grande o exagerada a los productos.
sobreexposición	pág. 89	contacto prolongado, repetido o de larga duración que puede provocar sensibilidad.
stratum corneum	pág. 61	capa exterior de la epidermis; también conocido como capa córnea.
stratum germinativum	pág. 62	también conocido como capa basal; la capa viva más profunda de la epidermis que produce nuevas células epidérmicas y es responsable del crecimiento.
stratum granulosum	pág. 62	capa granular de la epidermis.
stratum lucidum	pág. 62	capa clara y transparente de la epidermis debajo del stratum corneum.

stratum spinosum	pág. 62	capa espinosa que se encuentra encima de la capa basocelular.
tejido subcutis	pág. 64	ver tejido subcutáneo.
tejido subcutáneo	pág. 64	también conocido como tejido adiposo o subcutis; la capa grasa que se encuentra debajo de la dermis y brinda suavidad y contorno al cuerpo; contiene grasas que se utilizan como energía y también actúa como amortiguador protector para la piel externa.
telangiectasia	pág. 76	dilatación de los vasos sanguíneos superficiales.
tinea de las manos	pág. 86	infección fúngica de las manos. Suele ser más severa que la tinea pedis, pero posee un aspecto similar. Puede presentar comezón, ardor, escamación y se puede transmitir sexualmente o de otros modos, hayan o no síntomas.
tinea pedis	pág. 86	infección fúngica que se encuentra entre los dedos del pie, conocida como pie de atleta.
tubérculo	pág. 78	bulto sólido redondeado anormal, sobre, dentro o debajo de la piel; más grande que una pápula.
tumor	pág. 79	hinchazón; una masa celular anormal que se forma como resultado de la multiplicación celular excesiva; de tamaño, forma y color variables.
úlcera	pág. 82	lesión abierta en la piel o la membrana mucosa del cuerpo, acompañada de pus y pérdida de profundidad de la piel.
urticaria	pág. 80	también conocida como comezón, reacción alérgica causada por la producción de histamina del cuerpo.
verruga	pág. 86	término técnico para denominar una lesión rugosa; hipertrofia de las papilas y de la epidermis.
vesícula	pág. 82	pequeña ampolla o saco que contiene un fluido claro y que se extiende dentro o apenas por debajo de la epidermis.
vitamina A	pág. 71	contribuye a la salud, funcionamiento y reparación de las células cutáneas; mejora la elasticidad y la densidad de la piel.
vitamina B	pág. 72	la vitamina B afecta de manera directa los niveles de energía, la función cerebral y el metabolismo de las células. El complejo de vitamina B ayuda a prevenir las infecciones y estimula: la salud de las células y el desarrollo de los glóbulos rojos, es soluble en agua.
vitamina C	pág. 71	necesaria para la reparación adecuada de la piel y de diversos tejidos; estimula la producción de colágeno en los tejidos dérmicos, con lo que la piel se mantiene firme y saludable.
vitamina D	pág. 71	promueve la sanación saludable y rápida de la piel; permite que el cuerpo absorba y utilice adecuadamente el calcio, el elemento necesario para el correcto desarrollo y mantenimiento de los huesos.
vitamina E	pág. 71	ayuda a proteger la piel combatiendo los efectos dañinos de la luz solar.
vitamina K	pág. 71	vitamina soluble en agua, esencial para el proceso de coagulación sanguínea.
vitíligo	pág. 84	manchas de la piel de color blanco lechoso (leucodermia). El vitíligo es hereditario y puede estar relacionado con trastornos de la tiroides.

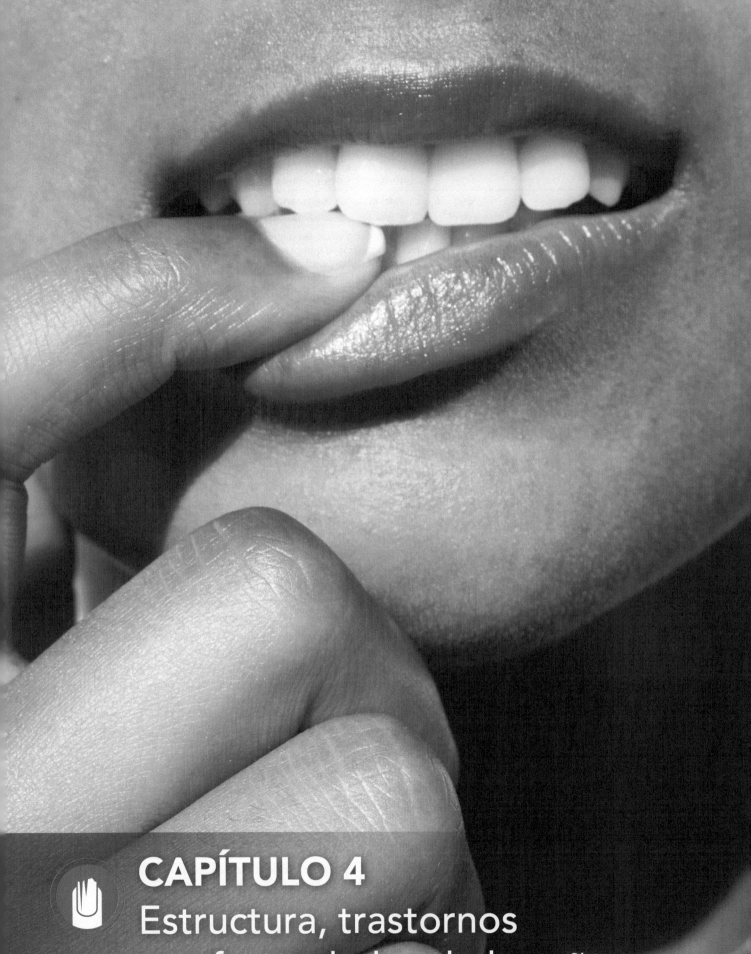

CAPÍTULO 4
Estructura, trastornos
y enfermedades de las uñas

"En la vida, no hay nada que temer, solo hay que comprender".

–Marie Curie

Objetivos de aprendizaje

Al finalizar este capítulo, usted podrá:

1. Explicar por qué debe aprender sobre la estructura, los trastornos y las enfermedades de las uñas.
2. Definir la unidad de la uña natural.
3. Identificar la estructura de la uña.
4. Describir los factores que afectan al crecimiento de las uñas.
5. Identificar las condiciones poco saludables de la uña.
6. Describir el campo de acción de la licencia en relación con la estructura de la uña, los trastornos y las enfermedades.

Explicar por qué debe aprender sobre la estructura, los trastornos y las enfermedades de las uñas

Para brindar servicios y cuidados profesionales y responsables, no solo debe aprender sobre la estructura y el crecimiento de las uñas, sino que también debe identificar cuándo es seguro trabajar con un cliente. Comprender bien el crecimiento y la estructura de la uña le permite cuidar y embellecer las uñas de manera profesional. Este conocimiento también lo prepara para realizar servicios de cuidado de las uñas más avanzados. Debe conocer las afecciones de salud con las que podría encontrarse cuando atiende a sus clientes. Algunos se pueden tratar fácilmente en el salón (por ejemplo, los padrastros o disimular una magulladura en el lecho ungueal); otros, sin embargo, son enfermedades o infecciones que requieren la atención de un médico.

Los técnicos en el cuidado de las uñas deben ser capaces de distinguir entre las condiciones saludables y poco saludables en las uñas de los clientes por varias razones. Primero, debe poder identificar los trastornos que no se deben tratar en el salón. En segundo lugar, debe tomar las medidas adecuadas para protegerse y proteger a los clientes de la transmisión de enfermedades. Por último, puede estar en una posición que le permita reconocer condiciones que pueden indicar problemas de salud, de leves a graves, que necesiten la intervención de un médico.

La uña natural es la lámina dura de protección que resguarda el extremo del dedo de la mano o del pie. Es un anexo de la piel y parte del sistema integumentario. Las láminas ungueales protegen las puntas de los dedos de las manos y los pies. Su apariencia puede reflejar la salud general del cuerpo.

El técnico en el cuidado de las uñas debe comprender bien las enfermedades, los trastornos y la estructura de las uñas porque:

- Comprender la estructura y el crecimiento de las uñas naturales le permitirá cuidar, fortalecer y embellecer las uñas profesionalmente. Puede ofrecerle a los clientes consejos para mantener las uñas saludables y un adecuado cuidado de las uñas en el hogar.

- Es importante saber la diferencia entre la cutícula de la uña y el eponiquio antes de realizar servicios de cuidado de las uñas.

- Comprender la estructura y los ciclos de crecimiento de las uñas naturales lo preparará para brindar servicios de cuidado de las uñas más avanzados.

Definir la unidad de la uña natural

La unidad de la uña natural se compone de varias partes principales, entre ellas, el lecho ungueal, la matriz, la lámina ungueal, la cutícula, el eponiquio, el hiponiquio, los ligamentos especializados y los contornos de la uña. Todas las partes de un dedo de la mano desde la punta hasta el primer nudillo se conocen como la unidad de la uña natural. Técnicamente, se hace referencia a la uña natural en sí como la lámina córnea que se compone principalmente de queratina, la proteína con forma de fibra que se encuentra en la piel y el cabello. La queratina de las uñas naturales es más duradera que la queratina del cabello o la piel.

Una uña normal y sana es firme y flexible, brillante y de color rosado pálido. La superficie es generalmente lisa, sin manchas, divisiones ni surcos profundos. Una uña sana debe tener una apariencia blancuzca y translúcida, con el color rosado o beige del lecho ungueal que se vislumbra por debajo.

VERIFICACIÓN

1. ¿Cuál es el nombre técnico para la uña natural?
2. ¿Cuál es la proteína que compone principalmente las uñas naturales?
3. Describa una uña normal, saludable y sana.

Identificar la estructura de la uña

La uña natural se divide en varias partes principales, entre ellas, el lecho ungueal, la matriz, la lámina ungueal, la cutícula, el pliegue ungueal proximal, el eponiquio, el hiponiquio, los ligamentos especializados y los contornos de la uña. Cada una de ellas forma la unidad de la uña natural (**Figura 4–1**).

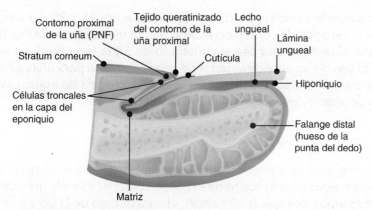

Contorno proximal de la uña (PNF)
Tejido queratinizado del contorno de la uña proximal
Lecho ungueal
Cutícula
Lámina ungueal
Stratum corneum
Hiponiquio
Células troncales en la capa del eponiquio
Falange distal (hueso de la punta del dedo)
Matriz

▲ **FIGURA 4–1 Estructura de la uña natural.**

Contornos de la uña

Los **contornos de la uña** son los pliegues de piel normal que rodean la lámina ungueal. Estos pliegues forman el **surco de la uña** que se ubica a cada lado de la uña. El **pliegue ungueal lateral**, también denominado **borde lateral**, es el pliegue de piel que se superpone al costado de la uña.

Contorno proximal de la uña (PNF)

El pliegue ungueal proximal es el tejido que cubre la matriz, se extiende desde el borde de la lámina ungueal visible hasta la primera articulación del dedo. El tejido se pliega debajo de sí mismo para crear una capa de tejido que cubre y protege esta área sensible. Según un estudio realizado por Doug Schoon en 2019, "la parte superior del pliegue ungueal proximal está cubierta por el tipo de piel llamada stratum corneum, algo típico en otras partes del cuerpo. En la zona donde la piel se encuentra con la lámina ungueal posee una apariencia distinta porque contiene *queratina*. En otras palabras, en esta zona pequeña las capas exteriores del tejido sufren un proceso donde las células de la superficie producen mayor cantidad de queratina. Este proceso de queratinización fortalece el tejido del PNF y le da una apariencia un poco diferente. Este fortalecimiento crea una barrera exterior protectora que resiste el ataque de organismos infecciosos o las sustancias potencialmente dañinas".

Lámina ungueal

La **lámina ungueal** es la lámina de queratina endurecida que se apoya sobre el lecho ungueal. Es la parte más visible y funcional de la unidad de la uña. Está formada por las células de la matriz, cuya única función es generar las células de la lámina ungueal. A pesar de que puede parecer una pieza sólida, en realidad está formada por aproximadamente 50 capas de células de la uña. En la medida que crece, la lámina ungueal se desliza lentamente a través del lecho ungueal. El **borde libre** es la parte de la lámina ungueal que se extiende sobre la punta de los dedos de las manos o los pies.

La lámina ungueal es relativamente porosa al agua, lo que significa que puede absorber un poco de humedad. El contenido de agua de la uña se relaciona con la humedad relativa del medio ambiente circundante. Una uña sana puede verse seca y dura, pero tiene entre 15 y 25 por ciento de contenido de agua. El contenido acuoso afecta directamente la flexibilidad de la uña. Cuanto menor sea el contenido de agua, más rígida se volverá la uña. El uso de un acondicionador de uñas o esmalte para uñas a base de aceite para cubrir la superficie puede reducir la pérdida de agua o evitar el exceso de absorción y mejorar la flexibilidad.

Lecho ungueal

El lecho ungueal es la porción de piel viva sobre la cual se apoya la lámina ungueal a medida que crece hacia el borde libre. Debido a la gran cantidad de vasos sanguíneos que la alimentan, el área debajo de la lámina ungueal puede tener una apariencia rosada en la zona que se extiende desde la lúnula hasta el área justo antes del borde libre de la uña. El lecho ungueal contiene varios nervios y está adherido a la lámina ungueal por una fina capa de tejido llamado epitelio base. El epitelio base es el que guía la lámina ungueal a lo largo del lecho ungueal a medida que crece. Como especialista, debe entender la diferencia y utilizar los nombres correctos para las partes de la unidad de la uña. Por ejemplo: el esmalte para uñas se aplica sobre la *lámina* ungueal, no sobre el *lecho* ungueal.

Matriz

La matriz es el área donde se forman las células de la lámina ungueal y se extiende desde debajo del contorno de la uña en la base de la lámina ungueal. Está compuesta por células de la matriz que producen otras células que se convierten en la lámina ungueal. El área de la matriz contiene nervios, linfa y vasos sanguíneos para nutrir las células de la matriz. Mientras se nutra y se mantenga en condiciones saludables, la matriz continuará creando nuevas células de la lámina ungueal.

La parte visible de la matriz que se extiende desde abajo de la piel viva se llama lúnula. La lúnula es la media luna blancuzca que se encuentra debajo de la base de la lámina ungueal. Esta apariencia es causada por el reflejo de la luz de la superficie de la parte visible de la matriz ungueal subyacente. El color más claro de la lúnula muestra el color verdadero de la matriz. Todas las personas tienen lúnula, pero no todas las lúnulas son visibles. Algunas son cortas y permanecen escondidas debajo del contorno proximal de la uña (PNF). El crecimiento de las láminas ungueales puede verse afectado si una persona tiene mala salud, si tiene algún trastorno o enfermedad en las uñas o si tuvo una lesión en la matriz.

Cutícula

La cutícula es el tejido muerto e incoloro adherido a la superficie de la lámina ungueal que proviene del eponiquio debajo de la piel que se encuentra por encima de la superficie de la uña natural. La cutícula se adhiere con fuerza a la lámina ungueal, mientras permanece debajo del pliegue ungueal proximal, luego queda libre y se adhiere a la parte superior de la lámina ungueal a medida que crece. La cutícula forma un sello importante entre el PNF y la lámina ungueal, esto evita que los organismos infecciosos lleguen a la parte inferior de la piel e infecten la matriz o el hueso.

Los productos profesionales que se comercializan como *humectantes de cutículas, suavizantes* o *acondicionadores* pueden generar confusión, pero debe tener en cuenta que estas etiquetas se basan en el consumo, ya que el nombre *crema para el pliegue ungueal proximal* podría confundir a los consumidores. Es posible que se confunda entre la cutícula y los nombres de las otras partes de la uña, así que debe asegurarse de aprenderlos. La cutícula es la piel muerta que se ubica sobre la lámina ungueal, por lo tanto, ¿por qué hay productos diseñados para cuidar, suavizar y humectar la cutícula? ¡No tiene sentido! Los humectantes, suavizantes o acondicionadores de cutículas *en realidad* están diseñados para el *pliegue ungueal proximal*, los *bordes laterales* y el *hiponiquio*, pero no para la cutícula. *Los removedores de cutículas* son productos profesionales que, cuando se aplican cuidadosamente en la lámina ungueal, pueden acelerar la remoción del tejido persistente de la cutícula. Los malentendidos con los nombres correctos de las partes de la uña causan mucha confusión. Asegúrese de aprender los nombres correctos y de utilizarlos como corresponde.

Eponiquio

El **eponiquio** es la piel viva que se encuentra debajo del pliegue ungueal proximal en la base de la superficie de la lámina ungueal y que cubre el área de la matriz. Según un estudio realizado por Doug Schoon en 2019, "el eponiquio es una parte delgada del tejido que se encuentra en la parte inferior del pliegue ungueal proximal. Se descubrió que es muy delgada, alrededor de 0,1 y 0,15 mm de espesor (entre 0,004 y 0,006 pulgadas), y solo posee una capa de células troncales. El eponiquio se extiende desde el borde del pliegue ungueal proximal hasta la matriz ungueal". El pliegue ungueal proximal es la parte de la piel sobre el eponiquio. Este tejido cubre la matriz ungueal y la lámina ungueal.

El eponiquio suele confundirse con la cutícula. No son lo mismo. La cutícula es el *tejido muerto* adherido a la lámina ungueal; el eponiquio es el lado inferior del pliegue ungueal proximal y es el tejido vivo que forma la cutícula. La cutícula se convierte en el eponiquio, que se encuentra debajo de esta área (PNF), donde se desprende completamente del eponiquio y se adhiere con fuerza al nuevo crecimiento de la lámina ungueal. Queda libre para formar un sello entre la superficie de la uña natural y el pliegue ungueal proximal.

Determinar la diferencia entre la cutícula y el eponiquio es fácil cuando se esta lista simple listas de verificación:

- ¿El tejido se adhiere directamente a la lámina ungueal, pero se puede remover con facilidad mediante un raspado suave?
- ¿El tejido es muy delgado e incoloro, pero fácilmente visible al inspeccionarlo de cerca?
- ¿El tejido está muerto y no adherido directamente a piel viva?

Si respondió "Sí" a *cualquiera* de las preguntas anteriores, entonces este tejido se llama *cutícula*.

- ¿El tejido cubre la lámina ungueal y la matriz ungueal, excepto la lúnula? ¿Sangrará este tejido si sufre un corte profundo?

Observar la uña con una lupa

Utilice una pequeña lupa para examinar las cutículas y los PNF de al menos 10 amigos o compañeros de clase. Observe cómo el delgado tejido de la cutícula se adhiere y recorre la parte superior de la lámina ungueal a medida que emerge desde la parte inferior del eponiquio en la base de la lámina ungueal. Luego, examine el PNF para ver cómo se diferencian ambos en apariencia. Identifique cuál se puede remover y cuál nunca debe cortarse.

Si respondió "Sí" a *cualquiera* de las preguntas anteriores, este tejido se llama *pliegue ungueal proximal*.

Los técnicos en el cuidado de las uñas pueden empujar cuidadosamente el PNF, pero tienen *prohibido* cortar o recortar *cualquier* tejido vivo, que incluye el PNF. Incluso si esta parece seca y endurecida, es parte del PNF vivo. Cortar cualquier parte del PNF u otra parte del tejido vivo es una práctica que está fuera del ámbito de la tecnología del cuidado de las uñas y está prohibido bajo toda condición o circunstancia. Ninguna persona, incluso un médico o cliente, puede otorgarle permiso a un técnico en el cuidado de las uñas para cortar piel viva.

Hiponiquio

El **hiponiquio** es la capa de piel ligeramente engrosada que se encuentra entre la punta del dedo y el borde libre de la lámina ungueal. Forma una barrera protectora que previene que los microorganismos invadan e infecten el lecho ungueal. Trate esta área con cuidado cuando esté dañada, la lámina ungueal se puede separar del lecho ungueal y esto posibilita la infección de la lámina ungueal.

Ligamentos especializados

Un **ligamento** es una banda resistente de tejido fibroso que conecta huesos o mantiene un órgano en su lugar. Los ligamentos especializados fijan el lecho ungueal y el lecho de la matriz al hueso subyacente. Están ubicados en la base de la matriz y alrededor de los bordes del lecho ungueal.

 VERIFICACIÓN

4. ¿Cuál es la diferencia principal entre la cutícula de la uña y el eponiquio?
5. Mencione las partes principales de la unidad de la uña.
6. Explique la diferencia entre lecho ungueal y lámina ungueal.
7. ¿Qué parte de la unidad de la uña contiene los nervios, la linfa y los vasos sanguíneos?

Describir los factores que afectan al crecimiento de las uñas

El crecimiento de la lámina ungueal se ve afectado por la nutrición, la actividad física y la salud general de una persona. Una lámina ungueal normal crece hacia delante desde la matriz y se extiende por encima de la punta del dedo. Las láminas ungueales normales y sanas pueden crecer en varias formas, dependiendo de la forma de la matriz. La longitud, el ancho y la curvatura de la matriz determinan el grosor, el ancho y la curvatura de la lámina ungueal. Por ejemplo, una matriz más larga produce una lámina ungueal más gruesa y una matriz más curva produce un borde libre con mayor curvatura. Nada puede hacer que la lámina ungueal sea más gruesa: esto requeriría que el tamaño de la matriz sea mayor. Sin embargo, las manicuras periódicas, una buena alimentación y mantener las cutículas humectadas ayudan a conservar uñas saludables.

El ritmo promedio de crecimiento de la lámina ungueal en un adulto normal es de alrededor de 2,5 mm a 3 mm (1/10" a 1/8") por mes. Las láminas ungueales crecen más rápido en verano que en invierno. Las uñas de los niños crecen más rápidamente, mientras que las de las personas de edad avanzada crecen con mayor lentitud. La uña del dedo medio es la que crece con más rapidez y la del dedo pulgar es la que crece más lentamente. El ritmo de crecimiento de las uñas aumenta considerablemente durante el último trimestre de embarazo debido a los cambios hormonales del cuerpo. El crecimiento de las uñas disminuye considerablemente y vuelve a la normalidad después del parto. Es un mito que el crecimiento de las uñas se deba a las vitaminas para el cuidado prenatal; la velocidad de crecimiento de las uñas se acelerará independientemente de que una mujer tome estas vitaminas o no. Aunque las láminas ungueales de los dedos de los pies crecen más lentamente que las de los dedos de las manos, son más gruesas porque la matriz ungueal es más larga que la matriz de las uñas de los dedos de las manos (**Figura 4-2**).

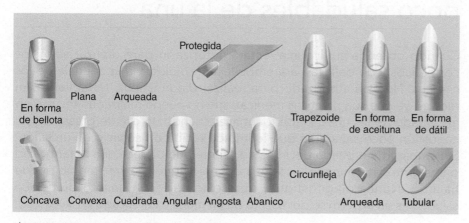

▲ **FIGURA 4–2** Varias formas de uñas.

Malformación de la lámina ungueal

La lámina continuará creciendo mientras la matriz esté sana y completa. Sin embargo, la forma o el grosor de la lámina ungueal puede cambiar debido a una infección en la matriz. Comúnmente, el reemplazo total de la lámina ungueal tarda alrededor de cuatro a seis meses. Las láminas ungueales de los dedos de los pies tardan entre 9 meses y un año en reemplazarse completamente. El cabello se cae automática o periódicamente, pero la lámina ungueal no. La matriz ungueal crea nuevas células de la uña en forma constante. Cada vez que se crea una célula nueva, empuja a las células creadas previamente hacia arriba y lejos de la matriz. Esto hace que la lámina se desplace lentamente hacia el borde libre, pero solo a la velocidad en se producen células nuevas. Si las células de las uñas se producen con rapidez, la lámina crecerá más rápido. Lo inverso también es válido. Si una pequeña porción de la matriz deja de producir células nuevas,

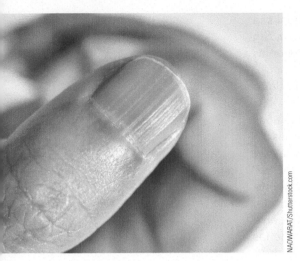

la lámina ungueal se volverá más delgada y desarrollará un surco estrecho. Como parte normal del proceso de envejecimiento, las partes de la matriz ungueal comienzan a desacelerar de manera permanente la producción, lo que hace que la lámina desarrolle una serie de surcos estrechos a lo largo de la lámina (Figura 4–3). Con frecuencia, estos surcos se confunden con *estriaciones*. La matriz no produce estriaciones en la lámina ungueal, solo surcos. Nunca debe limar las *estriaciones*, ya que esto afinará y debilitará toda la lámina ungueal.

 VERIFICACIÓN

8. ¿Por qué la matriz ungueal produce surcos en vez de estriaciones en la lámina ungueal?

▲ **FIGURA 4–3** La presencia de pequeños surcos en la lámina ungueal son un indicio normal del envejecimiento.

Identificar las condiciones poco saludables de la uña

Cuando obtenga su licencia, estará autorizado para realizar servicios cosméticos y de belleza para embellecer y mejorar la apariencia de los clientes. No está autorizado para realizar diagnósticos, tratamientos ni recetas, ya que son prácticas médicas que no puede realizar un técnico en el cuidado de las uñas. Debe identificar cuando un cliente presenta una condición poco saludable que le impida recibir un servicio en un salón. Sin embargo, no puede decirle a un cliente que padece una enfermedad o trastorno determinado. Eso sería dar un diagnóstico y usted no puede hacerlo. Nunca diagnostique, trate o trabaje con uñas o piel poco saludables sin el permiso por escrito de un médico certificado en su estado.

Trastornos de las uñas

El **trastorno de las uñas** es una condición poco saludable de la uña, que puede ser hereditaria o producida por una lesión o enfermedad en la unidad de la uña (**Tabla 4–1**). La mayoría de sus clientes, si no todos, han experimentado un trastorno de las uñas común en algún momento de sus vidas. Puede ayudar a los clientes que padezcan trastornos de las uñas de dos maneras. Puede informarles que notó lo que podría ser una condición poco saludable y recomendarles que visiten a un médico. De forma alternativa, puede mejorar la apariencia de determinados trastornos si el problema es cosmético y *no* se trata de una enfermedad o un trastorno.

Saber reconocer qué opción elegir es su responsabilidad profesional y una exigencia de su licencia. Si la piel o una uña de un cliente está infectada, inflamada, lastimada o hinchada, no debe recibir servicios del salón. Esto incluye las uñas encarnadas. Debe rechazar el servicio y derivar el cliente a un médico.

ACTIVIDAD

Aprender a identificar las condiciones poco saludables de la uña

Observar las manos y los pies de varios amigos y familiares. Tomar fotografías de todo lo que parezca poco saludable. Analizar y comparar las fotografías con su instructor y compañeros. Analizar con qué uñas se puede o no trabajar de forma segura en un salón.

Recuerde que su licencia no le permite diagnosticar o tratar enfermedades ni trastornos. Es imprescindible que pueda diferenciar entre las uñas y la piel *saludables* y las condiciones *poco saludables* de las uñas y la piel. La siguiente descripción general es una lista de los trastornos más comunes en clientes de los salones, pero no puede utilizarse para realizar diagnósticos.

Si sabe identificar la presencia de una condición poco saludable, aumentará en gran medida su pericia en el cuidado de las uñas. Además, protegerá a sus clientes mediante las prácticas sanitarias y aconsejándoles que consulten con un médico acerca de la condición poco saludable.

Identificar si un cliente presenta condiciones poco saludables, ya sea una infección, enfermedad o trastorno, es fundamental para brindar un servicio seguro en el salón. Es importarte recordad que solo puede realizar servicios dentro del alcance de su licencia, como embellecer y mejorar la apariencia de una persona. Esto debe realizarse *solo* en los salones autorizados.

▼ **TABLA 4–1 Descripción general de los trastornos de las uñas**

Trastorno	Signos o síntomas	Imagen
Líneas de Beau	depresiones que se extienden a lo ancho de la lámina ungueal debido a una producción lenta de células de la matriz, por lo que la lámina ungueal suele ser más delgada. Por lo general, como resultado de enfermedades o lesiones severas.	
lecho ungueal magullado	manchas moradas oscuras, normalmente debido a lesiones pequeñas en el lecho ungueal. Esta afección por lo general se puede cubrir con esmalte para uñas o maquillar con un producto de realces para uñas.	
decoloración de las uñas	uñas que se tornan de colores diferentes. Esto puede indicar manchas superficiales, trastornos sistémicos o mala circulación de la sangre.	
uñas quebradizas	lámina ungueal visiblemente fina, blanca y más flexible de lo normal; generalmente, esto se debe a una dieta inadecuada, factores hereditarios, enfermedades internas, medicamentos o limado excesivo con un abrasivo.	

DD Images/Shutterstock.com

Pradit.Ph/Shutterstock.com

(Continúa)

Trastorno	Signos o síntomas	Imagen
padrastros	piel dañada alrededor de la lámina ungueal (frecuentemente el eponiquio) que se parte o separa. Los padrastros se pueden recortar con cuidado, mientras que en el proceso no se corte ni se desgarre piel viva.	
dedo infectado	enrojecimiento visible, dolor, hinchazón, piel herida o con pus. Rechazar el servicio de manicura. Requiere la derivación a un médico.	
leuconiquia	manchas blanquecinas de decoloración de las uñas; usualmente causada por lesiones menores en la matriz ungueal. Suelen aparecer en las uñas, pero no son un indicio de enfermedad y desaparecerán a medida que la uña crezca.	
melanoniquia	oscurecimiento importante de las uñas de las manos o de los pies causado por el aumento de las células pigmentarias (melanocitos). Visible como una banda negra que se extiende desde la base del borde libre o que afecta toda la lámina ungueal. Una afección bastante común en afroamericanos o asiáticos. Sin embargo, puede ser indicio de una enfermedad.	
psoriasis ungueal	huecos en la superficie de la uña, rugosidad, onicólisis y decoloraciones en el lecho, de manera aleatoria o en espacios iguales. La lámina ungueal puede parecer como si se hubiera limado con un abrasivo áspero, el borde libre puede ser irregular o ambos.	
pterigión ungueal	estiramiento anormal del eponiquio o hiponiquio alrededor de la lámina ungueal; normalmente causado por una lesión grave o una reacción alérgica de la piel. Las cremas o los aceites acondicionadores pueden ser útiles. Sin embardo, nunca intente tratar o volver a introducir el pterigión ungueal con un instrumento.	

onicofagia	uñas mordidas. Manicuras habituales y el cuidado adecuado de la manos pueden ayudar a superar este hábito.	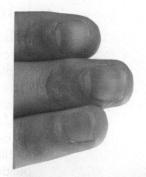
onicorresis	uñas partidas o quebradizas anormales que aparece como una superficie rugosa en la lámina ungueal. Las potenciales causas son factores hereditarios, lesiones en la matriz, uso excesivo de removedores de cutícula, agentes de limpieza potentes o técnicas de limado agresivas.	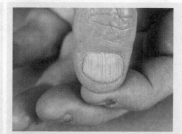
uñas pinzadas	también se conoce como uña en forma de trompeta; una forma excesivamente marcada de la curvatura de la uña en el borde libre. La uña puede curvarse sobre sí misma o deformarse solo en uno de los bordes laterales. En casos extremos o inusuales, o en trastornos dolorosos, se debe remitir el cliente a un médico. *Utilizar algún producto de soporte para enderezar estas uñas es una práctica médica y no se puede realizar en un salón.*	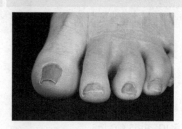
uña involuta	también se conoce como *uña plegada.* Lámina ungueal muy curvada a causa de heridas en la matriz, que pueden ser hereditarias. Las uñas involutas a menudo causan la formación de uñas encarnadas.	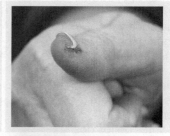
uñas estriadas	surcos longitudinales en la lámina, que a menudo se confunden con estriaciones; se observan en el envejecimiento normal.	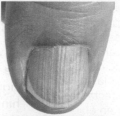
hemorragias en astilla	lesiones en los capilares debajo de la uña, lo que le da la apariencia de una pequeña astilla a lo largo y debajo de la lámina ungueal. Causada por un traumatismo físico o lesión en el lecho ungueal.	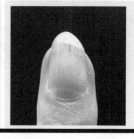

Toa55/Shutterstock.com

Infecciones de las uñas

La limpieza y desinfección adecuadas reduce el riesgo de transmitir infecciones de uñas de un cliente a otro. Nunca acorte los procesos de limpieza y desinfección. Si reiteradamente descubre infecciones en las uñas de sus clientes, debe volver a examinar *sus* técnicas de limpieza, desinfección, preparación y aplicación. Siempre mezcle los desinfectantes según las etiquetas del producto y recuerde cambiar de solución todos los días. Limpie y desinfecte de manera adecuada todo los implementos reutilizables metálicos y deseche los elementos de un solo uso, como los pulidores, las limas y palillos empujadores de madera. Use una toalla limpia en cada servicio y asegúrese de limpiar la superficie de la mesa antes y después de cada procedimiento (**Figura 4–4**).

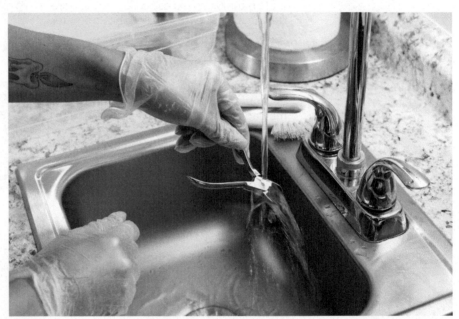

▲ **FIGURA 4–4** Practique siempre los pasos de limpieza y desinfección estrictos cuando trabaje en las uñas de las manos y los pies.

ACTIVIDAD

Desinfección del recipiente de pedicura

Tomar fotografías de las etiquetas de diferentes marcas de botellas de desinfectantes registrados en la EPA. Anotar la cantidad de agua y producto que debe mezclar para obtener la dilución adecuada. Calcular la cantidad de agua que posee el recipiente para pedicura en la escuela. El número antes de los dos puntos (:) indica las onzas que necesita del producto, el número después de los dos puntos es la cantidad de agua con la que debe mezclarlo. Calcular la cantidad de desinfectante que debe colocar en el recipiente después de cada pedicura y averiguar cuál es el producto más económico que puede usar.

Enfermedades de las uñas

En el salón, puede encontrarse con cualquiera de las diversas enfermedades de las uñas. Cualquier condición o enfermedad de las uñas que muestre signos de infección o inflamación (la piel herida, enrojecimiento, dolor, hinchazón o pus) no debe diagnosticarse ni tratarse en el salón. Nunca debe prestar servicios para el cuidado de las uñas de ningún tipo a clientes que presenten una infección en las uñas. Es imprescindible que pueda identificar si el cliente presenta una condición poco saludable en las uñas.

A continuación, encontrará un breve resumen de las enfermedades de las uñas en la **Tabla 4–2**.

Enfermedad	Signos o síntomas	Imagen
onicólisis	separación de la lámina ungueal y el lecho ungueal, normalmente debido a lesiones físicas o reacciones alérgicas. Cuando la causa desaparece, la zona comenzará a curarse lentamente. Requiere la derivación a un médico.	Imageman/Shutterstock.com
onicocriptosis	uñas encarnadas en las manos o los pies, las uñas crecen hacia dentro de los bordes del tejido que rodea la uña. Requiere la derivación a un médico.	
onicomadesis	separación y caída de la lámina ungueal desde el lecho ungueal en las uñas de la mano o del pie. Puede ser a causa de una infección, lesión en la matriz, una enfermedad sistémica o un procedimiento médico, como la quimioterapia. Requiere la derivación a un médico.	
onicomicosis	infección por hongos de la lámina ungueal. Está formada por placas blancuzcas que pueden extenderse sobre la superficie de la uña o como rayas largas y amarillentas dentro de la lámina ungueal. Una tercera forma común hace que el borde libre de la uña se resquebraje e incluso puede afectar toda la lámina. Suele invadir el borde libre y se extiende hacia la matriz. Requiere la derivación a un médico.	Sergey Privalov/Shutterstock.com
onicosis	la oniquia es una inflamación de la matriz y la caída de la uña debido a una infección o lesión. Es posible que requiera la derivación a un médico.	cunaplus/Shutterstock.com
paroniquia	inflamación bacteriana de los tejidos que rodean la lámina ungueal, que produce pus, hinchazón y enrojecimiento. Suele observarse en las manos muy secas o agrietadas debido a la exposición excesiva al agua y detergentes. Requiere la derivación a un médico.	Sathit/Shutterstock.com

(Continúa)

Enfermedad	Signos o síntomas	Imagen
pseudomonas aeruginosa	bacterias contagiosas que crecen con rapidez y pueden ocasionar infecciones. En las primeras etapas se ve como manchas amarillo verdosas que se oscurecen en las etapas avanzadas y cambian de amarillo a verde, luego a marrón y, finalmente, a negro. Requiere la derivación a un médico.	
granuloma piogénico	inflamación grave de la uña, en la cual crece un bulto de tejido rojo desde el lecho ungueal hacia la lámina ungueal. Requiere la derivación a un médico.	
tinea pedis	término médico que se usa para referirse a las infecciones fúngicas de los pies, también conocidas como pie de atleta. Se ve como manchas rojas o escamas en la piel de la planta de los pies o entre los dedos de los pies. Puede contagiarse por el equipo o las herramientas sucias. Requiere la derivación a un médico.	

Honzik7/Shutterstock.com

Las personas que tienen trabajos que los obligan a sumergir periódicamente las manos en soluciones limpiadoras potentes son menos propensas a desarrollar infecciones de las uñas. La exposición frecuente a jabones, solventes y muchos otros tipos de sustancias elimina los aceites naturales de la piel. Las manos del técnico en el cuidado de las uñas están expuestas diariamente a productos de uso profesional. Para asegurarse de usar los productos de manera segura, es preciso seguir las instrucciones del fabricante. Si las instrucciones o advertencias le indican que se debe evitar el contacto con la piel, deberá seguir el consejo. Si el fabricante recomienda el uso de guantes, asegúrese de usarlos para proteger su piel.

Se recomienda el uso de guantes de nitrilo, ya que es menos probable que causen reacciones alérgicas en comparación a los guantes de látex y goma. Si no está seguro de cómo utilizar y manipular el producto sin correr riesgos, comuníquese con el fabricante y pida el folleto informativo de seguridad del material (SDS, por sus siglas en inglés).

Todo lo que haga antes, durante y después de los servicios de salón debe reducir el riesgo de infección y lesiones en los clientes. Es por ello que es importante limpiar y desinfectar de manera adecuada sus herramientas y equipo. Además, debe evitar trabajar en clientes con piel o uñas infectadas o con condiciones poco saludables. La piel intacta y saludable es una barrera efectiva contra las infecciones. Los gérmenes pueden ingresar al cuerpo a través de la piel lastimada y causar infecciones.

VERIFICACIÓN

9. Definir *trastorno de las uñas*.
10. Si un cliente llega al salón con una enfermedad o infección en las uñas, ¿qué debe hacer?
11. ¿Por qué es importante que la piel en las manos o los pies del cliente esté intacta al recibir los servicios para el cuidado de las uñas?
12. ¿Por qué es importante usar guantes cuando manipula sustancias químicas o productos para el cuidado de las uñas en el salón?

Describir el campo de acción de la licencia en relación con la estructura de la uña, los trastornos y las enfermedades

Las leyes son dictadas por la legislatura del estado y determinan el alcance del campo de acción de cada licencia en el estado. Las leyes o estatutos también establecen las pautas para que los organismos reguladores y los consejos establezcan normas.

Los técnicos en el cuidado de las uñas se rigen por la cosmetología, por lo que encontrará la definición de tecnología del cuidado de las uñas en las leyes sobre cosmetología. El campo de acción se encuentra en las *Definiciones* y enumera de manera específica lo que el titular de la licencia puede hacer. Por ejemplo, los técnicos en el cuidado de las uñas no pueden depilar con cera en la mayoría de los estados. Solo porque un dispositivo o procedimiento no esté específicamente prohibido, no significa que esté bien usarlo o realizarlo. La definición de cada licencia dicta claramente qué se puede hacer con esa licencia y esas son las *únicas* prácticas permitidas dentro del estado.

Los servicios de belleza y cosmética mejoran la apariencia de una persona, mientras que las prácticas médicas, los dispositivos médicos y las drogas afectan el cuerpo. En las leyes existe una cláusula sobre cosmetología donde se establece, a menos que se cuente con la licencia correspondiente, que ninguna persona con la licencia de cosmetología, incluso los técnicos en el cuidado de las uñas, pueden realizar las actividades que se enumeran en la definición de otras licencias en el estado. Esto significa que un procedimiento o práctica está prohibido si se encuentra dentro de la licencia médica o de podología.

ACTIVIDAD

Investigar acerca de su campo de acción

Buscar en Internet el *campo de acción* de su licencia. Lo encontrará en las leyes o estatutos sobre cosmetología en su estado, en la sección *Definiciones*. Las definiciones enumeran específicamente las tareas que permite esa licencia y lo que se permite *solo* con fines cosméticos o de belleza. Los procedimientos y productos cosméticos mejoran la apariencia de una persona, mientras que los dispositivos médicos, las prácticas y las drogas afectan el cuerpo. Si dentro de la definición de su licencia no encuentra el proceso o procedimiento, no puede realizarlo.

VERIFICACIÓN

13. ¿Cuál es el organismo responsable en su estado?

¿Cómo le está yendo con la estructura, los trastornos y las enfermedades de las uñas? **A continuación, marque los Objetivos de aprendizaje del capítulo 4 que considere que domina y deje sin marcar aquellos objetivos a los que deberá volver:**

- ☐ Explicar por qué debe aprender sobre la estructura, los trastornos y las enfermedades de las uñas.
- ☐ Definir la unidad de la uña natural.
- ☐ Identificar la estructura de la uña.
- ☐ Describir los factores que afectan al crecimiento de las uñas.
- ☐ Identificar las condiciones poco saludables de la uña.
- ☐ Describir el campo de acción de la licencia en relación con la estructura de la uña, los trastornos y las enfermedades.

GLOSARIO DEL CAPÍTULO

borde lateral	pág. 99	consultar contorno lateral de la uña.
borde libre	pág. 99	parte de la lámina ungueal que se extiende sobre la punta del dedo de la mano o del pie.
contornos de la uña	pág. 99	contornos de piel normales que rodean a la lámina ungueal.
contornos laterales de la uña	pág. 99	pliegues de la piel normal que recubren los lados de la lámina ungueal, también conocida como borde lateral.
cutícula	pág. 100	tejido incoloro muerto unido a la lámina ungueal.
decoloración de las uñas	pág. 105	la uña cambia a una variedad de colores, que pueden ser manchas en la superficie, un trastorno o mala circulación.
dedo infectado	pág. 106	enrojecimiento visible, dolor, hinchazón, piel herida o con pus. Rechazar el servicio y derivar a un médico.
epitelio base	pág. 100	capa delgada de tejido entre la lámina ungueal y el lecho ungueal.
eponiquio	pág. 101	piel viva en la base de la lámina ungueal que cubre el área de la matriz.
granuloma piogénico	pág. 110	Inflamación grave de la uña, en la cual crece un bulto de tejido rojo desde el lecho ungueal hacia la lámina ungueal.
hemorragias en astilla	pág. 107	causada por traumatismos o lesiones físicos en el lecho ungueal, que daña los capilares y deja fluir pequeñas cantidades de sangre.
hiponiquio	pág. 102	capa de piel ligeramente engrosada que se encuentra entre la punta del dedo y el borde libre de la lámina ungueal. Forma una barrera protectora que previene que los microorganismos invadan e infecten el lecho ungueal.
lecho ungueal	pág. 100	porción de la piel viva sobre la cual se apoya la lámina ungueal a medida que crece hacia el borde libre.
lecho ungueal magullado	pág. 105	trastorno en el que se forma un coágulo de sangre debajo de la lámina ungueal, que genera una mancha morada oscura, por lo general, debido a una lesión física.
leuconiquia	pág. 106	decoloración blanquecina dentro de la lámina ungueal, usualmente causada por lesiones en la matriz de la uña.
ligamento	pág. 102	banda resistente de tejido fibroso que conecta huesos o sostiene un órgano en su lugar.
lámina córnea	pág. 98	término técnico para las uñas de los dedos de las manos o los pies.
lámina ungueal	pág. 99	lámina de queratina endurecida que se apoya sobre el lecho ungueal y se desliza lentamente por él a medida que crece; es la parte más visible y funcional de la unidad de la uña.

líneas de Beau	pág. 105	depresiones visibles que se extienden a lo ancho de la lámina ungueal natural.
matriz	pág. 100	área donde se forman las células de la lámina ungueal; está compuesta de las células de la matriz que constituyen la lámina ungueal.
melanoniquia	pág. 106	oscurecimiento importante de las uñas de los dedos de las manos o de los pies; se puede ver como bandas negras debajo o dentro de la lámina ungueal que se extienden desde la base hasta el borde libre.
onicocriptosis	pág. 109	uña encarnada; la uña crece hacia dentro del tejido vivo que la rodea.
onicofagia	pág. 107	uñas mordidas.
onicomadesis	pág. 109	separación y desprendimiento de la uña del lecho ungueal.
onicomicosis	pág. 109	infección fúngica de la lámina ungueal.
onicorresis	pág. 107	uñas partidas o quebradizas que también tienen una serie de estriaciones longitudinales que le dan un aspecto áspero a la superficie de la lámina ungueal.
onicosis	pág. 109	toda deformidad o enfermedad de las uñas.
onicólisis	pág. 109	separación de la lámina ungueal y el lecho ungueal, normalmente debido a lesiones físicas o reacciones alérgicas.
oniquia	pág. 109	inflamación de la matriz de la uña con pérdida de la uña.
padrastros	pág. 106	trastorno en el que el eponiquio u otro tejido vivo alrededor de la lámina ungueal se divide o se parte.
paroniquia	pág. 109	inflamación bacteriana de los tejidos que rodean la uña; generalmente con presencia de pus, enrojecimiento e hinchazón.
pseudomonas aeruginosa	pág. 110	bacteria común que puede ocasionar una infección y la prueba de microorganismos para el desinfectante de un hospital, que es el tipo de desinfectante que se debe usar en un salón.
psoriasis ungueal	pág. 106	trastorno no infeccioso que afecta la superficie de la lámina ungueal haciendo que su apariencia se torne áspera, con picaduras y manchas rojizas en el lecho ungueal y onicólisis.
pterigión ungueal	pág. 106	afección anormal que se produce cuando la lámina ungueal estira la piel; por lo general, causada por una lesión grave o reacción alérgica.
surco de la uña	pág. 99	hendidura o ranura en los costados de la uña.
tinea pedis	pág. 110	término médico para referirse a infecciones fúngicas de los pies.
trastornos de las uñas	pág. 104	estado causado por una lesión o enfermedad en la unidad de la uña.
unidad de la uña natural	pág. 98	todas las partes anatómicas de la uña necesarias para producir la lámina ungueal natural.
uña en forma de trompeta	pág. 107	trastorno en el que los bordes de la superficie de la uña se tuercen formando una trompeta o un cono puntiagudo en el borde libre.
uña involuta	pág. 107	también conocida como uña plegada; es un tipo de lámina ungueal muy curvada causada normalmente por lesiones en la matriz, aunque también puede ser hereditaria.
uña natural	pág. 98	lámina protectora dura ubicada en el extremo del dedo de la mano o del pie.
uñas estriadas	pág. 107	líneas verticales que se extienden a lo largo de la lámina ungueal natural, generalmente relacionadas con el envejecimiento normal.
uñas pinzadas	pág. 107	mayor curvatura transversal a lo largo de la lámina ungueal causado por un aumento en la curvatura de la matriz.
uñas quebradizas	pág. 105	lámina ungueal blanca, notablemente delgada, que es más flexible de lo normal.

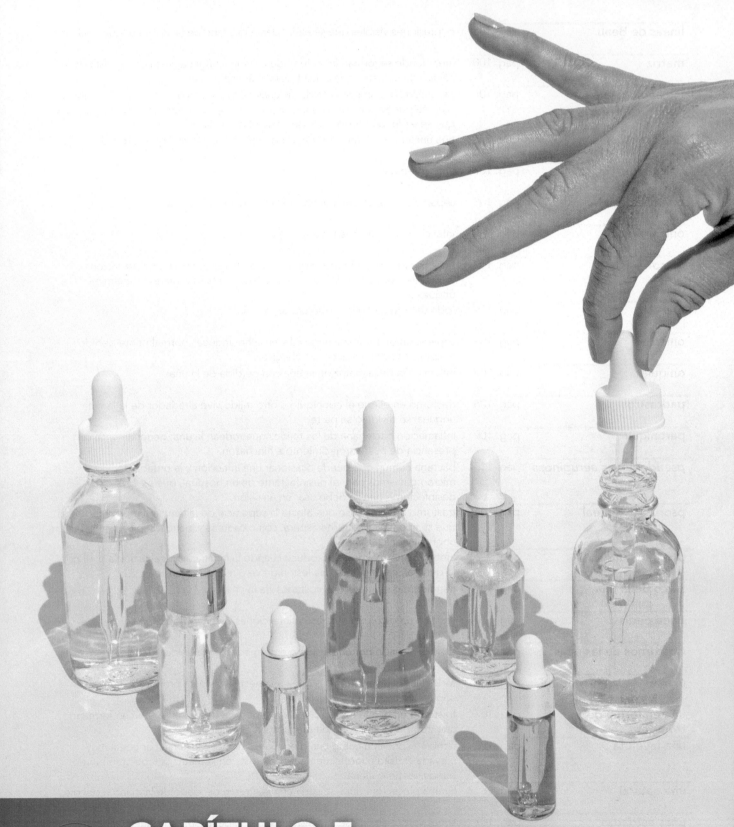

CAPÍTULO 5
Química de los productos para el cuidado de las uñas

"La química dice que cuanta más energía pones en un vínculo, más difícil es romperlo".

Objetivos de aprendizaje

Al finalizar este capítulo, usted podrá:

1. Explicar por qué necesita aprender acerca de la química de los productos para el cuidado de las uñas.
2. Describir la diferencia de comportamiento de los gases, vapores y humos.
3. Describir la función de la adherencia, los adhesivos y los imprimantes en los productos para el cuidado de las uñas.
4. Definir la química detrás de los adhesivos de los realces para uñas.
5. Comparar los productos cubritivos para uñas según sus reacciones químicas y físicas.
6. Describir cómo se puede minimizar la exposición a sustancias nocivas.

Explicar por qué necesita aprender acerca de la química de los productos para el cuidado de las uñas

Casi todo lo que uno hace depende de la química. Y con un poco de conocimiento sobre productos químicos, puede identificar y resolver problemas comunes del salón, que pueden originar fallas en el servicio y problemas en las uñas de sus clientes. Los conocimientos químicos constituyen la base para convertirse en un excelente especialista en el cuidado de las uñas. Aunque usted solo quiera *hacer uñas*, su éxito depende de sus habilidades y conocimiento de la química y las sustancias.

Es incorrecto pensar que todas las sustancias químicas son peligrosas o tóxicas. Educar al cliente no solo facilita su trabajo, sino que definitivamente ayuda a aumentar sus tácticas de venta. Además aumentará su credibilidad como un profesional que se mantiene actualizado con los temas de la industria.

El técnico en el cuidado de las uñas debe comprender muy bien las sustancias químicas y la química porque:

- Estará mejor preparado para solucionar problemas cuando algo salga mal.
- Tendrá un conocimiento más profundo sobre cómo funcionan los productos profesionales.
- Tendrá menos probabilidades de dejarse engañar por afirmaciones y publicidades inadecuadas.

Describir la diferencia de comportamiento de los gases, vapores y humos

Es incorrecto pensar que todas las sustancias químicas son peligrosas o tóxicas. La gran mayoría de las sustancias químicas con las que estará en contacto durante su vida son completamente seguras; la mayoría son beneficiosas. Esto se debe a que todo lo que lo rodea está formado por sustancias químicas. Las paredes de su habitación, su teléfono, la comida, las vitaminas, incluso el oxígeno y el agua son sustancias químicas. De hecho, todo lo que se puede ver o tocar, excepto la luz y la electricidad, es una sustancia química. La mayoría de las sustancias químicas se encuentran como moléculas. Las moléculas son como pequeños bloques de construcción. Pueden ordenarse y reordenarse con una cantidad ilimitada de combinaciones. El aceite de petróleo se puede convertir químicamente en vitamina C. La acetona se puede convertir en agua u oxígeno. El papel puede convertirse en azúcar. Las posibilidades son interminables. En la época medieval, los alquimistas buscaron en vano formas de convertir el plomo en oro. En la actualidad, es posible hacerlo, pero el proceso cuesta más que el valor del oro.

Vapores, gases y humos

La mayoría de las personas están muy familiarizadas con las definiciones de sólido y líquido. Es fácil ver que algo líquido no es un sólido. Sin embargo, como las personas no pueden distinguir fácilmente la diferencia entre un gas, un humo y un vapor, estos términos se confunden a menudo. Existe una diferencia muy importante entre estos términos. (Tenga en cuenta que todas las profesiones tienen un conjunto de términos específicos que quienes las ejercen deben conocer. Así que, como especialista en el cuidado de las uñas, siempre debe esforzarse por utilizar la terminología correcta).

Un gas se define como un estado de la materia que consiste en partículas que no tienen ni un volumen ni una forma definida y es muy diferente de los vapores. Los vapores se forman cuando los líquidos se evaporan en el aire. Toda sustancia que sea líquida a temperatura ambiente formará un vapor. Cuanto más alta sea la temperatura, con mayor rapidez se formará el vapor. Si se lo enfría nuevamente, el vapor volverá a convertirse en líquido. A esto se le llama condensación. El agua, el alcohol y la acetona forman vapores. Cualquier tipo de sistema de realces para uñas formará vapores. Los monómeros líquidos (incluso los monómeros sin olor), los geles UV, las resinas para apliques y los adhesivos forman vapores, no gases ni humos.

Los humos son una mezcla de vapores y partículas parecidas al hollín. Por lo general, son el resultado de la combustión de sustancias, como velas, incienso, cigarrillos y la gasolina en el motor de un automóvil (Figura 5–1). Los humos no se deben confundir con los vapores, descritos arriba. Sería incorrecto usar el término *humo* al hablar sobre un vapor o un gas. Obviamente, hay una gran diferencia entre el vapor de agua y el humo del cigarrillo (humo). Los monómeros para uñas emiten vapores, no humos.

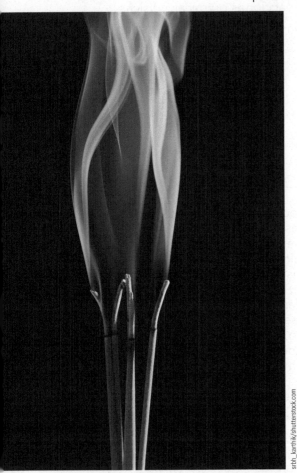

srbh_karthik/shutterstock.com

▲ **FIGURA 5–1** La quema de incienso crea humos que son una mezcla de partículas parecidas al hollín mezcladas con vapores.

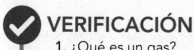
VERIFICACIÓN

1. ¿Qué es un gas?
2. ¿Qué es un vapor?
3. Defina humos.

Describir la función de la adherencia, los adhesivos y los imprimantes en los productos para el cuidado de las uñas

Sin los procesos de adherencia, adhesivos e imprimantes, los productos para el cuidado de uñas no se adherirán a estas. Cuando un cliente se queja del levantamiento o la caída de un realce para uñas, hay una alta probabilidad de que uno de estos procesos se haya realizado incorrectamente.

Adherencia

La adherencia es una fuerza de la naturaleza que hace que dos superficies se peguen. Se produce cuando las moléculas de una superficie son atraídas por las moléculas de otra superficie. El pegamento se pega al papel porque sus moléculas son atraídas a las moléculas del papel. Los aceites, las ceras y la tierra contaminan una superficie y bloquean la adherencia. Es por ello que una superficie limpia y seca permite una mejor adherencia. En el Capítulo 9, "Uñas postizas y formas", aprenderá cómo preparar una superficie limpia y seca para realizar realces de uñas.

Adhesivos

Un adhesivo es una sustancia química que hace que dos superficies queden pegadas. Los adhesivos permiten unir superficies incompatibles. La cinta Scotch® es un plástico revestido con un adhesivo pegajoso. Sin el adhesivo, la película de plástico no podría pegarse al papel. La capa de adhesivo pegajoso actúa como *intermediario* y sujeta la cinta al papel. Los adhesivos son como el ancla de un barco. Un extremo del ancla está sujeto el barco y el otro extremo se aferra al suelo.

Hay muchos tipos de adhesivos. Los distintos adhesivos son compatibles con diferentes superficies.

Imprimante para uñas

Un imprimante para uñas es una sustancia que mejora la adherencia. Una capa base del esmalte para uñas es un tipo de imprimante. ¿Por qué? Porque la capa base hace que el esmalte para uñas se adhiera mejor. Una capa base actúa como *intermediario* o *ancla*. Mejora la adherencia.

A veces se necesitan otros tipos de imprimantes para los realces para uñas. Existen tres tipos básicos de imprimantes: a base de ácidos, no ácidos y libres de ácidos. Son particularmente útiles si el cliente tiene láminas ungueales oleosas, donde la adherencia es un problema. Algunos

> "Nunca es demasiado tarde para ser lo que podrías haber sido".
>
> —George Eliot

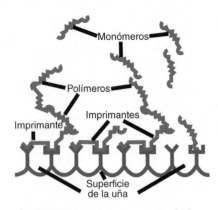

▲ **FIGURA 5-2** La mayoría de los imprimantes actúa como una *cinta adhesiva de doble cara* para adherir los monómeros firmemente a la superficie de la uña natural.

tipos de imprimantes para uñas actúan como una cinta adhesiva de dos caras (**Figura 5-2**). Un lado se adhiere al realces para uñas y el otro lado se adhiere firmemente a la lámina ungueal. Estos tipos de imprimantes crean enlaces físicos. Los tipos de imprimantes más nuevos se unen químicamente con el realce y la lámina ungueal para crear un enlace químico. Un concepto erróneo y común es que los imprimantes para uñas se *comen* o *corroen* la uña. Esto es totalmente falso.

Se pueden dejar recortes de uñas en remojo en cualquier imprimante durante muchos años sin que se disuelvan. Sin embargo, los imprimantes para uñas son para uso profesional y se deben usar con precaución. Algunos son muy corrosivos para los tejidos blandos y los ojos. Una sustancia **corrosiva** es una sustancia que puede causar daños visibles y posiblemente permanentes e irreversibles en la piel o los ojos. Los imprimantes para uñas, al igual que la mayoría de los productos profesionales para uñas, nunca deben entrar en contacto con la piel. Los imprimantes a base de ácidos son corrosivos y pueden causar quemaduras dolorosas y cicatrices en los tejidos blandos y los ojos. Es por ello que deben guardarse en recipientes con tapa a prueba de niños, y se deben usar gafas de seguridad y guantes al utilizar estos productos.

Si bien los imprimantes no dañan ni corroen la lámina ungueal, los corrosivos a base de ácidos pueden quemar el tejido del lecho ungueal si la lámina ungueal se lima de manera incorrecta. El limado excesivo de la uña natural la afinará demasiado y la volverá más porosa. Si se utiliza demasiado imprimante, la lámina ungueal puede saturarse demasiado y cantidades muy pequeñas pueden llegar al lecho ungueal, lo que puede provocar la separación de la lámina ungueal del lecho. Utilice el imprimante con moderación. Una capa muy delgada es suficiente para la mayoría de los clientes. Si nota que debe aplicar dos o más capas para evitar el desprendimiento, algo anda mal. Revise su procedimiento de preparación y aplicación de uñas para ver si hay problemas. El imprimante puede transformarse en una muleta, encubriendo una aplicación incorrecta o una preparación inadecuada de la lámina ungueal. A largo plazo, es preferible llegar a la raíz del problema y mejorar su técnica en vez de basarse en cantidades excesivas de imprimante.

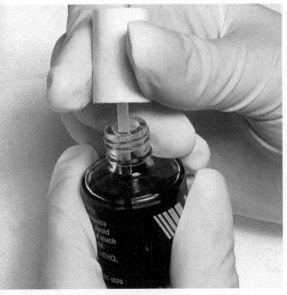

▲ **FIGURA 5–3** Evite el contacto con la piel al utilizar imprimantes para uñas, adhesivos, apliques, monómeros líquidos, polímeros en polvo y geles UV.

No todos los imprimantes son corrosivos para la piel. Los no corrosivos, a veces denominados imprimantes no ácidos o libres de ácido, no contienen ácido metacrílico, el componente del imprimante a base de ácido. Por lo general, los imprimantes no ácidos contienen otros tipos de sustancias ácidas, mientras que los libres de ácido no contienen ninguna y su pH es neutro. Ninguno de estos dos tipos es corrosivo para la piel; por lo tanto, se evitarán quemaduras en el tejido blando. Debe usarlos y debe evitar el contacto con la piel (**Figura 5-3**). El contacto prolongado y repetitivo con la piel causado por una aplicación incorrecta puede provocar una reacción alérgica con el tiempo. Si evita el contacto del producto con la piel, es altamente improbable que el cliente se vuelva alérgico al producto. Los vapores del producto no causan alergias en la piel. Estos tipos de alergias son causadas por el contacto reiterado del producto con la piel. Por lo tanto, lo mejor es evitar todo contacto entre los productos para realces para uñas y los tejidos blandos.

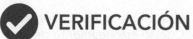

VERIFICACIÓN

4. ¿Qué es una adherencia?
5. ¿Cómo funciona un adhesivo?
6. ¿Cuál es el objetivo de un imprimante para uñas?

Definir la química detrás de los adhesivos de los realces para uñas

Para lograr una buena adherencia, es necesario utilizar la técnica correcta y productos de alta calidad. La mejor forma de asegurar el éxito es comenzar con una superficie limpia y seca. Lavar las manos y cepillar la lámina ungueal con un cepillo para uñas elimina aceites y contaminantes de la superficie que interfieren con una adherencia adecuada. El cepillado también elimina las bacterias y los hongos que causan infecciones en las uñas de las manos (**Figura 5–4**). Si ignoramos este paso importante, contribuimos a que se produzcan las infecciones en uñas de las manos, lo que puede causar el desprendimiento del producto, principalmente en la base de la lámina ungueal cerca del eponiquio. La preparación inadecuada de las uñas es una de las causas principales de desprendimiento de los productos de realces para uñas.

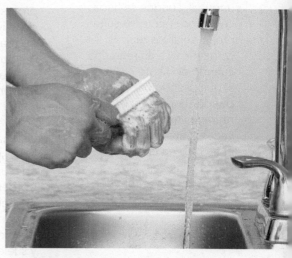

▲ **FIGURA 5–4** Frotar las uñas con un cepillo para uñas puede mejorar la adherencia.

Un deshidratante de uñas elimina temporalmente la humedad superficial de la lámina ungueal. La humedad excesiva en la superficie de la lámina puede interferir con la adherencia de los productos, al igual que los aceites de la superficie. Los deshidratantes de uñas eliminan restos tanto de humedad como de aceite. Sin embargo, después de 30 minutos, la humedad y los aceites naturales normales volverán a la lámina ungueal. ¿Para qué sirve esta información? Esto sugiere que para los causantes de desprendimientos, podría ser útil deshidratar una mano a la vez, en profundidad y luego dé un buen cepillado.

Es un mito que los apliques y las uñas postizas no se pegan a menos que uno *vuelva áspera la superficie de la uña*. Volver áspera la uña es potencialmente dañino para la uña del cliente. Cuando la lámina ungueal está limpia y seca, se logra una mejor adherencia. Use un pulidor o abrasivo medio/fino (de 240 granos) para eliminar solo el brillo de la superficie. Evite el uso de abrasivos gruesos, limados excesivos (demasiada presión hacia abajo) y el uso incorrecto de las limas eléctricas. Pueden eliminar las capas de la superficie de la uña natural. Cuanto más delgada sea la lámina ungueal, más débil será. Sus clientes no pagan por esto cuando contratan sus servicios. Las láminas ungueales más delgadas crean una base más débil para los realces para uñas. Cuanta más gruesa sea la lámina ungueal, mejor será la base para estos tipos de servicios. En otras palabras, sus clientes podrán disfrutar más de sus realces para uñas si no lima en exceso la lámina ungueal. Es extremadamente importante recordarlo. La forma en que trata las uñas naturales cuando aplica realces para uñas puede impulsar o arruinar su carrera como especialista en el cuidado de las uñas. Por eso, lea detenidamente la siguiente sección. El primer deber del especialista en el cuidado de las uñas es mantener la lámina ungueal gruesa, fuerte y sana.

Los realces para uñas no están diseñados para retirarse con frecuencia (más de dos veces al año). El retiro de un producto es el servicio más potencialmente dañino que se puede realizar. El retiro total puede dañar y secar la lámina ungueal, aunque se haga cuidadosamente. Resulta mejor dejar los realces colocados y solo retirarlos cuando el cliente no desee seguir usándolos. Inclusive puede ser perjudicial retirarlos tres o cuatro veces al año. Es mejor para el técnico en el cuidado de las uñas dejarlos colocados y mantenerlos adecuadamente.

Cuando se retiran los realces para uñas, es probable que los clientes vean el daño causado por el limado excesivo. Culpan erróneamente de lo que ven a los imprimantes y los realces para uñas. El limado áspero daña tanto la lámina ungueal como los tejidos sensibles subyacentes del lecho ungueal (**Figura 5–5**). No les haga eso a sus clientes, o es probable que no dure mucho tiempo en esta profesión. Además, los abrasivos fuertes y el **limado excesivo**, que dejan muy áspera la lámina ungueal, pueden hacer que esta se levante y se separe del lecho ungueal. El limado excesivo puede causar un adelgazamiento excesivo y posiblemente peligroso de la lámina ungueal. Si sucede esto, los clientes son más susceptibles a desarrollar infecciones debajo de la lámina ungueal. Esto se debe evitar a toda costa.

El limado excesivo de la lámina ungueal le causa más problemas a los profesionales en el cuidado de uñas que lo que pueda imaginar. El limado excesivo es una de las causas principales de fallas en el servicio de colocación de realces para uñas, puede ocasionar levantamientos, rupturas, astillados del borde libre, separación del producto del borde libre o *curvado*. También puede ocasionar reacciones alérgicas y causar dolorosas quemaduras por fricción contra el tejido blando del lecho ungueal.

Si cree que debe dejar áspera la lámina ungueal para obtener buena adherencia, entonces algo anda mal. Muchos especialistas en el cuidado de las uñas tienen mucho éxito sin dejar áspera la lámina ungueal. ¿Por qué? La respuesta es simple: dedican más tiempo y atención a la preparación adecuada de las láminas ungueales, al quitar todo el tejido muerto de los bordes laterales y el área de la cutícula, así como las bacterias, los hongos, el aceite y la humedad de la lámina ungueal. Usan técnicas de aplicación correctas y productos profesionales de alta calidad. Por lo general, los problemas de desprendimiento se originan en una de estas áreas clave, y suelen deberse a la preparación inadecuada de las uñas.

Algunos de los productos de manicura de gel UV más nuevos están diseñados para retirarse con mayor facilidad y frecuencia, pero incluso estos se deben retirar con precaución. Si remoja la lámina ungueal en cualquier líquido, incluso agua o acetona, se suavizará temporalmente la superficie de la lámina ungueal hasta por 60 minutos. El uso de empujadores metálicos o de madera para raspar o quitar productos residuales puede provocar la formación de huecos y marcas en la superficie de la uña. Cuando se producen varios de estos huecos o marcas microscópicos en un área pequeña, la superficie se vuelve áspera y pueden aparecer como manchas blanquecinas en la uña. Cuando estas manchas se magnifican mucho, como se muestra en la **Figura 5–6**, las causas se vuelven obvias. La imagen A muestra cómo las células de la uña se tiran hacia afuera de la superficie cuando se quita una pequeña porción de cubritivo residual de la lámina ungueal. Las imágenes B y C muestran los efectos de un implemento de madera utilizado para raspar productos residuales. La imagen D está ampliada 150 veces para mostrar producto residual que quedó en la lámina ungueal. Imagine cuánto más daño se podría hacer con un implemento de metal. Siempre que se retire cualquier tipo de cubritivo de la lámina ungueal, se debe evitar el raspado o el limado excesivos para proteger las uñas del cliente contra daños mayores. Si el cubritivo no se quita completamente después de la exposición a solventes removedores, se debe esperar más tiempo para que el removedor suavice en forma adecuada el cubritivo de manera que se pueda

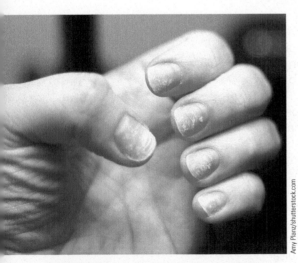

Amy Planz/shutterstock.com

▲ **FIGURA 5-5** El limado áspero daña tanto la lámina ungueal como los tejidos sensibles subyacentes del lecho ungueal.

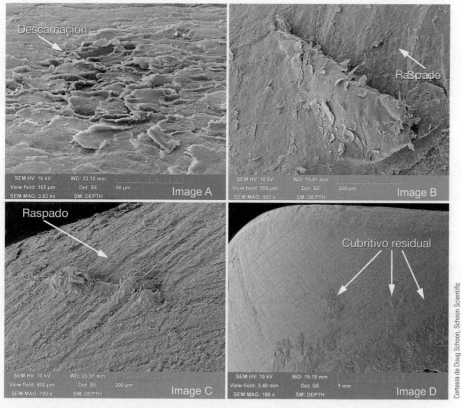

▲ **FIGURA 5–6** Todos los cubritivos para uñas se deben retirar con cuidado, ya que la remoción inadecuada puede dañar seriamente la uña. Este daño en la uña se produjo cuando los cubritivos para uñas de UV se rasparon con fuerza de la lámina ungueal con un empujador de madera.

quitar con suavidad sin causar daño. Es responsabilidad profesional del técnico en el cuidado de las uñas evitar daños en las uñas y quitar en forma adecuada los cubritivos para uñas.

✓ VERIFICACIÓN

7. ¿Cuál es la mejor forma de preparar las uñas para un servicio con productos químicos?
8. ¿Cuál es el mito sobre la limadura de la lámina ungueal?
9. ¿Qué peligros pueden resultar del limado excesivo de la lámina ungueal?

Comparar los productos cubritivos para uñas según sus reacciones químicas y físicas

Como especialista en el cuidado de las uñas, debe realizar muchas tareas. La más importante es aplicar cubritivos en la lámina ungueal. Los **cubritivos** son productos que cubren la lámina ungueal con una película dura. Ejemplos de cubritivos típicos son el esmalte para uñas, las capas protectoras, los realces para uñas y los adhesivos. Los dos tipos principales de cubritivos son:

- Cubritivos que se curan o polimerizan (reacción química).
- Cubritivos que se endurecen por evaporación (reacción física).

Los realces para uñas y las manicuras con gel UV son ejemplos de cubritivos creados por reacciones químicas. El esmalte para uñas, las capas base y protectoras son ejemplos de cubritivos creados por evaporación.

A continuación, se proporciona un breve resumen de la química detrás de estos productos.

Monómeros y polímeros

La creación de un realce para uñas es un buen ejemplo de una reacción química. Para hacer una sola uña esculpida se necesita la reacción de billones de moléculas. Todos los cubritivos o realces para uñas duraderos y resistentes se crean mediante reacciones químicas. Todos los realces para uñas de monómero líquido y polímero en polvo, geles UV, apliques y adhesivos trabajan de este modo.

Las moléculas del producto se unen formando cadenas extremadamente largas, cada una de las cuales contiene millones de moléculas. Estas cadenas gigantescas de moléculas se denominan polímeros. Los polímeros pueden ser líquidos, pero generalmente son sólidos. La reacción química que crea a los polímeros se denomina polimerización. A veces se usan los términos *cura*, *curado* o *endurecimiento*, pero todos tienen el mismo significado.

Hay muchos tipos distintos de polímeros. El Teflon®, el nailon, el pelo y la madera son polímeros. Las proteínas también son polímeros. Las láminas ungueales están formadas por muchas proteínas, incluida la queratina. De modo que las láminas ungueales y el cabello también están formados por polímeros. Las moléculas individuales que se unen para formar el polímero se denominan monómeros. En otras palabras, los monómeros son las moléculas que forman los polímeros. Por ejemplo, los aminoácidos son monómeros que se unen y forman un polímero que comúnmente se denomina *queratina* (Figura 5-7).

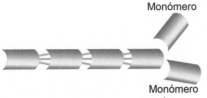

Monómero

Monómero

Monómero

▲ FIGURA 5–7 Una cadena de polímeros simples crece mediante la incorporación de monómeros unidos cabeza con cola.

Comprensión de la polimerización

Si comprende los simples principios básicos de la polimerización, podrá evitar muchos problemas comunes en el salón. Los realces para uñas de monómero líquido y polímero en polvo, los geles UV y los apliques pueden parecer diferentes, pero en realidad son bastante similares. Cada tipo de producto está hecho de un monómero diferente, pero estrechamente relacionado. Los monómeros son como los corredores de pista caminando alrededor de la línea de largada, mientras esperan pacientemente que comience la carrera. La carrera comienza cuando se da la señal adecuada. Una vez dada la señal, los corredores no se detienen hasta cruzar la línea de llegada.

Lo mismo sucede con las moléculas de los monómeros. Son como los corredores esperando que algo dispare la polimerización. Esto lo realiza un componente especial denominado *iniciador*. Las moléculas iniciadoras energizan. Transportan energía adicional. Cada vez que un iniciador entra en contacto con un monómero, lo excita con un impulso de energía. Pero las moléculas del monómero no quieren la energía adicional y tratan de liberarse de ella. Lo hacen pegándose a la cola de otro monómero y pasando la energía. El segundo monómero utiliza el mismo truco para liberarse de la energía.

Mientras este juego de "mancha" continúa, la cadena de monómeros se va haciendo cada vez más larga. ¡Mil millones de monómeros se pueden unir en menos de un segundo! Pronto, las muchas cadenas crecientes de monómeros comienzan a cruzarse unas en el camino de las otras. Se entrelazan y anudan, lo que explica por qué el producto comienza a espesarse. Finalmente, las cadenas son demasiado largas y están demasiado atestadas para moverse con libertad. El producto se transformó en una masa repleta de hilos microscópicos. Cuando esto ocurre, la superficie es lo suficientemente dura como para ser limada, pero pasarán varios días antes de que las cadenas alcancen su longitud final. Esto explica por qué todos los realces para uñas se vuelven más fuertes durante las primeras 48 horas. Los iniciadores obtienen del calor o la luz la energía adicional que transmiten. Los sistemas de líquidos y polvos usan **iniciadores térmicos** que recolectan energía del calor del ambiente o la mano; los productos de curado UV usan **fotoiniciadores** que derivan su energía adicional cuando se exponen a UV.

Un **catalizador** es una sustancia que acelera una reacción química haciendo que los iniciadores trabajen con mayor eficiencia o ayudando a que las reacciones químicas se produzcan más fácilmente. Se encuentran en todos los tipos de productos de realces para uñas y son el motivo por el que los realces se endurecen tan rápido.

Un **oligómero** es una cadena corta de monómeros cuyo crecimiento se detuvo antes de que pudiera convertirse en un polímero. Los oligómeros son útiles porque se pueden unir rápida y fácilmente en cadenas largas para crear polímeros. En cierto sentido, un oligómero es como una cena congelada en el microondas. Está precocida antes de ser congelada, así que cuando se va a terminar de cocinar en el microondas, tarda tres minutos en cocinarse en vez de dos o tres horas. Los oligómeros son ingredientes importantes en los geles UV y los que les dan su consistencia pegajosa. Sin oligómeros, los productos de gel UV podrían demorar dos o tres horas en endurecerse hasta formar los realces para uñas, en lugar de dos o tres minutos.

Cadenas de polímeros simples en comparación con las de enlaces cruzados

Normalmente, la cabeza de un monómero reacciona con la cola de otro y así sucesivamente. El resultado es una larga cadena de monómeros unidos cabeza con cola. Estas cadenas se denominan **cadenas de polímeros simples**. Los apliques y los adhesivos para uñas postizas forman este tipo de polímero. En estos polímeros, las cadenas enmarañadas se desenredan fácilmente con solventes, lo que ayuda a explicar por qué se pueden quitar con facilidad. Las cadenas de polímeros también se pueden desenredar mediante el uso de la fuerza. Los productos con cadenas de polímeros simples se dañan fácilmente por impactos agudos o fuertes tensiones. Las tinturas y colorantes también pueden alojarse entre las cadenas enmarañadas. Los esmaltes para uñas, las tintas para marcadores, los alimentos y muchas otras cosas pueden dejar manchas antiestéticas en la superficie.

Encuentre los polímeros

Los polímeros se encuentran en todas partes en la naturaleza: cabello, uñas, inclusive en la madera. Utilice Internet o su biblioteca local y busque otros cinco polímeros útiles que se encuentren en la naturaleza y que no se mencionen en el libro. Será sencillo: hay muchos miles de ejemplos. Explique la utilidad que tienen los cinco que encontró.

¿SABÍA QUE...?

Los metacrilatos y cianoacrilatos utilizados en la industria de las uñas se encuentran en forma de *monómero* mientras que los acrilatos suelen utilizarse como *oligómeros*. Esto explica por qué los geles UV suelen tener una consistencia más espesa y pegajosa que las capas de polvo y líquido.

Kolonko/shutterstock.com

▲ FIGURE 5–8 El monómero de metil metacrilato (MMA) está prohibido en Estados Unidos.

Para superar estos problemas, los geles UV y los realces para uñas de monómero líquido y polímero en polvo usan pequeñas cantidades de monómeros especiales llamados *enlazadores cruzados*. Un **enlazador cruzado** es un monómero que une distintas cadenas de polímeros. Estos enlaces cruzados son como los peldaños de una escalera. Los enlaces cruzados crean polímeros fuertes en forma de red. El resultado es una sola estructura tridimensional de gran fuerza y flexibilidad conocida como *realce para uñas*.

La lámina ungueal y el cabello también contienen enlaces cruzados que los hacen fuertes, duraderos y resistentes. Además de aumentar la fuerza de las uñas naturales y los realces para uñas, los enlaces cruzados los hacen más resistentes al teñido. Los enlaces cruzados también son más resistentes a los solventes, incluidos el agua y la acetona. Esto explica por qué se necesita más tiempo para quitar con acetona los realces para uñas con enlaces cruzados, que los productos sin ellos (como los apliques y los adhesivos para uñas postizas) y por qué son más resistentes a los efectos del agua.

Las diferencias entre los distintos tipos de productos de realces para uñas no es tan grande como podría imaginarse. La familia completa de ingredientes químicos en la que se basan todos los realces para uñas y adhesivos se denomina **acrílicos**. Sí, todos son acrílicos, aunque la mayoría de los especialistas en el cuidado de las uñas utiliza el término solo para referirse a los sistemas de monómero líquido y polímero en polvo. Existen tres grandes clases de acrílicos utilizados para fabricar todos los realces para uñas y pegamentos:

- Metacrilatos
- Acrilatos
- Cianoacrilatos

Los **metacrilatos** se utilizan para hacer todos los sistemas de monómero líquido y polímero en polvo y al menos un tipo de gel UV. Todos los geles UV restantes se fabrican a base de otro tipo de acrílico denominado **acrilatos**. Todos los adhesivos (pegamentos) y apliques para uñas se basan en **cianoacrilato**. Si bien estas tres clases de acrílicos están muy relacionadas, son lo suficientemente distintas como para crear propiedades únicas que hacen que estos tipos de productos sean útiles para los técnicos en el cuidado de las uñas. En otras palabras, sus propiedades físicas pueden ser muy diferentes, pero la química detrás de los productos de realces y adhesivos para uñas es muy similar.

El **monómero metil metacrilato (MMA)** es una sustancia que ha sido prohibida en Estados Unidos y muchos otros países (**Figura 5–8**). Aun así, se continúa usando en algunos salones de uñas. Muchos técnicos en el cuidado de las uñas no saben por qué no deben utilizar el MMA y tienen la idea equivocada de que es debido a su *toxicidad*. Cuando se usa correctamente, el MMA es una sustancia segura de amplio uso en el mundo para muchas aplicaciones. El MMA es el cemento para reparación de huesos preferido para los implantes en el cuerpo. El MMA no provoca cáncer, no se absorbe en la sangre para afectar la salud, no provoca tumores cerebrales ni tampoco es peligroso inhalarlo en un salón, siempre que tenga ventilación adecuada. Existen cuatro razones principales que hacen del monómero MMA un ingrediente de mala calidad para los productos de realces para uñas y por las que nunca debe usarse:

- Los productos para uñas a base de MMA no se adhieren bien a la lámina ungueal sin rayar su superficie con un abrasivo grueso o lima eléctrica. Una lámina ungueal excesivamente delgada la hará más débil.

- El MMA crea uñas rígidas y difíciles de quebrar. Por lo que al atascarse o quedar atrapada, se romperá la superficie de la uña natural que se ha limado o adelgazado en exceso, en vez del realce de MMA. Esto puede producir daños graves en la uña.

- El MMA es extremadamente difícil de quitar y no se disuelve en removedores de productos. Por lo cuál, generalmente, debe rasparse, lo que causa aun más daño. Debido a que los productos de MMA tienden a decolorarse y volverse quebradizos con más rapidez que los productos tradicionales, deben retirarse con mayor frecuencia. El difícil proceso de remoción suele provocar mucho daño a las uñas.

- La FDA y la mayoría de los consejos estatales de cosmetología recomiendan no usarlo. Esta es la razón más importante. La FDA basa su prohibición en la gran cantidad de quejas de consumidores relacionadas con el uso de realces para uñas de MMA a fines de la década de 1970. Sigue manteniendo esa posición en la actualidad.

Cubritivos por evaporación

Los esmaltes para uñas, las capas protectoras y las capas bases también forman cubritivos. Sin embargo, estos productos son totalmente distintos. No se polimerizan ni se curan. No se produce ninguna reacción química y no contienen monómeros ni oligómeros. Todos estos productos funcionan estrictamente por evaporación. La mayoría de sus ingredientes son solventes volátiles o de evaporación rápida. Polímeros especiales se disuelven en estos solventes. Estos polímeros no son polímeros con enlaces cruzados, de modo que se disuelven con facilidad. A medida que los solventes se evaporan, dejan una película lisa de polímero. Esta película puede contener pigmentos que le dan color. La pintura para artistas y las lacas funcionan de la misma manera. Estos tipos de productos también contienen ingredientes denominados **plastificantes**, que se emplean para mantener los productos flexibles, y **estabilizadores UV**, que controlan la estabilidad del color y evitan que la luz solar provoque desvanecimiento o decoloración. Estos tipos de ingredientes también están presentes en los productos de realces para uñas, donde cumplen la misma función. Lógicamente, la fortaleza de los polímeros sin enlaces cruzados es mucho menor que la de los polímeros para realces para uñas que sí los tienen. Esto explica por qué los esmaltes son propensos a astillarse y se disuelven tan fácilmente con removedores. Ahora puede apreciar la gran diferencia que existe entre los cubritivos que se curan o polimerizan y los que se endurecen por evaporación.

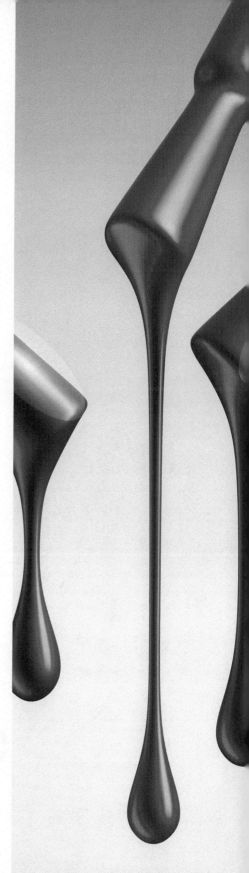

3d_kot/shutterstock.com

Afirmaciones *Es mejor para la uña*

Algunas personas piensan que ciertos tipos de productos para uñas postizas son *mejores* para la uña natural, o que algunos son naturales y orgánicos y otros no. Este concepto es totalmente falso. Estas afirmaciones tienen por objeto engañar a los técnicos en el cuidado de las uñas. Todos los realces para uñas están fabricados a partir de sustancias orgánicas. Ningún tipo de producto de realce para uñas es mejor para la lámina ungueal que otro.

    ¿Qué es lo mejor para la uña? La respuesta es fácil. Lo mejor para la uña natural es un especialista en el cuidado de las uñas bien capacitado, educado y concienzudo. El técnico en el cuidado de las uñas es el mejor amigo de las uñas naturales. Los buenos especialistas en el cuidado de las uñas protegen la salud de la lámina ungueal y evitan que las uñas naturales se dañen e infecten. El trabajo de todo especialista en el cuidado de las uñas es nutrir la lámina ungueal y la piel que la rodea. Cuando se presentan problemas, por lo general, se deben a una preparación inadecuada de la lámina ungueal, una aplicación o un mantenimiento incorrectos, o una remoción inadecuada. Es aconsejable conocer los productos que utiliza y su correcta aplicación. Todos los productos de realce para uñas se pueden aplicar, usar y retirar de modo seguro. Depende de usted usar sus conocimientos y habilidades para asegurarse de que así sea. Enséñeles a sus clientes a mantener los realces para uñas en forma rutinaria para que sus uñas estén siempre en perfectas condiciones. Por ejemplo, sugiérales productos profesionales diseñados para penetrar las uñas naturales y con realces a fin de mantenerlas flexibles: aceites penetrantes para uñas.

Protéjase

Tenga sumo cuidado en mantener los utensilios, los recipientes y la superficie de las mesas libres de polvos y residuos de los productos. La manipulación continua de estos elementos causará sobreexposición si no se mantienen limpios. Los productos de realces para uñas no están diseñados para el contacto con la piel. Si evita el contacto, ni usted ni sus clientes desarrollarán una reacción alérgica. Muchos problemas graves pueden relacionarse con la dermatitis de contacto. No caiga en la trampa de desarrollar malos hábitos. Siempre lea y siga las instrucciones del fabricante al usar cubritivos. Para obtener más información sobre los procedimientos de control de infecciones, consulte el capítulo 5 Bases estándar para el control de infecciones de Milady.

VERIFICACIÓN

10. ¿Por qué el MMA es una sustancia prohibida en los EE. UU. y otros países para su uso como cubritivo de uñas?
11. ¿Cuál es la diferencia entre un cubritivo de evaporación y un cubritivo de polímero?
12. ¿Qué es un catalizador?
13. ¿Qué hacen los estabilizadores UV en los cubritivos de uñas?

Describir cómo se puede minimizar la exposición a sustancias nocivas

Las personas suelen pensar en las sustancias tóxicas como venenos peligrosos. Escuchamos el término *tóxico* a menudo pero, ¿deben los especialistas en el cuidado de las uñas tratar de evitar productos que son tóxicos? La respuesta a esta pregunta puede sorprenderlo.

Paracelso, famoso médico del siglo XVI, fue el primero en hablar sobre venenos y toxinas en forma científica. **(Figura 5–9)**. Lo que dijo fue tan profundo que incluso los científicos de la actualidad lo citan con frecuencia. Dijo: "Todas las sustancias son venenos; no existe ninguna que no lo sea. Solo la dosis diferencia un veneno de un remedio". Paracelso estaba en lo correcto. Él fue el primero en reconocer que todo en la Tierra es tóxico hasta cierto punto. No existe nada en el mundo que sea completamente no tóxico. De hecho, el término *no tóxico* es un término de marketing inventado, que no tiene ningún significado científico preciso.

Para comprender la forma segura de usar y manipular los productos, lea el Folleto informativo de seguridad del material del fabricante (SDSs por sus siglas en inglés) para obtener información importante sobre seguridad que lo ayudará a proteger a sus clientes y a usted mismo.

El *principio de la sobreexposición* es la expresión actual de lo que aprendió Paracelso. Este importante principio dice que la **sobreexposición** determina la toxicidad. La *sobreexposición* es la exposición prolongada, repetida o de larga duración que puede provocar sensibilidad.

La próxima vez que alguien le diga que un producto no *es tóxico*, piense en lo que aprendió. El agua salada es muy tóxica para beberla. Sin embargo, podemos nadar de manera segura en el mar sin temor a envenenarnos. El alcohol de fricción es también bastante tóxico. Una cucharada podría envenenar y matar a un niño pequeño, pero su uso es seguro si se mantiene fuera del alcance de los niños. La toxicidad no hace que una sustancia automáticamente sea peligrosa; por el contrario, significa que debemos aprender a usarla de manera segura.

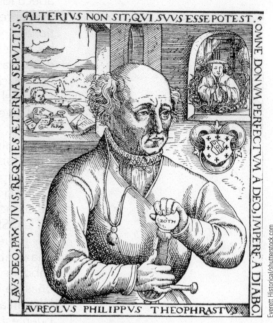

▲ **FIGURA 5–9** Paracelso fue un médico reconocido del siglo XVI.

PRECAUCIÓN

Durante el proceso de remoción de algunos productos para realces para uñas, debe remojar en acetona las puntas de los dedos de las manos del cliente. Coloque una tela de toalla sobre el recipiente. Esto ayuda a reducir la velocidad de la evaporación y minimizar la liberación de vapores de acetona en el aire del salón. La acetona se usa con frecuencia para retirar el esmalte para uñas y disolver realces para uñas y otros cubritivos. Es uno de los solventes más seguros empleados en los salones para el cuidado de las uñas. Cuando se utiliza como quitaesmalte, la acetona disuelve el esmalte viejo (el soluto). La acetona actúa rápidamente porque es un buen solvente de productos para uñas artificiales. Sin embargo, es altamente inflamable y debe utilizarse con la debida precaución. Debe mantenerse siempre alejada de calor excesivo, llamas abiertas, chispas y otras fuentes de ignición.

Prevención de la sobreexposición por inhalación

Un problema importante en la industria de los salones es la falta de ventilación adecuada. Cuando un salón nuevo se hace cargo de un espacio existente que antes era ocupado por otro negocio (como una agencia de viajes), tiene sentido pensar que se requerirá ventilación adicional. Es probable que los requisitos de ventilación de un salón superen en forma significativa las necesidades de otros tipos de negocios. Es decir, la ventilación existente de un espacio de venta al por menor probablemente no sea adecuada para un salón del cuidado de las uñas.

La ventilación adecuada es un requisito importante que no se debe ignorar. Asegurar que el salón tenga la ventilación adecuada es una exigencia federal de la OSHA, que todos los propietarios y empleados de salones deben tomar con seriedad. La Norma de Comunicación de Riesgos de la OSHA requiere que todos los salones cuenten con la ventilación adecuada. Consulte los requisitos del código de construcción de su industria para asegurarse de que sigue los requisitos de las normas de la OSHA (Administración de Seguridad y Salud Ocupacional).

¿Qué significa ventilación *adecuada*? Para los salones, esto significa una ventilación que sea adecuada para el tipo de trabajo que se lleva a cabo y suficiente como para proteger a los técnicos en el cuidado de las uñas de la sobreexposición a vapores y polvos. Además de asegurar que la ventilación del edificio existente se mantenga en forma adecuada y en buen estado, generalmente los salones del cuidado de las uñas requieren ventilación adicional como la que proporcionan los sistemas de ventilación de captura en la fuente local (**Figura 5–10**). Estos sistemas están diseñados para capturar vapores y polvos en la fuente y quitarlos del aire antes de que tengan la posibilidad de escapar al salón. Los sistemas de ventilación de captura en la fuente local son una de las maneras más eficaces de ayudar a asegurar condiciones de trabajo seguras, cuando se mantienen y se usan en forma adecuada. El sistema de ventilación debe tener un prefiltro que capture polvos y un filtro de carbono activado de 7,62 cm (3") de espesor para la absorción de vapores (**Figura 5–11**). Los sistemas con menos de 7,62 cm (3") de carbono activado no pueden absorber los vapores en forma adecuada ni pueden eliminarlos del aire del salón. Muchos tipos de sistemas de extracción local son móviles y se pueden transportar fácilmente de una estación a otra, en caso de ser necesario. Estos dispositivos capturan vapores y polvos en su fuente, y por ello son más eficaces que los filtros de aire de tipo doméstico o de oficina.

Los ventiladores y las ventanas abiertas no son sustitutos de la ventilación adecuada o la ventilación de extracción local: Simplemente harán circular los vapores y el polvo por el salón. No protegen la zona de respiración, que es una esfera invisible de 2 pies (61 metros) alrededor de la cabeza/rostro del técnico en el cuidado de las uñas. Como cada inhalación proviene de la zona de respiración, es importante utilizar ventilación para evitar que los vapores y polvos ingresen en esta zona. Estos sistemas funcionan muy bien para capturar todo tipo de vapores y los polvos más finos del salón, y para mantenerlos fuera de la zona de respiración. Los sistemas de captura de fuente local son muy eficaces y ayudarán a evitar la sobreexposición si se siguen las recomendaciones del

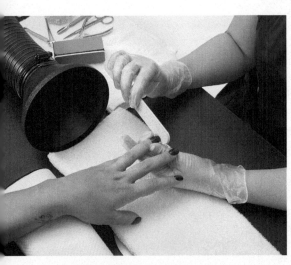

▲ **FIGURA 5–10** La mejor forma de controlar el polvo del salón es mediante un sistema de ventilación profesional de captura en la fuente, diseñado para recolectar y eliminar partículas de polvo del aire o ventilarlas al exterior.

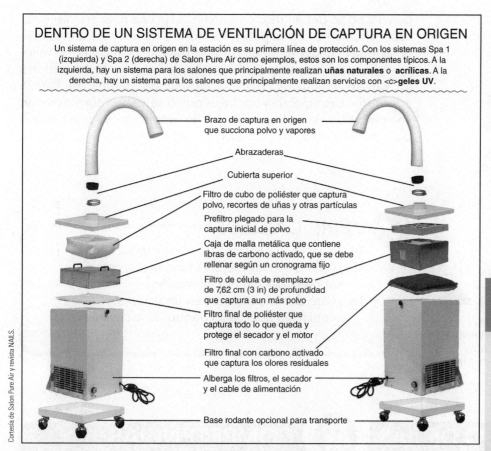

DENTRO DE UN SISTEMA DE VENTILACIÓN DE CAPTURA EN ORIGEN

Un sistema de captura en origen en la estación es su primera línea de protección. Con los sistemas Spa 1 (izquierda) y Spa 2 (derecha) de Salon Pure Air como ejemplos, estos son los componentes típicos. A la izquierda, hay un sistema para los salones que principalmente realizan **uñas naturales** o **acrílicas**. A la derecha, hay un sistema para los salones que principalmente realizan servicios con <c>geles UV.

Brazo de captura en origen que succiona polvo y vapores

Abrazaderas

Cubierta superior

Filtro de cubo de poliéster que captura polvo, recortes de uñas y otras partículas

Prefiltro plegado para la captura inicial de polvo

Caja de malla metálica que contiene libras de carbono activado, que se debe rellenar según un cronograma fijo

Filtro de célula de reemplazo de 7,62 cm (3 in) de profundidad que captura aun más polvo

Filtro final de poliéster que captura todo lo que queda y protege el secador y el motor

Filtro final con carbono activado que captura los olores residuales

Alberga los filtros, el secador y el cable de alimentación

Base rodante opcional para transporte

Cortesía de Salon Pure Air y revista NAILS.

▲ **FIGURE 5–11** El sistema de ventilación debe tener un filtro de carbono activado de un mínimo de 7,62 cm (3") de grosor para la absorción de vapores.

fabricante y el sistema se mantiene en forma adecuada. No se deben proveer servicios de salón si no se dispone de la ventilación correcta y adecuada. El suministro de aire fresco y limpio es importante para una buena salud. También se recomienda un purificador de aire de salón diseñado específicamente para eliminar los vapores de las uñas y el polvo. Asegúrese de adquirir un sistema profesional diseñado para uso pesado, no uno diseñado principalmente para uso residencial. Los filtros de aire diseñados para uso doméstico no son suficientes para los salones y no ofrecerán la protección adecuada.

Máscaras

La inhalación de polvos se puede reducir considerablemente mediante el uso de una máscara contra el polvo correctamente ajustada y de alta calidad (**Figura 5–12**). La máscara puede filtrar la mayor parte de los polvos del aire que inhala. Las máscaras contra el polvo correctamente ajustadas y de clasificación N-95 son altamente eficaces y una excelente elección para evitar la sobreexposición a polvos por inhalación. Son muy superiores a las máscaras delgadas de tipo quirúrgicas, que no son eficaces para el

CONSEJOS COMERCIALES

Todos los servicios que realiza brindan la oportunidad perfecta para vender productos para el cuidado de uñas a sus clientes.

Hable con sus clientes sobre los beneficios de los productos que está aplicándoles en las uñas, las manos o los pies. Puede decir algo como: "Acabamos de recibir esta capa protectora de alto brillo" o "Este aceite penetrante para uñas sería muy beneficioso para sus láminas ungueales quebradizas". Presente los productos que utiliza mientras realiza el servicio. Al finalizar la manicura, ponga el producto en las manos del cliente y pregúntele si lo agrega a su cuenta. Este último paso es fundamental para cerrar la venta. Si le recomienda el producto al cliente cuando comienza el servicio, pero no se lo recuerda al finalizar, el cliente suele olvidarlo.

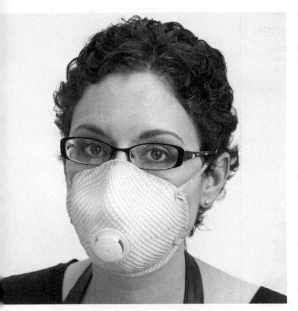

polvo y no se deben usar en salones. Elija una máscara diseñada específicamente contra polvo, rociados o mohos para asegurarse de que será eficaz en el entorno del salón. Es importante tener presente que estos tipos de máscaras no son eficaces contra los vapores y nunca se deben usar en lugar de una ventilación adecuada. Las máscaras contra el polvo se deben considerar un complemento de un buen sistema de ventilación, ya que pueden bloquear el ingreso de partículas de polvo a la boca y la nariz.

 VERIFICACIÓN

14. ¿Cuál es el principio de sobreexposición?
15. ¿Cuáles son las mejores formas de prevenir la sobreexposición por inhalación?
16. ¿Qué debería incluirse en un sistema de ventilación adecuado dentro de los salones?

▲ **FIGURA 5–12** La inhalación de polvo se puede reducir considerablemente mediante el uso de una máscara contra el polvo correctamente ajustada y de alta calidad y de clasificación N-95.

PROGRESO DE LAS COMPETENCIAS

¿Cómo le está yendo con los productos químicos para las uñas? **A continuación, marque los objetivos de aprendizaje del capítulo 5 que considera que domina; deje sin marcar aquellos objetivos a los que deberá volver.**

☐ Explicar por qué necesita aprender acerca de la química de los productos para el cuidado de las uñas.

☐ Describir la diferencia de comportamiento de los gases, vapores y humos.

☐ Describir la función de la adherencia, los adhesivos y los imprimantes en los productos para el cuidado de las uñas.

☐ Definir la química detrás de los adhesivos de los realces para uñas.

☐ Comparar los productos cubritivos para uñas según sus reacciones químicas y físicas.

☐ Describir cómo se puede minimizar la exposición a sustancias nocivas.

GLOSARIO DEL CAPÍTULO

acrilatos	pág. 124	monómeros de acrílico especializados (enlaces cruzados) que se adhieren muy bien a la lámina ungueal natural y se polimerizan en minutos. Se usan para fabricar geles UV.
acrílicos	pág. 124	nombre que recibe una familia completa de sustancias químicas utilizadas para elaborar todo tipo de realces y adhesivos para uñas, incluidos apliques, pegamentos, geles UV y sistemas de líquido/polvo.
adherencia	pág. 117	reacción química que hace que dos superficies se peguen.
adhesivo	pág. 117	agente que hace que dos superficies se peguen.
cadenas de polímeros simples	pág. 123	resultado de una larga cadena de monómeros unidos cabeza con cola.

catalizador	pág. 123	sustancias que aceleran las reacciones químicas.
cianoacrilatos	pág. 124	monómero acrílico especializado (no entrelazador) que tiene excelente adherencia a la lámina ungueal natural y se polimeriza en segundos; se usa para elaborar apliques y adhesivos para uñas.
corrosivo	pág. 118	sustancia capaz de dañar seriamente la piel, los ojos u otros tejidos blandos cuando entra en contacto con ellos. Algunos corrosivos tienen acción retardada (minutos); otros afectan la piel casi instantáneamente.
cubritivos	pág. 121	productos, entre ellos el esmalte para uñas, las capas protectoras, las uñas postizas y los adhesivos, que cubren la lámina ungueal con una película dura.
entrelazador	pág. 124	monómero que une distintas cadenas de polímeros.
estabilizadores UV	pág. 125	ingredientes que controlan la estabilidad del color y evitan la decoloración ocasionada por la luz solar.
evaporar	pág. 116	cambio de estado líquido a vapor.
fotoiniciador	pág. 123	sustancia química que, en combinación con resinas y la lámpara de curado adecuada, hace que los geles UV se curen.
gas	pág. 116	estado de la materia diferente del líquido o el sólido. Los gases no se forman por evaporación de líquidos, como lo hacen los vapores. No se deben confundir gases con vapores o humos.
humos	pág. 116	mezcla de vapores y partículas parecidas al hollín.
imprimante para uñas	pág. 117	sustancia que mejora la adherencia; se utiliza en la uña natural antes de la aplicación de productos para ayudar en la adherencia.
iniciadores térmicos	pág. 123	ingredientes que utilizan el calor como fuente de energía para iniciar reacciones químicas, como la polimerización de monómeros en polímeros.
limado excesivo	pág. 120	afinado excesivo de la lámina ungueal.
metacrilatos	pág. 124	tipo de monómero acrílico (entrelazador) que se adhiere muy bien a la lámina ungueal natural y se polimeriza en minutos; se usa para elaborar todos los sistemas de líquido/polvo y al menos un tipo de gel UV.
monómero de metacrilato de metilo (MMA, methyl methacrylate monomer)	pág. 124	sustancia de amplio uso en todo el mundo para muchas aplicaciones, como cemento reparador de huesos para implantar en el cuerpo.
monómeros	pág. 122	moléculas que puede polimerizarse para formar cadenas de polímeros largas.
oligómero	pág. 123	cadena corta de monómeros que no es lo suficientemente larga como para ser considerada un polímero.
plastificantes	pág. 125	ingredientes que se utilizan para mantener la flexibilidad de los productos para realces para uñas.
polímeros	pág. 122	sustancia formada mediante la combinación de varias moléculas pequeñas (monómeros) u oligómeros, por lo general en estructuras encadenadas extremadamente largas.
polimerización	pág. 122	también llamada curado o endurecimiento; reacción química que crea polímeros.
sustancia química	pág. 116	sustancia que se obtiene mediante un proceso químico o que produce un efecto químico.
sobreexposición	pág. 127	contacto prolongado, repetido o de larga duración que puede provocar sensibilidad.
vapores	pág. 116	los vapores se forman cuando los líquidos se evaporan en el aire.

PARTE 2
Servicios de manicura

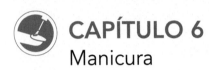
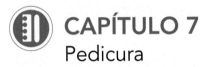
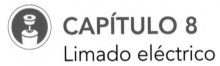
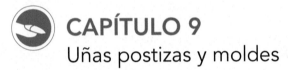

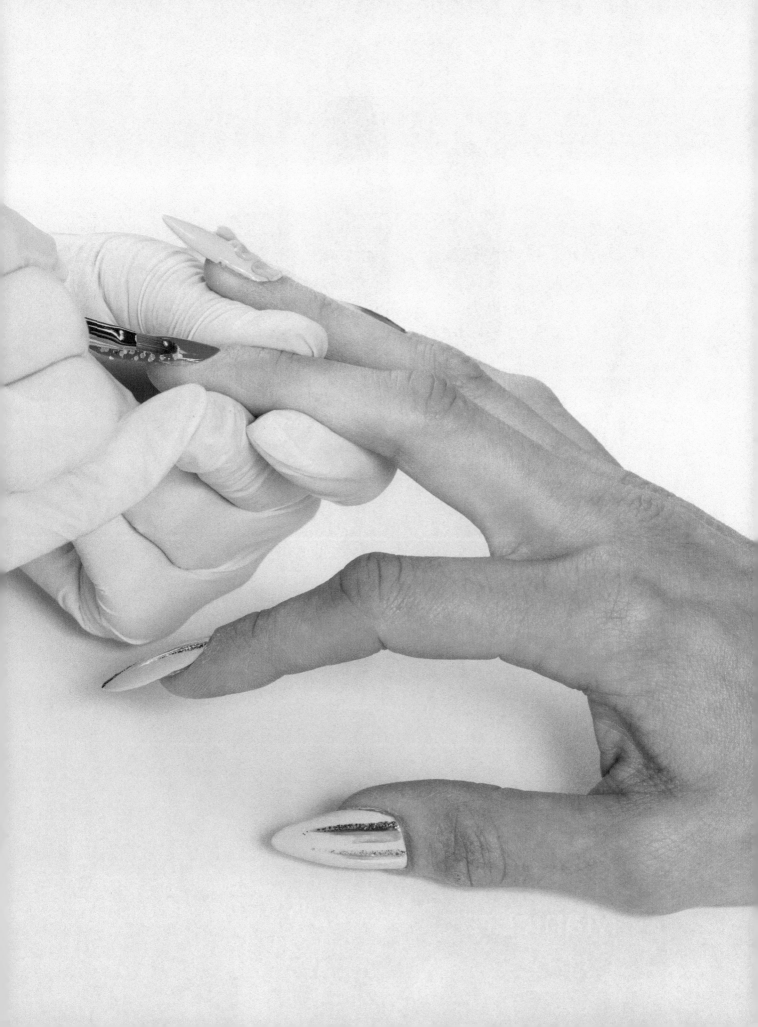

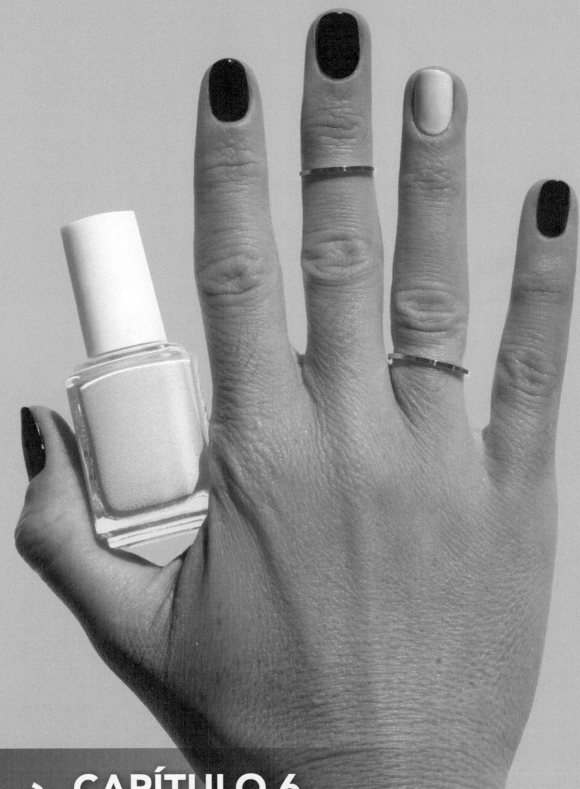

 CAPÍTULO 6
Manicura

"Destácate hasta que los envidiosos pregunten si estás contratando".

Explicar por qué debería aprender sobre la manicura

La manicura es el arte de cuidar y embellecer las manos y las uñas de las manos. Cuando haya aprendido las técnicas fundamentales que aparecen en este capítulo, estará oficialmente encaminado para convertirse en un técnico en el cuidado de las uñas profesional.

Como técnico en el cuidado de las uñas, debe comprender muy bien la manicura porque:

- La apariencia de las uñas y las manos se tornó un punto de referencia visual en nuestra sociedad para evaluar a una persona, tanto en el aspecto social como profesional.
- Las modas cambian constantemente y los especialistas en el cuidado de las uñas deben mantenerse al tanto de las nuevas tendencias de la industria.
- Algunos clientes no pueden, por cuestiones de salud, cuidar sus propias uñas y otros prefieren que un especialista con conocimiento realice esta tarea.
- Los clientes aman la relajación y el consentimiento que proporcionan las manicuras en este mundo estresante.

Enumerar los servicios que están incluidos en el campo de acción de su estado para los técnicos en el cuidado de las uñas

A medida que realice sus estudios, aprenderá acerca de los reglamentos relacionados con la realización de servicios para el cuidado de las uñas en su estado. Estos reglamentos son muy importantes y le servirán para orientarse con respecto a lo que se denomina su **campo de acción (SOP)**, o la lista de los servicios que la legislación le permite ofrecer según su área de especialidad en su estado. El SOP puede o no establecer los servicios que no se le permiten realizar de manera legal. Su instructor le proporcionará pautas importantes para que cumpla de manera estricta el SOP de su estado. No obstante, si todavía tiene dudas, verifique los criterios en Internet o llame a la junta estatal directamente. Tenga en cuenta que, si realiza servicios fuera de los permitidos por los reglamentos, podría perder su licencia. Además, si un cliente resulta lesionado mientras le realiza un servicio ilegal, tendrá toda la responsabilidad, tanto profesional como personal.

Es importante destacar que, si tiene licencia para trabajar en un estado y después se muda y obtiene la licencia en otro estado, el campo de acción de la licencia puede cambiar. Siempre consulte con la junta estatal local para conocer las leyes y los reglamentos que se aplican en el estado donde reside actualmente.

 VERIFICACIÓN

1. ¿Cuál es su campo de acción (SOP)?
2. ¿Cuáles son las consecuencias para usted, como técnico en el cuidado de las uñas, si trabaja fuera de su SOP?

CONCÉNTRESE EN

Herramientas necesarias para los servicios de cuidado de las uñas

Como técnico profesional en el cuidado de las uñas, es importante que aprenda a trabajar con las herramientas que exigen los servicios de cuidado de las uñas y que conozca todos los procedimientos de seguridad, limpieza y desinfección que se establecen en los reglamentos estatales.

Los cuatro tipos de herramientas de tecnología del cuidado de las uñas que debe incorporar en sus servicios son:

1. Equipo
2. Implementos
3. Materiales
4. Productos profesionales para las uñas

Describir los equipos necesarios para realizar servicios de cuidado de las uñas

Los equipos incluyen todas las herramientas que se utilizan para llevar a cabo los servicios de cuidado de las uñas y que no son implementos.

La mesa de manicura

Por lo general, la mesa de manicura estándar incluye un cajón para guardar los **implementos** bien limpios y desinfectados, y un estante (uno o más, con o sin puertas) para guardar los productos profesionales (**Figura 6–1**). El tamaño de la mesa puede variar, pero por lo general debe tener de 91,4 cm (36") a 121,9 cm (48") de largo y de 40,6 cm (16") a 53,3 cm (21") de ancho. La superficie de la mesa se debe limpiar y desinfectar después de atender a cada cliente, por lo que debe tener una superficie dura e impenetrable (de fórmica o vidrio), y debe mantenerse ordenada.

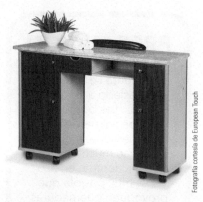

Fotografía cortesía de European Touch

▲ **FIGURA 6–1** La mesa de manicura es necesaria para realizar los servicios.

La lámpara ajustable

Se debe fijar una lámpara ajustable a la mesa y usar una bombilla incandescente o una fluorescente de 40 a 60 vatios (**Figura 6–2**). Las bombillas fluorescentes son muy populares porque emiten una luz más fría. La mayoría de las personas prefieren las lámparas con bombillas fluorescentes de color verdadero. *Verdadero* indica que revelan el color real de la piel y los esmaltes a la luz natural. Además, las luces fluorescentes no calientan los objetos que se encuentran bajo la lámpara, lo que sí sucede con las bombillas incandescentes de más vatios. Las altas temperaturas que provocan las bombillas incandescentes pueden aumentar la velocidad de curado de algunos productos de realces para uñas. El curado demasiado rápido puede provocar un agrietamiento y un levantamiento inapropiados.

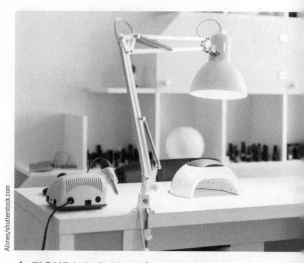

Alones/shutterstock.com

▲ **FIGURA 6–2** Mesa de manicura con lámpara ajustable.

Sillas

La silla del técnico en el cuidado de las uñas se debe seleccionar según su ergonomía, comodidad, durabilidad, resistencia a las manchas y facilidad de limpieza. La silla más apropiada debe tener ruedas para permitir que el técnico pueda maniobrar y deber ser hidráulica para que se pueda ajustar la altura (**Figura 6–3**).

La silla del cliente debe ser duradera y cómoda. Para la comodidad de los clientes, escoja una silla sin apoyabrazos o con apoyabrazos bajos a los costados a fin de que pueda acercarla bien a la mesa. De este modo, los brazos del cliente podrán descansar sobre la mesa de manicura, y se evitará que el cliente y el técnico en el cuidado de las uñas deban estirarse hacia adelante. La silla también debe tener respaldo para que el cliente se siente cómodamente y se relaje durante el servicio. La silla del cliente no debe tener ruedas: este tipo de sillas son inestables y pueden provocar que los clientes de edades avanzadas o débiles se caigan.

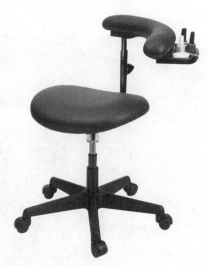

▲ **FIGURA 6–3** Silla del especialista que posee ruedas para maniobrar y un mecanismo hidráulico para regular la altura.

El cuenco para las manos

El cuenco para las manos se usa para colocar los dedos del cliente en agua tibia a fin de ablandar la piel y la cutícula. Puede ser de plástico, metal, vidrio e incluso de una cerámica atractiva. Los cuencos para las manos deben ser duraderos y fáciles de limpiar y desinfectar por completo después de usarlos con cada cliente (**Figura 6–4**).

Recipiente para desinfección

El recipiente para desinfección debe ser lo bastante grande como para contener la cantidad de solución desinfectante líquida suficiente con el fin de sumergir por completo en ella varios conjuntos de implementos de servicio (**Figura 6-5**). Los recipientes que no permiten sumergir los implementos por completo (incluidos los mangos) no son aceptables para los salones profesionales. Todos los recipientes de desinfectantes se deben mantener cerrados cuando no se estén utilizando para evitar la contaminación y la evaporación. Para obtener más información sobre los recipientes para desinfección, consulte el capítulo 5 *Bases para el estándar de Milady*.

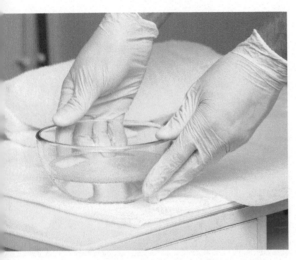

▲ **FIGURA 6–4** Cuenco para las manos donde sumergir las puntas de los dedos.

Almohadilla para los brazos del cliente

Puede utilizar una almohadilla de 20,3 cm (8") a 30,5 cm (12") para los brazos que se pueda limpiar con agua y jabón y esté confeccionada especialmente para dar comodidad al brazo del cliente. Se debe cubrir con una toalla limpia para cada cliente. También se puede usar una toalla limpia doblada o enrollada como almohadilla en lugar de una almohadilla comercial.

Almohadilla para el servicio

Se puede poner una almohadilla de espuma, más alta en el centro y más baja en los extremos, entre el cliente y el técnico en el cuidado de las uñas durante la manicura. Esta da más comodidad durante el servicio para ambas partes. La almohadilla de servicio debe estar completamente cubierta con una toalla limpia durante cada servicio.

Recipiente con gasa y paños de algodón

Este recipiente contiene paños de algodón que no dejan pelusas o cuadrados de gasa para que se usen durante los servicios. Debe tener una tapa para proteger el contenido del polvo y los agentes contaminantes.

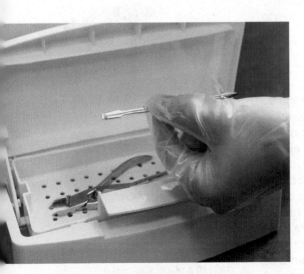

▲ **FIGURA 6–5** Recipientes para desinfección con bandeja extraíble.

Recipientes de basura cubiertos

Junto a su estación de trabajo, debe haber un recipiente de basura metálico con tapa de cierre automático (Figura 6-6). Los recipientes de basura deben estar recubiertos con una bolsa para basura desechable y cerrados cuando no se estén utilizando. Se deben vaciar al final de cada día laboral, y lavar y desinfectar con frecuencia. Verifique las normas específicas de su estado sobre la limpieza y la desinfección de su recipiente de basura. Una manera de evitar olores y vapores excesivos en el salón es utilizar un recipiente de basura con tapa de cierre automático.

Bandeja para insumos

La bandeja para insumos contiene productos para las uñas, como esmaltes, quitaesmaltes y cremas. Debe ser resistente y fácil de limpiar. Muchos técnicos ponen todos los productos que necesitan para el servicio que van a realizar en una sola bandeja y la llevan de un estante de la estación a la mesa con un solo movimiento eficiente. De esta forma, la superficie de la mesa se mantiene despejada, con una apariencia prolija y limpia. La bandeja debe limpiarse y desinfectarse después de cada cliente.

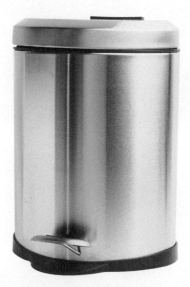

▲ **FIGURA 6–6** Recipiente de metal para residuos con tapa de cierre automático.

Secador eléctrico de esmalte para uñas

Un secador de esmalte para uñas es un elemento diseñado para disminuir el tiempo necesario para secar el esmalte de las uñas del cliente. Los secadores eléctricos tienen calentadores y ventiladores que soplan aire sobre las láminas ungueales para acelerar la evaporación de los solventes de los esmaltes para uñas, lo que permite endurecerlos más rápidamente. Los secadores de esmalte para uñas que usan bombillas de luz crean calor para acelerar el secado. Funcionan de la misma manera que los secadores eléctricos y pueden tener ventiladores o no.

Unidades de luz UV o LED

Las **lámparas ultravioleta (lámparas UV)** y las **lámparas de diodo emisor de luz (LED)** son unidades de luz, a pesar de que muchos clientes pueden pensar que son secadores. Están diseñadas para curar, no secar, los esmaltes que contienen un ingrediente sensible a la longitud de onda UVA de la bombilla que se encuentra en el secador. Para conocer más sobre las unidades de luz UV y LED, consulte el Capítulo 12, Realces de gel para uñas.

Autoclave

Un **autoclave** utiliza vapor a alta temperatura y presión para matar microorganismos y sus esporas (Figura 6–7). Un autoclave funciona como una olla a presión: genera vapor, calor y presión de forma constante hasta alcanzar los 121 grados Celsius (250 grados Fahrenheit). Cuando se alcanzan los niveles óptimos de calor, presión y vapor, deben permanecer en ese punto durante 15 minutos como mínimo para matar todos los microorganismos dañinos y sus esporas. Si bien un autoclave sigue siendo el mejor método para esterilizar los implementos y las herramientas, debe usarse de manera correcta. Se debe realizar una prueba de

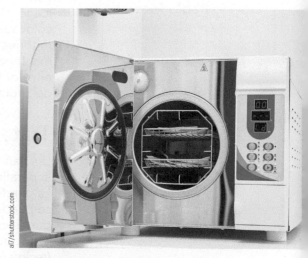

▲ **FIGURA 6–7** Las autoclaves utilizan vapor a alta temperatura y presión para esterilizar las herramientas y los implementos.

esporas cada 30 días para verificar que no se convierta en un incubador de patógenos. Consulte con la junta estatal local sobre las leyes referidas al uso de autoclaves y el control de infecciones.

NO USE ESTERILIZADORES

Los esterilizadores eléctricos, los esterilizadores de gota y los esterilizadores para elementos de bebés no deben utilizarse para desinfectar o esterilizar implementos. Estos dispositivos pueden transmitir enfermedades potencialmente infecciosas y nunca se deben usar en un salón, spa o barbería. Además, las unidades de luz UV no desinfectarán ni esterilizarán los implementos. La mayoría de las normas estatales exigen el uso de soluciones desinfectantes líquidas.

Conforme a las Pautas del CDC sobre Desinfección y Esterilización en los Centros Médicos (última actualización en febrero de 2017), "la radiación UV tiene muchas aplicaciones potenciales, pero lamentablemente su eficacia germicida y su uso están sujetos a la materia orgánica, la longitud de onda, el tipo de suspensión, la temperatura, el tipo de microorganismo y la intensidad UV". En resumen, por el momento, no es adecuado usarla en el entorno del salón.

"La acción es la clave fundamental de cualquier éxito".

—Pablo Picasso

Mitones eléctricos para manos y pies

Estos mitones térmicos están diseñados para agregar un tratamiento especial a la manicura. Los mitones térmicos representan un servicio de mayor costo o pueden complementar un servicio. Luego del masaje, se aplica una loción acondicionadora o una máscara en las manos o pies, que después se colocan en una cubierta de plástico y se introducen en los mitones para pies. El calor ayuda a que penetren los ingredientes acondicionadores, añade comodidad al servicio y le ofrece una gran relajación al cliente. Existen mitones eléctricos disponibles para manos y pies.

Mitones de tela de toalla

Estos mitones lavables se colocan sobre los pies o manos del cliente, luego de haber aplicado un producto acondicionador penetrante y haber colocado una cubierta sobre el producto para evitar que quede en los mitones. Estos mitones se usan generalmente sobre la parafina para mantener el calor por más tiempo o sobre las máscaras para mantener el calor natural de la piel y mejorar la penetración de los ingredientes del producto.

Tratamiento con parafina

Un baño de parafina tiene un termostato automático que mantiene la parafina en la temperatura ideal para aplicarla en las manos y los pies. La parafina se aplica para aumentar la humedad de la piel. La aplicación se puede agregar a la manicura y la pedicura por un costo adicional o se puede incluir en un servicio de lujo.

Todos los estados requieren que elementos como la parafina (recipientes multiuso) se eliminen con un solo uso en una manera que no contamine el resto del producto. Nunca sumerja las manos o los pies del cliente directamente en la tina con parafina. Puede usar la tina con parafina para calentar el producto hasta alcanzar una temperatura segura, y después levantar la parafina de la tina y meterla en una bolsa transparente para parafina, la cual se coloca luego sobre las manos o los pies del cliente.

La parafina debe desecharse una vez que se haya utilizado en un cliente. Más adelante en este capítulo, se detallan otros métodos para incorporar la parafina de manera segura en su servicio.

Sistema de ventilación

Los productos usados al realizar servicios de cuidado de las uñas pueden contener sustancias químicas que afecten el bienestar del trabajador. La exposición al polvo de las uñas y a los olores y vapores de las sustancias químicas pueden afectar la salud respiratoria. Estos síntomas no aparecen de inmediato, sino que algunas veces tardan meses o incluso años en hacerlo. Se debe ventilar adecuadamente el salón para proteger a los técnicos en el cuidado de las uñas de la sobreexposición a vapores y polvos.

Los ventiladores y las ventanas abiertas no son sustitutos de la ventilación adecuada, simplemente hacen circular los vapores y el polvo en la habitación. En efecto, los ventiladores y las ventanas abiertas aproximan los vapores al suelo, donde es más probable que los clientes y los técnicos los inhalen. No protegen la zona de respiración, que es una esfera invisible de 2 pies alrededor de la cabeza y el rostro del técnico en el cuidado de las uñas. Una de las maneras más eficaces de ayudar a garantizar condiciones de trabajo seguras son los sistemas de ventilación de captura en el origen local. Estos sistemas están diseñados para capturar vapores y polvo en el origen y quitarlos del aire antes de que tengan la posibilidad de diseminarse en el salón (**Figura 6-8**). Muchos tipos de sistemas de extracción local son móviles y se pueden transportar fácilmente de una estación a otra.

Algunos salones tienen mesas ventiladas con filtros. Para que estos filtros mejoren la calidad del aire, es necesario cambiarlos de forma regular. Es mejor si las mesas tienen ventilación hacia afuera.

También hay máquinas de ventilación con corriente descendiente portátil que usan un ventilador potente para bajar y capturar los vapores químicos y el polvo de las uñas en un filtro de carbono de dos etapas (**Figura 6–9**). Esas máquinas de ventilación con filtro de carbono se colocan directamente debajo del área de respiración del técnico en el cuidado de las uñas, para capturar el polvo y los vapores justo en el origen. El ventilador lleva el polvo de las uñas y el olor hacia abajo a través del filtro, y deja el aire sin olor y sin químicos en el origen.

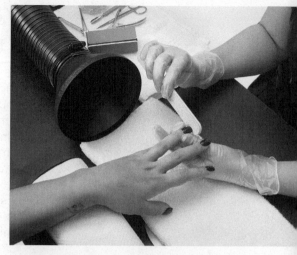

▲ **FIGURA 6–8** Los conductos de ventilación ayudan a extraer el polvo y las toxinas del aire para mantenerlos seguros a usted y a su cliente.

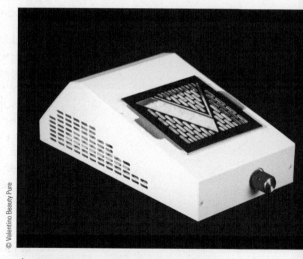

© Valentino Beauty Pure

▲ **FIGURA 6–9** Sistema portátil de ventilación con filtro de carbono de dos etapas que captura el polvo y filtra los olores de las sustancias químicas.

 VERIFICACIÓN

3. ¿Cuáles son los equipos necesarios para realizar servicios de cuidado de las uñas?
4. ¿Los autoclaves, los cuencos para las manos y los recipientes de desinfección se consideran equipos?
5. ¿Los alicates para cutículas y los empujadores metálicos se consideran equipos?

Enumerar los tipos de implementos multiuso y de un solo uso utilizados para los servicios de cuidado de las uñas

Los implementos son las herramientas necesarias para prestar los servicios. Son multiuso (reutilizables) o de un solo uso (desechables). En general, los **implementos multiuso** son de acero inoxidable, ya que se deben limpiar y desinfectar adecuadamente antes de utilizarlos con otro cliente. Los implementos metálicos enchapados en níquel, que son menos costosos, se corroen durante la desinfección y la esterilización. Los **implementos de un solo uso** no se pueden reutilizar y deben desecharse después de un solo uso. Es recomendable que los técnicos en el cuidado de las uñas tengan varios conjuntos de implementos de servicio limpios y desinfectados disponibles para usarlos en todo momento.

Tipos de implementos multiuso

Los implementos multiuso son los que se pueden volver a usar después de que se les realizaron los procedimientos de control de infecciones. Son metálicos, deben ser de acero inoxidable si desea que mantengan su calidad. Estos son ejemplos de implementos multiuso.

EMPUJADOR METÁLICO

El **empujador metálico**, muchas veces denominado incorrectamente empujador de cutícula, en realidad no se debe usar para empujar el eponiquio. Está diseñado para eliminar suavemente el tejido cuticular de la superficie de la uña natural. Los empujadores metálicos deben ser de acero inoxidable y se deben utilizar con cuidado para no provocar daños en la uña y en la matriz ungueal, ni lesiones microscópicas o en los tejidos. Su uso inadecuado en la lámina ungueal puede causar surcos. El daño en la matriz ungueal puede provocar problemas de crecimiento en la uña y pequeñas aberturas microscópicas en la piel que pueden permitir el ingreso de microbios en la piel y causar infecciones.

Si el empujador metálico tiene bordes disparejos o afilados, utilice un abrasivo para suavizarlos o eliminarlos. De esta manera evitará que se clave en la lámina ungueal o que potencialmente dañe las barreras protectoras creadas por el eponiquio y la cutícula. Tenga cuidado de no afilar tanto los bordes de la lima que se conviertan en un filo, lo que podría cortar el tejido.

Sostenga el empujador metálico de la misma manera que sostiene un lápiz, con el extremo plano en un ángulo de 20 a 30 grados con respecto a la lámina ungueal. El extremo en forma de cucharilla sirve para soltar y empujar hacia atrás el tejido cuticular muerto que se encuentra sobre la lámina ungueal (**Figura 6-10**).

ALICATES PARA UÑAS

Un **alicate para uñas** es un implemento de acero inoxidable que se utiliza para recortar con cuidado la piel *muerta* alrededor de las uñas. Nunca se utiliza para cortar, arrancar o tirar tejido vivo, ya que el tejido vivo del contorno de la uña es importante para mantener alejados los microbios y prevenir infecciones en torno a la lámina ungueal. Los alicates se deben limpiar y desinfectar

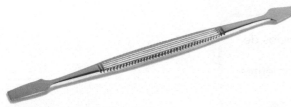

▲ **FIGURA 6–10** Empujador de acero inoxidable.

antes de usarlos en el cliente. Se debe tener especial cuidado de abrir las bisagras al limpiarlos y desinfectarlos.

Mantenga los alicates siempre bien afilados para evitar tirar o arrancar el tejido vivo.

Es importante que aprenda a usar correctamente los alicates mientras esté en la escuela. Para usar los alicates, sostenga el pulgar alrededor de uno de los mangos y tres dedos alrededor del otro, con las hojas en dirección a la lámina ungueal. El dedo índice se coloca en la articulación entrecruzada para ayudar a controlar la hoja y guiarla correctamente (**Figura 6–11**).

PINZAS

Las pinzas son implementos multiuso que se pueden usar para levantar pequeños trozos de residuos de la lámina ungueal, tomar y colocar el arte de uñas, sacar los implementos de las soluciones desinfectantes y mucho más (**Figura 6–12**). Se deben limpiar y desinfectar adecuadamente antes de usarlas, ya que pueden entrar en contacto con la piel o las uñas del cliente. Deben ser de acero inoxidable para poder desinfectarlas después del uso.

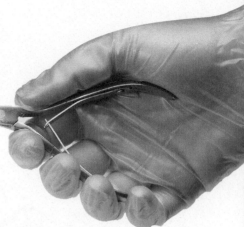

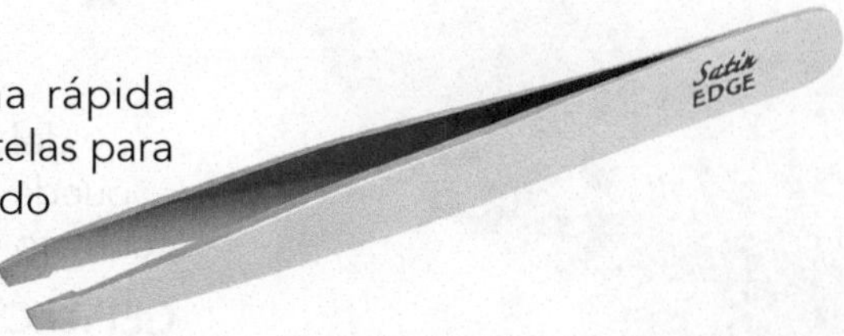

▲ **FIGURA 6–11** Alicate para uñas.

CORTAÚÑAS

Los **cortaúñas** se usan para acortar el borde libre en forma rápida y eficiente. Si las uñas de su cliente están demasiado largas, córtelas para ahorrar tiempo durante el limado. Corte las uñas de cada lado para evitar el daño causado por la resistencia en los lados de la lámina ungueal y luego lime para dar forma a las uñas. Los cortaúñas se deben limpiar y desinfectar correctamente antes de usarlos en el cliente. Estos implementos deben ser de acero inoxidable para poder desinfectarlos correctamente.

▲ **FIGURA 6–12** Pinzas.

Muchos técnicos en el cuidado de las uñas prefieren cortar las uñas de los pies con un implemento similar a un alicate para uñas de gran resistencia, pero con una cabeza de corte con forma curva. Estas herramientas se usan de manera diferente a los cortaúñas; se empieza de un lado y se van haciendo pequeños cortes en el borde libre de la uña, con cuidado de recortar solo el borde libre y no el tejido que rodea las uñas. Los lados del alicate se mantienen en un ángulo de 45 grados en relación con la uña, con las puntas alejadas del hiponiquio y con la punta inferior dirigida al borde libre.

Implementos de un solo uso

Todos los implementos de un solo uso se utilizan una vez y en un solo cliente. Luego se desechan, preferiblemente frente al cliente para garantizarle que no volverán a usarse.

CEPILLOS Y APLICADORES

Todo cepillo o aplicador que entre en contacto con las uñas o la piel del cliente durante la manicura o la pedicura se debe limpiar y desinfectar adecuadamente antes de utilizarlo en otro cliente. Si no se pueden limpiar y desinfectar correctamente de acuerdo con los reglamentos estatales, deben desecharse después de un solo uso. Consulte al fabricante si no está seguro si un cepillo o aplicador puede limpiarse y desinfectarse de manera adecuada.

¿SABÍA QUE…?

Un técnico en el cuidado de las uñas necesita al menos tres conjuntos de implementos de acero inoxidable de buena calidad para tener disponible uno limpio y desinfectado para cada cliente. Uno de los conjuntos está en la solución desinfectante o en el autoclave, el segundo está en uso y el tercero está listo para usarse. Recuerde que se necesitan aproximadamente entre 15 y 20 minutos para limpiar y desinfectar correctamente los implementos después de cada uso, y 25 minutos para que el autoclave termine su proceso. Al tener siempre un conjunto de implementos preparado, sus clientes no tendrán que esperar el proceso de desinfección si usted se atrasa.

Los pinceles de esmalte para uñas son la excepción. Se almacenan en un líquido sin oxígeno y sin agua (esmalte) y los químicos que se usan en los esmaltes no permite el crecimiento de microbios. Sin embargo, los microbios que el pincel acaba de recoger en una uña se pueden llevar a otra si se usa inmediatamente el pincel para esmaltar.

EMPUJADOR DE MADERA

El empujador de madera se usa para retirar el tejido cuticular muerto de la lámina ungueal, limpiar debajo del borde libre de las uñas o aplicar productos (Figura 6–13). Sostenga el palillo tal como sostendría un lápiz, con la punta en un ángulo de 20 a 30 grados con respecto a la lámina ungueal mientras empuja la cutícula para liberarla. Es un implemento de un solo uso y no está diseñado para volver a utilizarlo ni para desinfectarlo.

Aplique los productos para uñas envolviendo por completo el extremo del palillo con un trozo pequeño de algodón y colocando el producto en el algodón o sumergiendo el palillo en el producto. Si sumerge la punta de algodón en el producto, debe retirar una cantidad que sea suficiente para toda la aplicación. Si necesita más producto, debe cambiar el algodón en el empujador de madera después de cada aplicación; o bien puede colocar el producto en un plato humedecido para el uso específico con ese cliente y después desecharlo para evitar la contaminación del producto. Al usar productos que tienen tapas con aplicador, se puede disminuir el tiempo de aplicación. El aplicador no debe entrar en contacto con la punta de algodón, la lámina ungueal ni la piel.

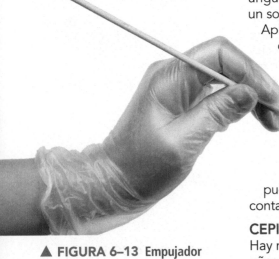

▲ **FIGURA 6–13** Empujador de madera.

CEPILLOS PARA UÑAS

Hay muchos tipos de cepillos que se usan en el servicio de cuidado de las uñas y muchos de ellos tienen varios usos. Por ejemplo, el implemento plástico para la limpieza de las uñas se usa de varias maneras durante los servicios de cuidado de las uñas.

- Los clientes usan el cepillo para uñas cuando llegan al salón como parte del procedimiento de lavado de manos.

- Un técnico en el cuidado de las uñas usa el cepillo para uñas a fin de eliminar los residuos superficiales durante un servicio.

- El técnico en el cuidado de las uñas usa un cepillo para uñas durante el lavado de manos entre clientes.

- El cepillo para uñas se usa para cepillar implementos antes de la desinfección, una tarea muy importante.

- El cepillo para uñas se utiliza para eliminar polvo o residuos provocados por la aplicación de uñas artificiales.

Es importante destacar que los cepillos de pelo natural para uñas no se pueden limpiar ni desinfectar y deben desecharse luego de cada uso. Los cepillos de *pelo* sintético se pueden limpiar y desinfectar por inmersión. Hay una excepción a esta regla: cuando usa productos que no pueden albergar ni admitir el crecimiento de microbios patógenos (como el alcohol, el esmalte para uñas, los monómeros y polímeros, los geles UV y los imprimantes para uñas). Dado que estos productos no pueden albergar ni admitir el crecimiento de organismos patógenos, los cepillos no necesitan limpiarse ni desinfectarse entre cada uso, a menos que toquen una superficie contaminada justo antes de pasar a otra uña. Como los técnicos en el cuidado de las uñas solo pueden trabajar en uñas saludables, las uñas contaminadas no deberían ser un problema. Sin embargo, el cepillo que se utiliza para aplicar aceite en la lámina ungueal o en las cutículas puede contaminarse ya que estos productos pueden estar expuestos a bacterias y admiten el crecimiento bacteriano. Para aplicar aceites en la lámina ungueal o en la piel circundante, debe emplear cepillos desechables o goteros y desecharlos después del uso.

CEPILLOS DESCARTABLES PARA APLICACIÓN DE PRODUCTOS

Los pinceles descartables de aplicación se pueden utilizar para aplicar aceites u otros tratamientos en las uñas del cliente. Se recomienda comprar pinceles económicos y descartables para aplicar productos que puedan admitir el crecimiento bacteriano. Con el pincel, extraiga una cantidad de producto del recipiente suficiente para toda la aplicación o vierta una pequeña cantidad del producto en un vaso Dappen limpio. Introduzca el pincel de aplicación en el vaso durante la aplicación y luego deseche el pincel y el producto una vez terminada la aplicación.

VERIFICACIÓN

6. ¿Qué son los implementos?
7. ¿Cuál es la diferencia entre los implementos multiuso y los de un solo uso?
8. ¿El empujador de madera es un implemento de un solo uso o multiuso? ¿Por qué?

Describir los materiales que se utilizan en los servicios de cuidado de las uñas

Los materiales y los insumos que se utilizan durante un servicio de manicura están diseñados para un solo uso y deben reemplazarse antes de cada cliente. Estos elementos se consideran no *reutilizables*.

Guantes

Los guantes son un equipo de protección personal (PPE) que sirve para proteger al técnico en el cuidado de las uñas de la exposición a los microbios durante los servicios. La Ley de Seguridad y Salud Ocupacional (OSHA) define los PPE como "indumentaria o equipo especial que usa un empleado para protegerse de un peligro". Los peligros a los que se refiere esta norma en particular son los patógenos de transmisión hemática (PTH), microorganismos patógenos presentes en la sangre humana y otros fluidos corporales que pueden provocar enfermedades en los seres humanos.

Los guantes son equipos de un solo uso: se usa un juego nuevo para cada cliente. Es posible que los guantes deban cambiarse durante el servicio, según el protocolo. Para sacarse los guantes, se deben invertir los puños y tirar de ellos desde adentro hacia fuera, luego arrojarlos a la basura. El guante que se saca primero se sostiene en la otra mano con el guante puesto y luego ese guante se jala con el puño invertido sobre el primer guante, y queda también invertido. El primer guante queda dentro del segundo, que ahora queda dentro con el lado que se usó para el servicio, en contacto con el otro guante. Ambos guantes se arrojan juntos a la basura.

Si realiza el servicio de manicura y pedicura al mismo cliente, debe utilizar un par de guantes nuevo por cada servicio. Si el servicio requiere que se mueva de un lugar de servicio a otro varias veces, necesitará varios pares de guantes. Debe lavarse las manos después de quitarse cada par de guantes y antes de ponerse otro par diferente cuando se realizan dos servicios juntos, o debe usar un limpiador antimicrobiano en gel entre los pares de guantes durante una misma cita.

Mascarilla antipolvo

Use una mascarilla antipolvo de alta calidad correctamente ajustada cuando trasfiera químicos de un contenedor a otro, o cuando pula o lime las uñas. Es mejor usar una mascarilla antipolvo redonda con una tira metálica que pueda ajustarse al puente de la nariz. Las mascarillas antipolvo correctamente ajustadas y de clasificación N-95 son altamente eficaces y una excelente elección para evitar la sobreexposición a polvos por inhalación (**Figura 6-14**). Elija una mascarilla diseñada específicamente contra polvo, rociados o mohos para asegurarse de que será eficaz en el entorno del salón. Las mascarillas antipolvo de papel lo protegen del polvo del limado de uñas, pero no de los químicos. Las mascarillas no deben usarse a largo plazo y deben reemplazarse todos los días para mantener la eficacia. Puede usar un respirador purificador de aire para filtrar los vapores químicos o un sistema de ventilación con purificador de aire en la mesa. Asegúrese de adquirir un purificador de aire profesional de alta resistencia, no uno diseñado principalmente para uso residencial.

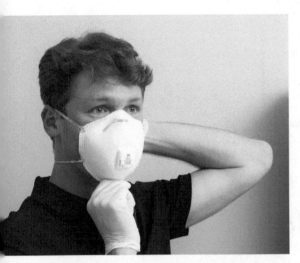

▲ **FIGURA 6–14** Es de suma importancia usar una mascarilla antipolvo para protegerse del polvo y los vapores.

Pulidores y limas abrasivas para uñas

Hay diversos tipos y granos de limas abrasivas (**Figura 6-15**) y pulidores, por ejemplo, firmes con base rígida y otros acolchados con una base muy flexible de espuma. Son de un solo uso. Los granos varían de menos de 100 a más de 240 por centímetro. La regla general es que, cuanto más bajo es el nivel de grano, más grandes son las partículas abrasivas de la lima y más agresiva es

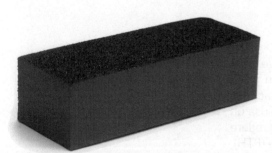

▲ **FIGURA 6–15** Barra pulidora abrasiva para uñas.

su acción. Por lo tanto, las limas y los pulidores abrasivos de granos más bajos (de 100 o menos granos) reducen rápidamente cualquier superficie y producen rayones más profundos y visibles que los de más granos. Por eso, las limas de granos más bajos se deben usar con cuidado y, por lo general, no se usan en las uñas naturales. Las limas de más granos eliminan rayones y suavizan las superficies a través del limado.

Los **abrasivos de grano mediano** (de 150 a 180) se utilizan para suavizar y pulir las superficies, y para acortar y dar forma a las uñas naturales. Los **abrasivos de grano fino** tienen 240 granos y más. Estos abrasivos están diseñados para pulir, refinar y eliminar las rayas muy finas.

Debe preparar o biselar las limas abrasivas antes de usarlas en un cliente para evitar cortarlo con los bordes afilados. Estas limas se cortan de una lámina grande de materiales preparados, lo que deja bordes muy afilados que no se eliminan antes de despacharlas. Usted es responsable de eliminar este borde dañino de todas las limas nuevas.

A fin de preparar una lima para usarla, frote otra lima (limpia y nueva) a lo ancho de los bordes para eliminar el borde afilado. Esta acción se llama *preparación de la lima*. Muchos técnicos en el cuidado de las uñas preparan todas las limas nuevas y luego las guardan en un recipiente limpio. Si no elimina el borde de las limas nuevas, puede correr el riesgo de cortar al cliente. Revise las esquinas de los pulidores, también necesitan prepararse.

Por lo general, los pulidores y las limas abrasivas tienen una, dos o tres superficies de granos diferentes, según el tipo, el uso y el estilo. Algunos pulidores y limas abrasivas se pueden limpiar y desinfectar. Puede seguir esta regla simple: si están hechas de un producto de papel, no se pueden limpiar ni desinfectar, por lo que debe desecharlas después de cada uso. Consulte al fabricante para saber si el abrasivo de su elección se puede desinfectar. Todos los abrasivos se deben limpiar y desinfectar antes de volver a utilizarlos en otro cliente. Pregúntele a su instructor si su estado permite usar limas abrasivas que se consideran que se pueden desinfectar, en algunos estados no está permitido. Los que no pueden superar el proceso de limpieza y desinfección sin dañarse, se consideran descartables y deben arrojarse a la basura después de un solo uso.

Pulidores de dos o tres caras

La tecnología abrasiva de los pulidores de dos o tres caras reemplaza la gamuza que se contamina con varios usos y crea un hermoso brillo en las uñas (Figura 6–16). El pulidor tiene la forma de una lima de uñas de dos caras, es largo y angosto, con uno o dos abrasivos de grano adicionales y una superficie para dar un brillo final. Comience con la superficie abrasiva de granos más bajos para suavizar, pase a la de más granos y luego termine con la superficie abrillantadora (generalmente sin grano). El resultado es un brillo lustroso en las uñas. Por lo general, este pulidor se usa en las uñas naturales y en los últimos pasos de la colocación de uñas de acrílico de dos colores, como la apariencia de la manicura francesa, para producir uñas hermosas y suaves que se usarán con brillo o esmalte transparente solamente. La mayoría de los pulidores de dos o tres caras son descartables, de manera que se deben arrojar a la basura después de un solo uso. El salón o el técnico deben buscar un proveedor que no sea costoso para comprarlos, si los reglamentos estatales permiten usarlos.

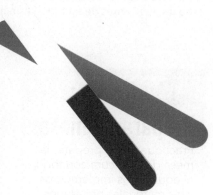

▲ **FIGURA 6–16** Pulidores de brillo de tres caras.

Toallas de un solo uso o de tela

Las toallas son un ejemplo de los materiales que no requieren desinfección por inmersión si el salón o la lavandería las lava adecuadamente. Las toallas de tela se deben lavar entre clientes y las de papel se deben arrojar a la basura después de un solo uso. Cada cliente debe usar una toalla de tela limpia o una toalla de papel descartable nueva para secarse las manos después de lavárselas. La toalla de tela ideal para utilizar en los servicios personales es la blanca, ya que se puede blanquear al lavarla entre usos. Se pueden usar otras toallas limpias para cubrir aquellas superficies que no se pueden desinfectar durante cada manicura, incluida el área de trabajo. Si se derrama algo sobre la mesa, use otra toalla de tela o descartable para limpiar la superficie.

Gasa, copos de algodón, apósitos o almohadillas con reverso de plástico

Las almohadillas de algodón o fibra que no dejan pelusa y con el reverso de plástico se utilizan generalmente en la industria de la belleza para quitar el esmalte para uñas. El plástico en la parte posterior protege los dedos del especialista en el cuidado de las uñas de la sobreexposición a los solventes de secado y otras sustancias químicas (**Figura 6-17**).

Los cuadrados de gasa, los círculos de algodón o los copos de algodón también son populares para quitar el esmalte para uñas: no son costosos y están perfectamente diseñados para esta y otras tareas de aplicación. Los cuadrados de gasa 5 cm × 5 cm (2" × 2") o 10 cm × 10 cm (4" × 4"), también llamados apósitos, tienen muchos usos en los servicios de manicura, desde la eliminación hasta la aplicación de productos. Almacene estos materiales de manera que no se contaminen con polvo o residuos.

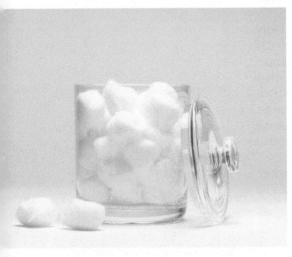

▲ **FIGURA 6–17 Materiales que se utilizan para retirar el esmalte y limpiar el lecho ungueal antes de aplicar el esmalte.**

Espátulas de plástico, madera o metal

Use una espátula plástica de un solo uso, de madera o de metal multiuso para sacar los productos de sus respectivos envases y evitar que se contaminen y propaguen enfermedades. Si la espátula de plástico o de metal entra en contacto con su piel o la del cliente, límpiela y desinféctela adecuadamente antes de volver a utilizarla, o deséchela y cámbiela por una espátula nueva y descartable. Si la espátula de madera entra en contacto con su piel o la del cliente, deséchela. Además, nunca use la misma espátula para tomar productos diferentes de distintos recipientes, ya que es posible que las propiedades químicas de los productos no sean las mismas.

VERIFICACIÓN

9. Defina el PPE de acuerdo con la Ley de Seguridad y Salud Ocupacional (OSHA).
10. Mencione dos tipos de equipos de protección personal (PPE).
11. ¿Cuál es la excepción a la regla cuando se utilizan pinceles descartables para aplicación?

Explicar los usos de productos profesionales para uñas

Como profesional, debe saber usar correctamente los productos profesionales, conocer los ingredientes que contienen y lo que hacen durante y después del uso. También debe saber almacenarlos correctamente y tomarlos de sus respectivos recipientes de manera sanitaria. En esta sección, adquirirá conocimientos básicos sobre los diferentes productos profesionales para las uñas.

AVISO DEL ORGANISMO REGULADOR ESTATAL

En todos los estados, es ilegal reutilizar los implementos sin lavarlos y desinfectarlos correctamente. Este uso inapropiado e ilegal de los implementos hace que el cliente corra riesgo de sufrir una infección.

Jabón

El jabón se utiliza para lavar las manos del técnico en el cuidado de las uñas y las del cliente antes de iniciar el servicio. Sirve como herramienta de control de infecciones durante este procedimiento de lavado de las manos previo al servicio, ya que elimina mecánicamente los microbios y los residuos. Se sabe que el jabón elimina más del 90 por ciento de los microbios patógenos de las manos (si se lavan correctamente).

Se recomiendan los jabones líquidos (**Figura 6-18**) porque el jabón en barra aloja bacterias y puede convertirse en un caldo de cultivo para las bacterias patógenas (que causan enfermedades).

Quitaesmalte

Los quitaesmaltes se utilizan para disolver y retirar el esmalte para uñas. Existen dos tipos de quitaesmaltes: productos a base de acetona y productos sin acetona. La **acetona** es un líquido incoloro e inflamable, miscible en agua, alcohol y éter, que tiene olor dulzón o sabor a quemado. Se usa como solvente. Tanto los quitaesmaltes con acetona como aquellos sin acetona pueden contener ingredientes adicionales como aloe, vitamina E o aceites que evitan que la lámina ungueal y la piel circundante se sequen.

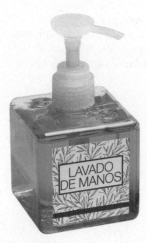

▲ **FIGURA 6–18** Use botellas dispensadoras de jabón en el área de lavado de manos.

El quitaesmalte a base de acetona actúa más rápido y es un mejor solvente que los quitaesmaltes sin acetona. Los quitaesmaltes sin acetona no disuelven los productos de realce tan rápido como la acetona, por eso se usan para retirar el esmalte de los realces para uñas como los apliques. Sin embargo, muchos técnicos expertos en el cuidado de las uñas prefieren quitaesmaltes a base de acetona porque retiran el esmalte más rápido y sienten que, con su experiencia y trabajo veloz, la evaporación rápida de la acetona no disuelve ni daña los realces. Tanto los quitaesmaltes con acetona como los que no tienen acetona se pueden usar de manera segura, aunque ambos pueden secar la cutícula y la piel circundante. Al igual que con todos los productos, lea y siga las instrucciones de uso del fabricante.

Cuando use quitaesmalte, empape un copo de algodón, o una almohadilla de gaza o de algodón con el reverso de plástico, y sostenga el algodón saturado sobre cada uña mientras cuenta mentalmente hasta 10. Así podrá retirar el esmalte existente con facilidad de la lámina ungueal con un movimiento en dirección al borde libre. Tome la mano con seguridad y firmeza mientras quita el esmalte. Continúe hasta eliminar todos los restos de esmalte. Eliminar el esmalte de la manicura anterior por completo es importante para la satisfacción del cliente. Es posible que sea necesario envolver la punta de un empujador de madera con algodón y humedecerlo con el quitaesmalte para retirar el esmalte de la zona del contorno de las uñas.

Según la OSHA, debe seguir instrucciones para desechar de manera segura las sustancias químicas utilizadas. *NO* las vacíe en el lavabo o el baño, tirelas en el suelo o en los desagües exteriores o viertalas en copos de algodón. Algunas sustancias químicas tienen requisitos especiales para desecharlos. Por ejemplo, la acetona líquida utilizada debe guardarse en un contenedor metálico aprobado por el departamento de bomberos y desecharse como residuo peligroso.

Cremas, lociones y aceites para las uñas

Estos productos están diseñados para suavizar la piel seca que rodea a la lámina ungueal y aumentar la flexibilidad de las uñas naturales. Son especialmente eficaces en las uñas quebradizas o secas y el primer producto que se debe vender a los clientes que se hacen manicura y pedicura. Las cremas para las uñas son productos protectores: contienen ingredientes diseñados para sellar la superficie de la piel alrededor de las uñas y retener la humedad subdérmica de la piel. Los aceites para uñas están diseñados para impregnarse en la lámina ungueal a fin de aumentar su flexibilidad, y en la piel circundante para suavizarla y humectarla. Por lo general, los aceites y las lociones que pueden penetrar la lámina ungueal o la piel tienen efectos más duraderos que las cremas. Sin embargo, los tres pueden ser muy eficaces y útiles para los clientes, en especial como productos de cuidado en el hogar de uso diario.

Removedores de cutícula

Los removedores de cutícula están diseñados para ablandar y disolver el tejido muerto de la lámina ungueal, a fin de poder retirarlo por completo y con mayor facilidad. Por lo tanto, su contacto con la piel viva del eponiquio es inapropiado. Por lo general, estos productos tienen un pH alto (son cáusticos) e irritan la piel. Durante la aplicación, asegúrese de aplicar el removedor de cutículas a la lámina ungueal y no a la piel circundante.

Por lo general, estos productos contienen entre 2 y 5 por ciento de hidróxido de sodio o potasio, además de glicerina u otros ingredientes humectantes para contrarrestar los efectos de sequedad de la piel. Se deben usar tal como se indica en las instrucciones de uso del fabricante y se debe evitar el contacto con la piel viva en lo posible para prevenir los efectos de los ingredientes alcalinos. La exposición excesiva del eponiquio a los removedores de cutícula puede causar sequedad de la piel viva y del eponiquio, y también la formación de padrastros.

Esmalte de color, esmalte líquido, laca o barniz

Las capas con color se aplican sobre la superficie de la uña natural y se conocen de diversas formas como esmalte, esmalte líquido, laca o barniz. Todos estos son diferentes nombres comerciales para describir los mismos tipos de productos que contienen ingredientes similares.

Esmalte es un término genérico que describe cualquier tipo de película de color a base de solvente que se aplica sobre la lámina ungueal para agregar color o efectos visuales especiales (por ejemplo, brillo). Es importante mencionar que todos los esmaltes contienen acrílico, a pesar de que algunas empresas afirmen que venden *esmaltes totalmente naturales*. Sin acrílico, el esmalte no se endurecería conforme a la forma de la uña. Además, hace tiempo que todas las principales empresas de esmaltes eliminaron de sus fórmulas los químicos que algunas personas consideran tóxicos.

Por lo general, el esmalte se aplica en dos capas sobre una capa base y se termina con una capa protectora (**Figura 6-19**).

Esmalte de gel

El esmalte de gel es una forma de color de uña que no se seca por exposición al aire, sino que se cura cuando se coloca bajo una lámpara UV o LED. Se encarga de las manchas constantes que experimentan los clientes después de que se realizó un servicio. Se desarrolló específicamente para uñas naturales, pero ahora también se usa sobre realces (después de realizar ajustes a los métodos de aplicación). Consulte el Capítulo 12 para obtener más información sobre geles y esmaltes de gel.

GELES HÍBRIDOS

Los *geles híbridos* son esmaltes de gel que combinan lo mejor de los esmaltes. Tienen la durabilidad y el brillo de los geles, pero se pueden quitar como los esmaltes con un quitaesmalte, aunque lleva más tiempo. (Originalmente, los esmaltes de gel debían quitarse con productos abrasivos). La aplicación es básicamente la misma que la de los esmaltes tradicionales, aunque hay algunas diferencias que el fabricante del gel debe informar. Los geles requieren una capa protectora y una capa base que se curan con luz, preferentemente del mismo fabricante que diseñó el esmalte de gel.

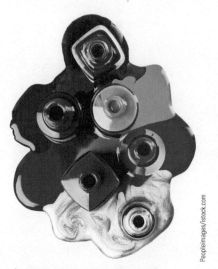

Peopleimages/iStock.com

▲ **FIGURA 6–19** El esmalte para uñas viene de muchos colores y variedades.

Capa base

Una capa base crea una capa incolora en la uña natural o el realce para uñas que mejora la adherencia del esmalte (**Figura 6–20**). También reduce el riesgo de que el esmalte forme manchas amarillentas u otro tipo de decoloración sobre la superficie de la uña natural. Algunas láminas ungueales son especialmente susceptibles a las manchas de colores rojizos u oscuros. También es importante usar la capa base en los realces para uñas bajo el esmalte de color a fin de prevenir las manchas en la superficie. Al igual que los esmaltes para uñas, las capas base contienen solventes que se evaporan. Estos productos suelen contener una forma de adhesivo que ayuda a retener el esmalte por más tiempo. Después de la evaporación (*secado*), se forma una película pegajosa que estimula la adherencia de la capa de color a la lámina ungueal.

Los esmaltes de gel curados con luz requieren una capa base curada con luz.

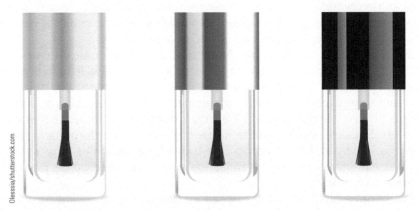

▲ **FIGURA 6–20** Los esmaltes de gel curados con luz requieren una capa base curada con luz.

Endurecedor de uñas

Los endurecedores de uñas se usan para mejorar la dureza de la superficie o la durabilidad de la lámina ungueal cuando es frágil o delgada. Algunos también impiden que la lámina ungueal se rompa o se divida en capas, si se usan correctamente. Los endurecedores se pueden aplicar antes de la capa base o después como capa protectora, de acuerdo con las instrucciones del fabricante.

Existen diferentes tipos básicos de endurecedores de uñas:

Un **endurecedor de proteínas** es una combinación de esmalte incoloro con proteínas, como el colágeno. Esto proporciona una capa transparente y dura en la superficie de la uña, pero no altera ni afecta la superficie de la uña natural en sí. La proteína (colágeno) tiene moléculas muy grandes que no pueden absorberse en la lámina ungueal.

Otros tipos de endurecedores de uñas contienen fibras de refuerzo de nylon, por ejemplo, que tampoco se pueden absorber en la lámina ungueal. Por lo tanto, la protección que brindan proviene de la capa misma. No son terapéuticos. Estos productos se pueden utilizar sobre cualquier uña natural.

Los endurecedores de lámina ungueal no contienen formaldehído como se creía antes en la industria. En realidad, el ingrediente es metilenglicol, una sustancia que crea puentes o enlaces entrecruzados entre las hebras de queratina que forman la uña natural, y hace que la lámina sea más rígida y resistente a doblarse y quebrarse. Además, el metilenglicol no es irritante para la piel.

Estos productos son útiles para las láminas ungueales delgadas y débiles, pero nunca se deben aplicar en las uñas que ya son muy duras, rígidas o quebradizas. Los endurecedores de metilenglicol pueden hacer que las uñas quebradizas se vuelvan tan rígidas que se partan y se astillen. Suspenda el uso si observa signos de excesiva fragilidad o quiebre, decoloración del lecho ungueal, desarrollo del pterigión ventral u otros signos de reacciones adversas en las uñas o la piel. Estos productos se deben usar de acuerdo con las instrucciones del fabricante hasta que se logre el objetivo deseado en las uñas del cliente, y luego debe descontinuarse su uso hasta que el producto se requiera nuevamente. Por lo general, a los clientes se les enseña a aplicar el producto todos los días sobre el esmalte para uñas como capa protectora, o debajo de este como capa base después de eliminar el esmalte cuando se vuelve a aplicar. Se le debe enseñar al cliente a seguir las instrucciones del fabricante.

Los **endurecedores de dimetilurea** utilizan dimetilurea (DMU) para agregar enlaces entrecruzados a la superficie de la uña natural. La DMU no causa reacciones adversas en la piel. Este endurecedor no funciona tan rápido como los endurecedores que contienen metilenglicol, pero tampoco endurece demasiado las uñas como lo hacen estos últimos si se los usa en exceso.

Capa protectora

Las capas protectoras se aplican sobre el esmalte de color para evitar que se quiebre y para agregar un acabado brillante o mate a la uña. Estos productos contienen ingredientes que crean películas duras brillantes o mate después de que el solvente se evapora. Generalmente, los ingredientes principales son formadores de películas de tipo metacrílico o celulósico.

CAPA PROTECTORA DE SECADO RÁPIDO

Otro tipo de capa protectora que seguramente utilice en su práctica es la de secado rápido. Este tipo de capas protectoras usan la misma tecnología e ingredientes que los esmaltes habituales, pero la proporción de ingredientes es diferente.

Las capas protectoras de secado rápido utilizan niveles de solvente más altos, que se evaporan rápido. El solvente es el ingrediente clave para determinar la velocidad con la que se seca el esmalte, además del espesor del producto. Las capas protectoras de secado rápido también están disponibles en acabados brillante y mate.

Productos para el secado de esmalte para uñas

Los productos para el secado de esmalte para uñas están diseñados para acelerar el secado de los esmaltes para uñas. Por lo general, se aplican con un gotero o un pincel, o se rocían sobre la superficie del esmalte. Estimulan el secado rápido ya que eliminan los solventes del esmalte para uñas y hacen que la película de color se forme más rápidamente. Estos productos pueden disminuir significativamente el tiempo de secado y reducen el riesgo de que el cliente corra el esmalte recién aplicado.

Lociones y cremas para las manos

Las cremas y las lociones para las manos le agregan el toque final a la manicura. Como suavizan las manos, logran que la piel y la manicura

> **PRECAUCIÓN**
> Las capas base, las capas protectoras, los esmaltes para uñas y los endurecedores son altamente inflamables.

terminada se vean de la mejor manera posible. Por lo general, las cremas para las manos están diseñadas para actuar como barreras y para ayudar a retener la humedad natural de la piel, o contienen ingredientes penetrantes que ayudan a suavizar la piel y a reparar los daños. Su propósito es hacer que la piel de las manos sea menos propensa a secarse o agrietarse. Por lo general, la loción es más penetrante que las cremas y puede tratar los niveles más profundos de la epidermis. Se pueden usar mitones o baños de parafina sobre una loción para mejorar la penetración de los ingredientes en la piel.

Acondicionadores de uñas

Los acondicionadores de uñas contienen ingredientes que reducen la posibilidad de quiebre de la uña. Se deben aplicar según las instrucciones del fabricante y son especialmente útiles cuando se usan de noche antes de acostarse. Pueden ser aceites, lociones o cremas.

Protectores solares

Estas lociones contienen ingredientes que protegen la piel del daño causado por los rayos ultravioletas (UVA y UVB) provenientes del sol (**Figura 6–21**). Se sabe que los rayos UVA provocan las manchas de la edad (hiperpigmentación) en el dorso de la mano y dañan el ADN de las células de la piel. A los rayos UVB también se los conoce como *rayos que queman*, lo que significa que provocan quemaduras solares. La sobreexposición al sol es la principal causa de envejecimiento y cáncer de piel. Sugiera a sus clientes que compren y usen protectores solares de amplio espectro en la piel expuesta. Algunos productos solo protegen la piel contra los rayos UVA, el concepto de amplio espectro indica que el producto la protegerá tanto de los rayos UVA como de los UVB. La Administración de Alimentos y Medicamentos de Estados Unidos (FDA) está elaborando nuevos requerimientos para las etiquetas de estos productos.

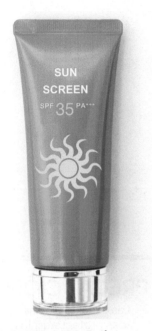

▲ **FIGURA 6–21** Es de suma importancia utilizar protector solar siempre.

Jessica2/shutterstock.com

✓ VERIFICACIÓN

12. ¿Por qué se recomiendan los jabones líquidos en lugar de los jabones en barra?
13. ¿Cómo se desecha adecuadamente la acetona usada?
14. ¿Cuál es la diferencia principal entre los esmaltes de gel y los geles híbridos?
15. ¿Por qué es importante el protector solar en los servicios de manicura?

Demostrar la técnica de manicura básica

La manicura básica es la base de todos los servicios de tecnología del cuidado de las uñas, y es fundamental que usted conozca y reconozca todos los componentes necesarios para lograr que este servicio sea eficaz. Una **manicura** es un tratamiento cosmético de las manos que comprende corte, modelado y, con frecuencia, esmaltado de uñas, y eliminación de cutículas y suavizado de la piel. La información que aprenda para la manicura básica le servirá de base para todos los demás servicios de uñas que realizará en su carrera.

Si puede lograr el procedimiento de manicura básica, incluido el esmaltado, en 30 a 45 minutos como máximo (preferentemente 30 minutos) antes de salir de la escuela, tendrá más posibilidades de encontrar trabajo y alcanzar un mejor desempeño profesional. Practique hasta que pueda realizar los procedimientos automáticamente, sin tener que detenerse a pensar qué sigue en el protocolo, y mostrará la seguridad y el profesionalismo que quieren ver los clientes en su técnico en el cuidado de las uñas.

Procedimiento de tres partes

Si divide los procedimientos que utiliza para el cuidado de las uñas en tres partes, le será más fácil hacer un seguimiento de lo que está haciendo, mantener la organización y dar un servicio coherente. Las tres partes son: etapa previa al servicio, servicio y etapa posterior al servicio.

A. PROCEDIMIENTO PREVIO AL SERVICIO
El procedimiento previo al servicio es un plan organizado paso a paso para limpiar y desinfectar sus herramientas, implementos y materiales, preparar la mesa de manicura básica, y saludar, recibir y acompañar al cliente hasta el área de servicio.

B. PROCEDIMIENTO DEL SERVICIO
El procedimiento del servicio es un plan organizado, paso a paso para llevar a cabo el servicio que el cliente solicitó, como manicura, pedicura o aplicación de uñas postizas.

C. PROCEDIMIENTO POSTERIOR AL SERVICIO
El procedimiento posterior al servicio es un plan organizado paso a paso para atender al cliente después de terminar el procedimiento. Describe cómo ayudar al cliente en los procesos del salón de programación de citas y pagos y le brinda información sobre cómo prepararse para atender al próximo cliente.

Lavado de manos

Para evitar la propagación de enfermedades contagiosas, es fundamental que se lave las manos antes y después de atender a cada cliente, y que les pida a los clientes que se laven las manos antes de sentarse en la mesa de manicura limpia y desinfectada. Los clientes habituales deben tener incorporado tan bien el proceso de lavado de manos antes de cualquier procedimiento de modo que vayan directamente a la estación de lavado antes de ir a la mesa de manicura. Consulte el Procedimiento 5–1 en *Bases para el estándar de Milady*.

SANITIZANTE DE MANOS
Aunque los CDC señalan que se puede usar sanitizantes para las manos, también mencionan que solo se debe usarlos cuando no haya agua disponible para lavarse las manos. Es muy importante recordar que estos productos no reemplazan el adecuado lavado de las manos. El lavado

PRECAUCIÓN

Durante una manicura, siempre lime las uñas antes de sumergirlas en agua, ya que esta se impregnará en la lámina ungueal, la ablandará y hará que sea más fácil que se dañe durante el limado.

REALIZAR
Procedimiento 6–1:
Procedimiento previo al servicio

SUGERENCIA

Si las uñas son muy largas y necesita acortarlas a un largo menor que el que consigue con el limado normal, puede cortarlas con un cortaúñas (o alicates para uñas si son extremadamente largas). Córtelas desde los lados hacia el centro de la uña en cortes pequeños para evitar la tensión en los lados y que se partan. Con esto ahorrará tiempo en el proceso de limado. Lime el borde libre de las uñas después de cortarlas para perfeccionar la forma.

REALIZAR
Procedimiento 6–2:
Procedimiento posterior al servicio

constituye una parte fundamental del servicio y no se puede ignorar ni pasar por alto. Recurra a los sanitizantes para manos solo cuando sea absolutamente necesario.

La consulta de manicura

La consulta con el cliente antes de realizar la manicura, o cualquier otro servicio, es una oportunidad para que el técnico en el cuidado de las uñas conozca al cliente y comprenda sus expectativas o necesidades. No se apresure durante la consulta porque es una parte fundamental del servicio.

Si se trata de un cliente nuevo en el salón, ya debe haber completado la información en el formulario de consulta en el área de espera. Use esta información para realizar la consulta con el cliente. Lea detenidamente los formularios para detectar respuestas importantes del cliente y luego anote sus observaciones después del servicio (**Figura 6–22**).

---REALIZAR---
Procedimiento 6–3:
Servicio de manicura básica

FORMULARIO DE CONSULTA CON EL CLIENTE

Nuestro deseo más sincero es brindarle el mejor servicio de cuidado de las uñas que jamás haya recibido. No solo queremos que quede conforme con la visita de hoy, sino también establecer una relación duradera plena de confianza y total satisfacción con nuestros servicios. Para lograrlo, nos gustaría saber más sobre usted, sus necesidades con respecto al cuidado de las uñas y sus preferencias. Le agradeceríamos que ahora responda estas preguntas de la manera más completa y precisa posible.

Nombre

Dirección _____

_____

Número de teléfono: Fijo _____ Celular _____

Correo electrónico: _____

¿Qué método de comunicación prefiere? _____

Sexo: ☐ Masculino ☐ Femenino

¿Cómo descubrió nuestro salón? _____

Si alguien le recomendó nuestro salón, ¿quién fue? _____

▲ **FIGURA 6–22** Formulario de consulta con el cliente (continuación).

FORMULARIO DE CONSULTA CON EL CLIENTE

1. ¿Cuál es la fecha aproximada de su último servicio de manicura?
_____

2. Durante el último año, ¿se realizó alguno de los siguientes servicios, ya sea en un salón o no?

☐ Manicura   ☐ Pedicura   ☐ Realces para uñas   ☐ Otros

3. Es importante que converse con su técnico en el cuidado de las uñas sobre cualquier enfermedad crónica que tenga, para que se puedan tomar las precauciones necesarias. Entre ellas, se encuentran las enfermedades circulatorias, la diabetes, la enfermedad arterial periférica (EAP), la artritis y la presión arterial alta.

4. ¿Cómo describiría sus uñas naturales?

☐ Normales   ☐ Fuertes   ☐ Otras

☐ Quebradizas   ☐ Flexibles

5. ¿Recibe habitualmente alguno de los siguientes servicios de cuidado de las uñas?
(Marque todos los que correspondan):

☐ Manicura   ☐ Apliques de tela

☐ Realces para uñas postizas   ☐ Tratamientos para uñas naturales

☐ Realces de gel para uñas   ☐ Tratamientos de parafina para las manos

6. ¿Recibe alguno de los siguientes servicios para los pies? (Marque todos los que correspondan):

☐ Pedicura básica   ☐ Spa para pedicura   ☐ Mascarillas o tratamientos de parafina para los pies

7. Comparta información sobre los tipos de servicios para uñas más adecuados y menos adecuados que haya recibido. _____
_____

8. ¿Qué tipos de actividades que realiza con frecuencia podrían dañarle las uñas? _____
_____

9. ¿Cuáles son sus objetivos para la cita del cuidado de las uñas de hoy? _____
_____

10. ¿Tiene alguna ocasión especial próximamente en la que sus uñas deban lucir absolutamente grandiosas? Si es así, ¿cuándo?
_____

▲ FIGURA 6–22 Formulario de consulta con el cliente (continuación).

Siempre revise las uñas y la piel del cliente para asegurarse de que estén sanas y de que el servicio que va a brindar es el adecuado. A continuación, hable con el cliente acerca del servicio. Una vez que el cliente comprenda el servicio que le va a brindar, hable acerca de la forma, el color y el largo de las uñas que prefiere. Tenga cuidado de no diagnosticar una enfermedad o un trastorno de ninguna manera. Toda la información se debe registrar en el formulario de servicio al cliente. Si no detecta ningún problema de salud, continúe con el servicio.

Practicar las formas de las uñas

Consulte el cuadro de formas de uñas y practique realizar formas de uñas básicas en su propia mano o en la de otro estudiante.

Recuerde tener en cuenta las siguientes consideraciones: forma de las manos, largo de los dedos, forma de la zona del eponiquio, pasatiempos, actividades recreativas y tipo de trabajo del cliente. Por lo general, se recomienda que la forma de la lámina ungueal mejore la forma general de la punta de los dedos, los dedos y las manos del cliente. Consulte el Capítulo 3 de *Bases para el estándar de Milady* a fin de obtener más información sobre la consulta con el cliente.

Formas básicas de uñas

Durante la consulta, siempre analice con su cliente la forma final que desea para las uñas. Esfuércese por complacer al cliente. Existen cinco formas básicas que son las más requeridas (consulte la **Tabla 6–1**).

▼ **TABLA 6–1** Formas básicas de uñas

Forma	Definición
cuadrada	La **uña cuadrada** es completamente recta en el borde libre, sin bordes externos redondeados.
cuadrangular	La **uña cuadrangular** (*uña semicuadrada*) tiene un borde libre cuadrado que está redondeado en las esquinas. Si una uña con esta forma se extiende solo un poco más allá de la punta del dedo, será resistente porque no tendrá un borde cuadrado que se quiebre. Toda presión que se ejerza sobre la punta se verá directamente reflejada en la parte posterior de la lámina ungueal, que es el área más fuerte.
redondeada	La **uña redondeada** debe limarse levemente y extenderse solo un poco más allá de la punta del dedo.
ovalada	La **uña ovalada** tiene una forma conservadora que se considera atractiva en la mayoría de las manos. Es similar a una uña cuadrangular, con esquinas aún más redondeadas.
en punta	La **uña en punta** o **uña tipo estileto** es afilada y más larga de lo normal para enfatizar y resaltar la apariencia estilizada de la mano. Sin embargo, debe tener en cuenta que esta forma de la uña puede ser más frágil y romperse más fácilmente, además es más difícil de mantener que las otras formas. Raras veces, esta forma de uña es eficaz en las uñas naturales, por lo que generalmente se trata de realces para uñas.

VERIFICACIÓN

16. ¿Por qué es necesario realizar una consulta cada vez que un cliente se atiende en el salón?
17. ¿Por qué es tan importante lavarse las manos antes y después que atender a cada cliente?
18. ¿Por qué es muy importante conocer y comprender los pasos de una manicura básica?

┌─REALIZAR─┐
Procedimiento 6–4:
Aplicación del esmalte

Resumir los pasos para la aplicación del esmalte para uñas

La aplicación del esmalte es una parte muy importante de la satisfacción del cliente y del éxito general del servicio. Puede ser determinante para que un cliente se vuelva a atender con usted. Es el último paso de una manicura y un recordatorio visual constante de su trabajo para sus clientes entre visitas. Cuando sus clientes observen sus uñas perfectamente pintadas, admirarán su trabajo y es posible que deseen volver. Si el esmalte no se aplica de manera perfecta, será un recordatorio constante (durante una semana o más) de una manicura imperfecta y es posible que elijan ir a otro salón la próxima vez.

Elección del color de las uñas

Muchos clientes le pedirán ayuda en el momento de elegir un color de esmalte. Siempre sugiérale al cliente un tono que combine con el de su piel: Coloque la mano del cliente sobre una toalla blanca bajo una luz de color verdadero y luego sostenga los posibles colores de esmalte sobre la piel del dorso de la mano. Es mejor dejar que el cliente tome la decisión para asegurarse de que quede satisfecho.

Siempre tenga una amplia variedad de colores de esmalte para uñas disponible, incluidos los colores apropiados para la técnica de esmaltado de la manicura francesa.

La aplicación del esmalte

El mejor resultado en la aplicación del esmalte para uñas se logra aplicando un total de cuatro capas. La primera es la capa base, seguida por dos capas de color y, por último, la aplicación de una capa protectora para proporcionar un sello de protección. Las técnicas de aplicación son las mismas para todos los esmaltes, las capas base y las capas protectoras.

Los técnicos en el cuidado de las uñas profesionales deben poner en práctica el método de las tres pinceladas. Aplique una pincelada suave de esmalte en el centro de la uña y luego una pincelada a cada lado de la uña. Esto permite cubrir por completo la lámina ungueal.

Además de mejorar la apariencia, el propósito de aplicar múltiples capas de producto es aumentar la longevidad y durabilidad del esmalte. Al aplicar una capa tras otra, se mejora la adherencia y el poder de fijación.

ACTIVIDAD

El esmalte perfecto

Practique la técnica de esmaltado de tres pinceladas en su propia mano o en la de otro estudiante. Desafíe su habilidad y aplique el esmalte para lograr una manicura francesa.

¿SABÍA QUE…?

Cuando aplique esmalte iridiscente o escarchado, debe asegurarse de que las pinceladas sean ligeras y paralelas a los bordes laterales de la uña para evitar las líneas sombreadas en el esmalte.

SUGERENCIA

Aplicación de esmalte

No aplique esmalte cerca del eponiquio. Los aceites naturales de su piel pueden hacer que el esmalte se levante a los pocos días después de la aplicación si está contra la piel.

Aplique capas delgadas y parejas para obtener la mayor suavidad y el menor tiempo de secado. Cuando haya terminado de aplicar el esmalte, la uña lucirá suave, con un color uniforme y lustroso.

VERIFICACIÓN

19. ¿Por qué es importante la aplicación del esmalte?
20. ¿Cuántas capas de esmalte se deben aplicar en las uñas y cómo se denominan?
21. ¿Por qué se debe utilizar una capa protectora?

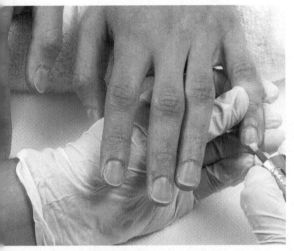

▲ **FIGURA 6–23** Uñas redondeadas: la forma más elegida por los hombres.

▲ **FIGURA 6–24** Algunos hombres prefieren esmaltes con color en lugar de esmaltes brillantes transparentes.

Describir cómo abordar un servicio de manicura para hombres

Una manicura para hombres se realiza utilizando los mismos procedimientos de una manicura básica. Según la preferencia del cliente, puede omitir el esmalte de color o pulir las uñas con un pulidor de alto brillo.

La mayoría de los hombres tienden a dejar pasar más tiempo entre servicios y necesitarán más trabajo en las uñas y la piel.

Formas de uñas para los hombres

Por lo general, los hombres prefieren las uñas más cortas que las mujeres. Las uñas redondeadas, que son las que más se asemejan a la apariencia natural, son la elección más común entre los clientes masculinos. Sin embargo, algunos hombres prefieren las uñas muy cortas, solo con un pequeño borde libre con la misma forma de la base de la lámina ungueal (**Figura 6–23**).

Masaje para hombres

La mayoría de los clientes disfruta el masaje incluido en la manicura y ¡quieren que dure más! Siempre pregunte al cliente si está cómodo con la presión y la firmeza del masaje. Recuerde que no está autorizado para aplicar un masaje profundo tipo deportivo.

Elección del color para hombres

Mientras que algunos hombres prefieren las uñas pulidas, o una capa transparente, otros prefieren esmalte y realces (**Figura 6–24**). Asegúrese de descubrir las preferencias del cliente durante la consulta.

Siempre pregúntele si desea reservar una próxima cita y sugiérale una pedicura junto con la manicura.

 VERIFICACIÓN

22. ¿Cuál es la forma de uña más popular para los hombres y por qué?
23. ¿Qué alternativa existe además de esmaltar las uñas de los hombres con esmalte transparente?

Demostrar las técnicas de masaje para especialistas en el cuidado de las uñas

El **masaje** es la manipulación de los tejidos blandos del cuerpo. Es un antiguo tratamiento terapéutico con muchos beneficios: estimula la circulación sanguínea y linfática, relaja los músculos y alivia el dolor. El masaje de manos y brazos es un servicio especial que se puede ofrecer con todas las manicuras y que se puede realizar en la mayoría de los clientes.

Un masaje es una de las prioridades del cliente durante la manicura y, con frecuencia, es la sección más memorable de este servicio. La mayoría de los clientes esperan con ansias los efectos calmantes y relajantes. Los masajes se deben realizar con movimientos rítmicos, largos y suaves; el técnico siempre debe tener una mano sobre el brazo o la mano del cliente durante los movimientos y las transiciones entre ellos. Se dice que los masajes de manos y brazos son opcionales durante una manicura básica y en las manicuras más breves tipo exprés o de demostración. Sin embargo, se deben incluir al menos algunos masajes en el protocolo ya que la relajación infundida por esa parte del servicio puede ser lo que haga que el cliente vuelva para obtener una manicura de lujo.

Consideraciones previas al masaje

Antes de realizar un servicio que incluya un masaje de manos o brazos, revise el formulario de consulta o el formulario inicial del cliente. Durante la consulta, infórmese y analice cualquier enfermedad que haya declarado su cliente y que pueda estar contraindicada para un masaje. Si su cliente no habló de masajes con el médico, recomiéndele que lo haga.

Muchos clientes que sufren de presión arterial alta (hipertensión), diabetes o enfermedades circulatorias de todos modos pueden realizarse masajes de manos o brazos sin preocupaciones, especialmente si sus enfermedades están estabilizadas y un médico los está tratando. Sin embargo, los masajes de manos o brazos están contraindicados para clientes que padecen de hipertensión grave no controlada. Evite aplicar técnicas de masaje vigorosas o fuertes en clientes que tienen artritis.

No hable con su cliente durante el masaje, excepto para preguntarle una vez si sus movimientos deberían ser más o menos firmes. Al hablar, se elimina la terapia de relajación del masaje.

Cuando tenga que tomar una decisión sobre realizar o no un masaje a una persona que tiene una enfermedad, sea precavido. Si tiene dudas, no incluya el masaje como parte del servicio.

Movimientos generales de masajes

Por lo general, el masaje consiste en una serie de movimientos que se realizan en el cuerpo humano y que, combinados, son relajantes o terapéuticos.

Los movimientos de masaje que se indican a continuación suelen combinarse para completar un masaje:

1. El masaje effleurage es una sucesión de movimientos donde las manos se deslizan por una zona del cuerpo con diversos grados de presión o contacto. Este es un movimiento relajante para el cliente.

2. El masaje pétrissage, o amasado, se basa en levantar, apretar y presionar el tejido.

3. El tapotement es un movimiento de golpes rápidos con las manos que se aplica sobre la piel.

4. La vibración implica movimientos continuos de sacudida que se aplican con las manos manteniendo el contacto con la piel.

5. La fricción consiste en varios golpes que manipulan o presionan una capa de tejido sobre otra. Se colocan las manos alrededor del brazo, con los dedos en sentidos opuestos, y luego se retuercen con suavidad en sentidos opuestos en el brazo, como si estrujara una toalla. Realice el movimiento hacia arriba y hacia abajo del antebrazo, deslícese hasta la nueva posición de tres a cinco veces (Figura 6–25).

En la manicura tradicional, el masaje se realiza después de los procedimientos de la manicura básica, justo antes de la aplicación del esmalte. Luego de hacer el masaje, es esencial que limpie por completo la lámina ungueal para asegurarse de que esté libre de residuos como aceites,

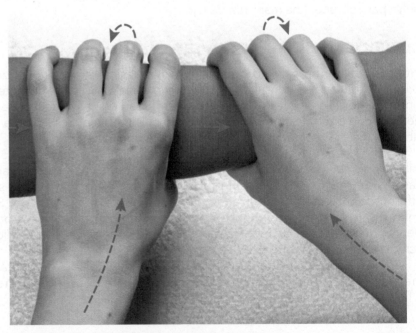

▲ **FIGURA 6–25** Movimiento de masaje de fricción.

cremas, ceras o lociones. Puede usar alcohol, acetona o quitaesmalte para realizar este paso, pero recuerde que estos productos generan sequedad en las cutículas. Asegúrese de aplicar aceite para cutículas al finalizar, luego de que el esmalte se haya secado o curado.

REALIZAR
Procedimiento 6–5:
Masaje en manos y brazos

VERIFICACIÓN

24. ¿Qué es un masaje?
25. Antes de realizarle un masaje de manos o brazos al cliente, ¿qué debe hacer?
26. ¿Qué movimiento de masaje de manos y brazos debe perfeccionar que es el más relajante para los clientes?

Comparar los procesos de una manicura de spa y una manicura básica

Las manicuras de spa, un paso más avanzado que el de las manicuras básicas con técnicas especializadas agregadas y tratamientos para la piel, son un servicio cada vez más solicitado en el salón, pero requieren técnicas más avanzadas que las manicuras básicas. Los especialistas en el cuidado de las uñas que sigan avanzando en su educación y sus conocimientos sobre las manicuras de spa y sus técnicas especializadas no solo harán felices a sus clientes, sino que también descubrirán que las manicuras son muy lucrativas.

Las verdaderas manicuras de spa abarcan un conocimiento exhaustivo sobre el cuidado tanto de las uñas como de la piel. Muchas manicuras de spa son excepcionalmente reconfortantes, mientras que otras se orientan a obtener resultados específicos mediante el uso de métodos avanzados que se basan en el cuidado de la piel. La mayoría incluye un masaje relajante y todas contienen algún tipo de exfoliación, no solo para suavizar y refinar la piel, sino también para mejorar la penetración de los productos profesionales.

Las manicuras de spa diseñadas para relajar pueden recibir nombres exclusivos y distintivos que describen el tratamiento. Por ejemplo, la *manicura del jardín de rosas* puede incorporar el uso de aceites de rosas en los productos y pétalos de rosa para la ambientación.

Las manicuras de spa que buscan resultados específicos, en ocasiones llamadas *manicuras terapéuticas*, pueden llevar nombres que describan bien su propósito: La *manicura antiedad* puede incorporar el uso de productos basados en alfahidroxiácidos para la exfoliación y el rejuvenecimiento de la piel. Una *manicura exfoliante* puede exfoliar la piel con callosidades o eliminar células secas de la piel. Muchas pueden tener nombres más imaginativos, como *adiós a las manchas*, para suavizar las manchas que aparecen con la edad. Las manicuras terapéuticas requieren una capacitación mayor para obtener resultados visibles y seguros.

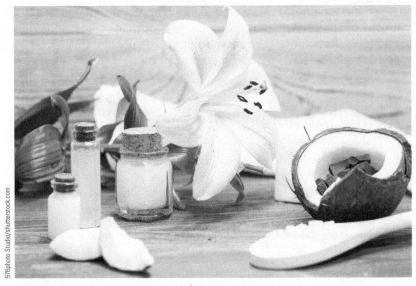

▲ **FIGURA 6–26** Los productos completamente naturales están elaborados solo con sustancias de origen natural.

Muchos clientes ahora toman decisiones sobre los servicios y los cosméticos de acuerdo a su estilo de vida. Estos clientes buscarán spas y salones de manicura que ofrezcan manicuras que satisfagan sus necesidades personales y pueden hacerle preguntas acerca de los productos que está utilizando antes de realizar una cita.

Algunos clientes pueden pedir productos sin químicos, otros insisten en *productos totalmente naturales* (**Figura 6–26**). A fin de atraer a esta clientela, debe estar preparado para proporcionar productos que satisfagan sus requisitos, y describir los productos y sus beneficios.

A pesar de lo que diga el marketing del producto, existen pocos productos totalmente naturales en el mercado ya que tienen corta vida útil. Ninguno está libre de químicos porque incluso el agua y el aire contienen sustancias químicas. Cuando reciba clientes apasionados con sus ideas, ya sea ciertas o no, tenga información acerca de la línea de productos que está usando y sus características, y proporciónesela a sus clientes para que puedan tomar una decisión informada con respecto a su servicio o cuidado en el hogar.

Las técnicas adicionales que se pueden incorporar en la manicura de spa incluyen tratamientos de parafina aromática, mascarillas de manos, un masaje con rocas tibias, y aplicación de toallas tibias y húmedas. Cuando realice un procedimiento avanzado que incluya aceites o cosméticos, siempre consulte al cliente sobre cuáles son sus aromas predilectos y si tiene alguna alergia.

Manicuras temáticas

Muchos salones y spas desarrollaron servicios temáticos. Todo el servicio contiene productos acordes al tema elegido: desde lociones hasta aceites y mascarillas. Algunos salones incluso sirven refrescos durante el servicio acorde con el tema.

Entre ellos se encuentran la *manicura y pedicura con chocolate caliente* para un día festivo o San Valentín, o la *manicura y pedicura con calabazas y especias* para el otoño. Los nombres y temas de estos servicios solo están limitados por la imaginación. Deje volar la suya y diviértase desarrollando estas manicuras y pedicuras atractivas.

La manicura sin agua

Las manicuras sin agua no incluyen colocar las uñas en agua, algunos técnicos en el cuidado de las uñas usan loción y mitones térmicos para suavizar la piel y las cutículas. Muchos clientes prefieren esta manicura y consideran que es más relajante y produce mejores resultados que la manicura tradicional con agua. Muchos técnicos la prefieren porque es más rápida, más higiénica, más conveniente y dura más tiempo porque no se aplica el esmalte a uñas que se saturaron de agua y se expandieron. Las manicuras sin agua también eliminan la necesidad de usar agua en lugares remotos cuando es inconveniente o no está disponible, como en los casos de spas móviles. Todas las manicuras (básica, spa, cepillado, etcétera) se pueden realizar con técnicas de manicura en seco. La manicura en seco se encuentra en el Procedimiento 9-1: Manicura en seco o preparación de las uñas para realces.

 VERIFICACIÓN

27. ¿Cuál es la diferencia entre una manicura básica y una manicura de spa?
28. Mencionar cuatro técnicas adicionales que se pueden incorporar a una manicura de spa.
29. ¿Qué tipos de manicura se pueden realizar con técnicas de manicura en seco?

Identificar los beneficios y las prácticas de control de infecciones de los tratamientos con cera de parafina

Los tratamientos con cera de parafina están diseñados para retener la humedad en la piel al mismo tiempo que el calor abre los poros para recibir sus beneficios. El calor de la parafina tibia incrementa la circulación sanguínea hacia la piel. Esto se considera un servicio complementario lujoso y se puede realizar con la mayoría de los clientes. Asegúrese de examinar el formulario de admisión del cliente durante la consulta con el cliente para verificar que no haya contraindicaciones con la cera o el calor.

Precauciones para la aplicación de parafina

Lea y siga todas las instrucciones de uso que vienen con su unidad para calentar parafina y tenga presente estas precauciones:

- Evite ofrecer tratamientos con parafina a clientes con problemas circulatorios o irritaciones cutáneas como cortes, quemaduras, prurito, verrugas o eccema.

- Los clientes de edad avanzada y las personas con enfermedades crónicas pueden ser más sensibles al calor a causa de los medicamentos o el adelgazamiento de la piel. Pídales a estos clientes que traigan una autorización escrita del médico antes de someterse a un tratamiento con parafina.

- Se realiza una prueba de tolerancia al calor en todos los clientes la primera vez que reciben el servicio. Aplique un pequeño parche de cera de aproximadamente 2,5 cm (1") de diámetro sobre la piel del cliente para verificar que tolera la temperatura.

Aplicación de parafina

Por cuestiones de control de infecciones, sumergir las manos de un cliente en la bañera de parafina lo expone al riesgo de una infección. Hay muchas maneras de aplicar parafina en las manos del cliente de forma segura.

- **Aplicación en una bolsa plástica**. Coloque aproximadamente media taza de parafina en una bolsa plástica delgada. Coloque la mano del cliente dentro de la bolsa. Mueva la cera por la mano a través de la bolsa y cubra la superficie.

- **Aplicación con estopilla o toallas de papel**. Mientras utiliza guantes, sumerja cada toalla de papel o estopilla en la parafina. Sosténgala por las esquinas y luego levántela para que escurra. Hágalo tres veces. Ahora, presione cada unidad de estopilla o toalla de papel alrededor de la mano. Luego, cubra la mano del cliente con una envoltura o cubierta de plástico. Coloque la mano del cliente en una toalla húmeda tibia o un mitón térmico eléctrico (**Figura 6–27**). Haga lo mismo con la otra mano.

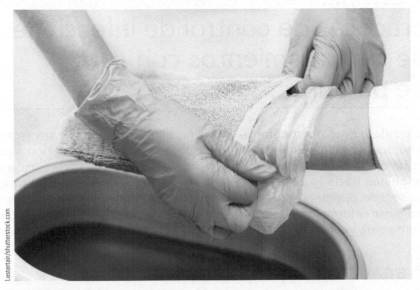

▲ **FIGURA 6–27** Colocar las manos del cliente en un mitón tibio.

- **Rocíe la parafina.** La parafina se rocía en las manos con un equipo especial. La mano del cliente se coloca en mitones o envoltura de plástico y luego se inserta en toallas tibias y húmedas o en mitones eléctricos.

- **Guantes de un solo uso**. Compre guantes comerciales de un solo uso que contengan parafina y se calienten. Coloque las manos del cliente en ellos, la parafina luego se calienta y los guantes se transforman en mitones de parafina. Siga las instrucciones del fabricante.

- **Pintura de parafina.** Separe la cera que va a utilizar y colóquela en un recipiente pequeño de vidrio. Con un pincel descartable, pincele la parafina sobre las manos. Luego, cubra las manos del cliente con una envoltura o cubierta de plástico. Coloque la mano del cliente en una toalla húmeda y tibia o un mitón térmico eléctrico. Haga lo mismo con la otra mano (**Figura 6–28**).

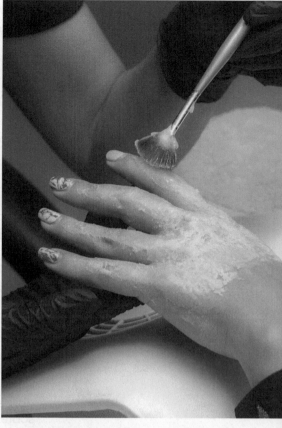

▲ **FIGURA 6–28** La pintura sobre parafina es una opción segura para los clientes.

AVISO DEL ORGANISMO REGULADOR ESTATAL

Una vez que se utiliza la cera de parafina en un cliente, se contamina y, por lo tanto, nunca debe reutilizarse.

Antes de la manicura

Hacer el tratamiento con cera de parafina antes de realizar una manicura tiene sus ventajas:

- Permite aplicarle al cliente el esmalte a las uñas inmediatamente después de terminar el servicio de manicura.

- Es una forma de ablandar la piel áspera o con callosidades.

La mayor desventaja de realizar un tratamiento con parafina antes de un servicio es que no puede usarse para retener la humedad en la piel a través de su aplicación sobre lociones y mascarillas durante la sección de tratamiento de la manicura.

Durante la manicura

Muchos salones y spas desarrollaron manicuras que incluyen tratamientos especializados y adicionales, como la aplicación de cera de parafina sobre una mascarilla o loción, que se realizan después del masaje y antes de aplicar el esmalte.

Servicio independiente

Muchos clientes disfrutan del tratamiento con parafina: les gusta cómo les deja la piel. Puede incluir este servicio en el menú con su propio precio. Se deben comercializar los beneficios para que la gente quiera el servicio. Por ejemplo, el calor sirve para aliviar el dolor en los clientes que tienen artritis. Cuando haga frío afuera, muchos clientes recordarán la sensación de calor que proporciona la parafina. Anime a sus clientes a que reserven una cita o pasen para sumergir sus manos en ella.

PRECAUCIÓN

Cuando se realiza un tratamiento con parafina, use solo equipos diseñados específicamente para ello. No trate de calentar la cera en ningún otro equipo que no sea el adecuado. Esto puede ser muy peligroso y producir quemaduras dolorosas en la piel o incluso un incendio.

VERIFICACIÓN

30. Mencionar cuatro opciones alternativas a la inmersión para aplicar cera de parafina.
31. ¿Por qué la inmersión de las manos en cera de parafina no es la mejor opción?
32. Mencionar qué grupos no son buenos candidatos para los tratamientos con cera de parafina.

Describir los enfoques de las manicuras personales para los clientes que tienen problemas especiales de salud

Al trabajar como técnico en el cuidado de las uñas, puede encontrarse con clientes con problemas especiales de salud.

Durante la consulta, pregúntele al cliente si tiene algún problema de salud que deba conocer antes de hacerle la manicura. Los clientes no están obligados a contarle nada sobre ellos mismos y pueden omitir información sobre sus medicamentos. Asegure a los clientes que la información que comparten será confidencial y se utilizará para prestar el servicio más eficaz.

Recuerde que usted no es un profesional médico y la HIPAA (Ley de 1996 sobre Responsabilidad y Transferibilidad de Seguros Médicos) no rige en los salones. Sin embargo, mantener la confidencialidad de la información de los clientes es la práctica más ética.

Muchos clientes, sin importar la edad, tienen problemas médicos. Por ejemplo, puede atender clientes con movilidad limitada, movimiento involuntario, visión alterada, dolor en las articulaciones y cuidadores. Incluso puede tener un cliente que se somete a radiación o quimioterapia activa. Todos los clientes que acuden a usted para un servicio deben ser tratados con cuidado y consideración de sus capacidades. A continuación, se enumeran algunos ejemplos de consideraciones especiales y de cómo acomodarse a las necesidades de los clientes.

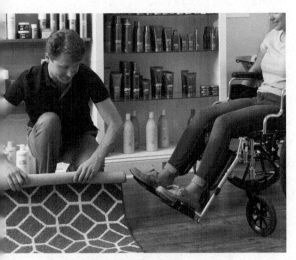

▲ **FIGURA 6–29** Quitar cualquier obstáculo que haya en el suelo para los clientes con movilidad limitada.

- Clientes con movilidad limitada. Si un cliente entra en su establecimiento usando un dispositivo de apoyo para la movilidad limitada, asegúrese de mover cualquier obstáculo o elemento que suponga un peligro de tropiezo y de quitar todas las alfombras o tapetes del suelo (**Figura 6–29**).

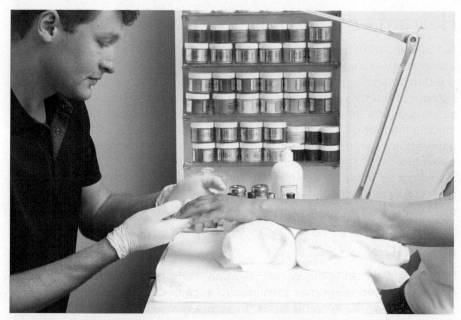

▲ **FIGURA 6–30** Si el cliente sufre de movimientos involuntarios de la mano, asegúrese de apoyar por completo el antebrazo hasta el codo.

- Clientes que experimentan movimientos involuntarios. Al saludar a un cliente, puede notar que tiene temblores o movimientos involuntarios. Si el cliente tiene temblores o movimientos involuntarios, por lo general, es un indicador de un problema neurológico. Enrolle una toalla de mano y apoye todo el antebrazo desde el codo hasta la palma (**Figura 6–30**).

- Clientes con visión alterada. Puede tener clientes con visión alterada y que necesiten ayuda para elegir el color de las uñas. Al ayudar a este tipo de clientes, sea claro y describa cada color con ejemplos. Es mejor ayudar al cliente a elegir un color preguntando cómo quieren que se los vea. Por lo que en lugar de decir "tenemos diez tonos de rojo para elegir" trate de preguntar, "¿Está buscando un rojo brillante que resalte en una multitud, o un rojo más sutil que no se note inmediatamente?".

- Clientes con dolor en las articulaciones. Hay muchas razones por las que un cliente puede tener dolor en las articulaciones, la más conocida es la artritis. Si un cliente viene y menciona que le duelen las articulaciones durante la consulta, trátelas con suavidad, nunca aplique presión directamente sobre ellas. No manipule las articulaciones durante el masaje en el servicio. Esparza suavemente la loción en la piel del cliente ejerciendo una presión leve. Siempre consulte al cliente a lo largo del servicio para asegurarse de que no tenga ningún dolor.

- Clientes con cuidadores. Es posible que un cliente venga con un cuidador. Haga siempre lugar para el cuidador y acepte cualquier ayuda que le ofrezca.

- Clientes inmunodeprimidos. Siempre y cuando siga las prácticas estrictas de control de infecciones, que se describen en el Capítulo 5 de las Bases para el estándar de Milady, un cliente con inmunidad reducida estará seguro en su establecimiento.

Herramientas e implementos

Al realizar servicios de manicura a clientes con problemas de salud, no utilice ningún implemento o herramienta afilada. Según cada cliente, pueden tener la piel más delgada, problemas en la coagulación o un sistema inmunológico deprimido. Un pequeño corte en la piel de estos clientes puede llevar rápidamente a la necesidad de que un profesional médico intervenga. No recorte las cutículas. Es mejor utilizar una cucharilla para retirar suavemente el tejido muerto de la lámina ungueal. Asegúrese de emplear abrasivos de grano fino en las uñas.

Al cortar las uñas del cliente, tenga cuidado. Siempre mire debajo de las uñas antes de cortarlas, ya que puede haber piel adherida al centro de la uña. Al cortar las uñas en línea recta, puede cortar la piel de abajo.

Parafina

Si va a realizar un servicio con parafina, tenga en cuenta que algunos clientes pueden tener más sensibilidad al calor debido a una pérdida de sensibilidad en las extremidades. Espere a que la cera se enfríe un poco más antes de aplicarla sobre las manos.

El masaje

Antes de comenzar a dar un masaje al cliente, siempre pida permiso y consulte si tiene alguna inquietud por recibir un masaje. Por ejemplo, cuando dé un masaje a clientes con problemas de salud, aplique una presión más leve, según sea necesario. El objetivo no es movilizar las articulaciones, los músculos o el flujo sanguíneo, sino proporcionar un toque y un ritmo relajante. No doble o flexione las manos, los dedos o las muñecas de los clientes. Cuando aplique la loción en las manos y los brazos del cliente al final del servicio, empiece justo debajo del codo y esparza la loción hacia las manos. La aplicación de loción en las manos tiene como objetivo hidratar la piel.

 VERIFICACIÓN

33. ¿Por qué se debe evitar el uso de herramientas afiladas cuando se trabaja con clientes que padecen alguna complicación de salud?

Procedimiento 6-1
Procedimiento previo al servicio

Lista de equipos, implementos y materiales

EQUIPO
- ☐ Mesa de manicura
- ☐ Lámpara ajustable
- ☐ Silla
- ☐ Cuenco para las manos (opcional)
- ☐ Recipiente para desinfección
- ☐ Almohadilla para los brazos del cliente
- ☐ Almohadilla para el servicio
- ☐ Recipiente de paños desechables
- ☐ Recipiente con tapa para residuos
- ☐ Bandeja para insumos

IMPLEMENTOS
- ☐ Empujador metálico
- ☐ Alicates para uñas
- ☐ Pinzas
- ☐ Cortaúñas
- ☐ Cepillos y aplicadores
- ☐ Empujador de madera
- ☐ Cepillos para uñas
- ☐ Cepillos descartables para aplicación de productos

MATERIALES
- ☐ Guantes
- ☐ Mascarilla antipolvo
- ☐ Pulidores y limas abrasivas para uñas

- ☐ Toallas de un solo uso o de tela
- ☐ Paños que no dejan pelusa, gasa, copos de algodón, apósitos o almohadillas con reverso de plástico
- ☐ Espátulas de plástico, madera o metal

PRODUCTOS
- ☐ Todos los productos necesarios para el próximo servicio

A. Control de infecciones

1 Consulte el Procedimiento 5-1: Limpieza y desinfección de elementos reutilizables no porosos en *Bases para el estándar de Milady*.

B. Preparación básica de la mesa

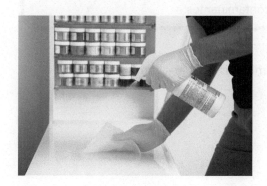

2 Antes de comenzar un servicio, limpie y desinfecte la mesa de manicura y los cajones con un desinfectante aprobado por la EPA, según las instrucciones de la etiqueta del producto.

(Continúa)

(Continuación)

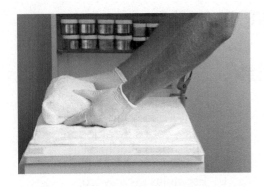

3 Coloque una almohadilla o una toalla enrollada en el borde de la mesa de manicura frente al cliente.

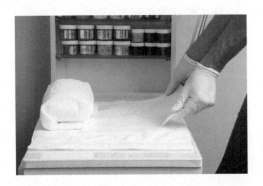

4 A continuación, coloque sobre la mesa una tela descartable que no deje pelusa. Esta tela se puede reemplazar las veces que sea necesario durante el servicio.

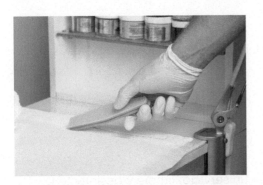

5 Coloque los elementos abrasivos y los pulidores que prefiera a su derecha sobre la mesa (si es zurdo, a la izquierda).

SUGERENCIA

Si no está por iniciar el servicio en breve, envuelva las limas prolijamente en una toalla para mantenerlas libre de polvo y de posibles agentes contaminantes.

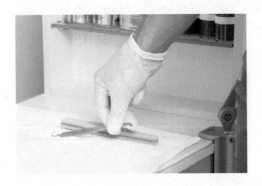

6 Acomode las herramientas y los implementos.

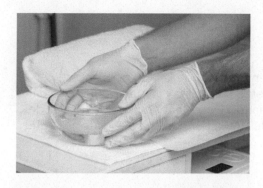

7 Si utiliza un cuenco para las manos, llénelo con agua tibia y colóquelo a la izquierda o a la derecha de la mesa. Coloque el cepillo de manicura junto al cuenco para las manos.

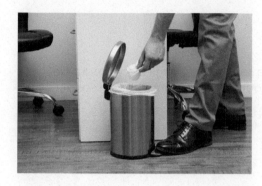

8 Asegúrese de disponer de un recipiente con tapa de cierre automático para desechar los materiales que utilice durante el servicio.

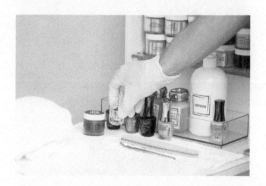

9 Coloque los insumos y los productos necesarios para el servicio a la derecha si es diestro o a la izquierda, si es zurdo.

C. Saludo al cliente

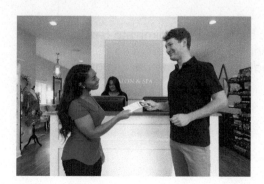

10 Salude a su cliente con una sonrisa y preséntese si no se conocen. Si el cliente es nuevo, solicite el formulario o la hoja de consulta que completó.

(Continúa)

(Continuación)

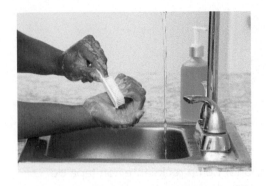

11 Acompañe al cliente al área de lavado de manos. Entregue a su cliente un cepillo para uñas nuevo y pídale que se lave las manos. Debe tener disponible toallas de papel o una toalla limpia para que cada cliente se seque las manos.

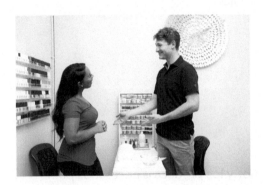

12 Muestre al cliente su mesa de manicura y asegúrese de que esté cómodo antes de comenzar el servicio.

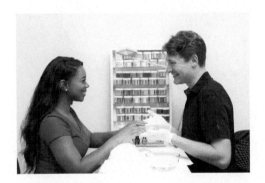

13 Analice la información en la tarjeta de consulta y determine un curso de acción para el servicio.

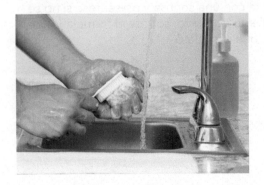

14 Lávese las manos según el Procedimiento 5–1: Lavado adecuado de manos que se encuentra en *Bases para el estándar de Milady* antes de comenzar cualquier servicio.

Procedimiento 6-2
Procedimiento posterior al servicio

Lista de equipos, implementos y materiales

EQUIPO
☐ Recipiente para desinfección
☐ Recipiente con tapa para residuos

MATERIALES
☐ Guantes

PRODUCTOS
☐ Productos para recomendar al cliente

A. Asesore a los clientes y promocione productos

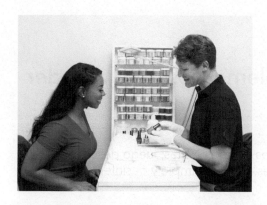

1 Asesore al cliente acerca del adecuado mantenimiento de las uñas en su hogar. Eso garantizará que las uñas del cliente luzcan hermosas hasta que regrese para otro servicio. Sugiera productos de venta al por menor que podrían ayudar al cliente con el mantenimiento de su servicio. Es posible que haya varios productos de venta al por menor que usted podría recomendar para que el cliente se lleve a su hogar. Explíquele por qué estos productos son importantes y cómo debe usarlos.

B. Programe la siguiente cita y agradezca al cliente

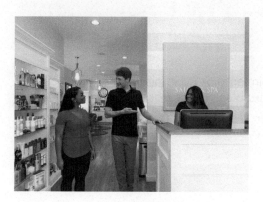

2 Agradezca al cliente por su preferencia y mencione que esperará su próxima visita.

(Continúa)

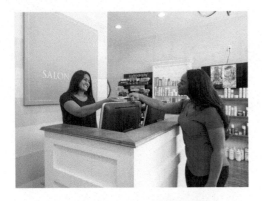

3 Acompañe al cliente a la recepción para que programe la siguiente cita y pague por el servicio. Determine la fecha, la hora y los servicios.

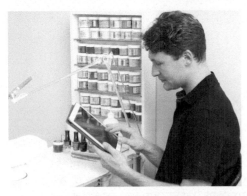

4 Registre la información del servicio, los productos utilizados, las observaciones y las recomendaciones de productos de venta al por menor en el formulario de servicio del cliente o en una computadora.

C. Prepare el área de trabajo y los implementos para atender al próximo cliente

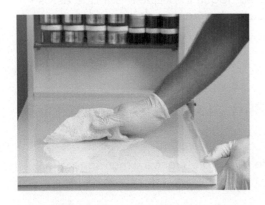

5 Retire sus productos y herramientas, luego deseche todos los materiales usados y limpie y desinfecte su área de trabajo.

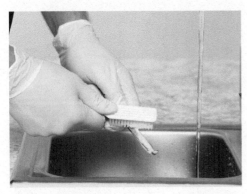

6 Consulte el Procedimiento 5–2: Limpieza y desinfección de elementos reutilizables no porosos en *Bases para el estándar de Milady*.

Procedimiento 6-3
Servicio de manicura básica

Implementos y materiales

Necesitará estos materiales básicos sobre su mesa de manicura:

- ☐ Guantes
- ☐ Cuenco para las manos
- ☐ Almohadilla o toalla enrollada para los brazos del cliente
- ☐ Almohadilla para el servicio
- ☐ Recipiente con gasa y paños de algodón
- ☐ Recipientes de basura
- ☐ Bandeja para insumos (opcional)
- ☐ Secador eléctrico o ultravioleta de esmalte para uñas (opcional)

- ☐ Mitones eléctricos para manos o pies (opcional)
- ☐ Mitones de tela de toalla (opcional)
- ☐ Empujador de madera
- ☐ Pulidores y limas abrasivas para uñas
- ☐ Toallas de tela o descartables
- ☐ Quitaesmalte
- ☐ Cremas, lociones y aceites penetrantes para las uñas
- ☐ Removedores de cutícula

- ☐ Blanqueador de uñas
- ☐ Esmalte de color, esmalte líquido, laca o barniz
- ☐ Capa base
- ☐ Endurecedor de uñas
- ☐ Capa protectora
- ☐ Secadores de esmalte para uñas
- ☐ Lociones y cremas para las manos

Preparación

Consulte el **Procedimiento 6–1**: Procedimiento previo al servicio.

Procedimiento

1 Quite el esmalte e inspeccione las uñas del cliente. Sature con quitaesmalte un copo de algodón, una almohadilla de gasa o una almohadilla de algodón con la parte posterior de plástico. Comience con el dedo meñique de la mano izquierda del cliente. Sostenga el algodón empapado sobre cada uña durante aproximadamente 10 segundos. Puede retirar el esmalte viejo de la lámina ungueal con facilidad con un movimiento hacia abajo, en dirección al borde libre de la uña. Continúe hasta eliminar todos los restos de esmalte. Observe atentamente las uñas para detectar anomalías que podrían haber estado ocultas por el esmalte.

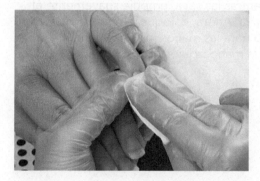

2 Lime y dé forma a las uñas según lo convenido en la consulta con el cliente. Comience con el dedo meñique de la mano izquierda, sosteniéndolo entre sus dedos pulgar e índice. Utilice una lima abrasiva de grano mediano para dar forma a la uña natural. Lime desde un lado y luego desde el otro lado hacia el centro del borde libre de la uña. Nunca lime en vaivén una uña natural pues podría dañar las capas de la lámina ungueal, partirlas o causar desprendimientos.

(Continúa)

(Continuación)

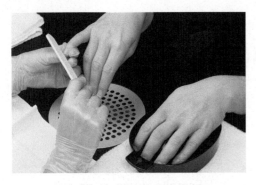

3 **Ablande el eponiquio y la cutícula.** Después de limar las uñas de la mano izquierda y antes de pasar a la mano derecha, ponga las puntas de los dedos de la mano izquierda en el cuenco para las manos y empápelas para ablandar el eponiquio (la piel viva en la parte posterior y los lados de la uña) y la cutícula (el tejido muerto adherido a la lámina ungueal) mientras lima las uñas de la mano derecha, con el mismo proceso desde el meñique hacia el pulgar.

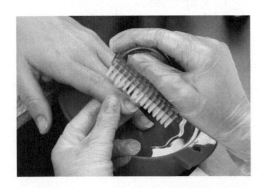

4 **Limpie la superficie de las uñas.** Retire la mano izquierda del cuenco para las manos luego de limar la mano derecha y cepille las uñas con un cepillo para uñas. Sostenga la mano izquierda sobre el cuenco para las manos y limpie los dedos con el cepillo para uñas mojado a fin de eliminar cualquier suciedad de la punta de los dedos. Con movimientos descendentes, comience en el primer nudillo y cepille hacia el borde libre.

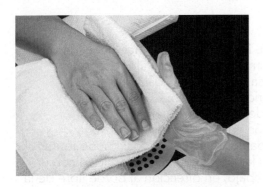

5 **Seque las manos con la toalla designada para el servicio de este cliente.** Mientras las seca, empuje suavemente el eponiquio con la toalla. Ahora, coloque la mano derecha en remojo en el cuenco para las manos mientras continúa con el próximo paso en la mano izquierda.

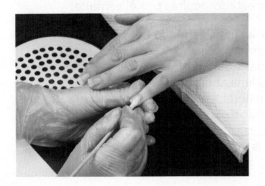

6 **Aplique removedor de cutículas.** Utilice un empujador de madera o metálico con punta de algodón o un hisopo de algodón para aplicar delicadamente el removedor de cutículas en cada lámina ungueal de la mano izquierda. No aplique este tipo de producto sobre la piel viva, ya que puede causar sequedad o irritación. Distribúyalo en forma uniforme sobre la lámina ungueal.

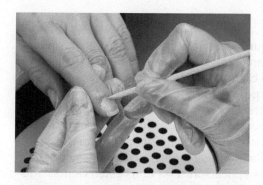

7 Utilice el empujador de madera o la curva interior de un empujador metálico para empujar suavemente y levantar el tejido cuticular de cada una de las láminas ungueales de la mano izquierda. Después de que el removedor de cutículas permanezca en la uña durante el tiempo recomendado por el fabricante, la cutícula se eliminará fácilmente de la lámina ungueal.

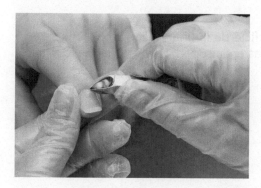

8 Utilice un alicate afilado para eliminar los restos sueltos de piel muerta. Nunca desprenda ni tire restos de cutícula o piel viva porque se puede producir una infección.

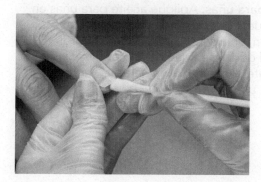

9 Limpie con cuidado debajo del borde libre utilizando un hisopo de algodón o un empujador de madera con punta de algodón. Sea delicado, ya que, si limpia esta área de forma muy agresiva, puede romper el sello que crea el hiponiquio debajo del borde libre y causar onicólisis.

10 Cepille la mano izquierda con el cepillo para uñas sobre el cuenco para las manos por última vez para retirar los restos de residuos y del removedor de cutícula. Una vez que haya terminado con las dos manos, envíe al cliente al lavamanos para lavar la lámina ungueal con un cepillo para uñas. Es importante que se asegure de eliminar todos los restos de removedor de cutícula ya que pueden causar sequedad o irritación. Indique al cliente que apoye la mano izquierda sobre la toalla de la mesa.

11 Repita los pasos del 5 al 10 en la otra mano.

(Continúa)

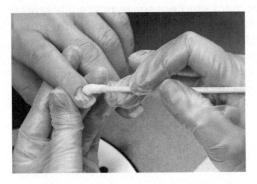

12 **Opcional: blanquee las uñas.** En caso de que las uñas del cliente se vean amarillentas, puede blanquearlas con un producto blanqueador de uñas diseñado específicamente para este propósito. Aplique el agente blanqueador sobre la uña amarillenta con un palillo de naranjo con punta de algodón. Tenga cuidado de no aplicar blanqueador sobre la piel del cliente porque puede causar irritación. Use guantes cuando blanquee las uñas. Repita la aplicación si las uñas están demasiado amarillentas. Estos productos son más eficaces para las manchas superficiales (por ejemplo, las de tabaco).

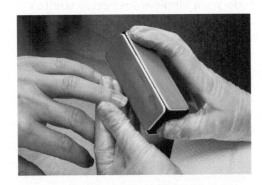

13 **Suavice la superficie de la uña.** Utilice un pulidor para suavizar las marcas en la superficie y otorgar brillo a la uña natural.

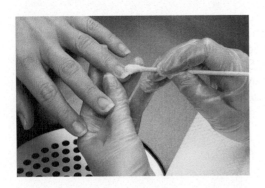

14 **Aplique aceite para uñas.** Aplique aceite para uñas en cada lámina ungueal con un empujador de madera con punta de algodón, un hisopo de algodón o un gotero. Comience con el dedo meñique de la mano izquierda y masajee el aceite sobre la lámina ungueal y la piel circundante con un movimiento circular.

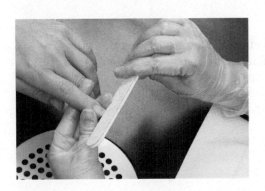

15 **Elimine las áreas ásperas en los bordes libres.** Lime la parte inferior de la uña con una lima abrasiva de grano mediano en un ángulo de 45 grados con respecto a esa parte y lime con un movimiento suave de lado a lado. Esto elimina los bordes irregulares o los restos de cutícula. En el caso de las uñas frágiles, puede ser preferible una lima abrasiva o un pulidor de grano fino.

16 **Masaje.** Aplique loción o aceite para masajes y siga el **Procedimiento 6–4** de masaje.

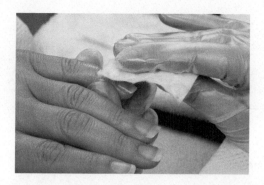

17 Después del masaje, elimine todos los restos de loción o aceite de la lámina ungueal antes de aplicar el esmalte, de lo contrario, este no tendrá una buena adherencia. Utilice un trozo pequeño de algodón empapado en alcohol, acetona o quitaesmalte como si fuera a eliminar un esmalte rebelde de color rojo. No olvide limpiar debajo del borde libre de la lámina ungueal para eliminar los restos de loción para masajes.

18 Elija un esmalte. La mayoría de los clientes ya eligieron el color del esmalte (antes de que comience la consulta o en su transcurso), pero, en caso de que no lo haya escogido, pídale que lo haga ahora.

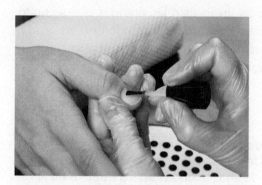

19 Aplique una capa base. Aplique una capa base para evitar que el esmalte manche las uñas y para ayudar a que el esmalte de color se adhiera a la lámina ungueal. Si la lámina ungueal de las uñas de su cliente es frágil o delgada, puede recomendarle un tratamiento con endurecedor o fortalecedor de uñas. Aplíquelo antes de la capa base si el cliente solicita el tratamiento. Consulte el **Procedimiento 6–5**: Aplicación del esmalte.

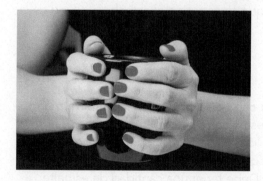

20 Ya finalizó una hermosa manicura. Ahora, realice el **Procedimiento 6–2**: Procedimiento posterior al servicio.

Procedimiento 6-4
Aplicación del esmalte

Implementos y materiales

Además de los materiales básicos que hay en su mesa de manicura, necesitará los siguientes insumos para la aplicación de esmalte:

☐ Capa base
☐ Esmalte de color para uñas

☐ Capa protectora
☐ Producto secante (opcional)

Preparación

Complete el **Procedimiento 6–3**: Servicio de manicura básica.

Antes de aplicar el esmalte, pídale al cliente que se vuelva a colocar las joyas o las prendas que se quitó antes del servicio. El cliente también debe tener preparadas las llaves del auto (en caso de que las tenga) para poder tomarlas fácilmente, lo que evitará que se arruine el esmalte recién aplicado. En lo posible, pídale al cliente que pague los servicios en este momento o que tenga preparado el dinero para dárselo a la recepcionista.

Procedimiento

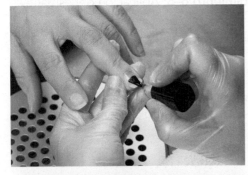

1 **Aplique una capa delgada de capa base** sobre toda la lámina de las uñas de la mano dominante. Coloque las uñas en el secador de uñas mientras aplica esmalte en la otra mano. De este modo, les dará más tiempo a las uñas de la mano más utilizada para que se sequen y, así, reducirá la probabilidad de que se estropee el esmalte.

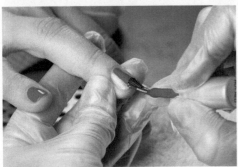

2 **Aplique la primera capa de esmalte en la primera mano.** Cuando aplique el esmalte de color para uñas, saque el pincel del envase y límpielo en dirección opuesta a usted en el borde interior del cuello del envase para retirar el exceso de esmalte. Debe tener una cantidad de esmalte en el pincel que sea suficiente como para aplicar en toda la lámina ungueal sin tener que volver a sumergir el pincel (a menos que la lámina ungueal sea inusualmente larga o grande). Sostenga el pincel en un ángulo de 30 a 35 grados. Ponga la punta del pincel a 0,31 cm (1/8") del área de la cutícula, sobre el centro de la uña. Presione levemente el pincel contra la lámina ungueal, de manera que las cerdas del pincel *se abran* un poco y, luego, deslícelo en dirección al eponiquio para producir un borde posterior redondeado en el esmalte. Deje un área redondeada pequeña sin esmalte en la parte posterior de la uña. Deslice el pincel hacia el borde libre de la uña, por el centro.

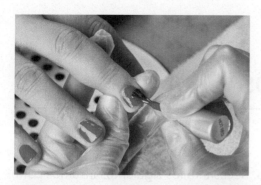

3 Muévalo a cada lado de la uña y deslícelo con movimientos parejos en dirección a la punta de la uña. Esta primera capa de color no tiene que ser perfecta; es solo para establecer el delineado correcto y cubrir toda la uña con un poco de esmalte.

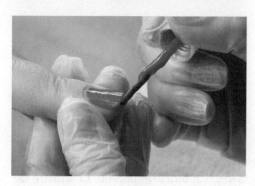

4 **Tape el borde libre.** Después de terminar la aplicación de la primera capa de cada uña, pase el pincel de un lado a otro en el extremo del borde libre, tocándolo levemente, para aplicarle color. Esto se denomina *sellado* o *tapado de punta*, y se lleva a cabo para reducir el astillado y las capas de los bordes libres.

5 **Aplique la segunda capa de color en la primera mano.** Con la segunda capa, no abra las cerdas del pincel ni vuelva a aplicar el esmalte en la punta. Solo comience en la base de la curva del esmalte y muévase en dirección al borde libre. Aplique una capa pareja y delgada en la uña que tenga profundidad de color y apariencia perfecta.

6 **Aplique una capa protectora** para evitar que la uña se astille y para darle una terminación brillante. Asegúrese de cubrir también el borde libre de la uña con la capa protectora.

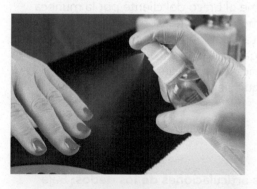

7 **Si utiliza un producto de secado del esmalte o una capa protectora de secado rápido, aplíquelo de acuerdo con las instrucciones del fabricante.**

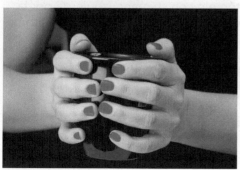

8 Después de la aplicación, pídale al cliente que se siente en otra mesa con las manos debajo de un secador de uñas o cómodamente en otro lugar. El tiempo de secado debe ser de un mínimo de 10 minutos para los esmaltes tradicionales. Para aplicar el esmalte de gel, siga las instrucciones del fabricante.

Procedimiento 6-5
Masaje en manos y brazos

Implementos y materiales

Además de los materiales básicos ubicados en la mesa de manicura, necesitará los siguientes insumos para el masaje en manos y brazos:

☐ Loción, aceite o crema para masajes

Preparación

Complete el **Procedimiento 6–3**: Servicio de manicura básica.

Procedimiento del masaje en las manos

Para preparar el masaje, aplique la loción, el aceite o la crema para masajes en el brazo del cliente. Aplique una cantidad suficiente para masajear la piel sin resistencia (la resistencia implica arrastrar la piel). El arrastre de la piel no resulta agradable para el cliente.

Asegúrese de sostener la mano y el brazo del cliente sin apretarlo demasiado durante el masaje.

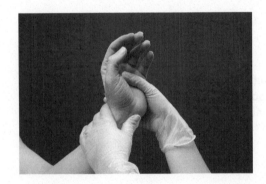

1 **Movimiento relajante de la muñeca.** Para empezar a masajear la mano, ponga el codo del cliente sobre una almohadilla cubierta con una toalla limpia o sobre una toalla enrollada. Tome el brazo del cliente por la muñeca utilizando su mano no dominante. Con la otra mano, tome la muñeca del cliente y dóblela lentamente hacia atrás hasta que se detenga y luego hacia adelante hasta que se detenga, unas cinco a diez veces con suavidad, pero con firmeza, hasta que sienta que el cliente se relaja.

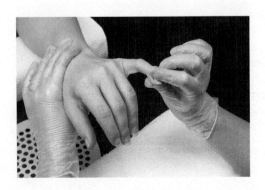

2 **Movimiento de las articulaciones de los dedos.** Baje el brazo del cliente, tómelo con su mano izquierda por la muñeca y con la derecha (o con su mano dominante) tome el dedo meñique y sosténgalo por la base de la uña. Haga girar suavemente los dedos formando círculos. Trabaje en dirección al pulgar y haga girar cada dedo de tres a cinco veces.

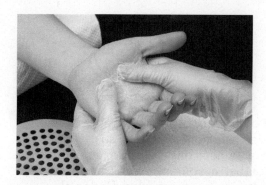

3 **Movimiento circular en la palma de la mano.** Este movimiento con golpes suaves que relaja y alivia se conoce como masaje effleurage. Apoye el codo del cliente sobre la almohadilla o la toalla, cerca del centro de la mesa, coloque sus codos sobre la mesa a ambos lados del codo del cliente. Apoye los pulgares sobre la palma del cliente y rótelos con un movimiento circular hasta llegar el centro, subiendo y bajando por los bordes en direcciones opuestas. Los movimientos circulares deben comenzar en la parte central inferior de la mano, e ir hacia afuera y arriba hasta la parte inferior de los dedos y nuevamente hacia abajo, hacia la parte central inferior, en un suave patrón de movimientos alternados para cada dedo de la mano. Este patrón se vuelve rítmico y relajante. Los movimientos del masaje effleurage deben ser suaves y delicados, incluso predecibles, para inducir la relajación. Después de realizar los movimientos de relajación, continúe con los siguientes movimientos del masaje effleurage.

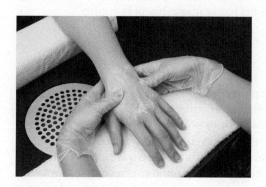

4 **Movimiento circular en la muñeca.** Esta es una forma de movimiento de masaje de fricción que implica una fricción profunda. Es muy estimulante. Sostenga la mano del cliente con ambas manos, apoye sus pulgares sobre la parte superior de la mano del cliente y deje los demás dedos por debajo. Mueva los pulgares con movimientos circulares en sentidos opuestos desde la muñeca del cliente hasta los nudillos en el dorso de la mano. Suba y baje de tres a cinco veces.

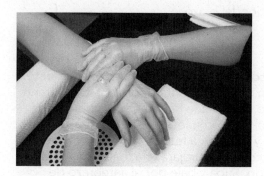

5 La última vez que ascienda, tome con ambas manos la muñeca del cliente y retuérzala suavemente en sentidos opuestos. Esto concluye el masaje para manos que generalmente se realiza en la manicura básica.

(Continúa)

(Continuación)

Técnicas de masaje para el brazo

Preparación: distribuya loción o crema. Aplique loción o crema en el brazo del cliente.

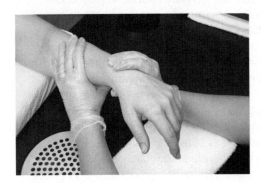

6 **Masaje effleurage del brazo.** Sostenga la muñeca del cliente firme pero delicadamente y deslice su mano hacia arriba, desde la muñeca hasta el codo, con la palma y los dedos contra la piel, asegúrese de aplicar suficiente loción para deslizar la mano con suavidad. Rodee el brazo con los dedos con los que está masajeando, deslícelos hacia arriba ejerciendo una leve presión sobre la piel con ellos, el pulgar y la palma para inducir la relajación. Luego, vuelva hacia la muñeca presionando la piel un poco menos. Realice este movimiento varias veces. Cada vez que termine un movimiento en la parte superior del brazo, gire la mano hacia la parte de abajo del brazo jalando otra vez la mano hacia usted. Ahora, pase a la parte inferior del brazo y haga el mismo movimiento. Presione hacia adelante y, en el extremo, libere la presión. Gire suavemente la mano hacia la parte superior del brazo y tire levemente hacia atrás, hacia la mano.

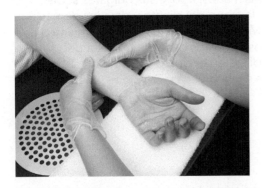

7 **Movimiento de fricción en los brazos.** Un masaje de fricción incluye una fricción profunda de los músculos entre sí. Apoye el brazo del cliente sobre la mesa, con la palma hacia arriba y los dedos hacia usted. Sus dedos deben estar debajo del brazo para estabilizarlo. Gire sus pulgares en sentidos opuestos, comenzando en la muñeca del cliente y trabajando hacia el codo. Cuando llegue al codo, deslice su mano desde el brazo hasta la muñeca del cliente y rote para volver hacia el codo entre tres y cinco veces. Haga girar el brazo del cliente y repita de tres a cinco veces sobre la parte superior del brazo.

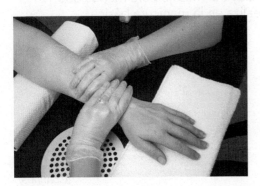

8 **Movimiento de fricción o fricción profunda descendente.** Coloque el brazo en forma horizontal sobre una toalla frente a usted con el dorso de la mano hacia arriba. Coloque sus manos alrededor del brazo con los dedos en el mismo sentido en el brazo y proceda a retorcer con suavidad en sentidos opuestos, como si estrujara una toalla, desde la muñeca hasta el codo. Suba y baje por el antebrazo de tres a cinco veces.

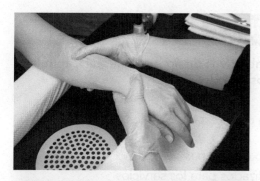

9 **Movimiento de amasado.** El amasado (masaje pétrissage) es un movimiento de compresión que mueve la piel y los músculos sobre los huesos que están debajo en direcciones opuestas para estimular y aumentar el flujo sanguíneo. Coloque los pulgares en la parte superior del brazo del cliente de manera que queden en posición horizontal. Muévalos en direcciones opuestas, desde la muñeca hasta el codo y viceversa. Realice este movimiento de tres a cinco veces.

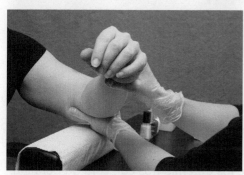

10 **Rotación del codo.** Este es un movimiento de masaje de fricción. Tome el brazo del cliente con la mano izquierda y aplique loción. Tome el codo con la mano derecha y hágala girar sobre el codo del cliente. Realice este movimiento de tres a cinco veces. Trate de ser muy suave y no golpear el nervio del codo, conocido comúnmente como *hueso de la risa*, ya que puede resultar muy doloroso para el cliente. Para finalizar el masaje, mueva su brazo izquierdo hasta la parte superior del antebrazo del cliente.

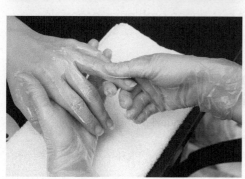

11 **Estiramiento de dedos.** Deslice suavemente ambas manos por el antebrazo, desde el codo hasta la punta de los dedos, como si estuviera bajando por una cuerda. Luego, sosteniendo la mano con su mano no dominante, pase a la punta de los dedos. Con el pulgar arriba y el dedo índice arqueado debajo, tome con cuidado el dedo del cliente y estírelo hacia la punta. Realice el masaje en cada dedo, desde el dedo meñique hasta el pulgar. Realice el masaje en el antebrazo y estire los dedos de tres a cinco veces en cada brazo y en cada mano antes de realizar el último movimiento que se explica a continuación. Tenga en cuenta que no debe realizar este movimiento en clientes que tengan artritis grave.

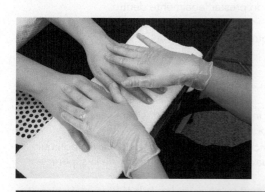

12 **Movimiento final.** Después de estirar los dedos, coloque ambas manos del cliente sobre la mesa con las palmas hacia abajo, cúbralas con sus propias palmas y oprímalas de manera delicada tres veces. Levante sus palmas con suavidad y deje las puntas de los dedos sobre la base de la mano. Luego, arrastre sus dedos con un toque ligero desde la parte de atrás de la mano del cliente en dirección a los dedos hasta la punta. Repita de dos a tres veces. Con este último movimiento llamado *movimiento de pluma*, finaliza el masaje.

SUGERENCIA

Si necesita más crema, aceite o loción durante el masaje, deje siempre una mano en la mano o el brazo del cliente y, con la otra, saque más producto. Tener el producto en un recipiente dispensador facilita esta importante técnica de masaje.

PROGRESO DE LAS COMPETENCIAS

¿Cómo le está yendo con la manicura? **A continuación, marque los objetivos de aprendizaje del Capítulo 6 que considere que domina. Deje sin marcar aquellos objetivos a los que deberá volver:**

☐ Explicar por qué debería aprender sobre la manicura.

☐ Enumerar los servicios que están incluidos en el campo de acción de su estado para los técnicos en el cuidado de las uñas.

☐ Describir los equipos necesarios para realizar servicios de cuidado de las uñas.

☐ Enumerar los tipos de implementos multiuso y de un solo uso utilizados para los servicios de cuidado de las uñas.

☐ Describir los materiales que se utilizan en los servicios de cuidado de las uñas.

☐ Explicar los usos de productos profesionales para uñas.

☐ Demostrar la técnica de manicura básica.

☐ Resumir los pasos para la aplicación del esmalte para uñas.

☐ Describir cómo abordar un servicio de manicura para hombres.

☐ Demostrar las técnicas de masaje para especialistas en el cuidado de las uñas.

☐ Comparar los procesos de una manicura de spa y una manicura básica.

☐ Identificar los beneficios y las prácticas de control de infecciones de los tratamientos con cera de parafina.

☐ Describir los enfoques de las manicuras personales para los clientes que tienen problemas especiales de salud.

GLOSARIO DEL CAPÍTULO

aceites para uñas	pág. 150	aceites diseñados para impregnarse en la lámina ungueal a fin de aumentar la flexibilidad y en la piel circundante para suavizarla.
acetona	pág. 149	líquido incoloro e inflamable, miscible en agua, alcohol y éter, que tiene olor dulzón o sabor a quemado. Se utiliza como solvente.
alicate para uñas	pág. 142	implemento de acero inoxidable que se utiliza para recortar cuidadosamente la piel muerta alrededor de las uñas.
autoclave	pág. 139	dispositivo utilizado para la esterilización por vapor a presión.
campo de acción (SOP)	pág. 136	lista de los servicios que tiene permitido prestar legalmente dentro de su especialidad en su estado.
conjuntos de implementos de servicio	pág. 138	conjuntos de todas las herramientas que se utilizarán en un servicio.
cortaúñas	pág. 143	implemento reutilizable que sirve para acortar la lámina ungueal en forma rápida y eficiente.
cremas para las uñas	pág. 150	productos protectores que contienen ingredientes diseñados para sellar la superficie y retener la humedad subdérmica en la piel.
empujador metálico	pág. 142	implemento reutilizable de acero inoxidable que se usa para empujar el eponiquio. También se puede usar para raspar suavemente el tejido cuticular de la superficie de la uña natural.
empujador de madera	pág. 144	varilla de madera que se usa para retirar el tejido cuticular de la lámina ungueal (empujando suavemente), para limpiar bajo el borde libre de las uñas o para aplicar productos.
endurecedores de dimetilurea (DMU)	pág. 153	endurecedor que agrega enlaces cruzados a la superficie de la uña natural. No obstante, a diferencia de los endurecedores que contienen formaldehído, el DMU no causa reacciones adversas en la piel.

endurecedores de proteínas	pág. 152	combinación de esmalte transparente y proteína, como el colágeno.
fricción	pág. 162	en masajes, movimiento profundo de frotamiento que requiere presión en la piel con los dedos o la palma mientras se mueven bajo una estructura subyacente.
implementos	pág. 137	herramientas que se utilizan para prestar servicios de cuidado de las uñas y que son de usos múltiples (reutilizables) o descartables.
implementos multiuso	pág. 142	elementos reutilizables que se pueden limpiar, desinfectar y utilizar en más de una persona, incluso si el elemento se expuso accidentalmente a sangre o fluidos corporales.
implementos de un solo uso	pág. 142	descartables. Elemento que no se puede utilizar más de una vez porque no se puede limpiar adecuadamente ni eliminar todos los residuos visibles en él, o porque su limpieza y desinfección lo dañan o contaminan.
lámparas de diodo emisor de luz (LED)	pág. 139	tipo de lámpara que libera energía ultravioleta (UV) y se utiliza para polimerizar realces de gel para uñas que se curan con UV.
lámpara ultravioleta	pág. 139	también conocida como bombilla de luz UV, bombilla especial que emite luz UV y se usa para curar los realces de gel UV para uñas.
manicura	pág. 154	tratamiento cosmético de las manos que comprende corte, modelado y, con frecuencia, esmaltado de uñas, eliminación de cutículas y suavizado de la piel.
masaje	pág. 161	manipulación de los tejidos blandos del cuerpo.
masaje pétrissage	pág. 162	movimiento de amasado que se realiza levantando, apretando y presionando el tejido, mediante una presión suave y firme.
masaje effleurage	pág. 162	sucesión de movimientos realizados deslizando las manos sobre una zona del cuerpo con diversos grados de presión o contacto.
parafina	pág. 165	subproducto del petróleo que posee excelentes propiedades de sellado (cualidades protectoras) para retener la humedad de la piel.
productos abrasivos de grano grueso	pág. 147	limas y pulidores de menos de 180 granos que reducen rápidamente el grosor de cualquier superficie.
productos abrasivos de grano fino	pág. 147	productos abrasivos de 240 granos y superior, diseñado para pulir, dar brillo y eliminar las rayas muy finas.
productos abrasivos de grano mediano	pág. 147	productos abrasivos de entre 180 y 240 granos que se utilizan para suavizar y refinar superficies, y acortar las uñas naturales.
tapotement	pág. 162	movimiento de golpes rápidos con las manos que se aplica sobre la piel.
uña ovalada	pág. 158	forma de uñas conservadora que se considera atractiva en la mayoría de las manos femeninas. Es similar a una uña cuadrangular, con las esquinas más redondeadas.
uña en punta uña tipo estileto	pág. 158	uña de forma cónica y más larga de lo normal para realzar y mejorar la apariencia estilizada de la mano. Por lo general, las personas a quienes les gusta estar a la moda y no necesitan las uñas más resistentes y duraderas usan las uñas en punta como una marca de estilo.
uña redondeada	pág. 158	uña ligeramente cónica que, por lo general, se extiende hasta un poco más allá de la punta del dedo.
uña cuadrada	pág. 158	uña completamente recta en el borde libre, sin bordes externos redondeados.
uña cuadrangular	pág. 158	también conocida como *semicuadrada*, uña con el borde libre cuadrado, redondeado en las esquinas.
vibración	pág. 162	movimiento de masaje donde las puntas de los dedos presionan sobre un punto de presión, como las sienes, y en el que luego se aplica un movimiento de vibraciones rápidas durante unos segundos.

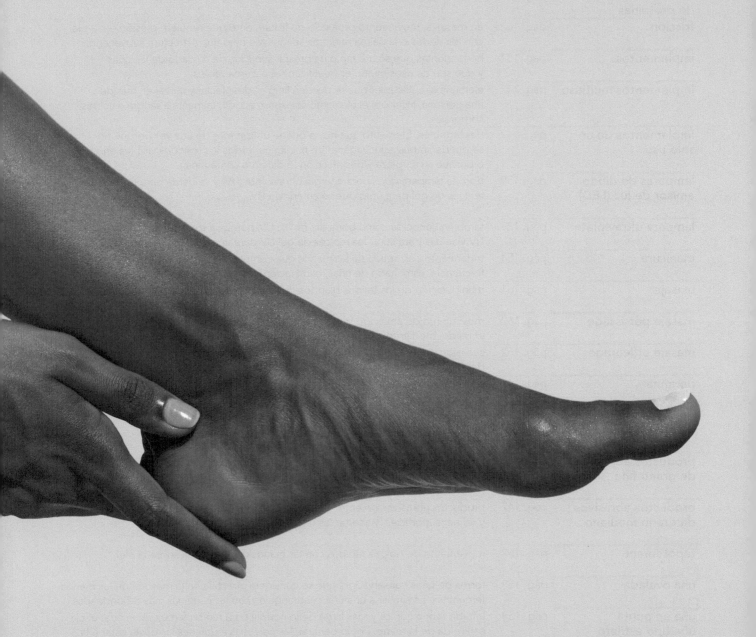

CAPÍTULO 7
Pedicura

"El secreto para avanzar es dar el primer paso".

Mark Twain

Objetivos de aprendizaje

Al finalizar este capítulo, usted podrá:

1. Explicar por qué debe aprender sobre los servicios de pedicura.
2. Describir los equipos necesarios para realizar servicios de pedicura.
3. Enumerar los tipos de implementos y materiales multiuso y de un solo uso utilizados para los servicios de pedicura.
4. Explicar los usos de los productos de pedicura profesionales.
5. Resumir los pasos necesarios para iniciar un negocio de pedicura.
6. Identificar los beneficios de un masaje de pedicura.
7. Describir los enfoques de los servicios personales de pedicura que son sensibles a los clientes con problemas especiales de salud.
8. Debatir la importancia de seguir las prácticas de desinfección luego de cada servicio de pedicura.

Explicar por qué debe aprender sobre los servicios de pedicura

Una **pedicura** es un servicio cosmético realizado en los pies por técnicos en el cuidado de las uñas o cosmetólogos con licencia. Un servicio de pedicura básico incluye lo siguiente:

- Recortar, modelar y esmaltar las uñas de los pies.
- Exfoliar la piel de los pies y las piernas.
- Realizar un masaje de pies y piernas.

Si bien los servicios de pedicura pertenecen al mundo del cuidado de los pies desde tiempos remotos y han formado parte de la industria de la belleza por décadas, hasta hace muy poco tiempo (fines de la década de 1980) no se realizaba con demasiada frecuencia.

Gracias al resurgimiento de la industria del spa en la década de 1990 y la introducción de nuevas técnicas, productos y equipos con efectos gratificantes (como las sillas para pedicuras), la pedicura se volvió muy popular y se convirtió en el servicio que más rápido creció dentro de la industria de la belleza. Para muchos clientes, las pedicuras son un servicio esencial de su programa de cuidado personal y se las considera un servicio estándar que llevan a cabo los especialistas en el cuidado de las uñas y los cosmetólogos en los salones.

La información incluida en este capítulo le mostrará las destrezas necesarias para proporcionar un cuidado de rutina de los pies, dedos y uñas de los pies de los clientes y poder mejorar. Las pedicuras constituyen una parte básica del correcto cuidado e higiene de los pies y son particularmente importantes para los clientes muy activos, como los corredores, bailarines y cosmetólogos, así como para cualquier persona que permanezca durante mucho tiempo de pie.

Si bien los servicios básicos suelen ser similares, los pedicuras no son *manicuras de los pies*. Los pedicuras requieren habilidades específicas, conocimiento sobre enfermedades crónicas, afecciones y trastornos y sobre las precauciones adicionales necesarias para realizar el servicio. Por estas razones, los expertos recomiendan que se domine bien la técnica de la manicura antes realizar pedicuras.

Los servicios de pedicura son beneficiosos para todos, y una vez que los clientes experimenten la comodidad, la relajación y el valor de una buena pedicura, regresarán por más. Las pedicuras generan lealtad en los clientes, producen ingresos considerables y pueden considerarse servicios preventivos de salud importantes para muchos clientes; por esta razón, es importante que usted perfeccione sus habilidades de pedicura mientras todavía se encuentra en la escuela.

Los técnicos en el cuidado de las uñas deben poseer una comprensión profunda de la pedicura por las siguientes razones:

- Esto le permitirá agregar un servicio de alta demanda a su oferta de servicios.
- Es importante conocer la diferencia entre las distintas herramientas de pedicura y saber cómo utilizarlas correctamente.
- Esto le permitirá realizar pedicuras de manera correcta y segura.

CONCÉNTRESE EN

Identificar las herramientas y los materiales utilizados durante los servicios de pedicura

Para realizar una pedicura en forma segura, debe aprender a trabajar con las herramientas requeridas para este servicio e incorporar todos los procedimientos de seguridad, higiene y desinfección que establecen las reglamentaciones de su estado. Estas incluyen todas las herramientas estándar para manicura, además de algunas que son específicas para el servicio de pedicura. Nuevamente, los cuatro tipos de herramientas de tecnología del cuidado de las uñas que deberá incorporar en sus servicios de pedicura son los siguientes:

1. Equipos
2. Implementos
3. Materiales
4. Productos para pedicuras

Describir los equipos necesarios para realizar servicios de pedicura

El equipo incluye todas las herramientas permanentes que se utilizan para llevar a cabo los servicios de cuidado de las uñas, que no son implementos. Algunos equipos permanentes para realizar pedicuras son diferentes de los que se utilizan para manicuras.

Estación de pedicura

Una estación de pedicura incluye una silla cómoda con apoyabrazos, un posapiés para el cliente y un asiento ergonómico para el especialista en el cuidado de las uñas. El diseño y la ubicación varían de acuerdo con varios factores, como el tamaño del área, el tamaño de la estación de pedicura, el acceso al agua y las áreas de bajo ruido en el salón, además del costo de los equipos y la instalación (**Figura 7–1**).

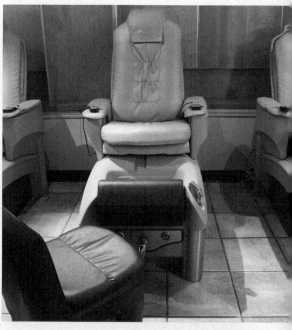

▲ **FIGURA 7–1** Silla de pedicura cómoda.

ACTIVIDAD

Practicar la ergonomía en las pedicuras

Forme un grupo con otro estudiante y practiquen sentarse de forma ergonómica mientras realizan una pedicura. Evalúen el desempeño del otro y hagan sugerencias sobre cómo mejorar la postura. Desafíese a sentarse derecho y note cómo se siente cuando lo hace.

Banquillo de pedicura y posapiés

Las pedicuras pueden presentarle desafíos al proveedor del servicio, en lo que respecta al mantenimiento de una postura saludable mientras se realiza el servicio. Por esa razón, el banquillo de pedicura del técnico en el cuidado de las uñas usualmente suele ser bajo, con el fin de permitir una posición ergonómica para que el pedicuro pueda trabajar con más comodidad en los pies del cliente. Algunos banquillos vienen con posapiés incorporados para el cliente, de lo contrario puede utilizarse un posapiés independiente. Su silla debe ser cómoda y permitirle sentarse en una posición ergonómicamente correcta (**Figura 7–2**).

Tipos de baños de pies de pedicura

En pedicura, el diseño del baño para pies varía desde la tina básica hasta la unidad de hidromasajes automática, que calienta el agua y le proporciona un masaje al cliente. La tina para el baño de pies se llena con agua tibia para una sensación agradable y un producto para remojar los pies del cliente. La tina debe ser lo suficientemente grande como para sumergir por completo y cómodamente los pies del cliente.

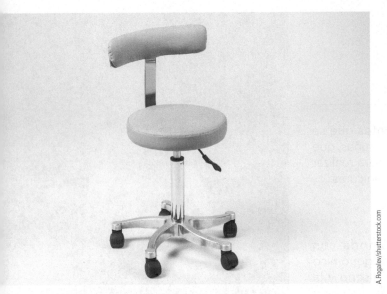

▲ FIGURA 7–2 Banco para pedicura.

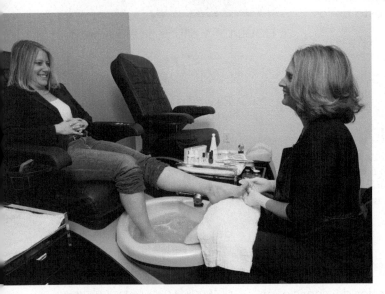

A.Rogalev/shutterstock.com

▲ FIGURA 7–3 Baño para pies con manguera integrada.

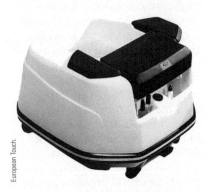

European Touch.

▲ FIGURA 7–4 Baño portátil para pies, generalmente con un generador de hidromasaje.

Las tinas para los baños de pies pueden ser recipientes grandes de acero inoxidable, cerámica o plástico. Se pueden adquirir tinas portátiles para baños de pies profesionales en los locales de suministros de belleza o a través de fabricantes industriales. Estos deben llenarse, vaciarse, limpiarse y desinfectarse manualmente después de cada servicio a un cliente (Figura 7–3).

Un paso más arriba del recipiente para baños con agua, encontramos las unidades de pedicura más personalizadas, con un recipiente para baños de pies desmontable y el banquillo del técnico incorporado a la unidad. Estas tienen un diseño más ergonómico para los técnicos en el cuidado de las uñas y son más profesionales (el técnico no tiene que sentarse en el piso con los pies del cliente en su regazo para realizar el servicio). Una unidad de pedicura portátil incluye un espacio para el recipiente del baño para pies y un lugar para guardar los provisiones.

Actualmente hay baños portátiles pies disponibles, con espacios internos para colocar agua, para remojar los pies. Se coloca una pieza nueva dentro del espacio para cada cliente nuevo y se desecha una vez finalizada la pedicura. Existen plataformas vibratorias disponibles que pueden calentarse o hacer vibrar el recipiente con el agua en su interior. Después del servicio, la plataforma se puede desplazar hasta el lavamanos, para desechar el agua y la pieza.

El próximo paso en cuanto a costos y comodidad en el uso son las tinas portátiles para baños de pies con hidromasaje mecanizado incorporado (Figura 7–4). Estos baños añaden un detalle adicional al servicio, gracias a la suave acción masajeadora del hidromasaje. La tina se llena con agua que proviene del lavamanos a través de mangueras montables. Después del servicio, el baño se vacía bombeando el agua de regreso al lavamanos a través de estas mangueras. Posee un posapiés incorporado. El resto del gabinete tiene áreas de almacenamiento para los insumos de pedicura.

La vanguardia en baños de pies de pedicura es el hidromasaje totalmente equipado que incluye la *silla de pedicura*. Estas unidades no son portátiles. Algunas están conectadas permanentemente a fuentes de agua caliente y fría, así como también a un desagüe. La mayoría de las unidades poseen accesorios para masajes incorporado en el asiento y un calentador de asiento, que contribuye a la relajación del cliente. Actualmente hay disponibles muchas sillas de pedicura "estilo trono" con un ciclo de limpieza y desinfección incorporado en el baño; sin embargo, le recomendamos que lea con atención las instrucciones del fabricante respecto de cómo desmontar y limpiar correctamente la unidad y los caños, de acuerdo con las leyes estatales.

Carro de pedicura

Los carros de pedicura están diseñados para mantener los suministros organizados mientras usted realiza los servicios de pedicura. Hay muchos diseños diferentes disponibles que incluyen una superficie plana en la parte superior para ubicar los implementos e insumos que se utilizan durante el servicio, así como también cajones y estantes para almacenar los implementos, insumos y productos de pedicura. La mayoría tiene ruedas que brindan una mayor facilidad de uso y movilidad. Algunas de estas unidades incluyen un espacio para almacenar una tina de baño para pies. La mayoría ocupa muy poco espacio. Son excelentes para mantener su área de pedicura organizada y bien provista (**Figura 7-5**).

Mitones eléctricos para pies

Estos mitones térmicos, similares a los mitones eléctricos para manicura pero con una forma específica para los pies, están diseñados para añadir un toque especial a las pedicuras de especialidad. Generalmente, los servicios de pedicura que incluyen estos mitones tienen un costo mayor; los mitones también se pueden incluir en un servicio de menor costo con un costo agregado (una mejora). Después de un masaje en los pies, se aplica una loción o mascarillas acondicionadora en la zona. Luego se colocan los pies en un envoltorio o cobertura plástica. Por último, los pies se colocan dentro de los mitones tibios para pies. Una **mascarilla** es un producto de tratamiento concentrado, a menudo compuesto de arcillas minerales, agentes humectantes, suavizantes de la piel, aceites para aromaterapia, extractos botánicos y otros ingredientes beneficiosos para limpiar, exfoliar, fortalecer, tonificar, hidratar y nutrir la piel.

La calidez proporcionada por estos mitones eléctricos ayuda a inducir la penetración de los ingredientes acondicionadores de la mascarilla. Aumentan la comodidad, la calidez y la relajación del servicio.

Mitones de tela de toalla

Estos mitones lavables y reutilizables para manos y pies, se ponen sobre los pies del cliente luego de haber aplicado un producto acondicionador penetrante y una cubierta plástica. Se colocan sobre la parafina y una cobertura plástica, para mantener el calor generado por la parafina y maximizar la terapia de calor y el acondicionamiento de los pies con el producto. A diferencia de los mitones eléctricos, estos mitones permiten que la parafina se endurezca para llevar a cabo su función de barrera.

Tratamiento con parafina

La parafina puede ser un servicio de relajación antes, durante o después del servicio de pedicura. Consulte el Capítulo 6: Manicura, para leer sobre las precauciones de seguridad y las diferentes técnicas de aplicación de la parafina (**Figura 7-6**).

Aunque hay muchas formas de aplicar la parafina, el método más seguro consiste en sacarla con una cuchara del frasco de parafina y colocarla en una bolsa transparente para tal fin. Una vez que la parafina está en la bolsa, debe colocar el pie del cliente dentro de la bolsa. Distribuir la parafina sobre el pie para que cubra toda la piel. La parafina recubre la piel y conserva la

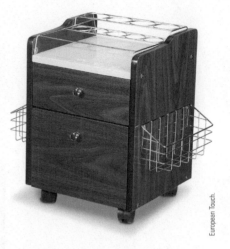

European Touch.

▲ **FIGURA 7-5** Carro de pedicura portátil con cajones.

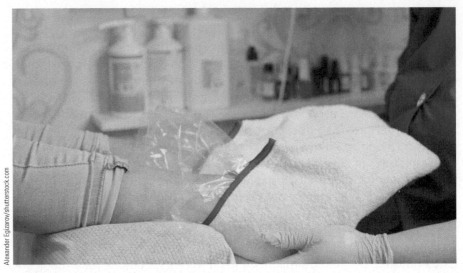

Alexander Egizarov/shutterstock.com

▲ **FIGURA 7–6** Tratamiento con parafina.

humectación natural de ésta en las capas de la epidermis y, de esa forma, estimula la humectación e hidratación de la piel.

Se deben tomar en cuenta algunas precauciones de salud al momento de aplicar parafina a clientes con enfermedades crónicas. No realice tratamientos con cera de parafina a clientes que tienen problemas relacionados con la diabetes, como lesiones o abrasiones, mala circulación o pérdida de sensación en las piernas o los pies. Además, es posible que la piel de los clientes de edad avanzada sea más delgada o más sensible al calor, por lo que debe llevarse a cabo una prueba del parche de cera antes de proporcionar un servicio, para verificar que el cliente se sienta cómodo con el tratamiento. Revise las reglamentaciones de su estado relacionadas con el uso de parafina en los salones.

Piedras calientes

En la industria del cuidado de las uñas, por lo general las piedras calientes se utilizan en las pedicuras y no en las manicuras, aunque también pueden incorporarse a estas últimas. Los servicios de pedicura con piedras calientes son un servicio de alto nivel incluido en el masaje para piernas y pies. Sin embargo, el nombre es un poco confuso, ya que las piedras no están calientes sino lo suficientemente tibias como para proporcionar una sensación agradable. Las piedras son suaves y, por lo general, son de basalto. Los movimientos son suaves y se realizan hacia arriba, en dirección al corazón. Proporcionan una calidez profunda, penetrante y agradable que aumenta la relajación y la circulación.

Pruebe la calidez de las piedras en sus brazos y luego consulte con el cliente durante el primer movimiento para asegurarse de que este se sienta cómodo con el calor.

Las piedras naturales son porosas y, por lo tanto, no se pueden desinfectar. Las piedras sintéticas se pueden desinfectar y representan la opción más segura. Se limpian con un cepillo y se desinfectan después de cada servicio para evitar la transmisión de infecciones entre los clientes. La desinfección de las piedras garantiza que no se transmitan de forma accidental bacterias, hongos o virus de un cliente a otro. Consulte con la empresa en la que compró las piedras cuáles son las recomendaciones y políticas de desinfección del producto.

En 2009, un cliente de spa con **Staphylococcus aureus *resistente a meticilina* (SARM)** contagió la infección a muchos otros clientes a través de unas piedras calientes que no se habían limpiado y desinfectado correctamente Es importante tener en cuenta que el SARM y muchas otras infecciones son contagiosas aun antes de que las personas infectadas presenten lesiones visibles. Por lo tanto, la desinfección de las piedras es absolutamente necesaria.

Incluso las lesiones menores e invisibles causadas por el rasurado, la depilación, la depilación con cera, las picaduras de insectos y las espinillas pueden presentar un riesgo para el cliente, si las piedras no están perfectamente limpias. Según los CDC (Centros para el Control y la Prevención de Enfermedades), incluso las lesiones invisibles pueden dar lugar a la transmisión de infecciones. Casi todas las mujeres se afeitan las piernas, y los hombres pueden tener una picadura de insecto que es prácticamente invisible para el técnico en el cuidado de las uñas. Los talones y las rodillas secas y resquebrajadas, los sarpullidos, las cutículas desgastadas y las quemaduras solares descamadas se consideran lesiones abiertas.

VERIFICACIÓN

1. ¿Cuáles son los equipos necesarios para realizar servicios de cuidado de las uñas?
2. ¿Qué tipo de clientes no deben recibir un servicio con parafina?

Enumerar los tipos de implementos y materiales multiuso y de un solo uso utilizados para los servicios de pedicura

Los implementos mencionados en el Capítulo 6, Manicura, también se utilizan para las pedicuras. En la secciones siguientes se describen otros implementos que son de uso específico para las pedicuras.

Cortaúñas para los pies

Los **cortaúñas para los pies** de pedicuras son más grandes que los cortaúñas para manos y están específicamente diseñados para acortar las uñas de los pies. Utilice solo cortaúñas para los pies profesionales fabricados especialmente para tal fin. Estos cuentan con un espacio más amplio entre las mordazas, que les permite cortar las uñas más gruesas. Siempre limpie bien los cortaúñas y desinféctelos después de cada uso. Para la seguridad del cliente, use solo implementos de acero inoxidable y alta calidad, diseñados especialmente para los servicios de pedicura profesionales. Los implementos profesionales de acero inoxidable también durarán más y facilitarán su trabajo (**Figura 7–7**).

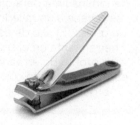

Savany/istockphoto.com

▲ **FIGURA 7–7** Cortaúñas para los pies.

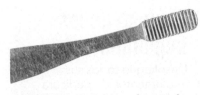

Alicates para los pies

Los alicates para las uñas de los pies son similares a los alicates para las uñas de las manos, solo que más grandes y fuertes. Tienen una bisagra más grande y mordazas más gruesas y largas, lo que permite que se utilicen para acortar las uñas. Por lo general, los alicates para las uñas de las manos se usan para eliminar la piel muerta. Se deben usar los alicates para los pies cuidadosamente, a fin de evitar atrapar la piel del dedo con las mordazas. Las puntas de las mordazas son el área de corte. Se colocan en un ángulo de 45 grados respecto de la punta de la uña y, lentamente, se van haciendo pequeños cortes por el borde de la uña para recortarla.

Cucharilla

La cucharilla es un implemento con un extremo pequeño en forma de cuchara que, si se usa con cuidado, permite eliminar de manera más eficiente la suciedad del contorno de las uñas y de las áreas del eponiquio y el hiponiquio. Las cucharillas son ideales para utilizarlas en los bordes de la lámina ungueal del dedo gordo del pie (Figura 7–8). Se recomiendan las cucharillas de doble punta, de 0,06 pulgadas (1,5 mm) de diámetro en una punta y 0,1 pulgadas (2,5 mm) de diámetro en la otra. Algunas tienen un pequeño orificio que facilita la limpieza y la desinfección después del uso.

▲ FIGURA 7–8 Cucharilla con doble punta.

Las cucharillas requieren maniobras cuidadosas y suaves para prevenir daños en la piel de los contornos de la uña, el eponiquio o el hiponiquio. Los técnicos en el cuidado de las uñas nunca deben utilizar cucharillas con bordes afilados, ya que pueden lesionar gravemente a los clientes. Solo aquellas con bordes sin filo son seguras y adecuadas para que las utilicen los técnicos en el cuidado de las uñas o los cosmetólogos. Siempre se deben utilizar las cucharillas con la parte redonda apuntando hacia la piel.

Lima de metal

La lima de metal está diseñada para ser utilizada de una forma específica. Pídale a su instructor que le muestre cómo usarla correctamente. Está diseñada para limar en una dirección con una superficie de limado de aproximadamente 1/8 pulgadas por 3/4 pulgadas (3,2 mm x 19 mm) adherida a un mango de metal recto o en ángulo (Figura 7–9). Se recomienda la lima angulosa para el borde libre de la uña, porque es más fácil de controlar.

▲ FIGURA 7–9 Lima de metal.

Se coloca la lima de metal debajo de la uña, con la punta de la lima apuntando al centro de la uña y la parte restante hacia el lateral del borde libre. Luego, se empuja con suavidad hacia el borde lateral de la uña para reducir los lados del borde libre que pueden crecer dentro de la piel y derivar en una uña encarnada. Esta es una herramienta de prevención para los técnicos en el cuidado de las uñas. Nunca la utilice en uñas que ya están encarnadas. En ese caso, debe derivar al cliente a un podólogo. El proceso de limado se puede repetir varias veces para asegurarse de que no queden bordes ásperos en el borde libre de la uña. Sin embargo, tenga cuidado de no limar en exceso.

PRECAUCIÓN

Una escofina de pedicura, que generalmente se denomina lima para pies, se parece a un rallador de queso. El uso de esta herramienta en el spa está prohibido en varios estados. Consulte con su organismo estatal.

A medida que adquiera experiencia en el uso de una lima de metal, notará que es un implemento muy valioso y que lo hace ahorrar tiempo, además de ser una herramienta importante para prevenir las uñas encarnadas de los pies. Tenga especial cuidado con esta herramienta: nunca la use en la parte superior de la uña o más allá del área del hiponiquio, en el borde libre de la uña, ya que puede dejar áspera la parte superior o dañar la piel y causar infecciones.

Lima de uñas de pedicura

Para las uñas de los pies, una lima de grano medio es lo más adecuado. Siempre termine con una de grano fino para sellar los bordes. Algunos técnicos en el cuidado de las uñas utilizan limas metálicas en los dedos de los pies. Consulte a su instructor si las limas de metal son legales en su estado. Las limas de metal con superficies incrustadas con graduales o esquirlas de algún otro material áspero se deben limpiar bien y luego desinfectar o esterilizar después de cada uso y antes de usarlas en otro cliente.

Lima para pies

Una lima para pies grande, o paleta de pedicura, está diseñada para reducir y suavizar los callos más gruesos de los pies (**Figura 7-10**). Estas limas vienen en muchos niveles de granos y formas distintas. Debe limpiarse y desinfectarse adecuadamente después de cada uso o desecharse después de un solo uso, si no se puede desinfectar de forma adecuada.

En general, si una lima abrasiva no resiste los procedimientos adecuados de limpieza y desinfección sin quedar inutilizable, se la debe considerar como de un solo uso o se la puede entregar al cliente para que la siga utilizando en casa.

Hay muchas paletas de pedicura de uso único disponibles para la compra a precios razonables en grandes cantidades. También hay limas para pies con superficies abrasivas desechables y reemplazables. Los mangos de estas limas son de acero inoxidable y se deben limpiar y desinfectar antes de volver a usarlas. Consulte con su instructor si su uso es legal en su estado.

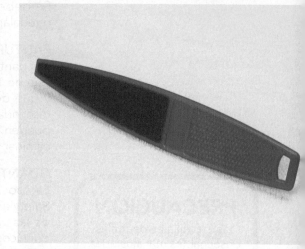

▲ **FIGURA 7–10** Limas para pies para reducir callos.

> ## PRECAUCIÓN
> El tratamiento de las uñas encarnadas o infectadas es un tratamiento médico y debe estar a cargo de un médico o podólogo. Se lo considera una cirugía y está fuera del campo de acción de los técnicos en el cuidado de las uñas. Los técnicos en el cuidado de las uñas pueden prevenir uñas encarnadas pero no pueden tratarlas.

> ## PRECAUCIÓN
> Es especialmente peligroso cortar la piel de los pies de clientes inmunodeprimidos, ya que sus procesos de cicatrización son lentos e incluso a veces no cicatrizan. No recorte las cutículas. No utilice cuchillas para cortar los callos. No utilice empujadores metálicos ni implementos afilados en los clientes que tienen alguna enfermedad crónica. Incluso el corte más insignificante en la piel puede causar una infección y conducir a una amputación y la muerte.

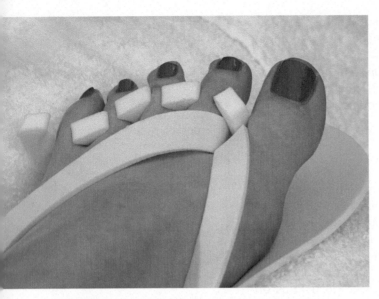

▲ **FIGURA 7–11** Separadores de dedos y pantuflas de pedicura.

Materiales

Todos los materiales mencionados en el Capítulo 6, Manicura, también se utilizan para realizar las pedicuras. En este servicio se utilizan pocos materiales exclusivos, que se enumeran a continuación.

SEPARADORES DE DEDOS

Los separadores de dedos vienen en varios diseños, desde unidades enteras de goma espuma que se ajustan entre los dedos hasta un tipo de cordel que se teje entre los dedos. Los separadores de dedos sirven para mantener separados los dedos de los pies cuando el técnico aplica el esmalte de uñas al cliente. Los separadores de goma espuma de una pieza son los más utilizados. Los separadores de dedos son importantes para poder realizar una pedicura de alta calidad (**Figura 7-11**). Como estos no se pueden higienizar y desinfectar, se los considera un implemento de un solo uso. Se debe usar un conjunto nuevo en cada cliente y luego desecharlo o regalárselo al cliente.

PANTUFLAS PARA PEDICURA

Las pantuflas de pedicura de un solo uso se entregan a aquellos clientes que no traen sandalias o zapatos con los dedos al descubierto al salón y que desean evitar que se manche su calzado con el esmalte. Están diseñadas especialmente para no tocar las uñas. Advierta a los clientes que pueden resultar un poco resbaladizos, por lo que deben tener cuidado al caminar o conducir mientras los llevan puestos.

GUANTES

La Asociación de Salud y Seguridad Ocupacional (OSHA, Occupational Safety and Health Association) recomienda que los técnicos en el cuidado de las uñas usen guantes de nitrilo al realizar pedicuras o al trabajar con químicos.

La exposición repetida de la piel al agua de pedicura puede causar resequedad extrema o grietas en las manos. Las reglamentaciones de la OSHA exigen que los técnicos usen guantes para evitar la exposición a patógenos que pueden estar presentes en los pies del cliente o en el agua. Se debe usar un nuevo par de guantes con cada cliente de pedicura y luego desecharlos. (Para obtener más información, consulte el Capítulo 6, Manicura.)

PRECAUCIÓN

Las zapatillas o pantuflas desechables mal ajustadas pueden representar un peligro de tropiezo para su cliente. Siempre ofrézcale la mano al cliente cuando este salga del spa.

 VERIFICACIÓN

3. ¿Qué tipo de implementos para el cuidado de uñas utilizaría para sus servicios de pedicura?
4. ¿Cuál es la diferencia entre un cortaúñas para los pies y un cortaúñas para las manos?
5. ¿Cuál es la diferencia entre un alicate para las uñas de los pies y uno para las uñas de las manos?

Explicar los usos de los productos de pedicura profesionales

Los productos para servicios de pedicura incluyen los productos que aparecen en el Capítulo 6, Manicura, además de otros que son exclusivos para realizar pedicuras. Estos son los tipos productos adicionales:

- Baños
- Exfoliantes
- Mascarillas
- Lociones y cremas para pedicura
- Productos suavizantes de callos

Baños para pies

Los baños para pies son productos que se agregan al agua en el baño de pedicura para suavizar la piel de los pies (Figura 7–12). Un buen producto de baño para pies debe ser suave pero eficaz, limpiar a fondo y desodorizar los pies. Los productos formulados para uso profesional están elaborados para limpiar sin ser demasiado agresivos con la piel. Otros ingredientes pueden incluir humectantes y aceites diseñados para los baños de pedicura. Este paso prepara el camino para el resto de la pedicura; por lo tanto, asegúrese de usar un baño de alta calidad para dar un buen comienzo a la pedicura.

Exfoliante

Se aplica una loción arenosa al masajear el pie y la pierna para remover la piel seca y escamosa y reducir los callos. Esto deja la piel más suave y humectada. Por lo general, un exfoliante es una loción a base de agua que contiene un abrasivo como agente exfoliante. La arena de mar, las semillas de albaricoque molidas, la piedra pómez, los cristales de cuarzo y las perlas de jojoba son algunos de los agentes exfoliantes presentes en los productos para pedicura. Los exfoliantes también contienen humectantes que ayudan a acondicionar la piel. Los técnicos en el cuidado de las uñas deben utilizar guantes al manipular los productos, ya que el uso repetido de esos les irritará la piel de las manos.

Mascarilla

Una mascarilla es un producto de tratamiento concentrado, a menudo compuesto de arcillas minerales, agentes humectantes, suavizantes de piel, aceites para aromaterapia, extractos y otros ingredientes beneficiosos, que se utiliza para limpiar, exfoliar, fortalecer, tonificar, hidratar y nutrir la piel. Las mascarillas se aplican en la piel y se dejan actuar de 5 a 10 minutos para permitir la penetración de los ingredientes beneficiosos. El mentol, la menta y el pepino, entre otros, son algunos de los ingredientes más populares presentes en las mascarillas para el cuidado de los pies.

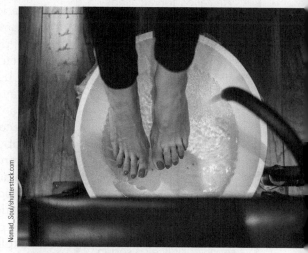

Nomad_Soul/shutterstock.com

▲ **FIGURA 7–12** Los baños para pies son productos utilizados en el baño de pedicura para ablandar la piel, desodorizar y limpiar los pies.

Loción o crema para pies

Las lociones y cremas son importantes para acondicionar y humectar la piel de los pies, suavizar los callos y permitir el deslizamiento para los masajes durante el servicio. También están formuladas como productos para el cuidado en el hogar, de modo que se pueden vender a los clientes para que mantengan los resultados del servicio o mejoren su piel. Sin embargo, los técnicos en el cuidado de las uñas que trabajan en un consultorio podológico o médico conocen cremas y lociones de tratamiento que están relacionadas con la mejora de las enfermedades de los pies como la sequedad extrema (xerosis). Ya sea que trabaje en un salón, un spa o un consultorio médico, debe conocer la línea de productos que utiliza para poder recomendar productos con el fin de ayudar al cliente a mantener los beneficios de su pedicura

Suavizante de callos

Los productos suavizantes de callos de calidad profesional son productos diseñados para ablandar y suavizar los callos endurecidos. Se aplican directamente sobre los callos del cliente y se dejan actuar por un tiempo breve, de acuerdo con las instrucciones del fabricante. Luego de que el producto ablanda la piel de los callos, es más fácil reducirlos y suavizarlos.

El uso inadecuado de los productos suavizantes de callos puede ser altamente riesgoso y puede ocasionar una lesión permanente en la piel del cliente.

Recuerde que los callos aparecen por una razón: Estos protegen la piel subyacente de la irritación. Por ejemplo, las personas que trotan, los camareros, los cosmetólogos, los enfermeros y los bailarines permanecen de pie durante muchas horas al día. Los callos protegen los pies en las áreas más afectadas. Se debe suavizar y ablandar los callos, pero no eliminarlos ni afinarlos en exceso. Nunca utilice una cuchilla tipo navaja en un callo: es ilegal y puede causar infecciones debilitantes en los clientes.

Explíquele a su cliente lo que sabe sobre la formación de los callos y la función protectora que estos proporcionan. Converse con el cliente sobre la posibilidad de eliminar la causa del callo, como no usar más un determinado par de zapatos. Además, converse acerca los productos para uso en el hogar que facilitan el suavizado y acondicionamiento de las áreas con callos entre una citas en el salón y la siguiente.

PRECAUCIÓN

Algunos suavizantes de callos son alcalinos y potencialmente peligrosos. Por esta razón, debe usar gafas protectoras cada vez que utilice o manipule este producto. Asegúrese de utilizar guantes cuanto lo use. Si se usan de manera incorrecta, este tipo de productos alcalinos pueden producir irritaciones graves en los ojos, las manos y la piel del técnico en el cuidado de las uñas, y causar resequedad después del servicio. Utilícelos según las instrucciones del fabricante.
Si se usan correctamente, son seguros y eficaces.

REALIZAR

Procedimiento 7–1:
Cómo realizar una pedicura básica

VERIFICACIÓN

6. ¿Qué son los baños para pies?
7. ¿Qué agentes exfoliantes se pueden encontrar en los exfoliantes?
8. Describa la función de los suavizantes de callos.

Resumir los pasos necesarios para iniciar un negocio de pedicura

Muchos clientes van al salón a hacerse la pedicura más a menudo de lo que van a cortarse el pelo y son tan selectivos con sus pedicuras como con su cabello. Como sucede con la mayoría de los procedimientos de belleza, una pedicura es un servicio que debe practicarse y perfeccionarse. Debe estudiar constantemente y estar abierto a nuevas ideas para estar al día con las tendencias.

Elección de los productos de pedicura

Existen muchos productos de pedicura en el mercado, pero los mejores están desarrollados dentro de sistemas o líneas de productos diseñados para trabajar en conjunto a fin de satisfacer las necesidades de los pies del cliente. Las líneas de productos son la manera más rápida y fácil de desarrollar un servicio óptimo de pedicura. Muchos fabricantes de productos profesionales para uñas y pies ofrecen este tipo de productos. Antes de elegir una línea de productos, investigue varias. Compárelas para poder decidir usted mismo cuál es la mejor para sus clientes.

Revise siempre la calidad del material educativo de la empresa; esto puede ser un indicador del compromiso de la marca con los técnicos en el cuidado de las uñas que utilizan sus productos. Busque otros técnicos que utilicen los productos y analice la calidad del producto en sí, el servicio al consumidor y los envíos de la empresa. Preste atención a las experiencias de otros técnicos. Considere este aporte tanto como su propia investigación y tome una decisión en función de la empresa que mejor satisface las necesidades de sus clientes.

Al utilizar la línea de productos de un fabricante, siga las recomendaciones y procedimientos sugeridos. Sus métodos fueron probados y se verificó que mejoran la eficacia de la línea de productos.

Lista de servicios

Adapte su lista de servicios de cuidado de los pies con el fin de satisfacer las necesidades y estilos de vida de su clientela. Por ejemplo, si la mayoría de sus clientes son más jóvenes, probablemente les encantará el arte de uñas en los pies; sin embargo, los mayores quizás no pedirán arte pero pueden disfrutar de los tratamientos con cera de parafina.

Los servicios más cortos son los que mejor completan la lista. No todos los clientes desearán o necesitarán un servicio de pedicura completo. Algunos clientes pueden solicitar solo un recorte de uñas profesional; otros pueden querer una cita para un masaje reconfortante a fin de aliviar la tensión y el estrés; otros, un cambio de esmalte. Enumere todos los servicios adicionales de su lista junto con las pedicuras completas para ofrecer opciones a sus clientes.

Interacción durante el servicio

Durante el servicio, analice con el cliente la salud de sus pies, cuál sería una mejora que podría disfrutar y qué productos necesita para mantener la pedicura entre cada visita al salón. A aquellas personas que desean relajarse o dormirse, bríndeles la paz y la tranquilidad que están buscando.

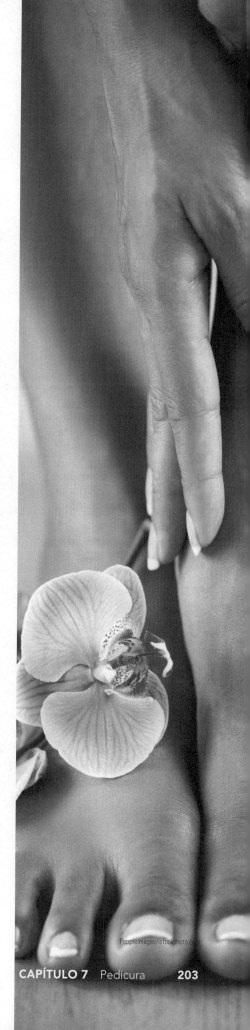

PeopleImages/istockphoto.com

Si este es el caso, comente las recomendaciones de los productos durante el esmaltado o al finalizar el servicio.

Recuerde que los clientes van al salón para relajarse y ser mimados. Ofrézcales un refresco, sugiérales que se pongan cómodos y se relajen; luego sonría y comience el servicio. Mantenga conversaciones profesionales. Nunca comente problemas personales, ni hable de política, religión o cualquier otro tema que podría resultar ofensivo. No deben existir distracciones para usted o el cliente durante la pedicura. Los clientes adquieren este servicio, además de por el cuidado que se le otorga a los pies, por la relajación que produce. Las distracciones evitan que se logre esa relajación. Las distracciones y el exceso de conversación impedirán que esto suceda.

Para aumentar su clientela y promover la salud de los pies de los clientes, incentívelos a programar pedicuras mensuales. Explíqueles que, como los pies se utilizan de forma constante, se recomienda un mantenimiento y una rutina de cuidados regular. Recuérdeles que el cuidado adecuado de los pies mediante la pedicura mejora tanto su aspecto personal como la comodidad básica de los pies.

Programación

Cuando programe la pedicura de un cliente por teléfono, adviértale que no debe afeitarse las piernas durante las 48 horas previas a la cita (**Figura 7–13**). Depilarse las piernas durante este marco de tiempo incrementa la posibilidad de que existan pequeñas abrasiones microscópicas que son potenciales ingresos de microbios patógenos y pueden aumentar el riesgo de picazón, irritación o infección. Esta es una política importante de control de infecciones.

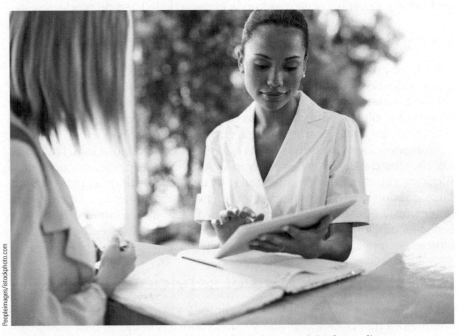

Peopleimages/istockphoto.com

▲ **FIGURA 7–13** No olvide programar el próximo servicio de su cliente

Para ayudar a recordarles a los clientes que no se deben afeitar, coloque una nota en el menú de servicio. Durante la consulta con el cliente, pregúntele si se ha afeitado las piernas en las últimas 48 horas. Si la respuesta es afirmativa, ofrezca una pedicura básica sin agua que se realiza solo en los pies. Reprograme la pedicura que incluye el baño de pies, el exfoliante o cualquier otra manipulación de las piernas con productos para pedicura.

Si el clienta va a esmaltarse las uñas de los pies, sugiérale que use zapatos abiertos. Se puede proveer pantuflas de pedicura de un solo uso a cualquier cliente que haya olvidado usar sandalias.

DISEÑO DE LOS SERVICIOS

Los servicios de pedicura se deben diseñar para adaptarse de forma adecuada al cronograma del salón o spa. La pedicura básica en la mayoría de los salones dura entre 30 y 45 minutos e incluye solo un masaje en los pies, no en las piernas; el spa para pedicura generalmente dura entre una hora y una hora y media e incluye el masaje para piernas y otros tratamientos adicionales para consentir al cliente. Es un servicio más largo, de mayor nivel y más caro, por lo que requiere más tiempo.

MANTENER LA PUNTUALIDAD

A los clientes les desagrada esperar por un técnico en el cuidado de las uñas que está atrasado. Por ese motivo, es importante programar las citas de acuerdo a la cantidad de tiempo apropiada. Es su responsabilidad saber en qué etapa del servicio debe estar en un momento específico y adaptarlo en función del tiempo que tiene. Por ejemplo, para una pedicura de una hora, debe haber terminado con las fases de consulta y remojo dentro de los primeros 12 minutos luego de comenzar el servicio. Luego, 45 a 50 minutos más tarde, si realizó los pasos en los tiempos asignados, ya debería estar esmaltando para llegar a tiempo al próximo cliente. Es posible que, con algunos clientes, necesite más tiempo del que estaba programado originalmente, debido a una mala condición de sus pies. Puede determinar si necesitará más tiempo cuando esté realizando la consulta con el cliente y al evaluar sus pies. Informe al cliente que tardará más y que hará su mejor trabajo dentro del tiempo programado, pero que tendrá que programar otra pedicura en el futuro para mejorar la condición de sus pies. Los clientes con problemas en los pies normalmente conocen su situación y no deberían sorprenderse ante la sugerencia de fijar una cita adicional para un trabajo más detallado. Es importante que no trabaje más del tiempo programado. Recuerde destinar los últimos 10 minutos de la pedicura para desinfectar la tina o recipiente para pedicura (**Figura 7–14**).

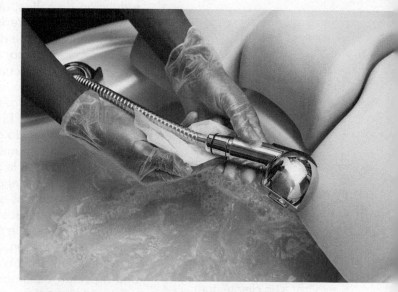

▲ **FIGURA 7–14 Siempre limpie y desinfecte los recipientes y cuencos de pedicura después de cada servicio con un cliente.**

ACTIVIDAD

Juego de roles

Practique con otro estudiante. Cree un escenario en el que debe explicar a un cliente que necesita una pedicura en serie. Explique los beneficios, los tiempos y los procesos de este tratamiento adicional.

Al respetar el tiempo programado en una pedicura, no solo podrá mantener su horario, si no que a la vez protegerá al cliente. Si sus pies están en malas condiciones y usted trabaja para dejarlos en condiciones óptimas en un solo servicio, es posible que los pies del cliente se irriten y que este experimente dolor. La mejor opción es venderle al cliente productos para el cuidado en el hogar que mejoren la condición de los pies y programar otro servicio en un plazo de una o dos semanas.

Pedicuras en serie

Algunos problemas en el cuidado de los pies requieren más de una cita para mejorar una afección específica. Esta cadena de citas relacionadas se denomina *serie*. Una serie es un conjunto de citas que se vende al cliente para resolver una cuestión particular, como la reducción de callos. Cuando un cliente llega con callos duros, nunca utilice una cuchilla tipo navaja. No solo es peligroso y una causa potencial de infección, sino que también suele ser ilegal en la mayoría de los estados. Además, usar una cuchilla tipo navaja estimula el crecimiento más abultado de los callos en el futuro, ya que la piel intenta crecer rápidamente para proteger la piel dañada.

Para reducir los callos y mantener su reducción, realice una buena exfoliación durante la pedicura, aplique productos eficaces para la reducción de callos y utilice la lima para pies o la paleta para tratarlos de forma segura. Exponga los aspectos negativos de la extracción rápida de los callos al cliente y explíquele que deberá programar citas semanales durante cuatro a seis semanas para reducir los callos y mantenerlos bajo control con pedicuras mensuales.

Durante las citas en serie que se realizan entre las pedicuras mensuales no se realiza la pedicura completa; la cita es solamente un tratamiento semanal que consiste en un baño, la aplicación del producto para la reducción de callos, un tiempo fijo en que se lo deja actuar según las instrucciones, una reducción razonable del callo, la aplicación de una loción y la despedida del cliente. Se calcula alrededor de media hora y el precio debe ser menor que el de una pedicura completa.

En la cita de la cuarta semana, se realiza nuevamente una pedicura completa y así como los tratamientos posteriores a la pedicura. Algunos clientes necesitarán más de seis semanas; esto se debe explicar al momento de sugerir una serie. El cliente también debe comprar una loción corporal y de manos con ácido glicólico o ácido láctico para aplicársela en los pies día por medio, además de una loción diaria que contenga dimetilurea (DMU) para suavizar la piel y evitar que esta se vuelva escamosa. También se le puede sugerir al cliente una paleta para pies para que use después de las duchas los días que no asista a las citas del tratamiento. Siempre use guantes cuando realice estos servicios.

Otra afección que puede requerir de un tratamiento semanal es el pie escamoso. Sin embargo, el cliente debe visitar primero a un podólogo que determinará si su problema es o no micótico; los hongos pueden producir una afección escamosa en los pies. Si las pruebas para hongos dan resultados negativos y el cliente está sano, puede regresar semanalmente de tres a seis semanas para tratamientos de exfoliación de los pies que incluyan exfoliaciones, reducción de callos y mascarillas. Si se realiza de forma adecuada, el cliente tendrá pies bellos y suaves una vez que se haya completado la serie. Se deben recomendar productos para el cuidado en el hogar con el fin de mantener los pies en condiciones.

Servicios a clientes mayores

Las personas mayores suelen ser un sector de la población que se pasa por alto en el área de la pedicura. Sin embargo, ellos necesitan un cuidado apropiado y periódico de los pies para mantenerlos saludables. Algunas personas mayores no pueden alcanzar sus propios pies o incluso verlos, o no son capaces de apretar el cortaúñas para recortar las uñas. Esto significa que necesitan asistencia de forma regular. Como técnico en el cuidado de uñas, asegúrese de ofrecer servicios de pedicura a este segmento de la población al momento de crear su lista de servicios.

Venta de pedicuras

En muchos salones y spas se ha descubierto que funciona muy bien vender paquetes de servicios de manicura y pedicura. Aunque son diferentes, las manicuras y pedicuras son servicios complementarios. Algunos salones venden manicuras y pedicuras en paquetes de un único servicio o de ambos servicios, por ejemplo *seis servicios por X cantidad de dólares*, en forma de serie. Algunos venden hasta 12 sesiones para que los clientes sigan yendo al salón por un servicio de pedicura una vez al mes. Por lo general, los paquetes incluyen un pequeño descuento, por ejemplo, el cliente recibe una pedicura gratis cuando compra 12 (el descuento está expresado en la cantidad de sesiones) o se hace un descuento en cada servicio.

Otra excelente forma de vender pedicuras es desarrollar servicios temáticos para los días festivos y los eventos especiales, como paquetes para Navidad, el Día de San Valentín, el Día de la Madre, graduaciones, bodas y cumpleaños.

 VERIFICACIÓN

9. ¿Qué es lo que debe controlar que un cliente no debe haber hecho las 48 horas previas a recibir una pedicura?
10. Mencione un caso en el que se requiere que un cliente reciba una serie de servicios de pedicura.
11. ¿Qué se debe considerar cuando se diseña un menú de servicios de pedicura?

Identificar los beneficios de un masaje de pedicura

De acuerdo con encuestas realizadas a clientes de salones, el masaje es el aspecto que más se disfruta en cualquier servicio de cuidado de las uñas. Esto es especialmente cierto en el caso de las pedicuras. Por esta razón, dedique tiempo a diseñar una pedicura que usted disfrute realizar y que sea su cliente disfrute recibir.

El masaje corporal general tiene como objetivo la relajación o una terapia puntual; sin embargo, un masaje realizado durante una manicura o pedicura se enfoca exclusivamente en la relajación.

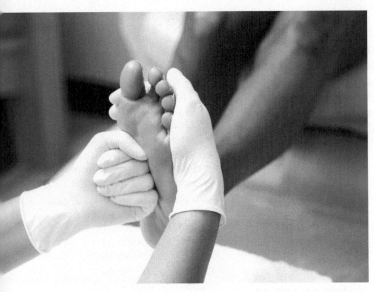

La mayoría de las personas disfruta el contacto físico y el masaje eleva el nivel de disfrute de la pedicura. Los masajes en los pies inducen un alto grado de relajación y estimulan la circulación sanguínea. Conozca las áreas de los pies y piernas que brindan mayor satisfacción a los clientes en un masaje y haga hincapié en esas áreas (Figura 7–15).

El número de rutinas de masajes es tan vasto como el número de personas que las realizan. Independientemente de la técnica que aplique, perfecciónela para que se convierta en algo natural para usted. Durante esta etapa de la pedicura, esté muy atento al estado de salud de su cliente, cumpla con todos los requisitos preventivos y ofrézcale un masaje que lo relaje sin provocarle ningún daño.

▲ FIGURA 7–15 Un masaje de pies y piernas se centra en la relajación.

Cómo sujetar el pie durante el masaje

En general, cuando realiza un masaje en los pies, debe tomar el pie por el área de la articulación mediotarsiana, con el pulgar y los dedos. El pulgar se ubica en la parte inferior del pie, mientras que los dedos rodean la parte superior. Esta forma de tomar el pie tiene dos ventajas:

1. Fija el pie en su lugar, lo que permite que el técnico en el cuidado de las uñas tenga el control de sus movimientos.
2. Tomar esta zona con firmeza y cuidado tiene un efecto calmante en el cliente y le ayuda a superar cualquier temor en el caso de aquellas personas cosquillosas o a quienes no les gusta que les toquen los pies.

Evite sujetar el pie de manera ligera o suelta, ya que puede causar una sensación cosquillosa en muchas personas. La mayoría de los clientes tolerará un agarre firme y cómodo del pie, aunque sean cosquillosos.

La reflexología

La **reflexología** es un método único en el que se aplica una presión con los pulgares y dedos índices en determinados puntos de las manos o pies y que presenta beneficios para la salud en partes específicas del cuerpo. Muchos profesionales ofrecen esta especialidad del masaje en la planta de los pies. Emplea muchos de los principios de la acupresión y la acupuntura y muchos técnicos en el cuidado de las uñas la consideran una ciencia.

La reflexología se basa en el principio de que las áreas (reflejos) de los pies y las manos tienen una correspondencia con todos los demás órganos, glándulas y partes del cuerpo. Se dice que estimular estos reflejos o puntos (al presionarlos) puede crear energía positiva e incrementar el flujo sanguíneo en estas áreas.

─REALIZAR─
Procedimiento 7–2:
Masaje para pies y piernas

VERIFICACIÓN

12. ¿Cuál es el aspecto que más se disfruta en cualquier servicio de cuidado de las uñas?
13. ¿Por qué se debe sujetar el pie con firmeza cuando se da un masaje?
14. ¿En qué principio se basa la reflexología?

Describir los enfoques de los servicios personales de pedicura que son sensibles a los clientes con problemas especiales de salud

Al comenzar su carrera como técnico en el cuidado de las uñas, puede encontrarse con clientes con problemas especiales de salud (**Figura 7–16**).

Durante la consulta, pregúntele al cliente si tiene algún problema de salud que deba conocer antes de hacerle la pedicura. Los clientes no están obligados a contarle nada sobre ellos mismos y pueden omitir información sobre sus medicamentos. Asegure a los clientes que la información que comparten es confidencial y se utilizará para prestar un servicio más eficaz. Recuerde que usted no es un profesional médico y los salones no están sujetos a la Ley de 1996 sobre Responsabilidad y Transferibilidad de Seguros Médicos (HIPAA). Sin embargo, mantener la confidencialidad de la información de los clientes es la práctica más ética.

Muchos clientes, sin importar la edad, tienen problemas médicos. Por ejemplo, puede encontrar clientes que tienen movilidad limitada, movimientos involuntarios, problemas de visión alterada o articulaciones dolorosas. Algunas personas pueden necesitar el acompañamiento de un cuidador. Es posible que se encuentre con un cliente que está realizando un tratamiento de quimioterapia o radiación. Todos los clientes que acuden a usted para un servicio deben ser tratados con cuidado y consideración de sus capacidades. A continuación se enumeran algunos ejemplos de consideraciones especiales y cómo puede adaptarse a las necesidades de los clientes.

- **Clientes con movilidad limitada.** Si un cliente ingresa en su establecimiento utilizando una asistencia para movilidad limitada, asegúrese de mover cualquier obstáculo o peligro de tropiezo del camino y quitar todas las alfombras o tapetes del piso. Si el cliente no puede trasladarse físicamente a una silla de pedicura, tenga un recipiente de agua portátil con agua caliente/fría disponible. O puede considerar la opción de realizar una pedicura en seco. Durante una pedicura en seco, también se acortará y dará forma a las uñas, se limpiará las cutículas y se aplicará una loción con suavidad. Como con cualquier cliente para pedicura, recuerde revisar el espacio entre los dedos y verificar si hay algún signo de infección o lesión. A veces, los clientes con movilidad limitada pueden tener problemas de salud en la piel de las extremidades.

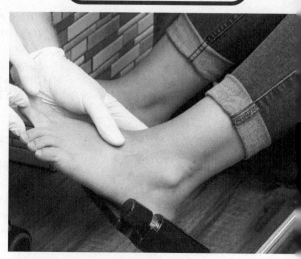

▲ **FIGURA 7–16** Es posible que se encuentre con clientes que tienen consideraciones especiales de salud.

- **Clientes que experimentan movimientos involuntarios.** Al saludar a un cliente, puede notar que tiene temblores o movimientos involuntarios, lo que puede indicar un problema neurológico. Para prepararse para la pedicura, asegúrese de que toda la pierna esté apoyada, incluso la parte de atrás de las rodillas y los tobillos. El cliente no debería tener que sostener las piernas por sí solo durante el servicio.

- **Clientes con visión alterada.** Es posible que se encuentre con clientes con visión alterada que necesiten ayuda para elegir el color de las uñas. Al ayudar a estos clientes, sea claro. Descríbales cada color, dando ejemplos. Es mejor ayudar al cliente a elegir un color preguntando cómo quieren que se los vea. Por lo que en lugar de decir "Tenemos 10 tonos de rojo para elegir" trate de preguntar, "¿Está buscando un rojo brillante que resalte en una multitud, o un rojo más sutil que no se note inmediatamente?".

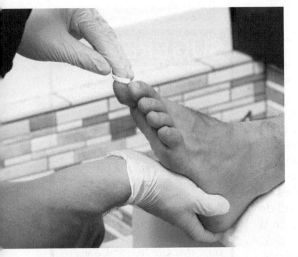

▲ **FIGURA 7–17** Algunos clientes pueden llegar con dolor en las articulaciones.

- **Clientes con dolor en las articulaciones.** Existen muchas razones por las que un cliente puede tener dolor en las articulaciones. La razón más conocida es la artritis (**Figura 7–17**). Si un cliente menciona que le duelen las articulaciones durante la consulta, manipúlelas con suavidad. Nunca aplique presión directamente en las articulaciones. No manipule las articulaciones durante el masaje en el servicio. Esparza suavemente la loción en la piel del cliente, ejerciendo una presión leve. Evitar la presión en las articulaciones durante una pedicura puede ser complicado, por eso, siempre consulte con el cliente a lo largo del servicio para asegurarse de que esté experimentando ningún dolor.

- **Clientes con cuidadores.** Es posible que un cliente venga con un cuidador. Haga siempre lugar para el cuidador y acepte cualquier ayuda que le puedan ofrecer.

- **Clientes inmunodeprimidos.** Siempre y cuando siga las prácticas estrictas de control de infecciones, que se describen en el Capítulo 5 de las *Bases para el estándar de Milady*, un cliente con inmunidad reducida estará seguro en su establecimiento.

Recuerde revisar el área entre los dedos

Una pedicura completa debe limpiar el área entre los dedos. Revise esta zona al comienzo del servicio para verificar su hay alguna acumulación. Si la hay, asegúrese de remojar las uñas por más tiempo con un producto suavizante que contenga urea antes de intentar limpiar entre los dedos. Utilice una toallita o tela desechable para limpiar suavemente entre los dedos luego de remojar los pies.

Herramientas e implementos

Al realizar servicios de pedicura a clientes con problemas de salud, no utilice implementos o herramientas afiladas Algunos clientes pueden tener la piel más delgada, dificultades en la coagulación o inmunodeficiencia. Un pequeño corte en la piel de estos clientes puede llevar rápidamente a la necesidad de que un profesional médico intervenga. No recorte las cutículas. Es mejor utilizar una cucharilla para retirar suavemente el tejido muerto de la lámina ungueal. Asegúrese de emplear abrasivos de grano fino en las uñas.

Tenga cuidado al cortar las uñas del cliente. Siempre mire debajo de las uñas antes de cortarlas, ya que puede haber piel adherida al centro de la uña. Al cortar las uñas en línea recta puede cortar la piel de abajo. Si los dedos del cliente se superponen, corte una uña a la vez, asegurándose de quitar cualquier borde afilado antes de continuar.

Parafina

Si va a realizar un servicio con parafina, tenga en cuenta que algunos clientes pueden tener más sensibilidad al calor debido a una pérdida de sensibilidad en las extremidades. Espere a que la cera se enfríe un poco más antes de aplicarla sobre los pies.

El masaje

Antes de comenzar a dar un masaje al cliente, siempre pida permiso. Asegúrese también, de preguntarle si tiene alguna inquietud respecto de recibir un masaje. Cuando dé un masaje a clientes con problemas de salud, aplique una presión más leve, según sea necesario. El objetivo no es movilizar las articulaciones, los músculos o el flujo sanguíneo, sino proporcionar un toque y un ritmo relajante. No doble o flexione las rodillas, los tobillos o dedos de los clientes. Cuando aplique la loción en las piernas y pies del cliente al final del servicio, comience en el área debajo de la rodilla y esparza la loción en dirección a los pies.

VERIFICACIÓN

15. Si un cliente no se puede trasladar a la silla de pedicura, ¿cuáles son sus opciones?

Debatir la importancia de seguir las prácticas de desinfección luego de cada servicio de pedicura

La desinfección de los baños de pedicura ha sido analizada y divulgada ampliamente en los medios de comunicación, y por una buena razón. Existen criterios y pasos específicos que se deben seguir rigurosamente para garantizar una desinfección y un control de infecciones adecuados. La limpieza inapropiada, apresurada o descuidada del baño de pedicura puede traer como consecuencia problemas de seguridad sanitaria para los clientes del salón. Es responsabilidad del salón y del individuo que realiza

-REALIZAR-
Procedimiento 7–3:
Limpieza y desinfección de los spas de hidromasaje, de chorro de aire y de spas de pies sin tuberías

REALIZAR
Procedimiento 7–4:
Limpieza y desinfección
de tinas o bañeras para
pies básicas

el procedimiento garantizar que la desinfección sea apropiada y que se sigan los procedimientos.

En los salones siempre se debe utilizar una solución desinfectante de hospital registrada en la EPA, en cuya etiqueta se indique que es un bactericida, viricida y fungicida de amplio espectro. Además, varios estados exigen que los salones registren la hora y la fecha de cada procedimiento de desinfección que se realiza en un libro de registro de pedicura o de desinfección del salón, por motivos de responsabilidad (**Figura 7–18**).

Los salones necesitan incorporar los procedimientos de desinfección en sus cronogramas regulares de limpieza y exhibir los procedimientos en las áreas comunes de los empleados. Revise siempre las regulaciones estatales relacionadas con el protocolo de desinfección requerido.

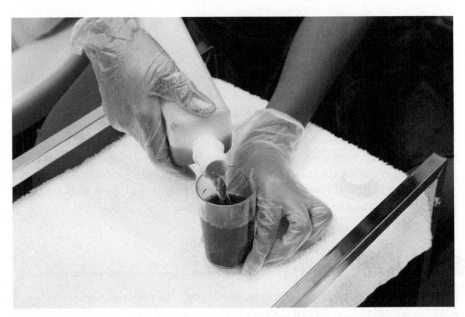

▲ FIGURA 7–18 Use una solución desinfectante de hospital registrada en la EPA al momento de desinfectar los baños para pies.

ACTIVIDAD

Práctica de desinfección de baños para pies

Existen muchos tipos de baños para pies disponibles en el mercado. Cada uno requiere un conjunto diferente de procedimientos de limpieza y desinfección, de acuerdo con el Consejo de Fabricantes de Productos para las Uñas de los Estados Unidos (Nail Manufacturer's Council, NMC). Aprenda cuál es el baño para pies que se utiliza en su escuela. Realizando el procedimiento correspondiente a su equipo, demuestre cómo limpiarlo apropiadamente.

Recurso en Internet

Para obtener más información sobre la desinfección y otros temas importantes en la industria de las uñas, visite http://www.probeauty.org/NMC. Este sitio contiene muchos folletos informativos relacionados con los procedimientos de manicura y pedicura. Se encuentran publicados en varios idiomas, incluidos el vietnamita y el español; están escritos por importantes científicos y especialistas de la industria y fueron revisados por otros líderes de la industria antes de ser publicados.

 VERIFICACIÓN

16. ¿De quién es la responsabilidad de asegurar que se sigan los procedimientos de desinfección adecuados?
17. ¿Qué tipos de desinfectantes se deben usar en los salones/spas?

Procedimiento 7-1
Cómo realizar una pedicura básica

Implementos y materiales

Para realizar la pedicura básica necesitará todos los materiales básicos mencionados en el Capítulo 6, así como también los que se indican en la siguiente lista:

- ☐ Guantes
- ☐ Baño para pies o tina para pedicura
- ☐ Mitones eléctricos para pies (opcional)
- ☐ Mitones de tela de toalla (opcional)

- ☐ Baño de parafina (opcional)
- ☐ Cortaúñas para los pies
- ☐ Cucharillas
- ☐ Lima de metal
- ☐ Lima de uñas de pedicura
- ☐ Lima para pies o paletas de pedicura

- ☐ Alicates
- ☐ Separadores de dedos
- ☐ Pantuflas para pedicura
- ☐ Baño para pies
- ☐ Exfoliante
- ☐ Lociones o cremas para pies
- ☐ Suavizantes de callos

Preparación

Complete el **Procedimiento 6–1**: Procedimiento previo al servicio.

Práctica del procedimiento de pedicura

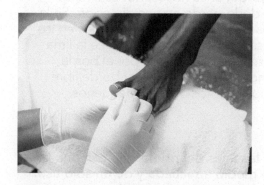

1   **Primero, retire el esmalte del dedo meñique.** Después, continúe en dirección al dedo gordo. La remoción completa del esmalte es importante para lograr un acabado de pedicura de calidad. Nota: quitar el esmalte de los dedos primero le permite comprobar si hay hongos en las uñas de los pies del cliente y asegurarse de que puede seguir adelante con el servicio sin decepcionar al cliente.

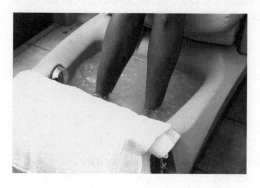

2   **Revise la temperatura del baño para pedicura por razones de seguridad.** Póngase guantes y coloque los pies del cliente en el baño. Deje que los pies se remojen de 5 a 10 minutos para suavizarlos y limpiarlos antes de comenzar la pedicura.

(Continúa)

(Continuación)

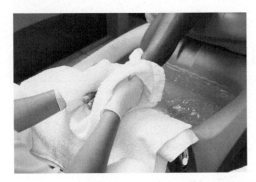

3 **Levante y seque el pie.** Levante el pie del cliente con el que va a trabajar primero y retírelo de la tina. Utilizando las toallas ubicadas en el posapiés, el piso o su regazo, envuelva la primera toalla alrededor del pie y séquelo bien. Asegúrese de secar el área entre los dedos. Si está utilizando una tina o baño portátil, ponga el pie sobre el posapiés o sobre la toalla que haya puesto en su regazo.

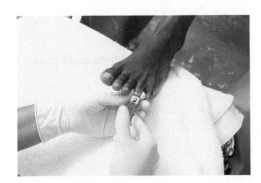

4 **Corte con cuidado las uñas del primer pie de forma recta y con las puntas parejas** (a menos que el cliente solicite otra cosa). Por lo general, la uña del dedo gordo es la más difícil de cortar. No deje bordes ásperos o *ganchos* que pudieran dar lugar a infecciones.

5 **Utilice cuidadosamente la lima de metal, solo en el dedo gordo, si es necesario.** La lima de metal es angosta y se utiliza únicamente para limar la uña del dedo gordo en una dirección. Se la puede utilizar para retirar excedentes, suavizar y redondear las puntas afiladas o los bordes en los costados de los bordes libres, que con el tiempo podrían causar una infección. No utilice la lima para escarbar la zona ni dirija la punta hacia el hiponiquio. Pásela delicadamente por el borde lateral de la zona del borde libre que recién ha cortado, llevándola hacia el lado del borde libre de la uña del dedo gordo. Para realizar esta tarea, lime con movimientos cortos y pequeños.

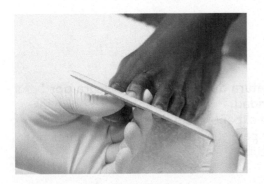

6 **Lime con cuidado las uñas del primer pie con una lima abrasiva de grano medio adecuada y de un solo uso.** Límelas dando una forma recta, redondeándolas un poco en las esquinas. Suavice los bordes ásperos con el lado fino de una lima abrasiva.

7 **Después del limado, pula las uñas para eliminar cualquier irregularidad, decoloración o manchas del esmalte para uñas.** Luego, aplique el removedor de cutículas y el suavizante de callos únicamente a las áreas con callos. Envuelva el pie en una toalla limpia y colóquelo a un lado. Saque el otro pie del agua y realice los pasos 2 al 7 en ese pie.

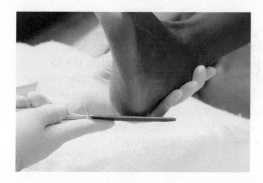

8 **Elimine la piel muerta suelta y exfolie.** Saque el primer pie de la envoltura de la toalla y use un empujador de madera para remover suavemente toda la piel muerta que se encuentre suelta. Luego, utilice una lima para pies a fin de suavizar y reducir las áreas más gruesas de los callos. Utilice un exfoliante para exfoliar el pie, a fin de eliminar la piel seca o escamosa. Aplique presión adicional en los talones y otras zonas donde suelen aparecer más callos y piel seca.

9 **Enjuague el pie.** Ponga el primer pie en el baño para pies y enjuague por completo el removedor de cutículas y el suavizante de callos. Levante el pie del agua y frote las uñas con un cepillo para uñas. Retire el pie y séquelo completamente. Envuélvalo en una toalla holgadamente.

10 **Repita los pasos 8 y 9 en el otro pie.**

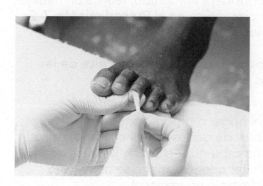

11 **Aplique removedor de cutículas.** Desenvuelva el primer pie. Use el empujador de madera con punta de algodón de un solo uso o el dosificador del producto para volver a aplicar el removedor de cutículas en el primer pie. Comience con el dedo meñique y continúe hasta llegar al dedo gordo.

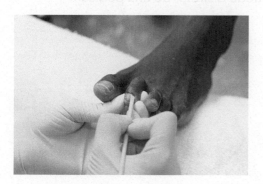

12 **Elimine la cutícula con cuidado.** Use una toallita limpia, sin pelusas, para eliminar el exceso de removedor de cutículas. Elimine el tejido cuticular de la lámina ungueal con cuidado, utilizando un empujador de metal o madera. Asegúrese de no romper el sello entre la lámina ungueal y el eponiquio. Use un alicate para retirar cuidadosamente toda la piel muerta, pero no corte, arranque ni tire de la piel viva. Cortar las cutículas puede ocasionar una infección grave.

(Continúa)

(Continuación)

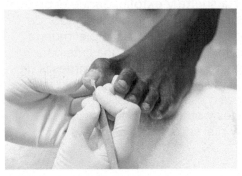

13 A continuación, si es necesario, utilice la cucharilla en el primer pie para quitar suavemente los pliegues de tejido blando de las paredes de la lámina ungueal lateral. Esto le permite inspeccionar visualmente la lámina ungueal y el tejido que la rodea. Si hay más acumulaciones de residuos entre la lámina ungueal y el tejido circundante, deben eliminarse suavemente con la cucharilla.

14 Vuelva a sumergir el primer pie de su cliente en el baño para pies. Colóquelo sobre la superficie y cepíllelo nuevamente con un cepillo para uñas de nailon para remover los restos de residuos. Seque el pie completamente. Envuélvalo en una toalla y realice los pasos 11 a 13 en el otro pie. Cuando termine, envuelva el pie en una toalla y póngalo a un lado mientras realiza los pasos siguientes para el primer pie.

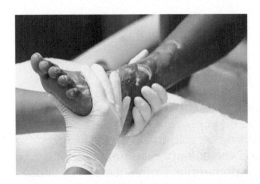

15 Aplique loción, crema o aceite en el primer pie y masajee. Tome los pies con firmeza para no provocarle cosquillas al cliente.

16 Si el cliente lo considera apropiado, realice un masaje en los pies como se indica en el **Procedimiento 7–2: Masaje para pies y piernas**.

17 Quite los restos de loción, crema o aceite de las uñas de ambos pies con quitaesmaltes.

18 Pídale al cliente que se ponga las sandalias que usará en el hogar o proporciónele un par de pantuflas de pedicura de un solo uso. Inserte los separadores de dedos, si es necesario. Aplique deshidratante de uñas, capa base, dos capas de color y una capa protectora en las uñas de ambos pies. Aplique un secador rápido de esmalte para evitar que el esmalte se dañe (esto es opcional). Acompañe al cliente a un área de secado y ofrézcale un refresco).

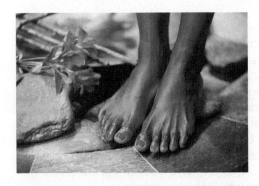

19 Su cliente ya puede disfrutar de una pedicura hermosa.

Etapa posterior al servicio

Realice el **Procedimiento 6–2:** Procedimiento posterior al servicio. Realice el Procedimiento 7–3: Limpieza y desinfección de spas para pies con hidromasaje, inyección de aire y sin tuberías o el 7–4: Limpieza y desinfección de tinas o bañeras para pies básicas.

Procedimiento 7-2
Masaje para pies y piernas

Estas técnicas e ilustraciones proporcionan instrucciones para realizar masajes en los pies y las piernas. Un masaje para una pedicura básica incluirá solo los pies, mientras que en un spa para pedicura también se incluirá un masaje para piernas, que puede incluir la parte delantera de las rodillas.

Implementos y materiales

Necesitará los siguientes materiales para realizar el masaje:

☐ Aceite o loción para masajes   ☐ Guantes

Preparación

Complete el **Procedimiento 6–1**: Procedimiento previo al servicio.

A. Masaje en los pies

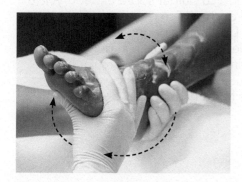

1 Colóquese un par de guantes nuevos. Ponga el talón del cliente en el posapiés o banquillo y sugiérale que se relaje. Tome la pierna cuidadosamente justo por encima del tobillo y use su otra mano para sostener el pie desde el área debajo de los dedos. Realice una rotación completa del pie, con un movimiento circular.

2 Mientras sostiene el tobillo, coloque la palma de la mano que tiene libre en la parte superior del pie, por detrás de los dedos. Deslice la palma de manera ascendente hacia el área del tobillo ejerciendo una leve presión y luego regrese a la posición inicial. Repita este paso de tres a cinco veces en el área media y luego en los costados de la parte superior del pie.

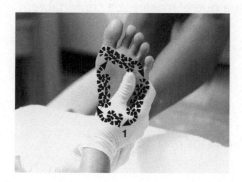

3 Sin perder contacto con la piel, deslice las manos de manera que los pulgares queden en la planta del pie mientras los dedos sujetan suavemente el lado dorsal del pie (como si sostuviera un sándwich). Realice movimientos circulares con el pulgar, con firmeza, de un lado al otro del pie, sobre el talón, de manera ascendente hacia el centro del pie, hacia la parte inferior de los dedos, cruzando la almohadilla y de nuevo bajando hacia el otro lado del pie (lado distal) hasta volver a la posición original.

(Continúa)

(Continuación)

4 Alterne los movimientos de los pulgares con movimientos suaves y firmes. Repita varias veces. Este movimiento es muy relajante.

5 Realice el mismo movimiento con los pulgares en la superficie de los talones, rotando sus pulgares en direcciones opuestas. Repita de tres a cinco veces.

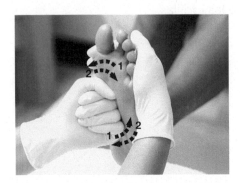

6 Coloque una mano en la parte superior del pie, formando un hueco, y con la otra mano forme un puño. La mano ubicada en la parte superior del pie ejercerá presión hacia usted, mientras la otra mano gira presionando el empeine. Esto ayuda a estimular el flujo sanguíneo y produce un efecto relajante. Repita de tres a cinco veces. Este es un movimiento de fricción. El único lugar donde se realizan movimientos de fricción en un servicio de pedicura es en la parte inferior del pie.

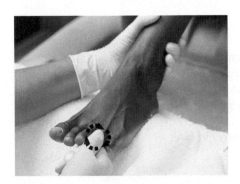

7 Cambie la posición de sus manos y luego comience con el dedo pequeño poniendo su pulgar sobre el dedo y formando un arco con el dedo índice debajo de él (la palma debe estar hacia arriba). Deslice los dedos en esa posición hacia la base del dedo del pie, luego rote el pulgar y el dedo índice con un movimiento effleurage circular hasta que el índice quede arqueado sobre el dedo y el pulgar debajo. Ahora deslícelos hacia la punta del dedo.

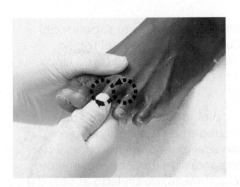

8 Sostenga la punta del dedo (comenzando con el dedo pequeño) y realice un movimiento en forma de ocho con la punta. Repita de tres a cinco veces en cada dedo. Luego del último movimiento en cada dedo apriete suavemente la punta una sola vez y luego continúe con el siguiente. Debe tener suficiente loción para que el masaje sea confortable y relajante.

9 Vuelva a poner sus manos en la posición descrita en el paso 4. Repita los pasos 3 y 4.

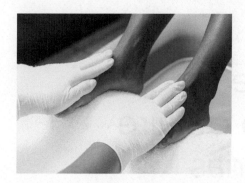

10 Repita todos los movimientos en cada pie tantas veces como desee, agregando otros movimientos que le guste realizar, y luego continúe con el otro pie o la otra pierna. Termine el masaje con un movimiento de pluma para dar una señal a aquellos clientes experimentados de que el masaje está terminando. Concluya colocando ambos pies del cliente en el posapiés. Presione firme y lentamente la parte superior de cada pie durante uno o dos segundos, tres veces. Deje que el cliente se relaje un minuto o dos antes de pasar al siguiente paso de la pedicura.

11 Una vez que haya completado el masaje en ambos pies, puede continuar con el procedimiento de pedicura. Si está realizando una pedicura de lujo, no haga los movimientos de pluma. En su lugar, deslice sus manos hacia la pierna y siga con el masaje para piernas después del paso 10.

B. Masajes para piernas

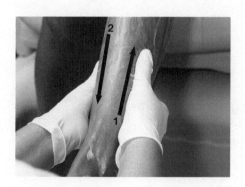

12 Ponga el pie del cliente sobre el posapiés o estabilícelo en su regazo. Tome suavemente la pierna del cliente por la parte de atrás del tobillo. Con la otra mano, realice movimientos effleurage por la parte delantera de la pierna, desde el tobillo hasta debajo de la rodilla. Muévase en dirección ascendente por la pierna y luego regrese suavemente a la posición original. Repita este paso de cinco a siete veces. Diríjase hacia los costados de la pierna y haga de cinco a siete repeticiones más.

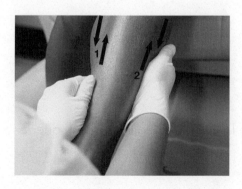

13 Deslícese hacia la parte trasera de la pierna y realice movimientos effleurage de manera ascendente por la parte trasera de la pierna. Masajee la pierna de manera ascendente. Luego, con menos presión, regrese a la ubicación original. Repita este paso de cinco a siete veces.

Etapa posterior al servicio

Realice el Procedimiento 6–2: Procedimiento posterior al servicio, el Procedimiento 7–3: Limpieza y desinfección de spas para pies con hidromasaje, inyección de aire y sin tuberías o el 7–4: Limpieza y desinfección de tinas o bañeras para pies básicas.

Procedimiento 7-3
Limpieza y desinfección de los spas de hidromasaje, de chorro de aire y de spas de pies sin tuberías

Implementos y materiales

Necesitará todos los implementos, materiales e insumos que se mencionan a continuación:

☐ Detergente quelante
☐ Libro de registro de limpieza
☐ Guantes desechables

☐ Solución desinfectante líquida de uso hospitalario registrada en la EPA
☐ Jabón líquido
☐ Toallas de papel

☐ Gafas de seguridad
☐ Cepillo para restregar
☐ Temporizador

Procedimiento

A. Después de atender a cada cliente:

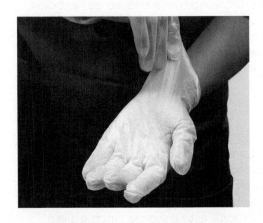

1 Colóquese guantes y gafas protectoras.

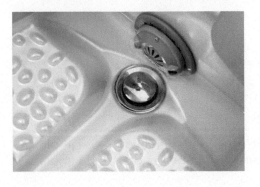

2 Vacíe toda el agua de la tina para pedicura, si aún queda.

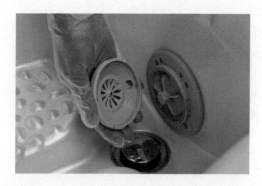

3 Retire las cubiertas de los propulsores y los demás componentes desmontables, según las instrucciones del fabricante. La mayoría de las partes se desenroscan.

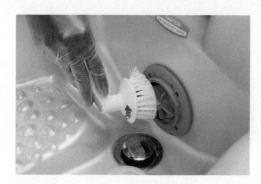

4 Friegue bien todos los componentes desmontables, los propulsores y las áreas detrás de estos con jabón líquido, un cepillo limpio y desinfectado y agua tibia y limpia para eliminar todos los residuos visibles.

5 Enjuague y reemplace el filtro y las demás partes desmontables después de limpiarlas debidamente.

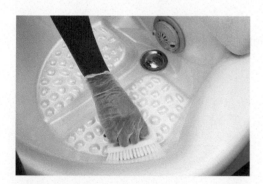

6 Retire todos los residuos visibles de las paredes interiores de la tina con un cepillo limpio y desinfectado, detergente líquido y agua tibia limpia. Los cepillos se deben limpiar y desinfectar después de cada uso; de lo contrario, pueden transferir patógenos a otros spas para pies.

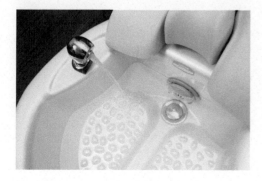

7 Enjuague la tina con agua tibia limpia y vacíela.

(Continúa)

8 Vuelva a llenar la tina con agua tibia limpia. Si la tina tiene chorros, asegúrese de colocar suficiente agua para cubrirlos.

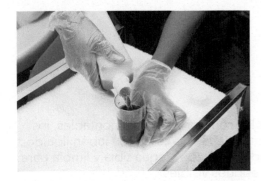

9 Mida la cantidad correcta (lea las instrucciones de mezclado en la etiqueta del producto) de solución desinfectante de uso hospitalario registrada en la EPA y agréguela al agua de la tina.

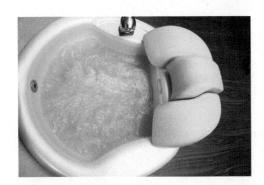

10 Haga circular el desinfectante por la tina durante 10 minutos. Ajuste el temporizador para controlar el tiempo.

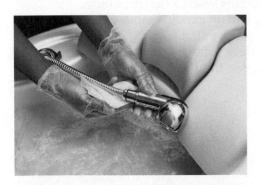

11 Limpie y desinfecte todas las partes y superficies externas.

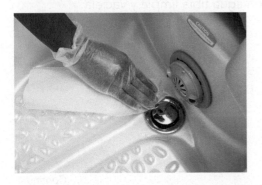

12 Drene. Enjuague la tina para pedicura con agua tibia limpia y séquela con una toalla de papel limpia.

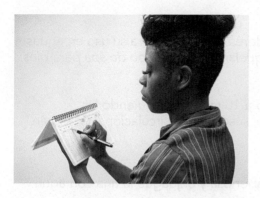

13 Registre los datos de la desinfección en el libro de registro del salón si así lo exige la ley estatal o la política del salón.

B. Al final del día

Además de los procedimientos que debe realizar después de cada servicio con un cliente, también necesita hacer circular detergente quelante al final de cada día. Los detergentes quelantes descomponen las películas rebeldes y ayudan a eliminar los residuos de los productos para pedicura. Siga estos pasos:

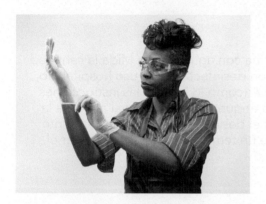

1 Colóquese guantes y gafas protectoras.

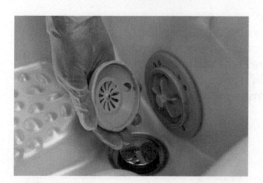

2 Si el equipo incluye partes desmontables, quite el filtro y cualquier otra parte que se pueda desmontar (es posible que necesite un destornillador).

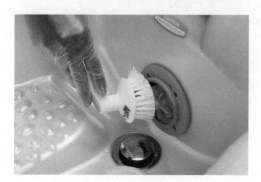

3 Limpie el filtro, las demás partes desmontables y el área detrás de estas con un cepillo limpio y desinfectado, jabón líquido y agua, para eliminar todos los residuos visibles. Vuelva a colocar el filtro y las demás partes desmontables después de limpiarlas debidamente.

(Continúa)

(Continuación)

4 Llene la tina con agua tibia y un detergente quelante (limpiadores diseñados para su uso en aguas duras). *Nota importante: Verifique si se requiere detergente quelante para su tipo de spa para pies, según las indicaciones de su estado o el fabricante.*

5 Haga circular el detergente quelante por el sistema durante 5 a 10 minutos, siguiendo las instrucciones del fabricante. Si se produce espuma en exceso, suspenda la circulación y déjelo en remojo por el resto del tiempo, según se indique.

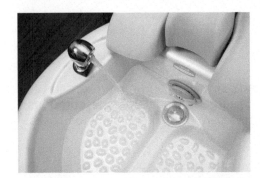

6 Vacíe la solución jabonosa y enjuague la tina con agua limpia.

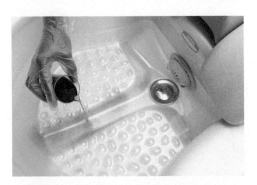

7 Vuelva a llenar la tina con agua limpia. Mida la cantidad correcta de solución desinfectante de uso hospitalario registrada en la EPA (como lo indican las instrucciones de mezclado en la etiqueta) y agréguela al agua de la tina. Haga circular el desinfectante por la tina durante 10 minutos. Ajuste un temporizador para controlar el tiempo.

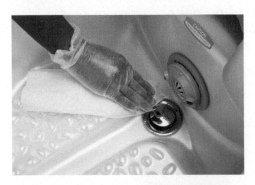

8 Vacíela, enjuáguela con agua limpia y séquela con una toalla de papel limpia. A menos que siga los pasos de desinfección una vez a la semana, espere hasta que la tina se haya secado por completo. Consulte dichos pasos para obtener información adicional.

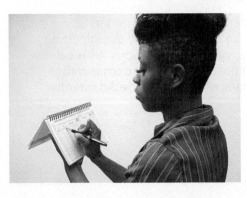

9 Registre los datos de la desinfección en el libro de registro del salón si así lo exige la ley estatal o la política del salón.

C. Una vez por semana

Además de los procedimientos que debe realizar después de cada servicio con un cliente y al final de cada día, al menos una vez por semana se siguen estos pasos:

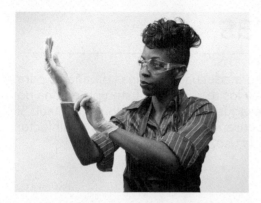

1 Luego del procedimiento de limpieza al final del día, *no* desagote la solución desinfectante. Apague la unidad y deje que la solución desinfectante actúe durante la noche. Por la mañana, colóquese los guantes y las gafas protectoras.

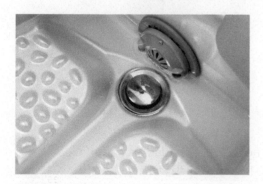

2 Deje drenar toda el agua de la tina y enjuáguela con agua limpia.

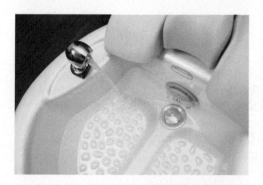

3 Vuelva a llenar la tina con agua limpia y enjuague el sistema.

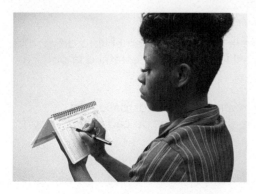

4 Registre los datos del desinfectante en el libro de registro del salón si así lo exige la ley estatal o la política del salón.

Procedimiento 7-4
Limpieza y desinfección de tinas o bañeras para pies básicas

Este procedimiento le mostrará cómo limpiar y desinfectar de manera adecuada las tinas o bañeras para pies sin hidromasaje (además de los baños para pies, los lavatorios y los recipientes). Este tipo de tina no hace circular el agua. Puede conectarse al agua corriente y a un desagüe o utilizarse de forma portátil. Si es una tina portátil, límpiela y desinféctela en el lavatorio del dispensario. Se debe limpiar y desinfectar todo equipo que disponga de agua para pedicuras después de cada uso.

Implementos y materiales

Necesitará todos los implementos, materiales e insumos que se mencionan a continuación:

- ☐ Libro de registro de limpieza
- ☐ Guantes desechables
- ☐ Solución desinfectante líquida de uso hospitalario registrada en la EPA
- ☐ Jabón líquido
- ☐ Toallas de papel.
- ☐ Gafas de seguridad
- ☐ Cepillo para restregar
- ☐ Temporizador

1 Colóquese guantes y gafas protectoras. Vacíe toda el agua de la tina o bañera para pies.

2 Friegue con un cepillo limpio y desinfectado, jabón líquido y agua limpia todas las superficies interiores de la tina o bañera para pies y todas las superficies que la rodean para eliminar todos los residuos visibles.

3 Enjuague la tina o bañera con agua limpia y vacíela.

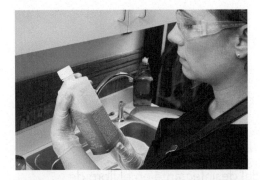

4 Vuelva a llenar la tina con agua limpia. Mida la cantidad correcta de solución desinfectante de uso hospitalario registrada en la EPA (como lo indican las instrucciones de mezclado en la etiqueta) y agréguela al agua de la tina. Ajuste el temporizador. Deje esta solución desinfectante en la tina durante 10 minutos o durante el tiempo que recomienda el fabricante.

5 Vacíela, enjuáguela con agua limpia y séquela con una toalla de papel limpia.

6 Registre los datos de la desinfección en el libro de registro del salón si así lo exige la ley estatal o la política del salón.

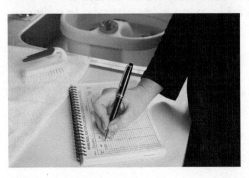

7 Al final de cada día, realice los mismos pasos del procedimiento que realiza después de cada servicio con un cliente.

PROGRESO DE LAS ⚏ COMPETENCIAS

¿Cómo le va con la pedicura? **A continuación, marque los objetivos de aprendizaje del capítulo 7 que considera que domina y deje sin marcar aquellos objetivos a los que deberá volver:**

☐ Explicar por qué debe aprender sobre los servicios de pedicura.

☐ Describir los equipos necesarios para realizar servicios de pedicura.

☐ Enumerar los tipos de implementos y materiales multiuso y de un solo uso utilizados para los servicios de pedicura.

☐ Explicar los usos de los productos de pedicura profesionales.

☐ Resumir los pasos necesarios para iniciar un negocio de pedicura.

☐ Identificar los beneficios de un masaje de pedicura.

☐ Describir los enfoques de los servicios personales de pedicura que son sensibles a los clientes con problemas especiales de salud.

☐ Debatir la importancia de seguir las prácticas de desinfección luego de cada servicio de pedicura.

GLOSARIO DEL CAPÍTULO

alicate para los pies	pág. 198	elemento de metal diseñado específicamente para cortar las uñas de los pies; es más grande que un cortauñas para las manos, con hojas más gruesas.
baño para pies	pág. 201	un producto que contienen jabones suaves e hidratantes, que se utiliza en un baño de pedicura para limpiar y suavizar la piel.
cortaúñas para los pies	pág. 197	instrumentos profesionales con mordazas curvas o rectas diseñados específicamente para cortar las uñas de los pies.
cucharilla	pág. 198	un implemento con un extremo pequeño en forma de cuchara que se usa para eliminar de manera más eficiente la suciedad del contorno de la uña y de las áreas del eponiquio e hiponiquio.
exfoliantes	pág. 201	Lociones a base de agua que contienen abrasivos suaves similares a la arena y sustancias humectantes para ayudar a eliminar la piel seca y escamosa y reducir las callosidades.
lima de metal	pág. 198	lima metálica con un borde capaz de limar la lámina ungueal en una sola dirección.
lima para pies	pág. 199	también denominada paleta para pedicura; lima abrasiva grande que se utiliza para suavizar y reducir las áreas más gruesas de los callos.
mascarilla	pág. 195	producto de tratamiento concentrado, a menudo compuesto de arcillas minerales, agentes humectantes, suavizantes de piel, aceites de aromaterapia, extractos botánicos y otros ingredientes beneficiosos para limpiar, exfoliar, fortalecer, tonificar, hidratar y nutrir la piel.
microtrauma	pág. 204	generación de diminutas aberturas imperceptibles en la piel, que pueden permitir el ingreso de microbios patógenos. Una causa común del microtrauma es el afeitado.
pedicura	pág. 191	servicio cosmético realizado en los pies por un técnico en el cuidado de las uñas o cosmetólogo con licencia, que incluye recortar, dar forma, exfoliar la piel y esmaltar las uñas de los pies, así como también dar un masaje en los pies.
reflexología	pág. 208	práctica basada en la creencia de que trabajar en las áreas o los puntos de reflejo que se encuentran en las manos, los pies y el rostro pueden reducir la tensión en los órganos correspondientes del cuerpo y las estructuras de la glándula.
separadores de dedos	pág. 200	implementos desechables de goma espuma o algodón utilizados para mantener separados los dedos de los pie durante la aplicación de esmalte en las uñas. Se debe usar un conjunto nuevo en cada cliente y luego desecharlo.
***Staphylococcus aureus resistente a meticilina* (SARM)**	pág. 197	un tipo de bacteria infecciosa altamente resistente al tratamiento convencional debido a una dosis o una selección de antibióticos incorrectos.
suavizante de callos	pág. 202	un producto diseñado para ablandar y suavizar el tejido endurecido (callos), especialmente en los talones y sobre los puntos que soportan presión.

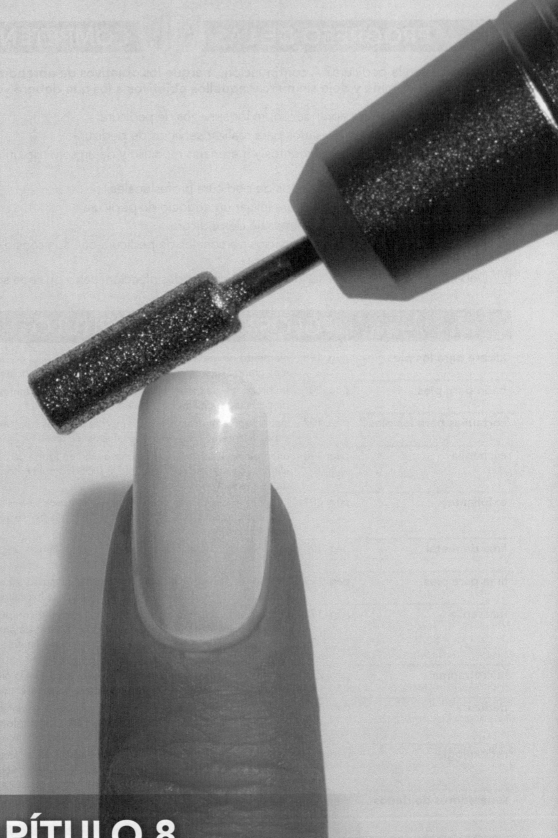

"La genialidad es un uno por ciento de inspiración y un noventa y nueve por ciento de transpiración".

—Thomas A. Edison

Objetivos de aprendizaje

Al finalizar este capítulo, usted podrá:

1. Explicar la importancia que tiene el limado eléctrico para el técnico en el cuidado de las uñas.
2. Describir las limas eléctricas.
3. Comparar las características de la máquina al elegir una lima eléctrica.
4. Elegir la punta adecuada para cada servicio.
5. Demostrar las técnicas de limado eléctrico.
6. Analizar el limado eléctrico para pedicuras.
7. Reconocer cómo solucionar posibles problemas del limado eléctrico.
8. Mencionar los consejos de seguridad para el limado eléctrico.

Explicar la importancia que tiene el limado eléctrico para el técnico en el cuidado de las uñas

Las limas eléctricas son muy seguras cuando las usan técnicos en el cuidado de las uñas, y pueden ofrecer muchos beneficios además de acelerar el tiempo que demora un servicio. Considerando los servicios para el cuidado de las uñas actuales, las limas eléctricas son una herramienta necesaria para ofrecer realces para uñas y pedicuras en el salón. Además de ayudarlo a ganar tiempo (una vez que haya perfeccionado su habilidad), la lima eléctrica le permite dar forma a las uñas de manera más uniforme, realizar procedimientos de mantenimiento más precisos y refinar su trabajo con mayor facilidad. El uso de una lima eléctrica también puede ayudar a aliviar la tensión y la presión a las que se ven sometidas sus manos y muñecas, lo que, posiblemente, reduzca la incidencia de los trastornos por trauma acumulativo (TTA).

Se puede encontrar capacitación adicional para el uso de la lima eléctrica en muchos lugares:

- clases privadas dictadas por educadores independientes
- talleres
- ferias comerciales
- fabricantes de la industria

Muchos fabricantes y publicaciones comerciales ofrecen capacitación en limado eléctrico; también puede encontrar tutoriales y videos en Internet.

Los especialistas en el cuidado de las uñas deben comprender en profundidad el funcionamiento del limado eléctrico por las siguientes razones:

- El limado eléctrico se transformó en una parte de vital importancia en la mayoría de los servicios que se realizan en los salones en la actualidad, incluidos la pedicura y el cuidado de las uñas naturales.

- Aprender a utilizar una lima eléctrica con pericia y de manera segura, comprender para qué se usa cada punta y conocer las técnicas de seguridad puede mejorar sus servicios ya que cuenta con más opciones para alcanzar el resultado deseado.

Describir las limas eléctricas

Hay varios tipos diferentes de limas eléctricas fabricadas específicamente para los servicios de cuidado de las uñas. Un técnico en el cuidado de las uñas nunca debe adquirir una herramienta para artesanías o pasatiempos en lugar de una máquina para uñas diseñada especialmente para usarse en los servicios profesionales de cuidado de las uñas.

Máquinas con micromotor

Las limas eléctricas que se utilizan en los salones se conocen como máquinas con micromotor porque el motor se encuentra en la pieza manual (**Figura 8–1**). La caja a la que se conecta la pieza manual es un transformador que conduce la electricidad desde el enchufe de la pared hasta la máquina. Todos los fabricantes venden las piezas manuales y las cajas por separado en caso de que necesite reemplazar alguna de ellas. Existen muchas marcas y tipos de máquinas con micromotor diferentes disponibles para todos los presupuestos.

Las herramientas para artesanías o pasatiempos no están diseñadas para usarse en las uñas y nunca se deben utilizar para los servicios de cuidado de las uñas. Son fabricadas para usarse sobre vidrio, metal, cerámica, madera y plástico, no para las uñas. Para poder utilizar las máquinas para artesanías con las puntas de uña tradicionales, se debe modificar la configuración original de fábrica de la máquina, ya sea reemplazando la pinza o agregando un adaptador con mango flexible. El tamaño del vástago de las puntas de las máquinas para artesanías es más largo (1/8" o 3,12 mm) que el de las puntas para uñas profesionales (1/32"o 0,79 mm). La vibración de las herramientas para artesanías y pasatiempos puede ser dañina para las uñas del cliente, puede interferir en la curación adecuada de los productos de realce y puede dañar la mano o la muñeca del técnico si se usan por mucho tiempo (**Figura 8–2**). *Conclusión: En los salones, nunca se deben usar herramientas para artesanías y pasatiempos.*

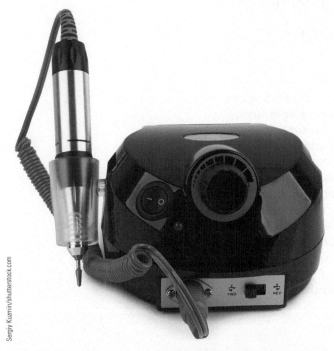

Sergiy Kuzmin/shutterstock.com

▲ **FIGURA 8–1** Los taladros para uñas que se usan en el salón se conocen como máquinas de micromotor.

Velocidad en RPM

La velocidad de una lima eléctrica se mide en **revoluciones por minuto (RPM)**. Es la cantidad de veces que la punta gira haciendo un círculo completo en un minuto. La capacidad de las máquinas varía entre 0 y 35.000 RPM y el motor funciona en la mitad del rango entre cero y el número máximo. Piense en las RPM como el velocímetro de un automóvil. Del mismo modo en que no conduce el auto al tope del velocímetro, pocas veces usará la lima eléctrica a velocidad máxima. Al trabajar en el rango medio de su capacidad, se prolonga la vida útil del motor.

Potencia y par motor

El **par motor** es la potencia de la máquina o su capacidad para seguir funcionando cuando se ejerce presión durante el limado. El par motor y las RPM de las máquinas varían, por lo que es importante conocer la capacidad de su máquina. La velocidad que aplica está relacionada con la fuerza o la potencia (par motor) de la máquina, la densidad y la dureza del producto sobre el que está trabajando y el tipo de punta que está utilizando. Las máquinas más potentes tienen motores más grandes y fuertes (par motor alto) por lo que rinden más a menor velocidad. Esto significa que puede trabajar a una velocidad menor. Las máquinas de menor potencia tienen motores menos potentes y piezas de mano más pequeñas y livianas, por lo que, con frecuencia, debe trabajar a velocidades más altas y utilizar puntas más agresivas. Si la pieza manual gira más lentamente o deja de girar cuando ejerce presión, trabajará a una velocidad demasiado baja.

Si utiliza la máquina principalmente sobre productos de realce como los sistemas líquidos o en polvo o sobre productos de gel UV/LED duro, debe tener una máquina más potente, con más RPM. Las RPM de las limas eléctricas varían de 5.000 a 35.000, pero algunas máquinas llegan a 20.000 RPM. Los motores más potentes son más fuertes y liman mejor los productos de realce endurecidos, con menos esfuerzo y menos presión.

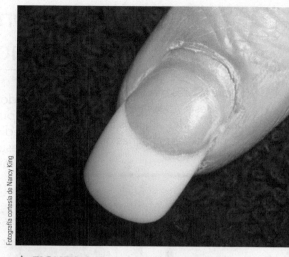

▲ **FIGURA 8–2** Daño en las uñas debido al uso incorrecto de limas eléctricas.

¿SABÍA QUE...?

Algunos estados requieren que el licenciatario que usa limas eléctricas en un salón tenga un certificado de un curso de seguridad aprobado sobre limas eléctricas publicado por su estación. Verifique las reglas del consejo estatal antes de comprar una lima eléctrica.

SUGERENCIA

Par motor alto = más potencia = menos velocidad
Par motor más bajo = menos potencia = más velocidad

 VERIFICACIÓN

1. ¿Dónde se ubica el motor en una lima eléctrica profesional?
2. Defina las RPM.

Comparar las características de la máquina al elegir una lima eléctrica

Cuando elija una lima eléctrica, evalúe sus *deseos*, *sus necesidades* y *su presupuesto*. Si va a utilizar la máquina tanto para servicios de realce como de pedicura, asegúrese de conseguir una máquina potente con RPM altas. El presupuesto es el factor más importante al salir de la escuela. Asista a exhibiciones comerciales, visite distribuidores o tome una clase antes de invertir en una máquina. Asegúrese de probar las máquinas antes de comprarlas. Compre la mejor máquina que pueda pagar ya que es la herramienta más valiosa que usará en los servicios de cuidado de las uñas. Si tiene un presupuesto acotado, compre una máquina más económica para trabajar por un tiempo y, luego, invierta en una máquina de mayor calidad. Asegúrese de conseguir la mejor máquina de acuerdo a su presupuesto e investigue sus características antes de comprarla (**Figura 8–3**).

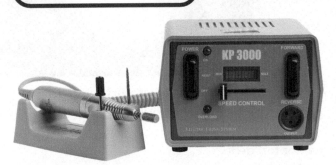

▲ **FIGURA 8–3** Ejemplo de lima eléctrica con puntas.

Características de la máquina

Las siguientes son algunas características que debe tener en cuenta al elegir una máquina:

- *Avance y reversa*. ¿La máquina tiene los dos direcciones? ¿Necesita los dos direcciones? Habitualmente, no se necesitan ambas, pero algunos técnicos zurdos utilizan la máquina al revés.

- *Mandril*. La mayoría de las piezas manuales poseen un mandril con cierre por torsión, pero algunas son diferentes. Algunas máquinas manuales requieren un pasador que se coloca dentro de un orificio mientras se utiliza una llave para abrir el mandril con el fin de reemplazar la punta. También hay máquinas en las que simplemente se empuja la punta para colocarla y se tira de ella para extraerla. Si el mandril no está bien trabado después de que se introduce una punta, es probable que la máquina no funcione al ser activada. Si esto sucede, solo abra el mandril y ciérrelo con firmeza hasta que haga clic.

- *Pedal*. Como hay dos tipos de pedales, asegúrese de preguntar qué clase de pedal es antes de comprarlo:

  1. Encendido/apagado: el pedal se usa para encender o apagar la máquina; la velocidad se ajusta en forma manual.

  2. Velocidad variable: el pedal funciona como el acelerador de un automóvil. Cuando lo presiona, la velocidad de la máquina aumenta; cuando reduce la presión, la velocidad disminuye. Debe fijar la velocidad máxima en el panel de control, y así evitará que la velocidad del pedal sea mayor. Por ejemplo, si tiene una máquina de 30.000 RPM y pisa el pedal a fondo, la máquina acelerará hasta 30.000 RPM que, probablemente, sean más revoluciones de las que necesita. Si fija la velocidad máxima en 25.000 RPM, se limitará el movimiento del pedal al pisarlo a fondo.

- *RPM.* ¿Cuáles son las RPM máximas y mínimas de la máquina? Es de importancia vital comprender qué potencia tiene la máquina ya que este es un factor decisivo en la elección de la punta.

- *Control de velocidad variable.* Esto significa que la pieza manual mantiene las RPM establecidas cuando se aplica presión durante el limado. En lugar de reducir su velocidad o atascarse cuando se aplica presión, la máquina acelera hasta mantener las RPM establecidas. Esto puede resultar un poco inquietante cuando lo experimenta por primera vez, pero, en realidad, la máquina no está fuera de control.

- *Pieza manual cómoda.* Tenga en cuenta su peso, tamaño y forma. La comodidad es clave: debido a que va a utilizar esta herramienta casi en todos los servicios que ofrezca, debe ser cómoda para su mano. También debe buscar una pieza manual que tenga una vibración mínima.

- *Pieza manual de carcasa cerrada.* Algunas piezas de mano poseen ranuras o aberturas que permiten la entrada de polvo y residuos en la lima; esto puede dañar el motor. Las carcasas cerradas pueden prolongar la vida de la máquina. Asegúrese de comprar una máquina que no tenga ninguna sección abierta.

- *Garantía.* ¿Tiene garantía de fabricante? ¿Cuánto tiempo dura la garantía y qué cubre? ¿Se puede comprar una garantía extendida?

- *Mantenimiento.* El mantenimiento regular y el cuidado de la máquina extenderán su vida útil. Consulte al fabricante sobre la limpieza, el reemplazo de cables y la frecuencia de mantenimiento de la máquina que se recomiendan. ¿Cuánto demoran en devolver la máquina si se envía para reparación o mantenimiento? ¿Hay algún programa de sustitución? A veces, es útil tener una máquina de respaldo en caso de que envíe su máquina principal para un mantenimiento o una reparación. Es buena idea enviar la máquina para que le realicen un servicio justo antes de salir de vacaciones. De esa manera, no perderá la oportunidad de usarla.

 VERIFICACIÓN

3. ¿Qué tres factores determinan qué lima eléctrica debería comprar?
4. Enumere las tres características que debe buscar al elegir una lima eléctrica.

Elegir la punta adecuada para cada servicio

Las **puntas** de las limas eléctricas vienen de diferentes formas, tamaños y estilos. La gran cantidad de puntas disponibles pueden resultar confusas cuando trata de elegir la punta adecuada para un servicio en particular. Saber qué punta se debe utilizar garantiza la seguridad del cliente y lo ayuda a ahorrar tiempo y dinero.

Una lima eléctrica debe funcionar suavemente, sin demasiada vibración. Las puntas oscilantes o dobladas pueden dañar la lima eléctrica, dañar las uñas del cliente y provocar un trastorno de trauma acumulativo (TTA) en el especialista en el cuidado de las uñas. Las piezas de mano o las puntas que vibran demasiado aumentan el riesgo de lesiones en la mano y/o la muñeca. Si la pieza de mano vibra demasiado, debe repararla de inmediato. Recuerde que los movimientos repetitivos de cualquier tipo, como los que se realizan durante el limado eléctrico, pueden provocar trastornos traumáticos por repetición, como los CTD. Si experimenta síntomas relacionados con algún tipo de trastorno traumatológico repetitivo, debe visitar al médico para obtener un diagnóstico y recibir el tratamiento correspondiente.

Anatomía de una punta

Cuando elija una punta, busque lo siguiente:

- *Puntas concéntricas.* Las puntas concéntricas son puntas equilibradas que no oscilan ni vibran. Las puntas que oscilan o vibran al girar pueden dañar el interior de la pieza manual y la uña del cliente.
- *Suavidad de la superficie.* ¿Las partículas de la punta están distribuidas uniformemente? Si las partículas son más grandes en algunas áreas, la punta rayará la superficie de la uña durante el limado en lugar de pulirla.
- *Bordes.* Muchas puntas se cortan con bordes pulidos para que no sean filosas en la parte superior. Toque los bordes de la punta antes de comprarla. Observe si los bordes biselados no están afilados.
- *Granos.* El grano de las limas manuales se mide según la cantidad de partículas abrasivas por pulgada cuadrada. Cuando hay más cantidad de granos, las partículas son más pequeñas y finas. Mientras más grueso es el grano, menor es el número de granos y más grande es cada grano individual por pulgada cuadrada. Las puntas van de extra fina a gruesa; sin embargo, la suavidad o el grosor de la punta de la lima eléctrica depende del material con que está hecha o del motivo por el cual se diseñó. Por ejemplo, una cinta de lijado mediana no será igual que una punta de diamante mediana o una punta de carburo suizo mediana.
- *Vástago.* El tamaño estándar de las máquinas para uñas es 3/32" (2,38 mm). Los vástagos de limas eléctricas que se usan para trabajos artesanales normalmente son de 1/8" (3,2 mm) y no se pueden usar en una lima eléctrica profesional.

Tipos de puntas

Existen cuatro tipos principales de puntas que se utilizan en los servicios de salón: de diamante, de carburo, de silicona y puntas naturales. No obstante, hay una gran variedad de puntas y formas disponibles para aplicaciones específicas.

PUNTAS DE DIAMANTE

Las puntas de diamante están hechas de partículas de diamante naturales y sintéticas que están adheridas a la superficie de metal de las puntas. Las puntas de diamante descascaran la superficie del producto durante el limado y se pueden utilizar con un movimiento hacia adelante y hacia atrás. Los granos van de extrafinos a extragruesos, pero los que se usan más comúnmente son los medianos. Las puntas de diamante varían en tamaño, forma, calidad y precio. Las puntas de diamante de mayor calidad ofrecen mayor duración y otorgan mejores resultados que las puntas más económicas y de menor calidad, lo cual ayuda a ahorrar tiempo y dinero (Figura 8-4).

PUNTAS DE CARBURO

Las puntas de carburo están hechas de metal duro y vienen de diferentes formas, tamaños y granos. La superficie de la punta posee ranuras que se denominan estrías que rasuran la superficie a medida que lijan, lo cual reduce el polvo. Mientras mayor sea el espacio entre las estrías, más gruesa será la punta y mientras menor sea el espacio entre las estrías, más fina será la punta. En ocasiones, las puntas de carburo poseen capas que se aplican para mejorar el limado y que son transversales de modo que puedan utilizarse con un movimiento de ida y vuelta, y no en una sola dirección. Las puntas de carburo especiales se pueden utilizar para eliminar el esmalte de gel de los productos para realces al igual que para los productos de preparación para los servicios de mantenimiento (Figura 8-5).

Puntas de carburo suizo

Las *puntas de carburo suizo* se elaboran en Suiza y, por lo general, son redondeadas por motivos de seguridad. Estas son excelentes para los principiantes debido a que sus puntas redondeadas ayudan a reducir la probabilidad de cortar la piel. Las puntas de carburo suizo tienen un corte transversal, se pueden utilizar con un movimiento de avance y retroceso y otorgan un resultado de limado muy suave.

PUNTAS DE SILICONA

Las puntas de silicona son similares a las gomas de borrar de lápiz y poseen granos que van de gruesos a finos. Las puntas de silicona se utilizan para limar suavemente la superficie de la uña con el fin de eliminar el exceso de cutícula muerta o darle brillo a las uñas naturales y artificiales. Los granos medianos se utilizan mejor en las uñas naturales.

NATURALES: PUNTAS DE GAMUZA, ALGODÓN Y PELO DE CABRA

Las puntas de gamuza, algodón y pelo de cabra se pueden utilizar para aplicar cremas pulidoras y pulir las uñas naturales y los productos para realces hasta lograr un acabado de alto brillo. Las gamuzas están disponibles en materiales naturales, sintéticos o en cuero. Las puntas de pelo de cabra son fantásticas para eliminar el polvo o los polvos de cromo de la piel que rodean la uña después de la aplicación y curación de los selladores de gel.

PUNTAS DE BARRIL CÓNICO

Esta punta con forma de barril fina y más corta está diseñada con una coronilla plana. Se puede utilizar para dar forma a la superficie superior del realce para uñas en uñas pequeñas a un ángulo plano y en la cutícula y los bordes laterales (las áreas de los costados de la uña). También sirve para preparar el producto para el área de la cutícula para un relleno (Figura 8-6).

PUNTAS DE RELLENO PARA MANICURA FRANCESA

La punta de relleno para manicura francesa se diseñó para usarla hacia los lados para esculpir una "V" en el área de la media luna durante un procedimiento de relleno. Hechas solo en estilo diamante, estas puntas vienen en varios tamaños (Figura 8-7).

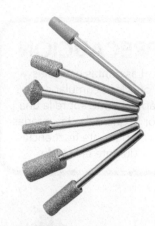

▲ FIGURA 8-4 Puntas de diamante.

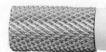

▲ FIGURA 8-5 Punta de carburo.

PRECAUCIÓN

Nunca use una punta de carburo en la uña natural.

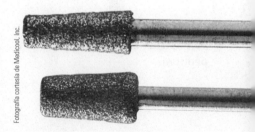

Fotografía cortesía de Medicool, Inc.

▲ FIGURA 8-6 Puntas de barril cónicas.

▲ FIGURA 8-7 Punta de relleno para manicura francesa.

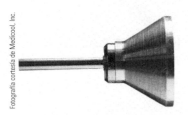

▲ FIGURA 8–8 Disco para uñas naturales.

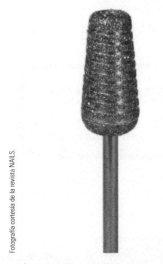

▲ FIGURA 8–9 Punta para pedicura.

DISCOS PARA UÑAS NATURALES

El disco para uñas naturales tiene una superficie de diamante que se usa plana sobre la punta de la uña natural para acortarla y darle forma al borde libre. El borde exterior está hecho de metal o plástico y actúa como un borde de seguridad mientras lima (**Figura 8-8**).

PUNTAS PARA PEDICURA

Generalmente, las puntas para pedicura tienen forma cónica y se fabrican con material de diamante o zafiro. Son más adecuadas para suavizar y dar contorno a las pieles secas con callos. La mayoría posee vástagos más largos. Otras tienen huecos centros para asegurar que no se recalienten demasiado rápido. También puede encontrar algunas puntas para pedicura con bordes redondeados en la parte superior. Estas se pueden usar a lo largo de los costados de las uñas de los pies en una piel con callos. Las puntas para pedicura se utilizan solo a velocidades bajas o medias. Deben utilizarse cuidadosamente en una sola dirección para no causar molestias al cliente. Esta punta también resulta perfecta para usarla en los callos de las manos masculinas y para llegar a lugares de acceso difícil en los pies donde no es posible llegar con una lima para pies grande (**Figura 8-9**).

PUNTAS PREPARADORAS

Las puntas preparadoras de diamante son similares a las puntas con forma de barril cónico, pero un poco más pequeñas. Las puntas preparadoras vienen con diversos granos. Se recomienda el uso de un grano fino para preparar el área de la cutícula de una uña natural donde se colocará el realce para uñas (**Figura 8–10**).

MANDRILES

Los mandriles son puntas de metal o caucho que se insertan en la pieza de mano. Las cintas de lijado y pulido (abajo) se deslizan sobre los mandriles (**Figura 8-11**).

CINTAS DE LIJADO Y PULIDO

Estas son puntas de papel de un solo uso que se deslizan en un mandril. Estas puntas están fabricadas con papel abrasivo de lija como las limas

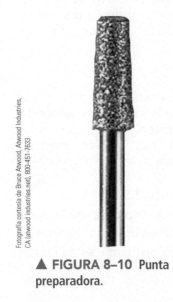

▲ FIGURA 8–10 Punta preparadora.

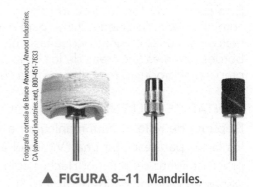

▲ FIGURA 8–11 Mandriles.

manuales y no se pueden desinfectar. Las bandas de lijado se utilizan generalmente para acortar y dar forma a la superficie superior de las uñas o para eliminar un gel sellador de los productos de realce. Estas puntas no deben utilizarse en la uña natural, ya que pueden ocasionar daños. Generan gran cantidad de calor y de polvo. Las partículas de polvo de las cintas de pulido son muy pequeñas, entran en su zona de respiración y permanecen en el aire más tiempo que las partículas más pesadas. Por razones de seguridad, *no debe usarla sin usar un sistema de extracción de polvo* (**Figura 8–12**).

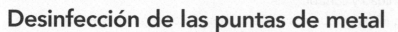

▲ **FIGURA 8–12** Cinta de lijado y pulido.

PUNTAS PARA JOYAS Y ESPECIALES

Una punta para joyas es una punta de carburo larga y delgada, diseñada para realizar un pequeño orificio en el borde libre de un realce para uñas con el fin de colocar joyas para uñas. Solo debe utilizar las puntas para joyas en el borde libre extendido de la uña y nunca sobre el lecho ungueal. Otras puntas especiales tienen una pequeña bola de carburo o diamante en el extremo, que se puede usar para tallar diseños en el realce para uñas (**Figura 8-13**).

▲ **FIGURA 8–13** Punta para joyas y trabajos especiales.

Desinfección de las puntas de metal

Las puntas de metal desinfectables deben limpiarse y desinfectarse de la misma manera que otras herramientas e implementos multiuso, como las tenazas y las herramientas para manicura. Nunca utilice una punta sucia.

Asegúrese de:

- Retirar la punta sucia de la pieza de mano de la lima eléctrica cuando no la utilice.
- Reemplazar la punta sucia por una limpia como parte de la limpieza entre los servicios a cada cliente.
- Lavar y desinfectar cada punta utilizada en clientes entre cada servicio, siguiendo los pasos descritos en el Procedimiento 8-1: Limpieza y desinfección de las puntas de lima metálica.

✓ VERIFICACIÓN

5. ¿Por qué las puntas deben ser concéntricas?
6. ¿Cuáles son los cuatro tipos principales de puntas?
7. ¿Qué tipo de puntas se pueden usar una sola vez?

Demostrar las técnicas de limado eléctrico

Antes de usar una lima eléctrica en un cliente, es extremadamente importante recibir la educación adecuada, y luego, practicar, practicar y practicar.

PRECAUCIÓN

Nunca permita que los desinfectantes entren en contacto con la piel. Si su recipiente con desinfectante no tiene una bandeja o cesta levadizas, retire los implementos con tenazas o pinzas. Siempre use guantes para evitar que sus dedos entren en contacto con la solución desinfectante.

REALIZAR

Procedimiento 8–1:
Limpieza y desinfección de las puntas de lima metálica

¿SABÍA QUE…?

Dejar una punta de la lima en una solución desinfectante por más de 10 minutos a la vez puede hacer que la punta se oxide.

Pegue una uña postiza sobre una clavija o un broche para ropa redondo y sosténgalos como si fueran el dedo de un cliente. Practique en una uña descubierta (sin realce) hasta que tenga más confianza en sus habilidades. Debe sentir la ligera presión que debe aplicar al limar una uña descubierta antes de colocar productos para realces.

Una vez que haya obtenido algo de experiencia con la máquina, aplique un producto para realces y practique en un/a compañero/a de clase o colega del salón que pueda darle su opinión acerca de su técnica con honestidad. Es importante sentirse cómodo al sostener la pieza de mano; use las puntas en el ángulo y a la velocidad correctas para no lesionar al cliente. Cuanto más trabaje con su lima eléctrica, más cómodo y calificado se sentirá.

Técnicas para practicar

EQUILIBRIO DE LA MANO/DEDO DE APOYO

1. Siéntese a su mesa con la espalda recta y los pies bien apoyados en el piso.
2. Sostenga la pieza de mano como un lápiz para tener mayor comodidad y control.
3. Coloque los antebrazos sobre la mesa para asegurar la estabilidad de sus manos.
4. Empuñe la pieza de mano con firmeza y estabilidad. No empuñe la pieza de mano con demasiada fuerza, puesto que se le pueden acalambrar las manos.
5. Equilibre las manos usando el dedo meñique como el dedo de punto de apoyo, el dedo o punto de equilibrio que une las manos cuando se aplica la laca o el esmalte de uñas. Esto ocurre cuando se equilibra la punta de un dedo meñique con la punta del dedo meñique de la otra mano mientras se trabaja, y asegura que las manos y el efile funcionen como una sola unidad sujeta. Esto le permitirá tener un mayor control del mango y la punta mientras trabaja (Figura 8–14).

EXAMINE Y MARQUE EL SELECTOR
La mayoría de las limas eléctricas no tiene un gráfico de RPM en el selector de velocidad variable, de manera que depende de usted analizar su selector y saber dónde están las mejores velocidades. Puede resultar útil marcar el selector. Para una máquina de 0 a 35.000 RPM, marque su selector para las velocidades lenta, media y rápida (Tabla 8-1).

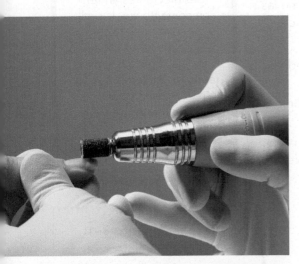

▲ **FIGURA 8–14** Utilice el dedo de apoyo para mantener el equilibrio y el control adecuados.

▼ TABLA 8–1 Tipos de Limado y Velocidades Sugeridas

Tipo de limado	Velocidad sugerida
Trabajo sobre la superficie	Rápida
Mantenimiento	Media
Trabajo sobre la cutícula	Lenta

INSERTE LA PUNTA

1. Inserte una punta de barril o una cinta de lijado en la pieza de mano, dejando un pequeño espacio libre en el vástago de la punta.

2. Si es un mandril con cierre por torsión, asegure la punta en su lugar. Si es un mandril de presión, compruebe el ajuste de la punta.

PRACTIQUE LOS ÁNGULOS DE LAS PUNTAS

1. Con la máquina apagada, practique:

   - Mantener la punta en el centro de la uña y mover la lima de derecha a izquierda (**Figura 8–15**).

   - Alzar la punta y regresarla al costado derecho de la uña y, luego, repetir este paso.

   - Sostener la punta en forma plana a la uña, haciendo contacto con el centro de la punta.

2. Repetir las posiciones del punto N.° 1 anterior, usando la parte superior de la punta sobre la parte inferior de la uña (**Figura 8–16**).

3. Repetir las posiciones del paso N.° 1, usando la parte superior de la punta en la parte superior de la uña (no en la cutícula) (**Figura 8–17**).

ENCIENDA LA MÁQUINA

1. Escoja un nivel bajo de RPM después de encender la máquina.

2. Asegúrese de que la lima esté en posición de avance.

PRACTIQUE EL TRABAJO SOBRE LA SUPERFICIE DE LA UÑA

1. Sostenga la punta en forma plana a la uña, de manera que el centro de la punta haga contacto con la uña.

2. Comience por el costado derecho de la uña y trabaje hacia el lado izquierdo.

3. Alce la punta de la uña y regrésela al costado derecho de la uña para comenzar de nuevo.

4. Cuando domine esto, intente el movimiento hacia atrás y hacia adelante. Recuerde alzar la punta de la uña con regularidad para no generar calor.

5. Practique usando los ángulos correctos para las áreas inferior, central y de la cutícula.

PRACTIQUE EL TRABAJO SOBRE LA CUTÍCULA

1. Usando una punta de silicona mediana a baja velocidad, retire suavemente el tejido muerto de la placa de la uña con un movimiento lento, hacia atrás y adelante, de izquierda a derecha.

2. Coloque la punta sobre el área de la cutícula manteniendo la punta plana, de manera que la parte superior y al menos el 50 por ciento de la punta hagan contacto con la uña.

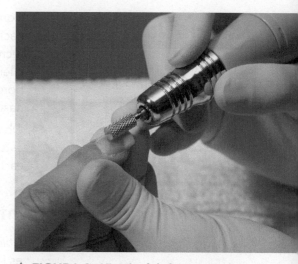

▲ **FIGURA 8–15** Mitad de la punta sobre la mitad de la uña.

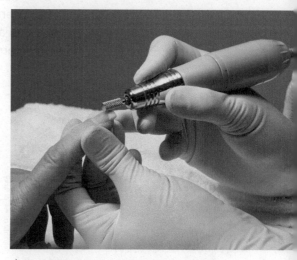

▲ **FIGURA 8–16** Parte superior de la punta sobre la parte inferior de la uña.

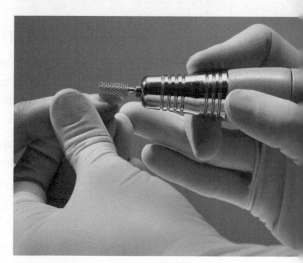

▲ **FIGURA 8–17** Parte superior de la punta sobre la parte superior de la uña.

3. Con la máquina apagada, comience por el lado derecho y trabaje hacia el lado izquierdo. A una velocidad muy baja, practique esta técnica. Observe en qué parte de la punta aparece polvo para darse cuenta en qué momento hace contacto. Si el blanco está solo en el borde delantero de la punta, deje caer la parte trasera de la punta hasta que el blanco se acumule uniformemente en su superficie.

4. Observe desde el costado mientras trabaja para asegurarse de que está desfilando el producto al ángulo correcto, de manera que esté casi al ras con la uña natural.

Puntos importantes para recordar

1. *Utilice el ángulo de punta correcto.* Cuando use una lima eléctrica, es importante mantener siempre la punta plana y paralela a la uña en la que está trabajando para evitar dañar la uña. Use un ángulo descendente para la parte inferior de la uña, plano a la uña en el centro y ligeramente ascendente en la parte superior de la uña, no el área de la cutícula. Use una punta de seguridad en la cutícula de forma muy suave.

2. *Evite los anillos de fuego.* Los **anillos de fuego** se producen cuando se sostienen puntas planas a un ángulo incorrecto, especialmente en el área de la cutícula, lo que causa que el borde de la punta raye la superficie de la uña. Esto puede dañar la uña natural (**Figura 8–18**).

3. *Elija la velocidad correcta.* Asegúrese de utilizar una velocidad de trabajo segura. Las velocidades más altas le permiten ejercer menos presión. Si la punta se traba y enrolla en el dedo, es señal de que la presión de limado que aplica no es correcta. Si la velocidad de la lima eléctrica disminuye por atascamiento, es porque es muy baja.

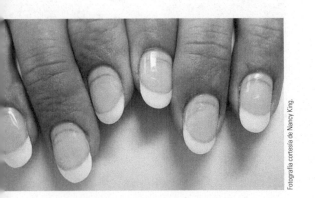

Fotografía cortesía de Nancy King.

▲ **FIGURA 8–18** Anillos de fuego.

Mantenimiento de realces para uñas

Mantenimiento es el término que se utiliza cuando se necesita realizar un realce para uñas después de dos o más semanas desde la aplicación inicial del producto de realce para uñas. El servicio de mantenimiento cumple dos metas:

- La aplicación del producto de realce en el nuevo crecimiento de la uña conocida habitualmente como *relleno* o *llenado*.

- La corrección estructural del realce para aplique de uñas para garantizar su resistencia, forma y durabilidad denominada comúnmente *relleno o eequilibrio*.

Para preparar realces de uñas para un servicio de mantenimiento, use una punta de grano medio para suavizar el producto anterior en el área de crecimiento de la uña. Mantenga la punta paralela a la uña y desgaste el producto hasta la uña natural, sin tocar la uña en sí. Use una punta con borde de seguridad redondeado para realizar este procedimiento.

SERVICIOS DE MANTENIMIENTO PARA MANICURA FRANCESA DE DOS COLORES

Se puede realizar un relleno, el primer aspecto del servicio de mantenimiento, de diversas maneras (**Figura 8–19**). Algunos técnicos en el cuidado de las uñas prefieren reducir toda la uña y aplicar una nueva capa de producto blanco en la punta, en tanto que otros prefieren limitarse a afinar la capa de producto en el área de crecimiento y tallar una nueva línea de sonrisa en el borde libre. Ambas técnicas se pueden realizar con puntas redondeadas de cualquier forma. El objetivo es dar nueva forma al vértice de la uña que compensa el equilibrio al crecer, de manera que siga siendo delgado en las áreas de la punta y la cutícula. Esto brinda resistencia al centro de la uña. Tenga cuidado de no tocar la uña natural mientras rellena; concéntrese en el producto de realce mientras lo reduce en el área de la cutícula.

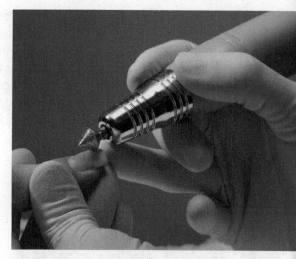

▲ **FIGURA 8–19** Punta de relleno.

Después de preparar las uñas para mantenimiento, retire el polvo con un cepillo para uñas limpio, seco y desinfectado. Use una punta de barril mediana o una punta de carburo suizo para adelgazar el grosor desde el área de tensión hasta la punta. Retire el 75 por ciento del producto en un ángulo. Use la punta hacia atrás y hacia delante, de lado a lado, de manera que las puntas de todas las uñas se afinen de manera uniforme. Cuando reemplace el producto, el color y la densidad deben ser consistentes.

Las puntas de relleno vienen en diferentes tamaños: semanal, quincenal, de medio barril y punta de relleno francesa. Todas pueden realizar la misma tarea; usted debe decidir cuál prefiere usar. También se puede realizar el relleno con puntas de barril completo, que son lo suficientemente grandes para cortar y retirar el remanente del producto de las uñas postizas sin necesidad de cambiar las puntas. La elección es suya.

REPARACIÓN DE GRIETAS

Utilice una punta con forma de barril plana, para relleno, o bala y colóquela lateralmente en la rotura. Desfile lentamente un surco con el cuerpo de la punta, exponiendo la rotura de modo que el producto nuevo pueda rellenar el surco y reforzar esa zona.

REMOCIÓN DE PRODUCTO DESPRENDIDO

Nunca recorte ni retire productos de realces para uñas sueltos con un par de alicates. Esto hace que el producto restante, que podría no estar suelto, se desprenda de la uña saludable causando daño en la lámina ungueal. Existen diversos tipos de puntas que puede usar para retirar las áreas desprendidas y aflojar el producto de manera segura cuando las usa a un ángulo seguro.

CÓMO DAR FORMA A LA SUPERFICIE SUPERIOR

Puede usar diversas puntas (punta de barril, lijadora o de barril cónica) para dar forma a la superficie superior de la uña. Coloque la punta de forma

> **PRECAUCIÓN**
> Nunca utilice una lijadora sobre la uña natural ni para remover tejido cuticular de la lámina ungueal.

plana en la uña y vaya de un lado a otro. Repita este paso mientras sigue trabajando. Coloque en ángulo la punta para usar la parte inferior en la parte inferior de la uña, y el centro de la punta en el centro de la uña. Incline el dedo del cliente hacia abajo en el borde libre para biselar el producto frente al área de crecimiento. Nunca incline la parte delantera de la punta hacia el área de la cutícula, ya que esto crea un borde cortante y es probable que cause daño a la uña natural.

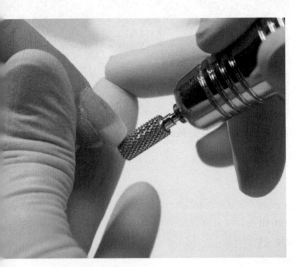

▲ **FIGURA 8–20** Corte de la uña a un ángulo de 90 grados.

Cómo acortar las uñas

Sostenga una punta de barril mediana o gruesa sobre la punta de la uña a un ángulo de 90 grados, asegurándose de empuñar la pieza de mano con firmeza (**Figura 8–20**). Use una RPM más rápida y muévase rápidamente de izquierda a derecha mientras empuja hacia la uña en el borde libre.

Trabajo sobre la cutícula

Usando una punta de silicona mediana a baja velocidad, retire suavemente el tejido muerto de la placa de la uña con un movimiento lento, hacia atrás y adelante, de izquierda a derecha. Nunca use una punta de metal en la uña natural.

Cómo dar forma de curva en C

Las puntas de barril o cónicas, de cualquier tamaño, son las mejores para usar debajo del borde libre para refinar las curvas en C. Escoja el tamaño de punta dependiendo del tamaño del lado inferior de la curva en C que esté refinando (**Figura 8–21**).

Acabado

El escalonamiento de los granos es clave para dar a las uñas un acabado sin rayas. Escalone las puntas, de las más gruesas a las más finas, como con los abrasivos manuales, y retire el polvo cada vez entre cambios de puntas mientras realiza el escalonamiento. Esto evitará que raye la superficie y brindará un acabado más liso.

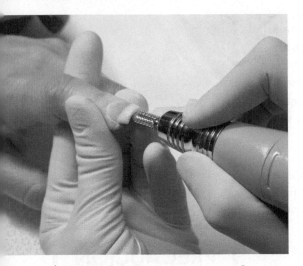

▲ **FIGURA 8–21** Crear curvas en C.

Aceites pulidores

Los aceites pulidores pueden realzar el trabajo de acabado porque reducen el calor y retienen el polvo en la superficie de la punta. Use aceites pulidores en forma moderada, puesto que pueden filtrarse por el cuello de la punta hacia el interior de la pieza de mano y causar daños. Frote las uñas con el aceite. Después de finalizar el pulido, es importante retirar todo el aceite antes de esmaltar o usar selladores de gel UV/LED para lograr una mejor adherencia.

Pulido para mucho brillo

Después de limar y obtener un acabado liso, se puede dar brillo a los realces para uñas con una punta pulidora y una crema pulidora. Levante la punta con frecuencia y no aplique demasiada presión; estas puntas pueden recalentarse rápidamente y quemar al cliente. Si el pulido no produce un brillo de alta intensidad, significa que no limó las uñas lo suficiente antes de pulir.

Cremas pulidoras

Las cremas pulidoras realzan el brillo cuando se usan con puntas pulidoras. La mayoría de las cremas viene con piedra pómez y se pueden utilizar con cualquier estilo de punta pulidora. Aplique la crema pulidora en la uña y frótela antes de usar la punta pulidora. Si no la frota, saldrá despedida de la uña cuando gire la punta. También puede aplicar la crema pulidora en la punta primero.

Trabajo en uñas naturales

Nunca debe usar una punta de metal ni una cinta de lijado en la superficie de las uñas naturales, a menos que tenga experiencia en la realización de este procedimiento de manera segura. Puede usar una punta de caucho sintético para uñas naturales para preparar la lámina ungueal empujando suavemente hacia la cutícula. Este procedimiento permite remover de manera segura cualquier tejido muerto de la lámina ungueal.

También puede usar una punta para uñas naturales para alisar su superficie. Utilice una velocidad baja y sostenga la punta plana hacia la uña.

PROCEDIMIENTO RÁPIDO

Uñas naturales

1. Mantenga la punta paralela a la mesa.

2. Configure la máquina a su velocidad más baja.

3. Mueva la punta de atrás para adelante a lo largo de la parte superior de la uña de lado a lado para remover con cuidado el brillo natural de la uña. Tenga cuidado de no aplicar presión descendente, ya que esto hará que se acumule calor sobre la lámina ungueal.

4. Mueva el dedo del cliente, no la pieza de mano, para alcanzar las paredes laterales y el área de la cutícula.

5. Gire la mano y el dedo del cliente para que la punta pueda llegar a toda la superficie de la uña sin tener que inclinar hacia abajo el frente de la punta.

6. Gire la mano del cliente a un lado para que la punta quede paralela a la mesa mientras lima las paredes del surco de la uña.

7. *Lime suavemente* la superficie de la uña para eliminar el exceso de cutícula muerta y el brillo.

8. Levante la punta frecuentemente para evitar generar calor sobre las uñas.

Geles UV/LED

En la mayoría de los casos, cuando se usa una lima eléctrica sobre productos de gel curados a la luz, los procedimientos y las puntas son iguales que para los productos de acrílico en polvo y líquido. Sin embargo, hay algunos aspectos que deberá tener en cuenta al limar sobre productos de gel.

- Si bien los geles son productos más suaves que los acrílicos tradicionales, también son más densos, lo que significa que es más difícil quitarlos con un limado manual.
- Aplicar menos presión durante el limado.
- Usar una velocidad un poco más baja que con los productos acrílicos tradicionales líquidos y en polvo.
- A la hora de elegir las puntas, piense en el espesor de los realces.
- Use puntas menos agresivas con los productos acrílicos tradicionales o puntas de diseño especial para usar sobre productos de gel curados a la luz.
- No use una solución o aceite de perforación con productos de gel curados a la luz o antes de aplicar un sellador de gel o capa protectora activada por luz.
- Cuando rellene geles, no olvide refinar la media luna para que cuando aplique el gel blanco o de color, la media luna quede marcada y definida.

No todos los geles UV/LED se pueden disolver con acetona o solventes en gel, por lo que es necesario limpiar las puntas de forma manual con un cepillo o colocarlas en un limpiador ultrasónico para eliminar los desechos antes de desinfectar.

Geles duros

Para quitar los geles duros, es recomendable usar las siguientes puntas:

- Puntas de diamante de grano intermedio.
- Puntas de carburo de grano intermedio o fino.
- Puntas de carburo suizo (ásperas; la mayoría tienen una banda azul).

PROCEDIMIENTO RÁPIDO

Extracción del gel duro

1 Ponga la máquina en velocidad intermedia.

2 Lime el producto de forma pareja casi hasta la uña natural.

3 Tenga cuidado de no limar en la uña natural.

4 Cuando el producto esté muy delgado, se puede levantar de la uña fácilmente.

5 Evite que se acumule calor sobre la uña por aplicar demasiada presión mientras lima; levante la punta varias veces durante el limado. Si siente la necesidad de ejercer mayor presión con la punta, aumente un poco la velocidad de la máquina. La presión genera calor, por lo que debe reducir la cantidad de presión a medida que aumenta la velocidad de la máquina.

Esmalte de gel

Si aplica esmalte de gel en uñas naturales, en vez de productos acrílicos o de gel UV/LED, siga las instrucciones del fabricante para quitarlo. La mayoría de los productos de esmalte de gel se quitan remojándolos en acetona, pero se pueden quitar con cuidado de los productos acrílicos o de gel UV/LED usando una lima eléctrica y una punta de carburo suizo.

PRECAUCIÓN

Para quitar el esmalte de gel de las uñas naturales, remójelas y no use una punta de lima eléctrica, ya que esta puede dañar la uña natural.

PROCEDIMIENTO RÁPIDO

Eliminación del esmalte de gel duro o producto acrílico

1. Ponga la máquina en velocidad de baja a intermedia.

2. Con la punta paralela a la mesa, quite con cuidado el esmalte de gel con toques suaves a lo largo de la uña.

3. Levante la punta frecuentemente para evitar generar calor.

4. Incline el dedo para quitar el producto de los lados y cerca del área de crecimiento de la uña natural.

5. Limpie y desinfecte la punta según las reglas del estado.

VERIFICACIÓN

8. Describa la técnica práctica para el área de la cutícula.
9. ¿Qué significa regular los granos?

Analizar el limado eléctrico para pedicuras

Gracias a las puntas de pedicura, suavizar la piel seca y áspera de los pies es un proceso fácil y eficaz. Ya sea que haga la pedicura primero o último, compruebe que los pies estén suaves y secos antes de empezar a trabajar en los callos. Tenga en cuenta estas pautas cuando use una lima eléctrica durante un servicio de pedicura:

- Las puntas de pedicura vienen en distintos tipos y materiales. Las puntas de diamante, acero inoxidable, zafiro o rubí se pueden usar para cortar las uñas de los pies y reducir las áreas gruesas de la piel o callosidades.

- Las cintas o mangas de lijado no son recomendables para los servicios de pedicura, porque el polvo que generan es fino, no siempre visible al ojo humano y se queda en el aire mucho tiempo después de que es visible.

- Las puntas para pedicura se pueden usar con varios tipos de cremas o lociones de reducción de callos o exfoliantes, pero tienden a obstruir la superficie de la punta rápido.

- Si usa una crema o aerosol de reducción de callos, aplíquelo sobre las áreas engrosadas del pie y luego enjuague y frote esas áreas a fondo antes de usar cualquier punta para pedicura. Antes de continuar, es muy importante verificar que los pies estén totalmente secos antes de limarlos.

- Tenga preparadas muchas puntas de pedicura para que una siempre esté limpia, desinfectada y lista para usar.

- Use la punta para pedicura en una dirección para reducir el callo en un 70-80 %. Usar la punta a baja velocidad y levantarla varias veces evitará que la punta se recaliente y cause incomodidad al cliente.

- Las puntas para pedicura se pueden usar en cualquier lugar del pie donde haya callos, incluso en la piel de los costados de las uñas de los pies y debajo de los dedos.

- Tenga cuidado de no eliminar demasiado callo o piel gruesa. Recuerde que el callo aparece por una razón: ¡proteger el pie! Quitar demasiado puede provocarle un daño al cliente.

- Evite ejercer demasiada presión cuando usa las puntas para pedicura, porque puede generarle molestias al cliente.

PROCEDIMIENTO RÁPIDO

Limado eléctrico para pedicuras

1. Limpie los pies e inspeccione si hay cortes o condiciones poco saludables.

2. Seque los pies (si los remojó antes en agua).

3. Aplique una crema, loción o aerosol reductores de callos en las áreas engrosadas de la piel durante cinco minutos como máximo.

4. Enjuague y quite a fondo el producto reductor de callos. Seque los pies.

5. Con una punta de grano intermedio y una velocidad intermedia de la máquina, pase la punta por las áreas con callosidades del pie. Nunca aplique demasiada presión. Levante la punta frecuentemente para evitar generar calor.

6. Regule los granos del más áspero al más fino y repita. Nunca quite demasiado callo.

7. Limpie y desinfecte las puntas después de cada uso.

 VERIFICACIÓN

10. ¿Cuál es un paso importante cuando se prepara para usar el limado eléctrico durante una pedicura?
11. ¿Por qué debe limar despacio y levantar la punta con frecuencia?

Reconocer cómo solucionar posibles problemas del limado eléctrico

Identificar problemas potenciales que pueden ocurrir durante el limado le servirá para evitarlos o resolverlos rápido.

Reducción del polvo

Cada tipo de punta produce distintos tamaños de partículas de polvo. Para proteger su salud, así como también la de sus compañeros de trabajo y sus clientes, cuando lime siempre debe usar una máscara contra el polvo con clasificación N-95.

SOLUCIONES PARA REDUCIR EL POLVO

- Use puntas de carburo o de carburo suizo: rasuran las partículas más pesadas del producto y las dirigen para abajo de la mesa.
- Use un dispositivo de extracción de polvo en la mesa. Limpie los filtros después de cada cliente y cámbielos por nuevos con frecuencia.
- Para los productos líquidos y en polvo, use una solución de perforación con puntas de diamante finas y extrafinas antes de pulir o abrillantar.

No brilla lo suficiente

Las causas de no lograr un brillo suficiente en la superficie del producto después de limar son la graduación incorrecta de los granos y no usar cremas o soluciones pulidoras.

SOLUCIONES PARA OBTENER MÁS BRILLO

- Regular los granos del más áspero al más fino.
- Usar una manga de lijado extrafina o lima manual antes de aplicar la crema pulidora.
- Terminar con una punta de gamuza para lograr mejores resultados.

Calor

Las técnicas de limado inadecuadas pueden producir la acumulación de calor en la uña. La acumulación de calor puede producirse por aplicar demasiada presión durante el limado (porque la velocidad es muy baja), por tener una velocidad demasiado alta cuando se usan puntas pulidoras para uñas naturales o por dejar la punta en el mismo lugar durante mucho tiempo.

SOLUCIONES PARA EVITAR LA ACUMULACIÓN DE CALOR

- Aumentar la velocidad de la máquina.
- Aplicar menos presión durante el limado. La cantidad de presión que debe aplicar durante el limado del producto es aproximadamente la presión que se usa para escribir con un bolígrafo.
- Levantar la punta frecuentemente durante el limado.

Agarre

El agarre ocurre cuando la punta agarra la piel que rodea a la uña durante el limado. Las causas posibles del agarre son que la punta está demasiado cerca de la piel, que está usando la punta en un ángulo incorrecto o que la punta es demasiado grande.

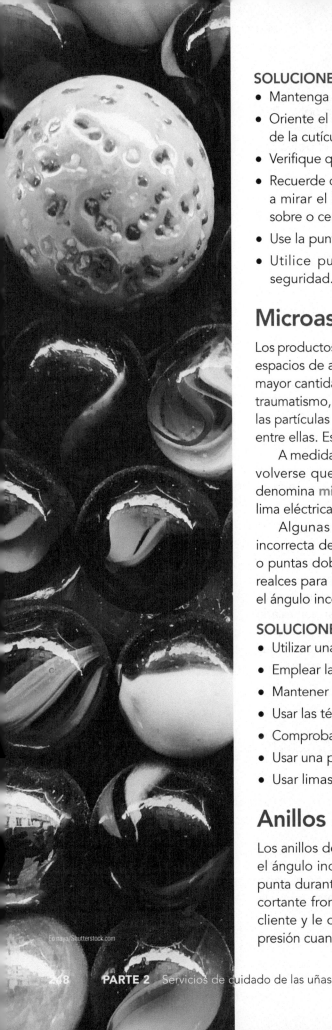

SOLUCIONES PARA EVITAR EL AGARRE

- Mantenga la punta paralela a la uña.
- Oriente el dedo, no la punta, para limar los costados de la uña y el área de la cutícula.
- Verifique que pueda ver el borde frontal de la punta.
- Recuerde que las puntas tienen dos lados; durante el limado tendemos a mirar el lado de la punta que toca la uña. Es el otro lado, que está sobre o cerca de la piel el que puede agarrar y desgarrar la piel.
- Use la punta de tamaño adecuado.
- Utilice puntas con extremos redondeados, como las puntas de seguridad.

Microastillado

Los productos de realces artificiales unen las partículas pero dejan pequeños espacios de aire entre ellas. Imagine un jarro de canicas: puede contener la mayor cantidad posible de canicas, pero aún así hay espacios entre ellas. El traumatismo, la vibración, el calor o el daño al producto pueden causar que las partículas se muevan, lo que aumenta el tamaño de los espacios de aire entre ellas. Esto puede romper el producto y debilitar el realce.

A medida que los realces para uñas envejecen con el desgaste, pueden volverse quebradizos y presentar pequeñas grietas. Este fenómeno se denomina microastillado y puede deberse a un limado agresivo con o sin lima eléctrica. Es más fácil producir microastillado con una lima eléctrica.

Algunas causas potenciales de microastillado son una velocidad incorrecta de la máquina durante el limado, la mala calidad de las puntas o puntas dobladas, usar puntas que son muy ásperas, usar productos de realces para uñas de baja calidad y frágiles, sostener la pieza de mano en el ángulo incorrecto y trabajar con la lima eléctrica muy agresivamente.

SOLUCIONES PARA EVITAR EL MICROASTILLADO

- Utilizar una velocidad más baja.
- Emplear las técnicas de limado apropiadas.
- Mantener la punta paralela a la mesa durante el limado.
- Usar las técnicas de aplicación correctas.
- Comprobar que la punta no esté doblada.
- Usar una punta de grano más fino.
- Usar limas eléctricas de calidad según las instrucciones del fabricante.

Anillos de fuego

Los anillos de fuego se producen cuando se sostienen puntas de barril en el ángulo incorrecto y se presiona sobre el borde superior o frontal de la punta durante los servicios de mantenimiento. Esto provoca que el borde cortante frontal de la punta corte y dañe la uña natural, lo que quema al cliente y le deja una marca roja. No debería ser necesario ejercer mucha presión cuando usa una lima eléctrica.

SOLUCIONES PARA EVITAR LOS ANILLOS DE FUEGO

- Mantenga la punta paralela a la uña.

- Incline un poco el dedo en la punta, para poder limar el producto viejo en frente del área de crecimiento sin tocar la uña natural en sí.

- Si siente la necesidad de ejercer mayor presión en la punta, aumente la velocidad de la máquina.

- Reduzca la cantidad de presión en general que se aplica durante el limado.

 VERIFICACIÓN

12. ¿Cómo se pueden evitar los anillos de fuego?

Mencionar los consejos de seguridad para el limado eléctrico

Es importante que comprenda y recuerde los siguientes consejos básicos de seguridad para el limado eléctrico. Al hacerlo, garantizará que su cliente viva una experiencia positiva y logrará hermosos resultados.

- Mantenga la pieza de mano paralela a la uña.

- Gire la mano del cliente para limar a lo largo de los costados del producto.

- Incline la mano del cliente (no la pieza de mano) cuando lima el producto desde el área de crecimiento de la uña durante los servicios de mantenimiento.

- Evite aplicar presión durante el limado. Compense la presión con velocidad. Si siente que debe presionar más, *aumente* la velocidad de la máquina y reduzca la presión que aplica sobre la uña.

- Levante la punta frecuentemente durante el limado para evitar generar calor.

- Use una unidad de extracción de polvo durante el limado para evitar la inhalación de partículas de polvo.

- Mantenga el cabello largo recogido para que no se agarre en la punta.

- Use protección para los ojos al limar para evitar que las partículas de polvo le entren en los ojos.

- Capacítese en forma adecuada antes de utilizar cualquier máquina o producto.

- Evite los movimientos repetitivos que producen dolor, inflamación o lesiones en la muñeca, el codo, el hombro, los brazos o la espalda.

 VERIFICACIÓN

13. ¿Qué debe hacer si se da cuenta de que está aplicando presión mientras lima?

Procedimiento 8-1
Desinfección de las puntas de metal de la lima

Recuerde que no todas las puntas se pueden desinfectar. Las cintas de papel de lija y las puntas porosas y de cerámicas son de un solo uso.

1 Es importante usar guantes al realizar este procedimiento para proteger las manos de los productos químicos potentes presentes en la solución desinfectante.

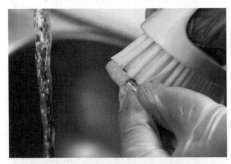

2 Retire cualquier remanente de realces para uñas de la punta con un cepillo para uñas limpio y desinfectado frotando enérgicamente. Si es necesario, remoje la punta en acetona para ablandar cualquier producto de realce endurecido o bien use un cepillo rígido o de alambre para eliminar los residuos visibles. Tenga en cuenta que el uso continuo de un cepillo de alambre puede dejar romas las terminaciones de las puntas. Cepille y enjuague todas las puntas con agua de grifo tibia y luego lávelas bien con jabón, el cepillo para uñas y agua tibia. Cepille bien las puntas con surcos del cepillo.

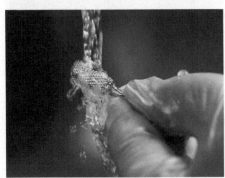

3 Enjuague y elimine todos los restos de jabón con agua tibia. La presencia de jabón puede reducir la eficacia de la mayoría de los desinfectantes. El jabón se elimina más fácilmente con agua tibia. Seque completamente las puntas con una toalla descartable o una toalla limpia, o déjelas secar al aire sobre una toalla limpia. Ahora las puntas están completamente limpias y listas para su desinfección.

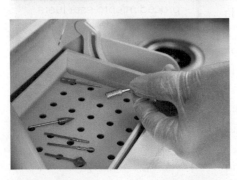

4 Es sumamente importante que sus puntas estén bien limpias antes de colocarlas en la solución desinfectante. Sumerja las puntas limpias en un recipiente desinfectante con el tamaño suficiente para sumergir por completo las herramientas y las puntas que contenga un desinfectante líquido hospitalario registrado en EPA durante el tiempo necesario (10 minutos). Asegúrese de sumergir completamente toda la punta, incluidos los vástagos. Si el líquido está turbio, significa que la solución se contaminó y debe reemplazarla. Asegúrese de que la piel no entre en contacto con los desinfectantes utilizando pinzas o guantes de nitrilo.

5 Retire las puntas evitando el contacto con la piel, y enjuague y seque bien las herramientas.

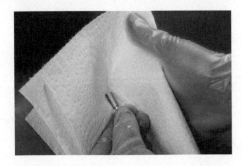

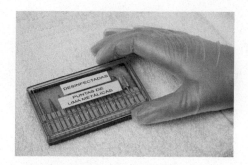

6 Guarde las puntas desinfectadas en un contenedor limpio y seco hasta que las necesite.

7 Sáquese los guantes y lávese bien las manos con agua y jabón líquido y séqueselas con una toalla limpia de tela o desechable.

PROGRESO DE LAS COMPETENCIAS

¿Cómo le está yendo con el limado eléctrico? **A continuación, marque los Objetivos de aprendizaje del capítulo 8 que considere que domina; deje sin marcar aquellos objetivos a los que deberá volver:**

☐ Explicar la importancia que tiene el limado eléctrico para el técnico en el cuidado de las uñas.
☐ Describir las limas eléctricas.
☐ Comparar las características de la máquina al elegir una lima eléctrica.
☐ Elegir la punta adecuada para cada servicio.
☐ Demostrar las técnicas de limado eléctrico.
☐ Analizar el limado eléctrico para pedicuras.
☐ Reconocer cómo solucionar posibles problemas del limado eléctrico.
☐ Mencionar los consejos de seguridad para el limado eléctrico.

GLOSARIO DEL CAPÍTULO

anillos de fuego	pág. 240	marcas rojas grabadas en la uña por un producto de limado cuyo borde frontal de la punta se colocó en un ángulo incorrecto.
estrías	pág. 235	surco en ángulo que se encuentra en la superficie de las puntas de carburo y de carburo suizo.
grano	pág. 234	la cantidad de partículas abrasivas por pulgada cuadrada en una lima de mano o pulidora: mientras más elevado es el número, más pequeñas son las partículas y más fino es el grano.
mantenimiento	pág. 240	el término que se utiliza cuando se necesita realizar un servicio del realce de las uñas dos o más semanas después del último servicio; también llamado *relleno* o *requilibrio*.
microastillado	pág. 248	grietas diminutas que se producen en los realces para uñas a medida que envejecen con el desgaste y se vuelven quebradizos; también puede ser causado por un limado brusco con o sin lima eléctrica.
par motor	pág. 231	la potencia de la máquina.
puntas	pág. 233	una herramienta que se inserta en la pieza de mano de una lima eléctrica.
puntas concéntricas	pág. 234	una punta equilibrada que no oscila ni vibra; el vástago está centrado en el cabezal de la punta.
revoluciones por minuto (RPM, revolutions per minute)	pág. 231	número de veces que una punta hace un giro completo en un minuto.

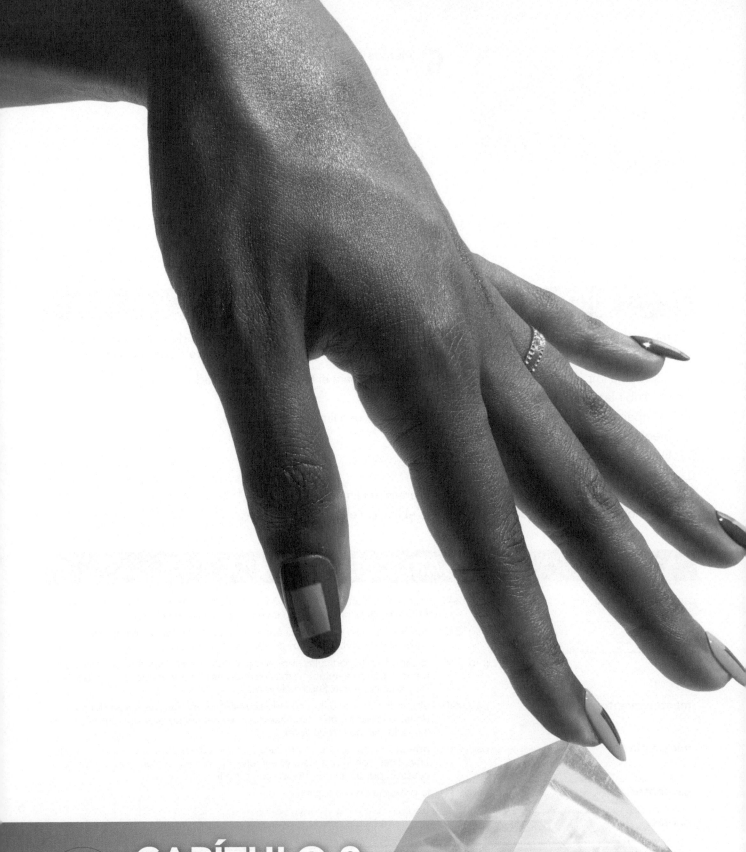

CAPÍTULO 9
Uñas postizas y moldes

"Aquél que no es lo suficientemente valiente como para tomar riesgos no logrará nada en la vida".

–Muhammad Ali

Objetivos de aprendizaje

Al finalizar este capítulo, usted podrá:

1. Explicar por qué un técnico en el cuidado de las uñas debe aprender sobre uñas postizas y moldes.
2. Identificar las diferencias entre los realces para uñas y las extensiones de las uñas.
3. Explicar cómo debe preparar las uñas para colocar las extensiones de uñas.
4. Describir cinco tipos distintos de uñas postizas.
5. Enumerar las ventajas de utilizar moldes para uñas.
6. Nombrar las siete formas más comunes de uñas solicitadas con uñas postizas.
7. Identificar las cualidades de un realce para uñas correctamente estructurado.

Explicar por qué un técnico en el cuidado de las uñas debe aprender sobre uñas postizas y moldes.

Muchos clientes no tendrán uñas perfectas; es por eso que acuden a un profesional para recibir servicios y asesoramiento. Esperarán que altere o mejore la belleza de las uñas y manos. Crear uñas más largas y fuertes es uno de los servicios más populares que realizará. Como técnico en el cuidado de las uñas, debe comprender muy bien las uñas postizas y los moldes porque:

- debe preparar las uñas para que las extensiones sean duraderas.
- debe preparar de manera adecuada el tamaño de las uñas postizas con las uñas de su cliente.
- deberá saber cómo asegurar de manera adecuada un molde para el dedo para esculpir las extensiones.

Identificar las diferencias entre los realces para uñas y las extensiones de las uñas

Uno de los servicios más populares que puede ofrecer un especialista en el cuidado de las uñas son los hermosos realces para uñas. Un realce para uñas es cualquier producto que se agrega a la uña natural para incrementar la fortaleza y belleza. Muchos clientes querrán extender la longitud de la uña natural; esto se describe como una extensión de la uña. Existen dos maneras de crear una extensión de la uña: usar una uña postiza o un molde. Existen muchos factores que lo ayudarán a determinar qué método utilizará. En este capítulo, aprenderá las ventajas de ambos.

VERIFICACIÓN

1. ¿Cuál es la diferencia entre los realces para uñas y las extensiones de las uñas?

Explicar cómo debe preparar las uñas para colocar las extensiones de uñas

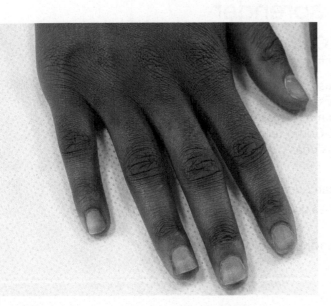

▲ **FIGURA 9–1** La uña debe estar limpia y no tener humedad ni aceite.

Antes de comenzar cualquier servicio de extensiones de uñas, debe preparar la uña correctamente para garantizar que su producto de realce dure. Como ya sabe, la uña natural consta de capas de queratina que actúan como una esponja. Es importante que esta *esponja* esté limpia y no tenga humedad ni aceite para que los productos de realce para uñas puedan adherirse a la lámina ungueal (**Figura 9–1**).

A veces, los clientes solicitarán un servicio de extensión de uñas sin programar un servicio de manicura. En este caso, deberá realizar una manicura en seco para preparar la uña. Una manicura en seco se utiliza antes de un servicio de realce para preparar la cutícula y la lámina ungueal sin remojarlas en agua. Al igual que en una manicura regular, debe dar forma a las uñas, empujar el eponiquio hacia atrás y retirar la cutícula de la lámina ungueal. Recuerde que cualquier cosa que quede en la lámina ungueal, como la cutícula, finalmente se saldrá. Si el producto de realce para uñas está encima de la cutícula, el producto también se levantará. Por lo tanto, es importante dar detalles en el procedimiento de manicura en seco. Luego, se pule suavemente la uña para eliminar las capas compactadas que le dan brillo a la uña. Asegúrese de pulir el área de la cutícula y los costados de la uña hasta los contornos laterales, ya que aquí es donde el producto de realce tiende a levantarse.

Una vez que la uña está preparada, debe limpiarse con un **limpiador de uñas**. Los limpiadores de uñas se utilizan para eliminar los residuos, la humedad y las pequeñas cantidades de aceite que quedan en la superficie de la uña natural, los cuales pueden impedir la adhesión correcta del producto. Los limpiadores de uñas están hechos comúnmente de **alcohol isobutílico**. El limpiador de uñas generalmente se aplica en una toallita sin pelusa y, luego, esta se usa para limpiar la superficie de la uña y los contornos laterales para eliminar el polvo después del pulido.

También debe usar un **deshidratante de uñas** para evitar temporalmente que la uña produzca humedad y aceite natural. Un deshidratante de uñas estándar está hecho comúnmente de una sustancia química llamada **acetato de butilo**. El deshidratante de uñas se debe aplicar en forma abundante sobre la superficie de la uña natural solamente. Debe evitarse el contacto con la piel. Los deshidratantes de uñas suelen durar alrededor de 10 minutos y, luego, resurge el aceite natural de las uñas. Es importante aplicar el producto dentro de estos 10 minutos para una mejor adhesión. Los deshidratantes de uñas son completamente seguros y, de ser necesario, pueden volver a aplicarse.

Cuando haya aplicado el deshidratante y la uña esté seca, no toque las láminas ungueales otra vez con los dedos ni deje que el cliente descanse las manos sobre su rostro. Si toca la lámina ungueal preparada, o le cae maquillaje o hidratante; pueden depositarse aceites y hacer que se levante.

──REALIZAR──
Procedimiento 9–1:
Manicura en seco o preparación de las uñas para realces

VERIFICACIÓN

2 ¿Cuáles son los pasos para preparar las uñas naturales para extensiones?

3. Si el cliente no recibe una manicura básica, ¿qué tipo de preparación se necesita antes de comenzar una aplicación de extensión de uñas?

Describir cinco tipos distintos de uñas postizas

Una vez que se ha preparado las uñas, debe decidir si usará uñas postizas o moldes para crear las extensiones de uñas. Las **uñas postizas** son uñas premoldeadas formadas a partir de un plástico resistente fabricado de **acrilonitrilo butadieno estireno (ABS)**. Se adhieren a la uña natural para extender la longitud y funcionan como soporte de los productos de realce para uñas adicionales.

Si usa uñas postizas, necesitará una capa de producto de realce para uñas en toda la superficie de la uña a fin de darle resistencia, estructura y soporte. A esto se lo llama **recubrimiento**. Las uñas postizas que no tienen un recubrimiento pueden romperse con facilidad si no tienen su refuerzo.

Muchas uñas postizas tienen una depresión superficial llamada **hendidura** que sirve como punto de contacto con la lámina ungueal. Una resina para uñas, o **adhesivo para uñas**, es una resina delgada que se aplica en el área de la hendidura y se usa para adherir la uña postiza a la uña natural. La hendidura de la uña postiza se coloca sobre la uña natural. La **posición de tope** es el punto donde el borde libre de la uña natural se encuentra o hace tope dentro de la hendidura. La posición de tope ayuda a determinar dónde se debe colocar la uña postiza. Existen diversos tipos de uñas postizas, incluidas:

- Una **uña postiza con hendidura completa** cubre toda el área del vértice y generalmente cubre más de la mitad de la lámina ungueal.

- Una **uña postiza con hendidura parcial** generalmente se altera en la línea de la hendidura para dejar más a la vista la uña natural. La hendidura es más corta que una uña postiza con hendidura completa estándar.

- Una **uña postiza sin hendidura** no tiene ninguna hendidura y, por lo tanto, tampoco tiene posición de tope. Esta uña se puede unir a la uña natural donde mejor se ajuste (**Figura 9–2**).

- Las **uñas postizas de cobertura total** cubren toda la uña hasta la cutícula. Estas uñas postizas deben personalizarse para adaptarse perfectamente a toda la lámina ungueal. Se utilizan principalmente para crear una extensión de la uña muy temporal. Por lo general, se decoran antes de aplicarse y se usan comúnmente para sesiones de fotos, pasarelas y, en otros casos, las extensiones de uñas solo se usan durante unas pocas horas o tal vez un día.

- Las **uñas postizas francesas** se cortan en forma de media luna en el punto de contacto. Algunas tienen una hendidura parcial y otras no presentan hendiduras. Estas uñas postizas están diseñadas para aplicarse sin alinear a fin de disfrutar de la línea francesa precortada.

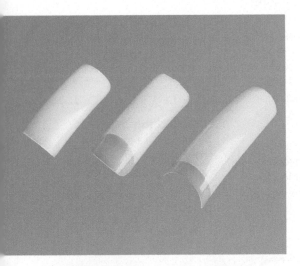

▲ **FIGURA 9–2** Las uñas postizas no presentan hendiduras, tienen una hendidura total o parcial.

Las uñas postizas están disponibles en una gran variedad de tamaños, colores y formas, de manera que es más fácil aplicarle a cada cliente la adecuada. Las uñas postizas se pueden comprar en envases grandes de 100 a 500 unidades y, por lo general, incluyen de 10 a 12 piezas. Cada tamaño también debe estar disponible individualmente para rellenar una vez que se quede sin un determinado tamaño en la caja.

Asegúrese de que las uñas postizas que elige para su cliente cubran por completo la lámina ungueal desde un borde lateral al otro. Usar una uña postiza que no sea lo suficientemente ancha como para caber en la uña natural generará una imperfección o irregularidad en los lados y terminará por partirse o romperse. Forzar una uña postiza que es demasiado pequeña sobre una lámina ungueal puede causar pellizcos, presión o hacer que la uña postiza se salga. La mejor colocación es cuando simplemente puede poner la uña postiza en la uña sin presión y esta queda en su lugar. Cuando la uña natural esté entre diferentes tamaños, opte por usar una uña postiza un poco más grande y personalícela con una lima abrasiva de 180 granos para adaptarla a la uña con precisión.

Por lo general, los adhesivos vienen en un tubo con un aplicador, en un aplicador de una sola gota o en un recipiente para aplicar con pincel. También puede elegir adhesivos más ligeros que pueden secarse en tan solo cinco segundos o adhesivos más gruesos, de secado más lento, según su preferencia. Tenga cuidado al abrir los recipientes de los adhesivos; mantenga siempre la abertura lejos de su cara y no la ubique en dirección a su cliente. Los especialistas en el cuidado de las uñas y sus clientes deben siempre protegerse los ojos cuando utilizan y manejan adhesivos para uñas postizas. Hasta una cantidad muy pequeña de adhesivo en los ojos puede resultar muy peligrosa y causar lesiones graves.

Cuando aplica uñas postizas, tenga cuidado de no usar demasiado adhesivo. Aplicar una pequeña cantidad a la uña natural proporcionará un secado más rápido debido al calor en la uña natural. Para mayor duración, aplique adhesivo en la hendidura de la uña postiza. Comience a colocar la uña postiza sobre la uña alineando el borde libre natural de la uña contra la posición de tope de la uña postiza. Presione suavemente mientras balancea la uña postiza sobre la uña para sacar las burbujas de aire visibles hasta que la uña postiza esté completamente adherida. Manténgala en su lugar durante 5 a 10 segundos, ejerciendo una ligera presión para garantizar que el aire no vuelva a entrar en la zona de contacto. Las burbujas de aire crearán posibles bolsas de suciedad/residuos en el futuro y afectarán la resistencia general del realce. Cuando se trata de adhesivos para uñas postizas, menos es más. El adhesivo no debe derramarse sobre la piel cuando se presiona la uña postiza sobre la uña natural (**Figura 9–3**).

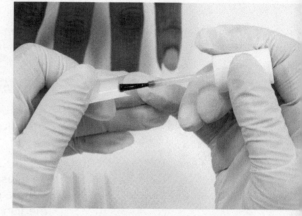

▲ **FIGURA 9–3** No ponga demasiado adhesivo para uñas postizas.

Una vez que haya aplicado las uñas postizas, córtelas al tamaño correcto de acuerdo con la longitud preferida del cliente con un cortaúñas para uñas postizas profesional. Estos **cortaúñas para uñas postizas** están diseñados específicamente para no ejercer presión sobre la uña postiza mientras se corta. Una vez que las uñas postizas se cortan al mismo largo, lime las uñas de modo que queden todas con la misma forma. No debe usar cortaúñas para las uñas de las manos o los pies para cortar las uñas postizas, ya que debilitará o doblará el plástico y esto puede hacer que las uñas se rompan. Use cortaúñas profesionales para uñas postizas a fin de realizar un corte preciso y rápido. (**Figura 9–4**).

ACTIVIDAD

Pruebe la uña postiza

Intente cortar algunas uñas postizas con los cortaúñas para uñas postizas, sosteniéndolos en un ángulo diferente. Vea qué le sucede a la uña postiza con cada corte. ¿Se dobla? ¿Se pliega o cambia a color blanco? ¿La uña postiza se corta en línea recta?

Intente cortar cinco uñas postizas seguidas. Vea si puede mantener el borde uniforme en las cinco.

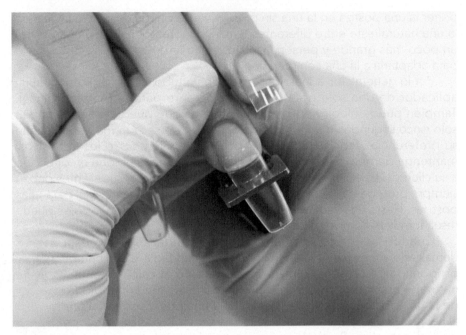

▲ **FIGURA 9–4** Los cortaúñas para uñas postizas están diseñados específicamente para cortar uñas postizas sin ejercer presión.

Después de que las uñas postizas tengan el largo y la forma deseados, deberá reducir la hendidura o el área de contacto con un abrasivo de grano mediano para que la uña postiza coincida con la uña natural. Cuando la uña postiza coincide perfectamente, se ve muy natural, ¡como si al cliente le crecieran sus propias uñas! No debe haber una línea visible donde termina la uña natural y comienza la uña postiza. Asegúrese de mantener el abrasivo plano cuando limpie el área de contacto. No sostenga nunca la lima en ángulo porque el borde del abrasivo puede rasgar y dañar la lámina ungueal. Deje de limar una vez que la hendidura de la uña postiza quede alineada con la uña natural. Tenga mucho cuidado, ya que si este paso se realiza de manera incorrecta, puede producir daños en la superficie de la uña natural.

Además, puede recortar o reducir la zona de la hendidura con un abrasivo antes de colocar la uña postiza en la uña. Esto puede ahorrar tiempo durante la alineación y puede disminuir el potencial de daño accidental con la lima en la uña natural.

 VERIFICACIÓN

─**REALIZAR**─

Procedimiento 9–2:
Aplicación de uñas postizas con hendidura parcial o completa

4. Identifique cinco tipos de uñas postizas.
5. ¿De qué están hechas las uñas postizas?
6. ¿Qué tipo de uñas postizas no tienen una posición de tope?
7. ¿Qué tipo de uñas postizas no necesitan alinearse al ras con la uña natural?

Enumerar las ventajas de utilizar moldes para uñas

Los moldes para uñas son una alternativa para las uñas postizas. Algunos técnicos creen que los moldes para uñas son más difíciles de aplicar que las uñas postizas; sin embargo, solo se necesita un poco de práctica para dominar esta técnica. Los **moldes para uñas** se colocan debajo del borde libre de la uña natural y se utilizan como guía para extender el producto de realce para uñas pasando la punta del dedo para agregar longitud adicional. Hay muchas formas y tamaños de moldes para uñas; algunos están diseñados para adaptarse a las diferentes formas de la lámina ungueal.

Existen dos tipos básicos de moldes: moldes descartables y reutilizables. Los **moldes para uñas descartables** a menudo están hechos de papel o de una película de poliéster resistente y delgada llamada **mylar** y están cubiertos con un dorso adhesivo. Por lo general, se venden en 100 o 500 unidades y se parecen a las etiquetas adhesivas. Para usar estos moldes, debe despegar el molde para uñas del papel de protección y enrollarlo entre los pulgares para crear un arco que se ajuste a la forma de la uña natural del cliente. Deslice el molde de la uña sobre el dedo, verificando que el molde quede ajustado debajo del borde libre y nivelado con la uña natural. Puede verificar si el molde es recto al asegurarse de que la línea central del molde esté alineada con el centro de la lámina ungueal. Mirar la uña desde un lado asegurará que el molde salga directamente de la uña natural y no se incline hacia abajo. El molde se coloca perfectamente cuando no hay espacio entre el borde libre y el molde para uñas. Asegúrelo en su lugar presionando todas las pestañas juntas marcadas en el molde. Según la forma deseada de la extensión, el molde puede permanecer abierto en un círculo grande en el borde, dejando los lados del molde rectos con los bordes laterales de la uña. De forma alternativa, puede que se necesite presionar y cerrar el molde firmemente a la altura del borde, dándole un efecto en punta en los laterales para crear una extensión más angosta (**Figura 9–5**).

Los **moldes para uñas reutilizables** están hechos de plástico o aluminio premoldeados y se pueden limpiar y desinfectar entre cada cliente. Estos moldes suelen venderse en recipientes de 10 piezas. Los moldes pueden ser más difíciles de mantener, ya que no se adhieren a los dedos del cliente. Sin embargo, se aplican exactamente de la misma manera que un molde descartable. Al usar cualquier molde para uña, puede optar por aplicar moldes a una sola mano o un dedo a la vez mientras trabaja. A los clientes les gusta moverse y esto puede alterar la ubicación de su molde.

Una ventaja de usar moldes para uñas es que cada uña se esculpirá siguiendo las uñas naturales de su cliente, lo que proporciona una extensión de uñas muy natural y personalizada. Otra ventaja es que ahorra mucho tiempo al no tener que ajustar el tamaño de las uñas postizas, adherirlas, darles forma y armonizarlas. Los moldes para uñas se pueden poner sobre el dedo y las uñas están listas para esculpirse con el producto de realce para uñas elegido. Muchos técnicos no usan moldes para alargar las uñas

ACTIVIDAD

Dele forma a los moldes

Busque un compañero que no tenga borde libre y practique la aplicación de moldes. Coloque un molde y obsérvelo desde todos los ángulos. Retírelo y coloque otro. Coloque 10 moldes y, luego, cambie y dé forma para su compañero. La práctica lo hará más fácil y aumentará la velocidad de aplicación.

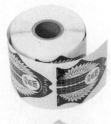

▲ **FIGURA 9–5** Los moldes descartables a menudo se compran en rollos.

porque esa técnica lleva muchas horas de práctica para perfeccionarse. Perfeccionar esta aplicación le dará una ventaja con los clientes sobre otros técnicos en su área.

 VERIFICACIÓN

8. ¿Cuáles son las tres ventajas de utilizar moldes para uñas?
9. ¿Cuál es la ventaja de utilizar moldes descartables por sobre los reutilizables?

Nombrar las siete formas más comunes de uñas solicitadas con uñas postizas

Una vez que decida cómo creará sus extensiones de uñas, deberá analizar con su cliente la forma de sus extensiones. Existen muchas formas populares para elegir. Será importante conocer la elección de su cliente desde el comienzo del servicio para que pueda crear la forma con la uña postiza o el molde antes de aplicar los productos de realce. Abordamos algunas de estas formas en el Capítulo 6, Manicura.

Estas son algunas de las formas que sus clientes pueden solicitar:

▼ **TABLA 9–1** Formas de uñas para extensiones de uñas

Forma de las uñas	Definición
Cuadrada	Las uñas cuadradas tienen bordes laterales rectos con un borde cuadrado muy recto con esquinas afiladas.
Cuadrangular (*semicuadrada*)	La uña cuadrangular, a veces conocida como *semicuadrada*, es similar a un cuadrado con bordes laterales rectos; sin embargo, el borde tiene una forma suave y redondeada con esquinas redondeadas.
Redondeada	Las uñas redondeadas tienen un borde que generalmente imita la línea de la cutícula y pueden tener un efecto ligeramente en punta en los laterales.

(Continúa)

(Continuación)

Ovalada 	Las uñas ovaladas tienen un efecto en punta muy marcado y el borde termina en un punto redondeado suave.
Almendrada 	Las **uñas almendradas** son similares a la forma de las uñas ovaladas: Tienen un efecto en punta bastante marcado pero el borde termina en un punto afilado.
Estileto 	Las **uñas estileto** son largas y tienen un efecto en punta que termina en una punta afilada, parecidas a una zanahoria larga y delgada.
De bailarina 	Las **uñas de bailarina** son parecidas a las uñas estileto: son largas y tienen un efecto en punta muy marcado. Sin embargo, el borde de la uña es cuadrado, similar a la de una zapatilla de punta de ballet.

Cuando utilice una uña postiza, deberá limar la forma básica en la uña postiza antes de alinear la hendidura o el área de contacto. Una vez que la hendidura se armoniza con la uña natural, la aplicación de la uña postiza es muy frágil; podría romper accidentalmente la uña postiza con un exceso de relleno del borde de la extensión.

Cuando utilice un molde, aplíquelo junto con el producto de realce según la forma final de la uña. Para las uñas cuadradas, semicuadradas o redondeadas, los laterales del molde deben salir justo de los surcos de la uña natural y el final del molde debe abrirse en un círculo grande (**Figura 9–6**).

Al esculpir uñas ovaladas, almendradas, estileto o de bailarina, el molde debe llegar a un punto al final, con solo un círculo minúsculo en la abertura.

┌─REALIZAR─────┐
Procedimiento 9–3:
Aplicación de uñas
postizas francesas

┌─REALIZAR─────┐
Procedimiento 9–4:
Remoción de uñas postizas

┌─REALIZAR─────┐
Procedimiento 9–5:
Aplicación de moldes
para uñas descartables

✔ VERIFICACIÓN

10. Nombrar las siete formas más comunes de uñas solicitadas con uñas postizas.
11. ¿Le da forma a la uña postiza antes o después de alinearla con el área de contacto?

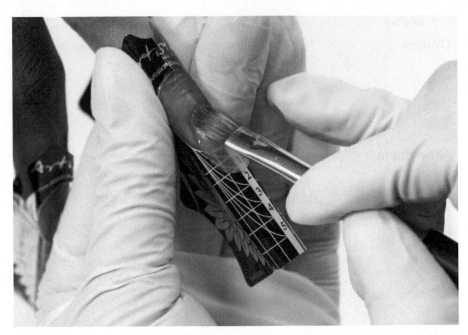

▲ **FIGURA 9–6** Esculpa desde la uña natural con un molde para uñas.

Identificar las cualidades de un realce para uñas correctamente estructurado

Los realces para uñas no solo deben lucir bien, sino también ser resistentes y saludables durante todo el tiempo que los lleve el cliente. Cuando se está creando el realce para uñas, es necesario considerar varias áreas de la uña para lograrlo. Si presta especial atención a las siguientes áreas del realce para uñas, usted podrá crear la apariencia que desean sus clientes y, a la vez, podrá ofrecerles los mejores y más duraderos realces para uñas.

El área de resistencia, donde la uña natural crece más allá del dedo y se convierte en el borde libre, necesita un producto adicional y resistencia para soportar la extensión artificial. Este se convierte en el punto más alto de la uña y se lo conoce como vértice o arco. Al tener resistencia en el vértice, la base de la uña, los bordes laterales y la punta pueden ser delgados y, al mismo tiempo, la uña puede ser lo bastante resistente para no romperse. El vértice tiene una forma ovalada y se ubica al centro de la uña. El punto alto se puede ver, sin importar dónde vea la uña (**Figura 9–7**).

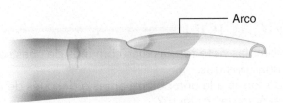

Arco

▲ **FIGURA 9–7** El arco es el punto más alto de la uña y debe ubicarse en el mismo lugar en cada dedo.

El borde lateral es el área del costado de la lámina ungueal que crece libre de su adherencia natural a los contornos de la uña y es donde la extensión abandona la uña natural. (**Figura 9–8**).

El **lado inferior de la extensión de la uña** es la parte inferior real de la extensión de la uña (**Figura 9–9**). Puede sobresalir directamente o hundirse dependiendo del estilo de la uña. Los lados inferiores deben ser parejos y tener el mismo largo en todas las uñas de los dedos. La uña postiza se debe ajustar a la uña y al dedo apropiadamente y el lado inferior de la extensión debe ser suave y estar libre de fallas.

El espesor del realce para uñas debe ser más bien delgado para que el cliente lo sienta cómodo a toda hora del día (**Figura 9–10**). El realce se debe graduar a la perfección desde el área de la cutícula hasta el extremo de la extensión de la uña, de manera que no se sienta ningún borde. Los bordes laterales y el borde de la uña artificial deben tener el espesor de una tarjeta de crédito.

La curva en forma de C del realce para uñas depende de la curva en forma de C de la uña natural. En el salón o spa, una curva en forma de C promedio es del 35 %. La superficie superior y el lado inferior deben

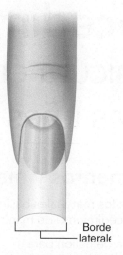

Borde laterale

▲ **FIGURA 9–8** El borde lateral va desde la cutícula hacia el costado o desde la pared de la uña hasta la extensión de la uña.

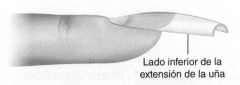

Lado inferior de la extensión de la uña

▲ **FIGURA 9–9** El lado inferior de la extensión de la uña sobresaldrá o se reducirá un poco según la uña natural del cliente y el estilo que prefiera.

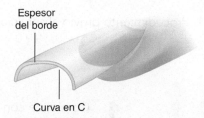

Espesor del borde

Curva en C

▲ **FIGURA 9–10** El espesor del borde debe ser el de una tarjeta de crédito y debe haber una curva en forma de C uniforme en la uña para que esta tenga resistencia.

concordar en forma perfecta. La curva en forma de C proporcionará la estructura a la uña para que tenga un aspecto más delgado en la mano. Más importante aún, la curva en forma de C proporciona resistencia, como la curva de un puente o de un huevo.

Para asegurarse de que el largo de las extensiones de las uñas y de los realces sea apropiado y parejo, asegúrese de medir el largo de los dedos índice, medio y anular; debe ser el mismo en los tres. Los dedos pulgar y meñique también deben estar proporcionados y concordar.

 VERIFICACIÓN

12. ¿Cuál es la definición de vértice y dónde se ubica en los realces para uñas?
13. ¿Dónde está la curva en C de la uña y qué beneficios proporciona?
14. ¿Por qué se crea el vértice de la uña en el área de resistencia?
15. ¿Qué tan grueso debe ser el borde de un realce para uñas?

Procedimiento 9-1
Manicura en seco o preparación de las uñas para realces

Implementos y materiales

Además de los materiales básicos con que cuenta en su mesa de manicura, necesitará los siguientes insumos para el procedimiento de manicura en seco:

- [ ] Escobilla de nailon para manicura
- [ ] Empujador metálico o de madera
- [ ] Acetona o quitaesmalte
- [ ] Alcohol o limpiador de superficie de la uña
- [ ] Lima abrasiva de grano fino
- [ ] Pulidor de grano medio
- [ ] Deshidratante de uñas

Preparación

Consulte el **Procedimiento 6–1**: Procedimiento previo al servicio.

Procedimiento

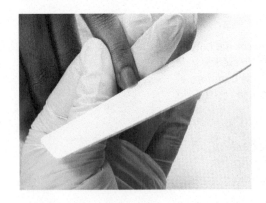

1 Comience con el dedo meñique de la mano izquierda del cliente y quite el esmalte para uñas existente con acetona o quitaesmalte. Repita el procedimiento en la mano derecha.

2 Comience con el dedo meñique de la mano izquierda del cliente y use un abrasivo de grano fino para dar forma y suavizar el borde libre de cada uña.

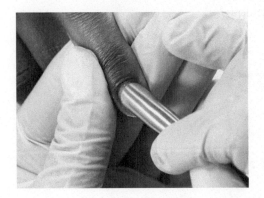

3 Comience con el dedo meñique de la mano izquierda del cliente y use un empujador metálico o de madera para empujar suavemente el eponiquio, exponiendo la cutícula unida a la lámina ungueal. Repita el procedimiento en la mano derecha.

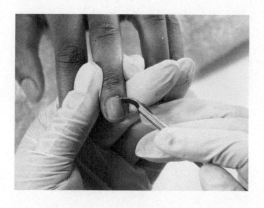

4 Utilice una espátula metálica o de madera para remover suavemente la cutícula seca unida a la lámina ungueal. Elimine el polvo con un cepillo de manicura de nailon seco, limpio y desinfectado.

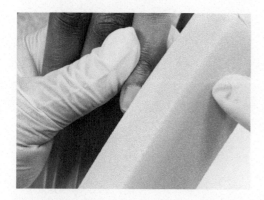

5 Pula ligeramente la superficie de las uñas con un pulidor de grano mediano para eliminar el brillo y cualquier cutícula persistente que quede en la uña.

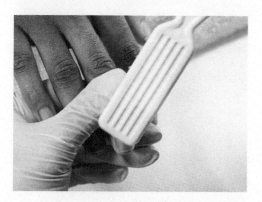

6 Elimine el polvo con un cepillo de manicura de nailon seco, limpio y desinfectado. Luego, limpie las uñas con una toallita sin pelusa con alcohol o un limpiador de la superficie para uñas, a fin de asegurarse de que la uña no contenga polvo o residuos.

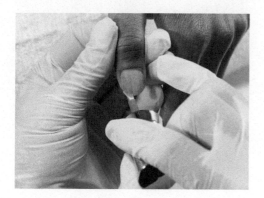

7 Aplique deshidratante de uñas a todas las uñas.

8 Continúe con el procedimiento de realce para uñas de su preferencia.

(Continúa)

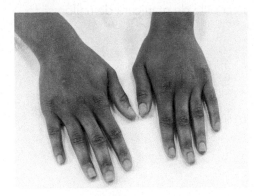

9 Preséntele al cliente el resultado final del estilo.

Etapa posterior al servicio

Complete el **Procedimiento 6–2**: Procedimiento posterior al servicio.

Procedimiento 9-2
Aplicación de uñas postizas con hendidura parcial o completa

Implementos y materiales

Además de los materiales básicos ubicados en la mesa de manicura, necesitará los siguientes insumos para el procedimiento de aplicación de uñas postizas con hendidura parcial o completa:

- ☐ Uñas postizas con hendidura parcial o completa
- ☐ Resina o adhesivo para uñas postizas
- ☐ Limas abrasivas de grano fino y mediano
- ☐ Cortaúñas para uñas postizas
- ☐ Pulidor de grano mediano a fino
- ☐ Protección para los ojos

Preparación

Consulte el **Procedimiento 6–1**: Procedimiento previo al servicio.
Consulte el **Procedimiento 9–1**: Manicura en seco o preparación de las uñas para realces.

Procedimiento

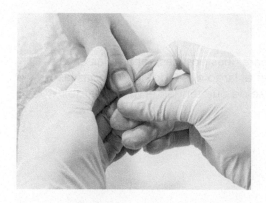

1 Comience con el dedo meñique de la mano izquierda del cliente y elija la uña postiza del tamaño adecuado para la uña. Coloque las uñas postizas premoldeadas y adaptadas en una toalla, en el orden de la posición de los dedos.

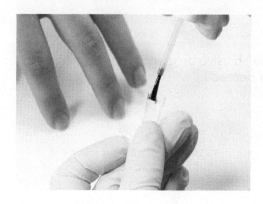

2 Comience con el dedo meñique de la mano izquierda del cliente y aplique el adhesivo en la hendidura de la uña postiza. También puede utilizar un pincel fino con resina. Cubra toda la uña y, luego, presione la uña postiza sobre ella.

(Continúa)

(Continuación)

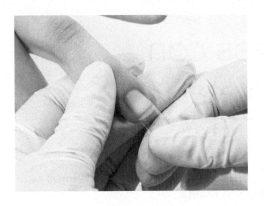

3 Sostenga la uña postiza en un ángulo de 45 grados y conecte la posición de tope en la hendidura al borde libre de la uña natural. Presione lentamente hacia la lámina ungueal y observe cómo la resina se mueve a través de la hendidura. Evite que entren burbujas de aire en el área de contacto. Mantenga la uña en su lugar durante 5 a 10 segundos hasta que el adhesivo se haya secado.

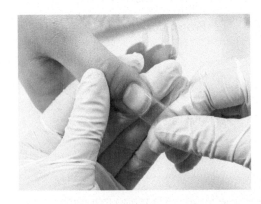

4 Repita los pasos 2 y 3 en todas las uñas. Si aplica una uña torcida, consulte el **Procedimiento 9–4: Remoción de uñas postizas.**

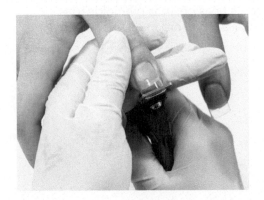

5 Con un cortaúñas para uñas postizas, recorte las uñas postizas hasta lograr el largo deseado. Mida todas las uñas para asegurarse de que tengan el mismo largo.

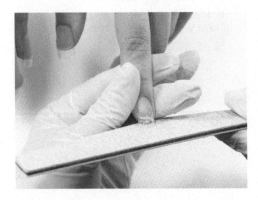

6 Lime las uñas con un abrasivo de grano mediano a fino para lograr la forma deseada.

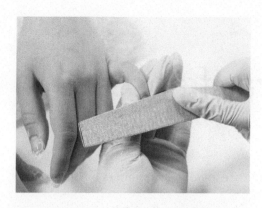

7 Utilice un abrasivo plano de grano mediano a fino contra el área de contacto para limpiar cuidadosamente la hendidura de la uña postiza hasta que quede alineada con la uña natural.

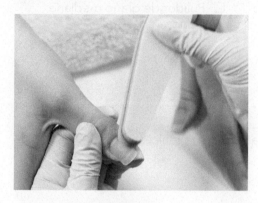

8 Después de que termine de alinear, limpie suavemente toda la uña con un pulidor de grano mediano a fino y elimine el brillo de toda la uña postiza.

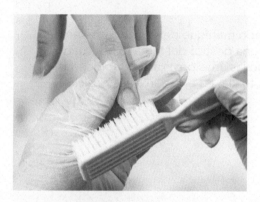

9 Elimine el polvo con un cepillo de manicura seco y limpio.

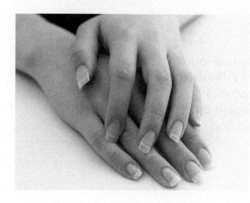

10 Preséntele al cliente el resultado final de la aplicación de la uña postiza.

11 Continúe con el recubrimiento de realce para uñas de su preferencia. Las uñas postizas no se deben usar sin un recubrimiento adicional, como apliques, gel, líquido y polvo, etc., ya que no serán lo suficientemente fuertes para usarlas solas.

Etapa posterior al servicio

Complete el **Procedimiento 6–2**: Procedimiento posterior al servicio.

Procedimiento 9-3
Aplicación de uñas postizas francesas

Implementos y materiales

Además de los materiales básicos ubicados en la mesa de manicura, necesitará los siguientes insumos para el procedimiento de aplicación de uñas postizas francesas:

- ☐ Uñas postizas francesas (en el color de su preferencia)
- ☐ Resina o adhesivo para uñas postizas
- ☐ Limas abrasivas de grano fino y mediano
- ☐ Cortaúñas para uñas postizas
- ☐ Pulidor de grano mediano a fino

Preparación

Consulte el **Procedimiento 6–1**: Procedimiento previo al servicio.
Consulte el **Procedimiento 9–1**: Manicura en seco o preparación de las uñas para realces.

Procedimiento

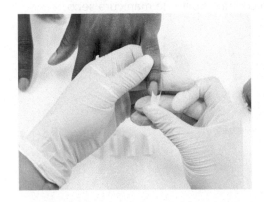

1 Comience con el dedo meñique de la mano izquierda del cliente y elija la uña postiza del tamaño adecuado para la uña. Coloque las uñas postizas premoldeadas y adaptadas en una toalla, en el orden de la posición de los dedos.

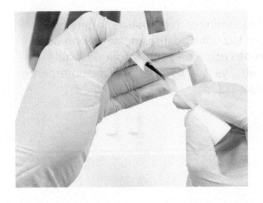

2 Comience con el dedo meñique de la mano izquierda del cliente y aplique el adhesivo en la hendidura de la uña postiza. Si la uña postiza francesa no tiene hendidura, aplique resina justo debajo del borde francés. También puede utilizar un pincel fino con resina. Cubra toda la uña y, luego, presione la uña postiza sobre ella.

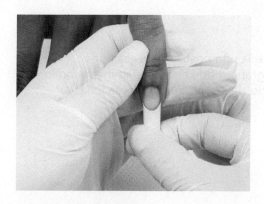

3 Sostenga la uña postiza en un ángulo de 45 grados y conecte la posición de tope en la hendidura al borde libre de la uña natural. Si no presenta hendidura, aplique de manera similar, asegurándose de que la línea francesa cubra la línea del borde libre natural de la uña. Mantenga la uña en su lugar durante 5 a 10 segundos hasta que el adhesivo se haya secado. Si hay un exceso de adhesivo en la media luna, límpielo con una toallita sin pelusa.

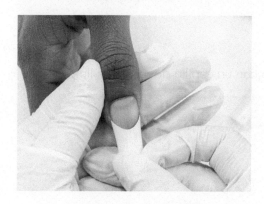

4 Repita los pasos 2 y 3 en todas las uñas. Si aplica una uña torcida, consulte el **Procedimiento 9–4: Remoción de uñas postizas.**

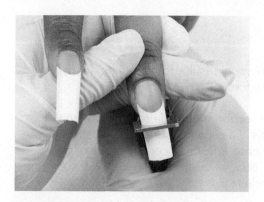

5 Con un cortaúñas para uñas postizas, recorte las uñas postizas hasta lograr el largo deseado. Mida todas las uñas para asegurarse de que tengan el mismo largo.

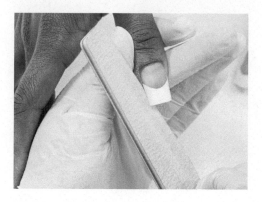

6 Lime las uñas con un abrasivo de grano mediano a fino para lograr la forma deseada.

(Continúa)

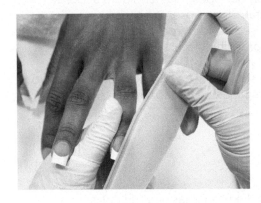

7 Pula suavemente la uña postiza francesa con un abrasivo de grano mediano para eliminar el brillo, teniendo cuidado de no arruinar la media luna.

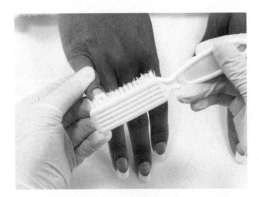

8 Elimine el polvo con un cepillo de manicura limpio y seco.

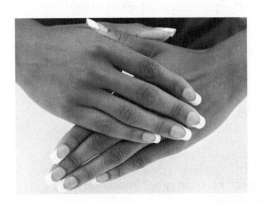

9 Preséntele al cliente el resultado final de la aplicación de la uña postiza francesa.

10 Continúe con el recubrimiento de realce para uñas de su preferencia. Las uñas postizas no se deben usar sin un recubrimiento adicional, como apliques, gel, líquido y polvo, etc., ya que no serán lo suficientemente fuertes para usarlas solas.

Etapa posterior al servicio

Complete el **Procedimiento 6–2**: Procedimiento posterior al servicio.

Procedimiento 9-4
Remoción de uñas postizas

Implementos y materiales

Además de los materiales básicos con que cuenta en su mesa de manicura, necesitará los siguientes insumos para el Procedimiento de remoción de uñas postizas:

- ☐ Recipiente o vaso Dappen de vidrio pequeño
- ☐ Solución o acetona para retirar uñas postizas
- ☐ Empujador de madera
- ☐ Pulidor de grano mediano a fino

Preparación

Consulte el **Procedimiento 6–1**: Procedimiento previo al servicio.

Procedimiento

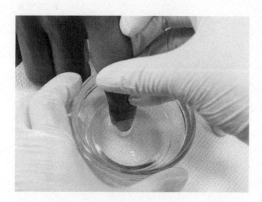

1 Vierta suficiente acetona en un recipiente o vaso Dappen de vidrio pequeño para cubrir las uñas postizas. Remoje una uña, o todas ellas, de 5 a 10 minutos.

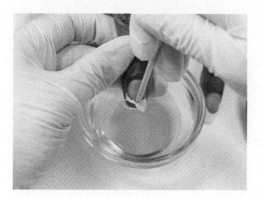

2 Use un empujador de madera para deslizar y retirar la uña postiza ablandada. Tenga cuidado de no arrancar la uña postiza, ya que puede ocasionar daños en la lámina ungueal. Si la uña postiza todavía está adherida, remoje la uña del cliente durante unos minutos más hasta que pueda retirar con facilidad toda la uña postiza.

(Continúa)

(Continuación)

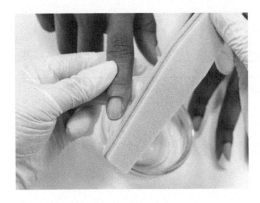

3 Pula suavemente la uña natural con un pulidor de grano fino para eliminar cualquier resto de adhesivo.

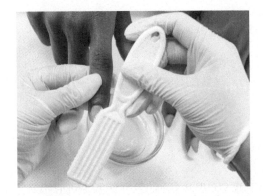

4 Retire todo el polvo con un cepillo para uñas limpio y seco.

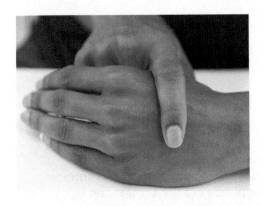

5 Vuelva a colocar la uña postiza, según las indicaciones del **Procedimiento 9–2** o continúe con el servicio deseado.

Etapa posterior al servicio

Complete el **Procedimiento 6–2**: Procedimiento posterior al servicio.

Procedimiento 9-5
Aplicación de moldes para uñas descartables

Implementos y materiales

Además de los materiales básicos ubicados en la mesa de manicura, necesitará los siguientes insumos para el procedimiento de aplicación de moldes para uñas descartables:

☐ Moldes para uñas

Preparación

Consulte el **Procedimiento 6–1**: Procedimiento previo al servicio.
Consulte el **Procedimiento 9–1**: Manicura en seco o preparación de las uñas para realces.

Procedimiento

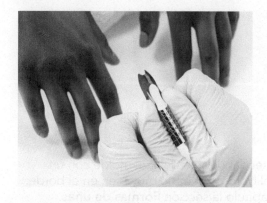

1 Retire el papel de protección del molde. Con la ayuda del pulgar y el índice de ambas manos, sostenga el molde de los bordes laterales y muévalo hacia adelante y hacia atrás para crear un arco.

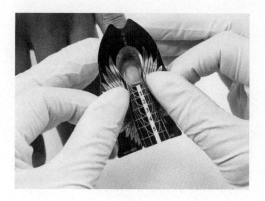

2 Comience con el dedo meñique de la mano izquierda de su cliente y ajuste el molde debajo del borde libre, teniendo cuidado de no apretar el hiponiquio. Si la forma del molde no se ajusta perfectamente a la forma del borde libre, es posible que deba usar tijeras para personalizar el molde.

(Continúa)

(Continuación)

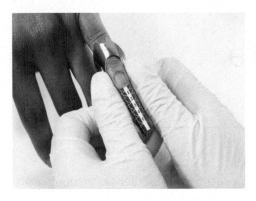

3 Cuando se coloque el molde perfectamente, presione los lados de este para adherir la etiqueta al dedo. Saque los dedos del molde.

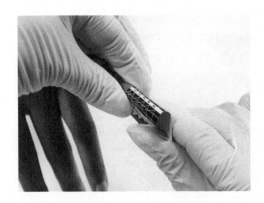

4 Mire desde el lateral para asegurarse de que el molde sea plano y, luego, pellizque la pestaña del borde inferior de este y todas las pestañas restantes para asegurar la estructura del molde.

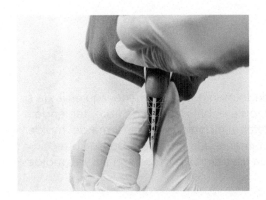

5 Según la forma deseada, deberá dejar el molde con un círculo abierto en el borde o cerrarlo muy bien en el borde. Consulte en este capítulo la sección **Formas de uñas**.

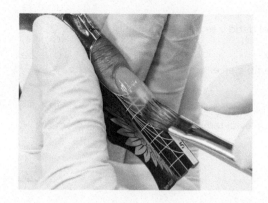

6 Comience a esculpir con el producto de realce para uñas de su preferencia.

Etapa posterior al servicio

Complete el **Procedimiento 6–2**: Procedimiento posterior al servicio.

PROGRESO DE LAS COMPETENCIAS

¿Cómo le va con las uñas postizas y los moldes? **A continuación, marque los Objetivos de aprendizaje del capítulo 9 que considere que domina; deje sin marcar aquellos objetivos que deberá volver a repasar:**

☐ Explicar por qué un técnico en el cuidado de las uñas debe aprender sobre uñas postizas y moldes.

☐ Identificar las diferencias entre los realces para uñas y las extensiones de las uñas.

☐ Explicar cómo debe preparar las uñas para colocar las extensiones de uñas.

☐ Describir cinco tipos distintos de uñas postizas.

☐ Enumerar las ventajas de utilizar moldes para uñas.

☐ Nombrar las siete formas más comunes de uñas solicitadas con uñas postizas.

☐ Identificar las cualidades de un realce para uñas correctamente estructurado.

GLOSARIO DEL CAPÍTULO

acetato de butilo	pág. 255	ingrediente en común con el deshidratante de uñas.
acrilonitrilo butadieno estireno (ABS)	pág. 255	plástico resistente que se utiliza para hacer uñas postizas premoldeadas.
adhesivo para uñas	pág. 256	resina delgada que se aplica en el área de la hendidura de la uña postiza y se usa para adherir la uña postiza a la uña natural.
alcohol isobutílico	pág. 255	ingrediente en común con el limpiador de uñas.

área de resistencia	pág. 262	donde la uña natural crece más allá del dedo y se convierte en el borde libre.
cortaúñas para uñas postizas	pág. 257	están diseñados específicamente para no ejercer presión sobre la uña postiza mientras se corta.`
deshidratante de uñas	pág. 255	producto de preparación para uñas que evita temporalmente que la uña produzca humedad y aceite natural.
extensión de la uña	pág. 254	alarga la uña natural.
hendidura	pág. 256	depresión superficial en la uña postiza que sirve como punto de contacto con la lámina ungueal.
lado inferior de la extensión de la uña	pág. 263	parte inferior real de la extensión de la uña.
limpiador de uñas	pág. 255	producto de preparación para uñas que se utiliza para eliminar los residuos, la humedad y las cantidades pequeñas de aceite que quedan en la superficie de la uña natural.
manicura en seco	pág. 254	se utiliza antes de un servicio de realce para preparar la cutícula y la lámina ungueal sin remojarlas en agua.
molde para uñas	pág. 259	molde que se coloca debajo del borde libre de la uña natural y se utiliza como guía para extender el producto de realce para uñas, de modo que sobresalgan de la punta del dedo y, así, extender el largo de la uña.
molde para uñas reutilizable	pág. 259	molde hecho de plástico o aluminio premoldeados que se pueden limpiar y desinfectar entre cada cliente.
moldes para uñas descartables	pág. 259	a menudo, están hechos de papel o mylar y están cubiertos con los dorsos adhesivos.
mylar	pág. 259	película de poliéster delgada y resistente que se utiliza para hacer moldes para uñas.
posición de tope	pág. 256	punto donde el borde libre de la uña natural se encuentra o hace tope dentro de la hendidura.
realce para uñas	pág. 254	cualquier producto que se le agrega a la uña natural para incrementar la fortaleza y belleza.
recubrimiento	pág. 256	capa de producto de realce para uñas en toda la superficie de la uña a fin de darle resistencia, estructura y soporte.
uña almendrada	pág. 261	forma de uña ovalada con un efecto en punta bastante marcado que termina en una punta afilada.
uña estileto	pág. 261	uña muy larga y con un efecto completamente en punta con un extremo que termina en una punta afilada.
uña postiza	pág. 255	uña premoldeada hecha de plástico ABS.

uña postiza con hendidura completa	pág. 256	uña postiza que cubre toda el área del vértice y generalmente cubre más de la mitad de la lámina ungueal.
uña postiza con hendidura parcial	pág. 256	uña postiza que generalmente se altera en la línea de la hendidura para dejar más a la vista la uña natural.
uña postiza de cobertura total	pág. 256	uña postiza que cubre toda la uña hasta la cutícula.
uña postiza sin hendidura	pág. 256	uña postiza que no tiene ninguna hendidura y, por lo tanto, tampoco tiene posición de tope.
uñas de bailarina	pág. 261	forma de uña larga y con un efecto extremadamente en punta con un extremo cuadrado similar a la de una zapatilla de punta de ballet.
uñas postizas francesas	pág. 256	uñas postizas que se cortan en forma de media luna en el punto de contacto.
vértice o arco	pág. 262	el punto más alto de la uña. Tiene forma ovalada y está ubicado en el centro de la uña y es el área de la uña con más cantidad de producto y mayor resistencia.

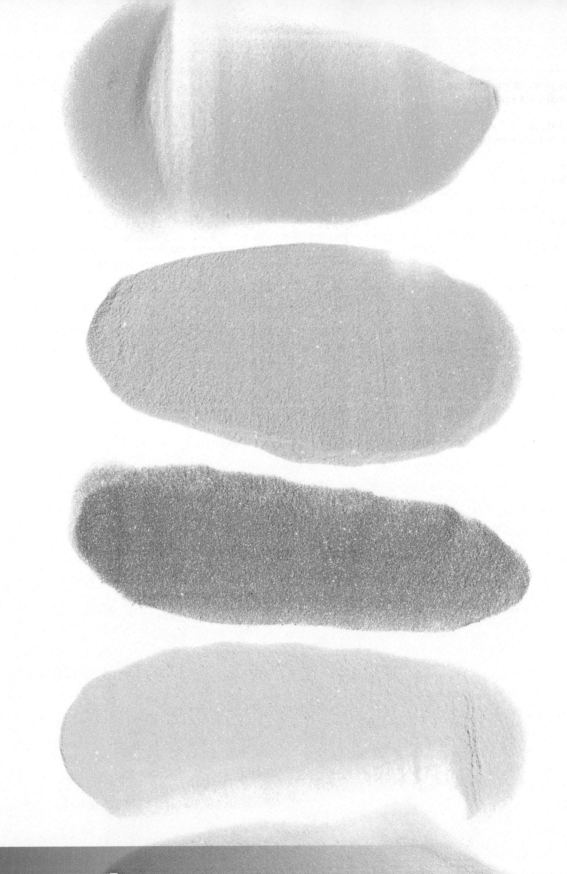

CAPÍTULO 10
Sistemas De Resina Para Uñas

"Las grandes cosas se hacen mediante una serie de pequeñas cosas que se unen".

Vincent van Gogh

Objetivos de aprendizaje

Al finalizar este capítulo, usted podrá:

1. Explicar por qué debería aprender sobre los sistemas de resinas para uñas.
2. Definir las resinas para uñas y los sistemas de resinas para uñas.
3. Describir cómo el uso de apliques puede fortalecer las uñas.
4. Resumir las ventajas de aplicar un sistema de polvos de inmersión.

Explicar por qué debería aprender sobre los sistemas de resinas para uñas

Los sistemas de resinas para uñas han existido por mucho tiempo, y han ido cambiando y progresando con el tiempo. Lo único que no cambió es que estos sistemas siguen siendo una excelente opción para recubrir o extender la uña natural. Son uno de los sistemas de realce de uñas más fáciles de aplicar, por lo que genera un ahorro de tiempo en el salón. Como técnico en el cuidado de las uñas, debe comprender muy bien las resinas para uñas por las siguientes razones.

- La combinación de resina y un trozo de tela es la solución perfecta para reparar una grieta o rotura en la uña natural.
- Los sistemas de polvos de inmersión con color son un servicio muy popular y es posible que su cliente los solicite.
- Los sistemas de resinas son una excelente opción para los clientes que solo desean extenderse las uñas para una ocasión especial, ya que luego pueden quitarse con facilidad.

Definir las resinas para uñas y los sistemas de resinas para uñas

Los **sistemas de resinas para uñas** son un grupo de productos que incluye resina para uñas, para fortalecer y darle estructura a una uña natural

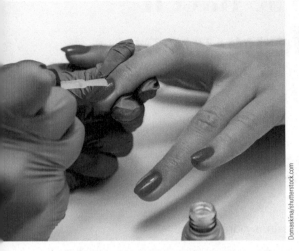

▲ **FIGURA 10–1** TLas resinas con mayor viscosidad se pueden aplicar a modo de capa protectora.

o postiza. Las resinas para uñas no suelen utilizarse solas en la uña porque necesitan refuerzo para poder brindar flexibilidad y dar fuerza y cuerpo a la uña.

Las **resinas para uñas** se fabrican a partir de cianoacrilatos. El cianoacrilato es un monómero acrílico líquido e incoloro que se endurece fácilmente y se utiliza como un adhesivo potente y de rápida acción. El cianoacrilato varía en viscosidad. La **viscosidad** se refiere al espesor de la resina líquida. Cuanto menor sea la viscosidad, mejor es la adhesión y más rápido es el tiempo de secado. El cianoacrilato muy fino puede ser denominado simplemente pegamento para uñas o adhesivo para uñas postizas. Las más viscosas o espesas, pueden llamarse resinas o **resinas de construcción**. Las resinas menos viscosas o más líquidas suelen usarse como base. Las resinas más viscosas o espesas se usan como fortalecedores o como una capa protectora (**Figure 10–1**).

Algunas resinas pueden ser muy viscosas, por lo que necesitan un acelerador de resina para endurecerse. En algunos casos, se utilizan aceleradores para ahorrar tiempo. Un **acelerador de resina** o activador ayuda a acelerar el tiempo de secado de la resina. Los activadores vienen en varias formas diferentes (con pincel, con bombas, con rociador y en aerosol) y se usan antes y después de la resina para acelerar el proceso de secado.

Las resinas para uñas brindan una gran adhesión para la uña natural y también poseen una gran durabilidad cuando se utilizan con un producto flexible para recubrir las uñas. Los sistemas de resinas se pueden usar sobre las uñas naturales o junto con una aplicación de uñas postizas, para alargarlas aun más. Los sistemas de resinas se quitan con facilidad remojando o envolviendo las uñas con acetona o con un producto removedor. Esto los convierte en una excelente opción para eventos especiales, como las graduaciones y bodas, ya que tal vez el cliente solo desee usar las extensiones de uñas durante algunos días o semanas.

 VERIFICACIÓN

1. ¿Qué es un sistema de resina para uñas?
2. ¿De qué están hechas las resinas para uñas?
3. ¿Qué producto ayuda a acelerar el tiempo de secado de las resinas?

Describir cómo el uso de apliques puede fortalecer las uñas

Los métodos en los que se fija una capa de tela o papel sobre una uña para garantizar su resistencia y duración se denominan **apliques de uñas**. Los apliques de uñas se pueden utilizar para reparar una uña, como recubrimiento a fin de fortalecer las uñas naturales, o para una aplicación de uñas postizas. Se puede utilizar casi cualquier tipo de material reabsorbible para envolver una uña, sin embargo, los más comunes son los **apliques de tela**. Pueden fabricarse con cualquier tipo de tela, pero la seda y la fibra de vidrio son los apliques de uñas más populares, por su duración. Los **apliques de seda** están hechos de un material natural delgado, con una trama cerrada que se vuelve transparente cuando se le coloca resina para apliques. Son livianos y tienen una apariencia lisa y transparente cuando se los aplica en la uña (**Figura 10–2**). Los **apliques de fibra de vidrio** están hechos de una malla sintética muy delgada con una trama suelta. Ese tipo de trama facilita el uso y permite la penetración de la resina para apliques, lo que mejora la adhesión y la claridad. Los apliques de tela se pueden comprar en muestrarios, rollos o paquetes de piezas precortadas con o sin reverso adhesivo.

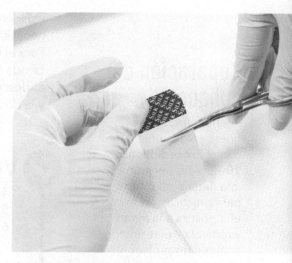

▲ **FIGURA 10–2 Prepare el aplique de seda cortando la cantidad que necesita para cubrir la uña.**

En un sistema de apliques, se aplica resina en la uña, se coloca la tela por encima y se utilizan unas tijeras pequeñas para recortar la tela y adaptarla a la uña. La tela se recorta un poco más pequeña que la lámina ungueal para evitar que esta se levante y se separe de la uña. Asegúrese de evitar que el polvo y los aceites de sus dedos contaminen la tela, ya que esto podría impedir que la tela se adhiera.

Después de adherir la tela, se usa una capa delgada de resina, prácticamente invisible, para que penetre en esta. En algunos casos, usted agregará una resina de construcción sobre la tela para construir el vértice y aumentar el realce. Cuando se agregan varias capas de resina, suele utilizarse un activador para acelerar el tiempo de endurecimiento o secado (**Figura 10–3**).

Cuando extienda la uña con uñas postizas y aplique un recubrimiento, utilizará una banda de resistencia para colocar el primer recubrimiento de tela. Una **banda de resistencia** es una banda de tela de unos 3,12 mm (1/8 pulg.) de largo que se aplica a lo largo de la **banda onicodérmica** o la línea donde se encuentran el borde libre y el lecho ungueal. Este es un punto donde suele haber resquebrajamiento y, cuando se agrega la banda de resistencia, brinda fortaleza adicional en esta área.

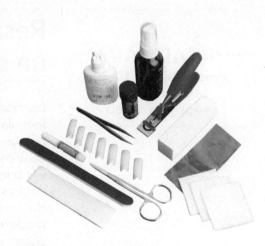

▲ **FIGURA 10–3 Insumos necesarios para colocar apliques de tela.**

También puede usar una banda de resistencia para reparar una grieta en la uña natural. A menudo, el cliente solicitará una manicura básica y tendrá una ruptura o grieta en una o más uñas. Una banda de resistencia es una buena opción para reparar las grietas.

Los apliques de tela requieren un mantenimiento periódico para que mantengan una apariencia fresca. **Mantenimiento** es el término que se utiliza para indicar que se debe retocar el realce para uñas después de 2 semanas o más desde la aplicación inicial del producto de aplique para uñas. En realidad, el servicio de mantenimiento cumple dos metas: le permite al técnico 1) aplicar el producto de realce en el crecimiento nuevo de la uña, lo que comúnmente se denomina **rellenado**, y 2) permite corregir estructuralmente la ubicación del vértice de la uña para equilibrar y prolongar su resistencia, forma y durabilidad; esto se suele denominar **rebalance**.

El mantenimiento de los apliques cada dos semanas se logra fácilmente puliendo la uña y agregando resina en el área del nuevo crecimiento.

---REALIZAR---
Procedimiento 10–1:
Reparación de uñas mediante la colocación de apliques de tela

Reparación de apliques

Intente reparar una grieta en una uña natural con el **Procedimiento 10–1**. Si no tiene una uña natural quebrada para practicar, corte una uña postiza a la mitad y repárela. ¿El resultado final quedó prolijo? ¿Agregó una cantidad de resina suficiente para que no se perciba la banda de resistencia?

—REALIZAR—

Procedimiento 10–2:
Mantenimiento de apliques de tela

Dos semanas después, cuando el aplique cumpla cuatro semanas en la uña, necesitará tela y resina adicional para mantener la durabilidad del realce. Para el mantenimiento de la cuarta semana, necesitará cortar una pequeña banda de tela para cubrir el área de crecimiento que haya quedado al descubierto. El mantenimiento es necesario para conservar la belleza y la durabilidad de la uña.

 VERIFICACIÓN

4. ¿Qué es un aplique de uñas?
5. ¿Qué es un aplique de tela?
6. Al extender las uñas con uñas postizas y aplique un recubrimiento, ¿qué se utiliza antes de colocar el primer recubrimiento de tela?

Resumir las ventajas de aplicar un sistema de polvos de inmersión

Las resinas también se pueden utilizar junto con polímeros especialmente formulados, conocidos como sistemas de inmersión. Este servicio es único porque el cliente puede recibir un servicio con recubrimiento acrílico y color de uñas, todo en uno. Esto hace que el cliente y el técnico ahorren tiempo y le brinda mayor fortaleza a la uña natural o a la extensión postiza.

Los **sistemas de inmersión** son sistemas a base de resina y polvo de polímero, en los que la resina absorbe el polvo para crear un recubrimiento duro sobre la uña. Los polímeros en polvo que usan en el sistema de inmersión son muy distintos a los polímeros en polvo que se usan en los servicios para uñas líquidos y en polvo. El **polvo de inmersión** es un polímero en polvo muy fino que suele tener una alta pigmentación de color. Algunas marcas de polvos de inmersión se pueden utilizar con un monómero líquido para formar una uña.

Los sistemas de inmersión suelen contener deshidratante de uñas, una resina base, polvo de inmersión, activador y una capa de resina. Al realizar un servicio de realce para uñas, debe comenzar por una manicura en seco o húmeda. Después de preparar la uña de manera adecuada, debe aplicar resina base en la uña y, luego, sumergir o verter el polvo sobre la uña, para que la resina absorba el polvo. Algunos técnicos y clientes preferirán evitar sumergir los dedos de distintas personas en el mismo recipiente con polvo. A pesar de que es poco probable que los patógenos, como bacterias, virus y hongos, crezcan en este medio, existen otras opciones para usar los polvos de inmersión. Una alternativa es verter el polvo de inmersión sobre la resina; sin embargo, puede que no consiga el color compacto y la capa delgada que desea. También puede utilizar platillos auxiliares más pequeños con polvo de inmersión y desechar el polvo que no utilizó después de cada cliente.

Después de completar las 10 uñas, puede quitar el exceso de polvo y aplicar una segunda capa para dar más intensidad y saturación de color. Es muy importante recordar que cuando comienza la segunda capa de base, debe limpiar el pincel con una toalla que no deje pelusas antes de volver a colocarlo en la botella. Debido a que ya se aplicó el polvo, hay posibilidades de que las partículas de polvo diminutas se adhieran a la resina base del pincel de aplicación. Si estas partículas vuelven a la botella de la resina base, harán que la resina se vuelva espesa y fibrosa dentro del recipiente y, por lo tanto, se volverá inutilizable. Por lo que, nuevamente, aplique la segunda capa de resina base en la uña, limpie el pincel con una toalla sin pelusa y vuelva a colocar el pincel para aplicación en la botella. Luego, sumerja rápidamente la uña dentro del polvo elegido.

Luego de haber hecho dos o tres aplicaciones de color en la uña, debe aplicar un activador para ayudar a que las capas se sequen. Aplique otra capa de resina base sobre el activador para proteger la aplicación de polvo mientras lima y pule. Recuerde que después de aplicar la resina, el pincel se utiliza sorbe el activador, por lo que debe limpiarlo rápidamente con una tolla que no deje pelusas para evitar que la resina se endurezca en el pincel. Si el pincel se seca y se pone rígido, debe sumergirlo en acetona o limpiador de pinceles durante unos 10 minutos para retirar los productos adheridos.

Después de modelar y suavizar la uña, aplique una capa final de activador y límpiela con un material que no deje pelusas. Ahora ya puede aplicar el esmalte a las uñas con la capa de resina, que suele tener una fórmula muy brillante. La mayoría de los sistemas requieren que se apliquen dos capas de resina. Una capa crea un acabado suave y la segunda crea una capa brillosa.

Los sistemas de inmersión pueden incluir varias opciones de colores y les dan la posibilidad a los técnicos en el cuidado de las uñas de ofrecer un servicio de color que dura 14 días sin la necesidad de una lámpara UV o LED (**Figura 10–4**). Antes de que aparecieran los sistemas de inmersión con color, los únicos servicios que les permitían a los clientes usar un color durante 14 a 21 días eran el esmalte de gel y el gel duro de color. Sin embargo, ambos sistemas requieren de la compra de una lámpara UV o LED.

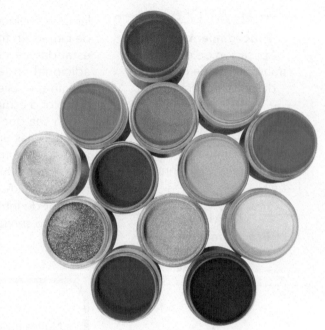

▲ **FIGURA 10–4** Los polvos de inmersión vienen en muchos colores.

Debido a que es muy fácil de realizar, el estilo de manicura francesa es muy popular entre los servicios de sistemas de inmersión. Con solo sumergir la punta de la uña en ángulo dentro del polvo de color blanco, podrá crear una media luna perfecta. Después de introducir la punta en el polvo blanco, retire rápidamente el exceso de polvo y sumerja toda la uña en un polvo rosado puro para obtener un estilo hermoso de manicura francesa.

Crear una extensión transparente básica también es muy fácil con los sistemas de inmersión, y esta puede ser la extensión de uña más fácil de hacer hasta que se sienta cómodo con otros métodos, como el gel duro, los líquidos y los polvos. Algunos clientes pedirán extenderse las uñas, pero sin usar un color de inmersión específico. Puede extender

─REALIZAR─
Procedimiento 10–3:
Aplicación de sistema de polvos de inmersión de un color

─REALIZAR─
Procedimiento 10–4:
Aplicación de inmersión estilo francés (rosa y blanco)

---REALIZAR---
Procedimiento 10–5:
Aplicación de extensión transparente de un sistema de polvos de inmersión

---REALIZAR---
Procedimiento 10–6:
Mantenimiento de inmersión

---REALIZAR---
Procedimiento 10–7:
Remoción de la resina para uñas

las uñas fácilmente aplicando uñas postizas y recubriéndolas con un polvo de inmersión transparente. El proceso es un poco diferente a la aplicación estándar de color de inmersión, ya que deberá crear una resistencia adicional en la uña para que soporte la nueva longitud. Una vez que termine, el cliente puede mantenerlas transparentes o utilizar esmalte de color o esmalte de gel.

Ya sea que recubra la uña natural o aplique uñas postizas para crear longitud, las uñas necesitarán mantenimiento después de dos semanas, al igual que con el líquido y el polvo tradicional para uñas. El proceso es sencillo: Si el cliente quiere el mismo color de uña, se pueden rellenar las uñas con el sistema de inmersión. Si el cliente desea cambiar el color de inmersión, deberá sumergir las uñas, quitar el color y realizar un nuevo servicio.

VERIFICACIÓN

7. ¿Puede mencionar una de las ventajas de utilizar el sistema de inmersión, desde el punto de vista del cliente?
8. ¿Cuál es la ventaja de utilizar el sistema de inmersión con color, en lugar del esmalte de gel?
9. ¿Qué es un sistema de inmersión?

Procedimiento 10-1
Reparación de uñas mediante la colocación de apliques de tela

Implementos y materiales

Además de los materiales básicos de la mesa de manicura, necesitará los siguientes insumos para reparar las uñas mediante la colocación de apliques de tela:

- ☐ Deshidratante de uñas
- ☐ Tela con reverso adhesivo
- ☐ Resina
- ☐ Acelerador de resina
- ☐ Tijeras pequeñas
- ☐ Pulidor de uñas de grano mediano
- ☐ Abrasivo de grano mediano
- ☐ Pequeño trozo de plástico
- ☐ Pinzas

Preparación

Consulte el **Procedimiento 6–1**: Procedimiento previo al servicio.
Consulte el **Procedimiento 9–1**: Manicura en seco o preparación de las uñas para realces.

Procedimiento

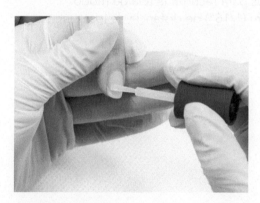

1 Aplique una pequeña cantidad de resina en el quiebre o la ruptura para mantener la uña unida.

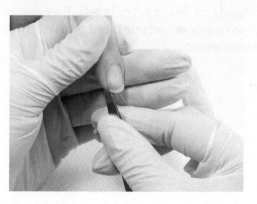

2 Déjela secar al aire. Con los dedos o con una pinza, sostenga la uña en su lugar mientras se seca.

(Continúa)

(Continuación)

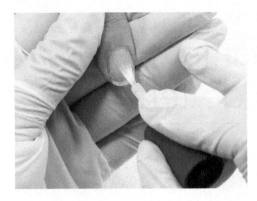

3 Aplique una capa de resina sobre toda la superficie de la uña. Recuerde evitar que la resina entre en contacto con la piel.

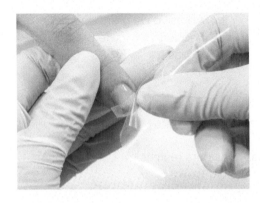

4 Retire el reverso de la tela con un par de pinzas y corte una pequeña banda de 6,35 mm (¼ pulg.). Con cuidado, coloque la tela sobre la grieta en la lámina ungueal y presione con un trozo pequeño de plástico.

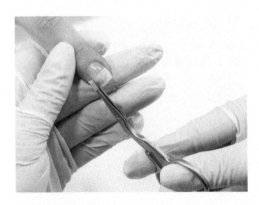

5 Use tijeras pequeñas para recortar la tela de modo que quede a 1,6 mm (1/16") de distancia de los bordes laterales.

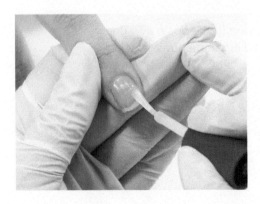

6 Aplique una capa delgada de resina sobre la tela. Presione suavemente hacia abajo y limpie con una pieza de plástico. Vuelva a aplicar, si es necesario.

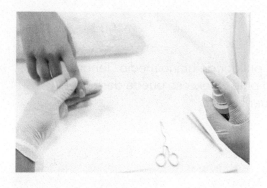

7 Con un rociador, pincel o gotero, coloque un acelerador de resina específicamente diseñado para el producto que está utilizando. Siga las instrucciones del fabricante. Si usa un rociador, siempre sostenga la botella a una distancia aproximada de 30 cm (12 pulg.) de la uña. El activador se disipará aproximadamente dos minutos después de su aplicación; de modo que no aplique resina inmediatamente después del activador, ya que el pincel con resina o la boquilla del extensor podrían endurecerse si tocan la uña.

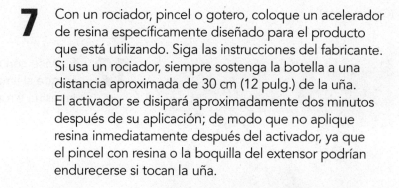

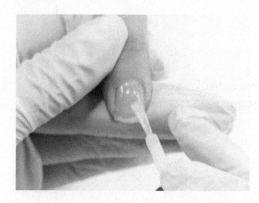

8 Aplique una capa de resina para apliques en toda la uña. Selle el borde libre.

9 Coloque el acelerador de resina.

10 Repita los pasos 8 y 9 para dar una segunda capa.

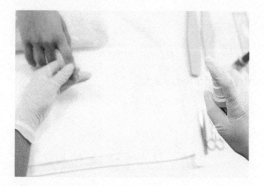

11 Utilice un abrasivo de grano mediano para dar forma a la uña.

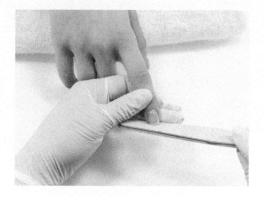

(Continúa)

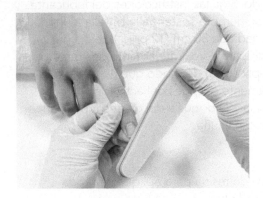

12 Suavice con un pulidor de grano medio. Tenga cuidado, ya que si lima o pule en exceso puede desgastar la resina y romper la tela.

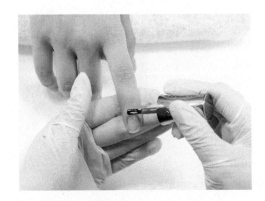

13 Aplique aceite para cutículas con un pincel descartable o un gotero y masajee para que penetre en la piel.

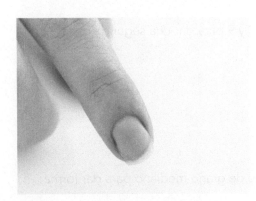

14 Preséntele al cliente la uña reparada.

Procedimiento posterior al servicio

Complete **el Procedimiento 6–2**: Procedimiento posterior al servicio.

Procedimiento 10-2
Mantenimiento de apliques de tela

Implementos y materiales

Además de los materiales básicos de su mesa de manicura, necesitará los siguientes insumos para el Procedimiento de mantenimiento de apliques de tela:

- ☐ Deshidratante de uñas
- ☐ Resina
- ☐ Acelerador de resina
- ☐ Abrasivo de grano mediano
- ☐ Pulidor de grano medio
- ☐ Tela con reverso adhesivo
- ☐ Tijeras pequeñas
- ☐ Pequeño trozo de plástico
- ☐ Pinzas

Preparación

Consulte el **Procedimiento 6–1**: Procedimiento previo al servicio.

Procedimiento

1 Comience con el dedo meñique y proceda de izquierda a derecha. Utilice un quitaesmaltes sin acetona para retirar todo el esmalte presente en las uñas y evitar dañar los apliques. La acetona descompondrá la resina para apliques.

2 Empuje el eponiquio hacia atrás. Lime el borde libre de las uñas, según sea necesario.

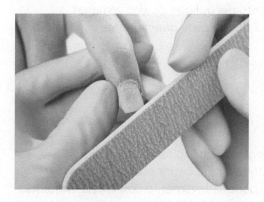

3 Pula suavemente toda la uña con un pulidor de grano medio para eliminar el brillo. Con cuidado, funda y suavice la línea de demarcación entre el nuevo crecimiento y el aplique de tela con un abrasivo de grano mediano. Evite dañar la uña natural con el abrasivo. Retire el polvo con un cepillo para uñas de nailon limpio y seco.

(Continúa)

(Continuación)

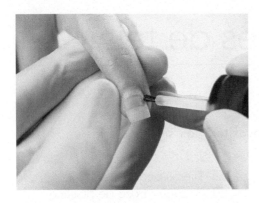

4 Aplique el deshidratante de uñas a la nueva área de crecimiento de la uña natural.

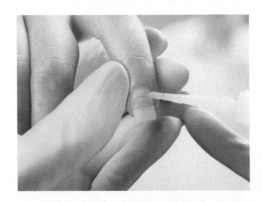

5 Coloque una pequeña cantidad de resina para uñas en el área de nuevo crecimiento de la uña, asegurándose de no tocar la piel.

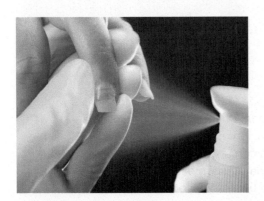

6 Aplique el acelerador de resina para apliques específicamente diseñado para el producto que está utilizando. Siga las instrucciones del fabricante.

7 Para un mantenimiento del aplique de dos semanas, repita los pasos 6 y 7, luego pase directamente al paso 10.

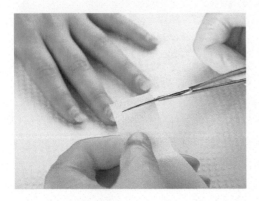

8 Para un mantenimiento de cuatro semanas, aplique una banda de resistencia para cubrir el área de nuevo crecimiento y superponerla levemente con la tela existente. Aplique resina hasta saturar la tela y luego aplique el acelerador de resina.

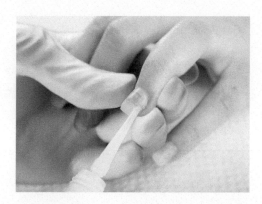

9 Aplique resina en toda la lámina ungueal para fortalecer, suavizar y volver a sellar el aplique de uñas. Aplique activador de resina. De ser necesario, añada capas adicionales de resina y activador.

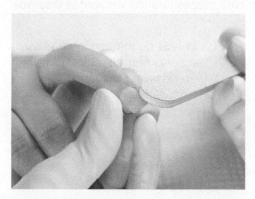

10 Utilice un abrasivo medio o fino y páselo suavemente sobre la superficie del aplique de uñas para eliminar cualquier mancha fuerte y otras imperfecciones.

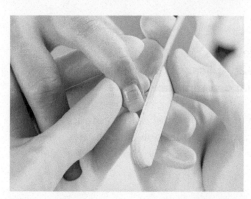

11 Pula con un pulidor de 180 granos para suavizar.

12 Aplique aceite para cutículas, seguido de loción para manos. Masajee la mano y el brazo.

13 Limpie las uñas con un limpiador de uñas o alcohol, con el fin de eliminar los restos de aceite de la uña para que se adhiera el esmalte.

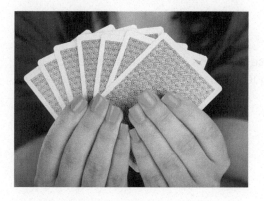

14 Pula las uñas.

15 Preséntele al cliente el resultado final.

Procedimiento posterior al servicio

Complete **el procedimiento 6–2**: Procedimiento posterior al servicio.

Procedimiento 10-3
Aplicación de sistema de polvos de inmersión de un color

Implementos y materiales

Además de los materiales básicos con que cuenta en su mesa de manicura, necesitará los siguientes insumos para la aplicación de un sistema de polvos de inmersión:

- ☐ Deshidratante de uñas
- ☐ Capa base de resina
- ☐ Capa protectora de resina

- ☐ Acelerador de resina
- ☐ Abrasivo de grano mediano
- ☐ Pulidor de grano medio

- ☐ Polvos de inmersión en el color preferido, colocados en un vaso Dappen
- ☐ Cepillo empolvador suave

Preparación

Consulte el **Procedimiento 6–1**: Procedimiento previo al servicio.
Consulte el **Procedimiento 9–1**: Manicura en seco o preparación de las uñas para realces.

Procedimiento

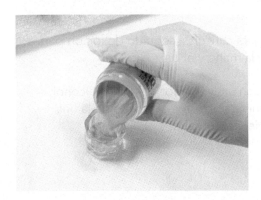

1 Coloque uñas postizas, si lo desea. Consulte el **Procedimiento 9–2: Aplicación de uñas postizas con hendidura parcial o completa**.

2 Coloque el polvo de inmersión en el color preferido en un vaso Dappen. Agregue más polvo durante el servicio, según sea necesario.

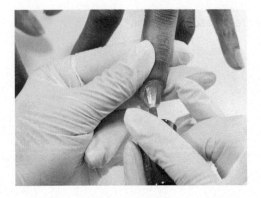

3 Aplique la capa base de resina en toda la superficie de la uña, lo más cerca que pueda de la piel, pero sin tocarla.

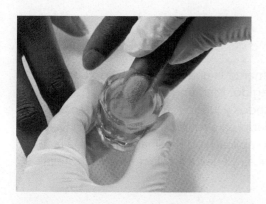

4 Sumerja rápidamente la uña dentro del vaso Dappen con el polvo elegido. Manténgala sumergida por uno o dos segundos y luego retírela. Dé golpecitos suaves al dedo para retirar el excedente de polvo.

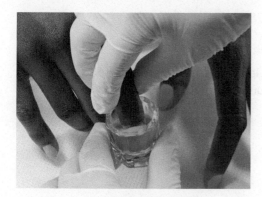

5 Repita los pasos 3 y 4 con el resto de las uñas.

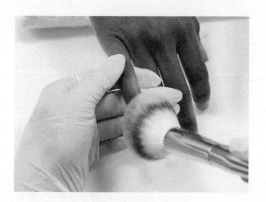

6 Quite todo el polvo excedente con un cepillo empolvador suave.

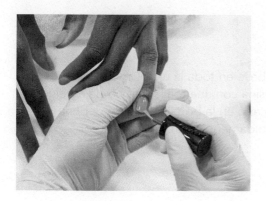

7 Aplique una segunda capa base de resina en la uña, asegurándose de haber cubierto bien el borde libre. Limpie el cepillo aplicador de resina con una toalla que no deje pelusa y vuelva a colocarlo en la botella.

(Continúa)

(Continuación)

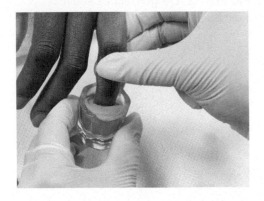

8 Sumerja rápidamente la uña dentro del vaso Dappen con el polvo elegido. Manténgala sumergida por uno o dos segundos y luego retírela. Dé golpecitos suaves con el dedo para retirar el excedente de polvo. Limpie el cepillo aplicador de resina con una toalla que no deje pelusa y vuelva a colocarlo en la botella.

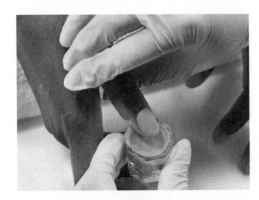

9 Repita en todas las uñas restantes. Quite todo el polvo excedente con un cepillo de maquillaje suave.

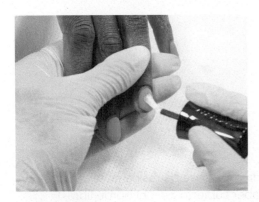

10 Aplique el activador de resina en las 10 uñas.

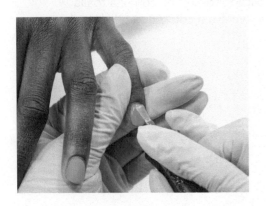

11 Aplique resina base en toda la uña. Limpie el cepillo aplicador de resina con una toalla que no deje pelusa y vuelva a colocarlo en la botella. La base debería secarse muy rápidamente, gracias al activador.

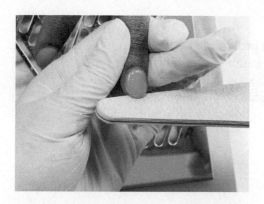

12 Al comenzar el proceso de limado, asegúrese de contar con el recolector de polvo. Recuerde usar la máscara respiratoria aprobada por el Instituto Nacional para la Seguridad y Salud Ocupacional (NIOSH).

13 Utilice un abrasivo de grano mediano para darle forma a las uñas, de ser necesario.

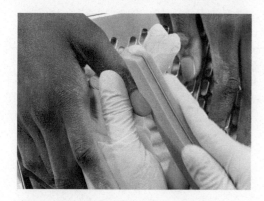

14 Suavice la superficie de la uña con una barra pulidora de grano medio.

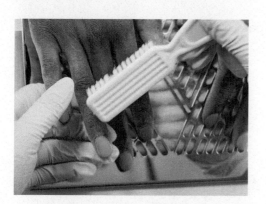

15 Retire el polvo con un cepillo para uñas limpio, seco y desinfectado.

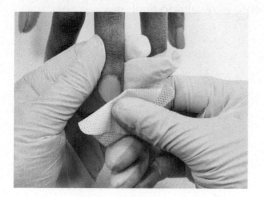

16 Aplique activador a las 10 uñas. Limpie la superficie con una toalla que no deje pelusas para garantizar que no haya quedado un exceso de activador.

(Continúa)

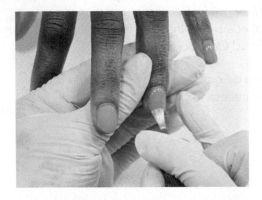

17 Aplique la capa protectora de resina en toda la superficie de la uña, asegurándose de que el producto no toque la piel. Limpie el cepillo aplicador de resina con una toalla que no deje pelusa y vuelva a colocarlo en la botella.

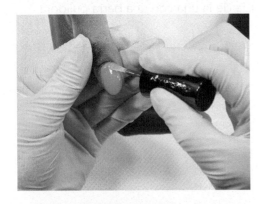

18 Repita, para dar una segunda capa. Deje actuar la resina por aproximadamente ocho minutos hasta que se seque.

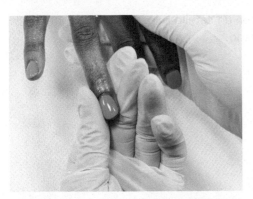

19 Aplique aceite para cutículas, luego loción para manos. Masajee bien.

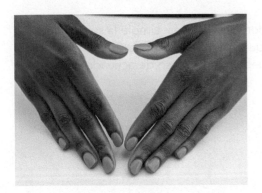

20 Preséntele al cliente el resultado final.

Procedimiento posterior al servicio

Complete **el Procedimiento 6–2**: Procedimiento posterior al servicio.

Procedimiento 10-4
Aplicación de inmersión estilo francés (rosa y blanco)

Implementos y materiales

Además de los materiales básicos con los que cuenta en su mesa de manicura, necesitará los siguientes insumos para la aplicación de un sistema de inmersión estilo francés:

☐ Deshidratante de uñas
☐ Capa base de resina
☐ Capa protectora de resina
☐ Acelerador de resina
☐ Abrasivo de grano mediano

☐ Pulidor de grano medio
☐ Polvo de inmersión blanco colocado en un vaso Dappen o un vaso de inmersión de estilo francés

☐ Polvo de inmersión rosa colocado en un vaso Dappen o un vaso de inmersión estilo francés
☐ Cepillo empolvador suave

Preparación

Consulte el **Procedimiento 6–1**: Procedimiento previo al servicio.
Consulte el **Procedimiento 9–1**: Manicura en seco o preparación de las uñas para realces.

Procedimiento

1 Coloque uñas postizas, si lo desea. Consulte el **Procedimiento 9–2: Aplicación de uñas postizas con hendidura parcial o completa**.

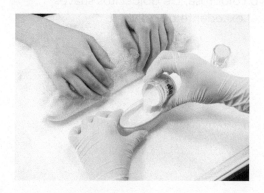

2 Coloque el polvo de inmersión en el color preferido en dos vasos Dappen o vasos de inmersión estilo francés. Agregue más polvo durante el servicio, según sea necesario.

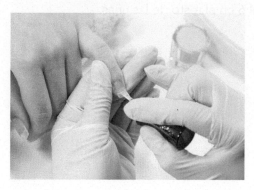

3 Aplique la capa base de resina en toda la superficie de la uña lo más cerca que pueda de la piel, pero sin tocarla.

(Continúa)

(Continuación)

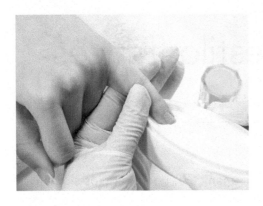

4 Lleve lentamente la uña al vaso Dappen e introdúzcala formando un ángulo de 90 grados. Cubra el borde libre de la uña con el polvo de inmersión estilo francés y cree la media luna.

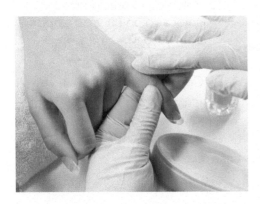

5 Manténgala sumergida por uno o dos segundos y luego retírela, sosteniendo la uña hacia abajo. Dé unos golpecitos suaves sobre el dedo para eliminar todo exceso de polvo blanco.

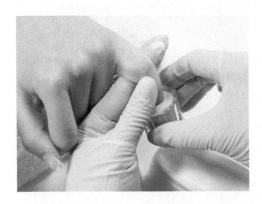

6 Sumerja inmediatamente toda la uña dentro del vaso Dappen con el polvo color rosa. Dé golpecitos suaves al dedo para retirar el excedente de polvo.

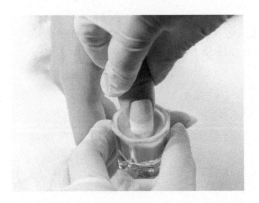

7 Repita los pasos 3 al 6 en el resto de las uñas.

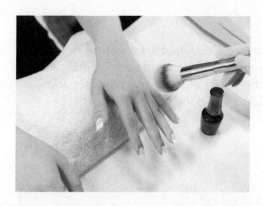

8 Con un cepillo empolvador suave, quite el exceso de polvo que no haya sido absorbido por la capa base. Asegúrese de esperar hasta que la uña esté completamente seca antes de quitar el polvo excedente.

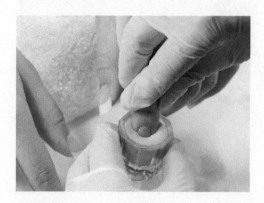

9 Repita los pasos 3 al 6 en las 10 uñas. Asegúrese de alinear la media luna perfectamente con la primera capa. Quite todo exceso de polvo de inmersión.

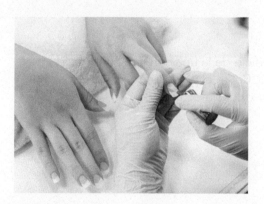

10 Aplique el activador de resina en las 10 uñas.

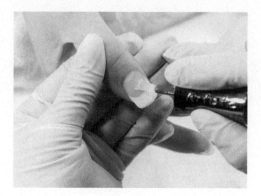

11 Aplique base de resina en las 10 uñas. La base debería secarse muy rápidamente, gracias al activador.

(Continúa)

(Continuación)

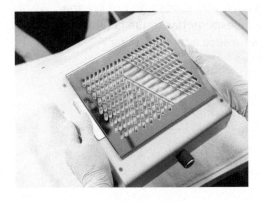

12 Al comenzar el proceso de limado, asegúrese de contar con el recolector de polvo. Recuerde usar la máscara respiratoria aprobada por el Instituto Nacional para la Seguridad y Salud Ocupacional (NIOSH).

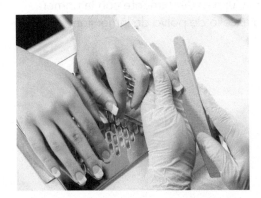

13 Utilice un abrasivo de grano mediano para darle forma a las uñas, de ser necesario.

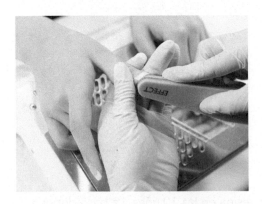

14 Suavice la superficie de la uña con una barra pulidora de grano medio. Retire el polvo con un cepillo para uñas limpio, seco y desinfectado.

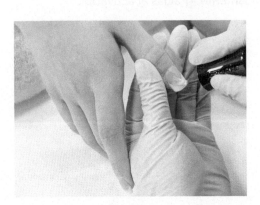

15 Aplique activador a las 10 uñas. Limpie la superficie con una toalla que no deje pelusas para garantizar que no haya quedado un exceso de activador.

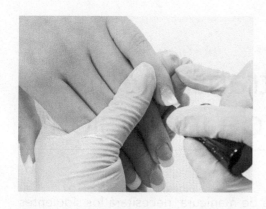

16 Aplique la capa protectora de resina a las 10 uñas. Repita, para dar una segunda capa. Deje actuar la resina por aproximadamente ocho minutos hasta que se seque.

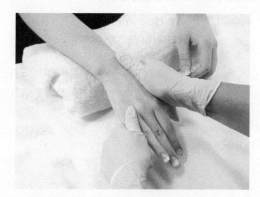

17 Aplique aceite para cutículas, luego loción para manos. Masajee bien.

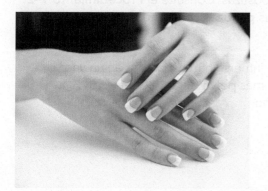

18 Preséntele al cliente el resultado final.

Procedimiento posterior al servicio

Complete **el Procedimiento 6–2**: Procedimiento posterior al servicio.

Procedimiento 10-5
Aplicación de extensión transparente de un sistema de polvos de inmersión

Implementos y materiales

Además de los materiales básicos con los que cuenta en su mesa de manicura, necesitará los siguientes insumos para la aplicación de una extensión transparente de un sistema de polvos de inmersión:

☐ Deshidratante de uñas
☐ Capa base de resina
☐ Capa protectora de resina

☐ Acelerador de resina
☐ Abrasivo de grano mediano
☐ Pulidor de grano medio

☐ Polvo de inmersión transparente colocado en un vaso Dappen
☐ Cepillo empolvador suave

Preparación

Consulte el **Procedimiento 6–1**: Procedimiento previo al servicio.
Consulte el **Procedimiento 9–1**: Manicura en seco o preparación de las uñas para realces.

Procedimiento

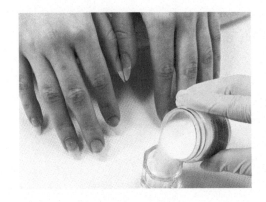

1 Coloque las uñas postizas. Consulte el **Procedimiento 9–2: Aplicación de uñas postizas con hendidura parcial o completa**.

2 Coloque polvo de inmersión transparente en un vaso Dappen. Agregue más polvo durante el servicio, según sea necesario.

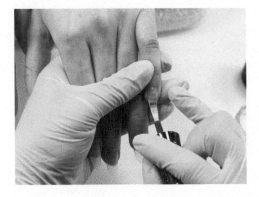

3 Aplique la capa base de resina en el centro de la uña, allí donde comienza la uña postiza. Esta será su zona de vértice.

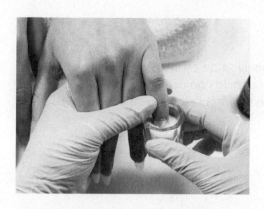

4 Sumerja rápidamente la uña dentro del vaso Dappen con el polvo elegido. Manténgala sumergida por uno o dos segundos y luego retírela. Dé golpecitos suaves al dedo para retirar el excedente de polvo.

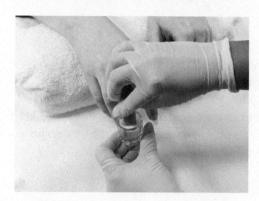

5 Repita los pasos 3 y 4 en las 10 uñas.

6 Con un cepillo empolvador suave, quite exceso de polvo de cada uña que no haya sido absorbido por la capa base.

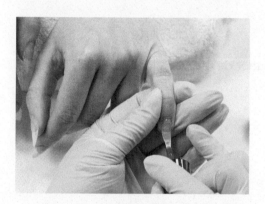

7 Aplique una pincelada de capa base de resina en desde el centro de la uña, comenzando a 13 mm (½ pulgada) de la cutícula, y cubriendo toda la uña hasta llegar al borde libre. Manténgase a al menos 6 mm (¼ pulgada) del pliegue lateral. Limpie el cepillo con una toalla que no deje pelusas antes de volver a colocarlo en la botella.

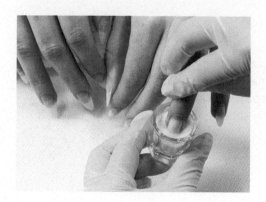

8 Sumerja rápidamente la uña dentro del vaso Dappen con el polvo elegido. Manténgala sumergida por uno o dos segundos y luego retírela. Dé golpecitos suaves al dedo para retirar el excedente de polvo. Repita en las 10 uñas. Quite todo el polvo excedente con un cepillo de maquillaje suave.

(Continúa)

(Continuación)

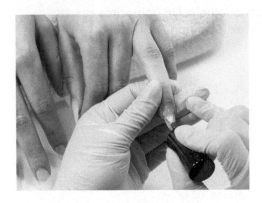

9 Aplique una pincelada de capa base de resina sobre la uña. Limpie el cepillo con una toalla que no deje pelusas antes de volver a colocarlo en la botella.

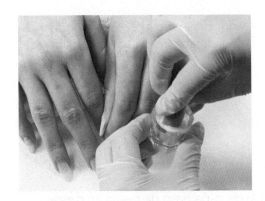

10 Sumerja rápidamente la uña dentro del vaso Dappen con el polvo elegido. Manténgala sumergida por uno o dos segundos y luego retírela. Dé golpecitos suaves al dedo para retirar el excedente de polvo. Repita en las 10 uñas. Quite todo el polvo excedente con un cepillo empolvador suave.

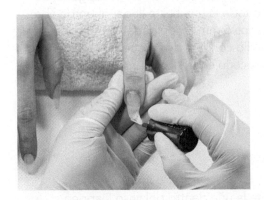

11 Aplique el activador de resina en las 10 uñas.

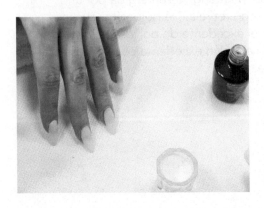

12 Aplique resina base en una uña. Limpie el cepillo con una toalla que no deje pelusas y vuelva a colocarlo en la botella. Repita en las uñas restantes. La base de resina debería secarse muy rápidamente gracias al activador.

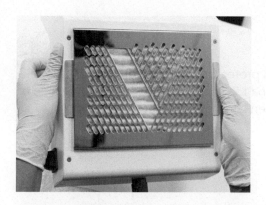

13 Al comenzar el proceso de limado, asegúrese de contar con el recolector de polvo. Recuerde usar la máscara respiratoria aprobada por el Instituto Nacional para la Seguridad y Salud Ocupacional (NIOSH).

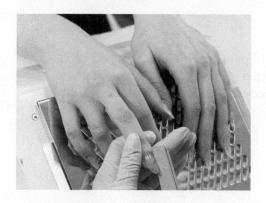

14 Utilice un abrasivo de grano mediano para darle forma a las uñas, de ser necesario.

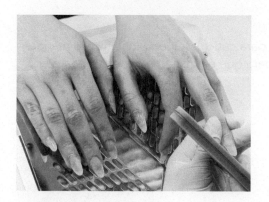

15 Suavice la superficie de la uña con una barra pulidora de grano medio a grueso. Retire el polvo con un cepillo para uñas limpio, seco y desinfectado.

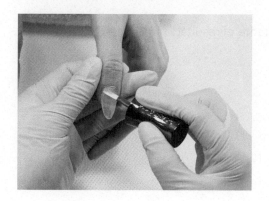

16 Aplique activador a las 10 uñas. Limpie la superficie con una toalla que no deje pelusas para garantizar que no haya quedado un exceso de activador.

(Continúa)

(Continuación)

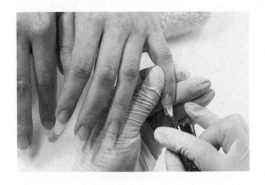

17 Aplique la capa protectora de resina en una uña y limpie el cepillo con una toalla antes de volver a colocarlo en la botella. Repita en las uñas restantes.

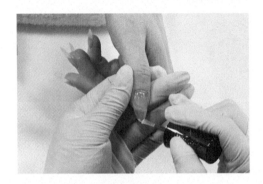

18 Repita el paso 17 para agregar una segunda capa. Aguarde hasta que la capa de resina se seque, según las instrucciones de los fabricantes.

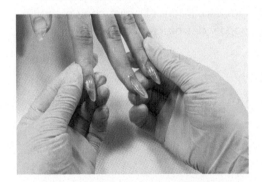

19 Aplique aceite para cutículas, luego loción para manos. Masajee bien para que el producto penetre en la piel.

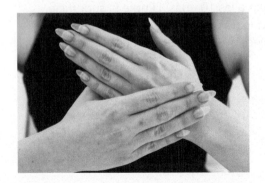

20 Preséntele al cliente el resultado final.

Procedimiento posterior al servicio

Complete **el Procedimiento 6–2**: Procedimiento posterior al servicio.

Procedimiento 10-6
Mantenimiento de inmersión

Implementos y materiales

Además de los materiales básicos con los que cuenta en su mesa de manicura, necesitará los siguientes insumos para el mantenimiento de inmersión:

- ☐ Deshidratante de uñas
- ☐ Capa base de resina
- ☐ Capa protectora de resina
- ☐ Acelerador de resina
- ☐ Un empujador de madera o metal

- ☐ Abrasivo de grano grueso
- ☐ Pulidor de grano medio
- ☐ Polvos de inmersión de los colores que lleva el cliente, colocados en un vaso Dappen

- ☐ Cepillo empolvador suave

Preparación

Consulte el **Procedimiento 6–1**: Procedimiento previo al servicio.

Procedimiento

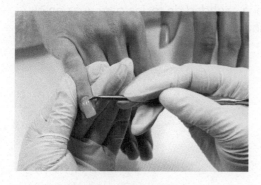

1 Si el cliente tiene puesto un esmalte para uñas, utilice un quitaesmaltes sin acetona para retirarlo de todas las uñas, comenzando con el meñique y continuando de izquierda a derecha. Evite usar acetona porque podría descomponer el realce de resina.

2 Empuje el eponiquio hacia atrás. Lime el borde libre de las uñas, según sea necesario.

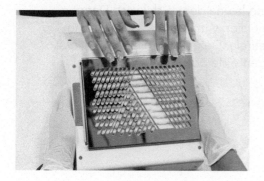

3 Al comenzar el proceso de limado, asegúrese de contar con el recolector de polvo. Recuerde usar la máscara respiratoria aprobada por el Instituto Nacional para la Seguridad y Salud Ocupacional (NIOSH).

(Continúa)

(Continuación)

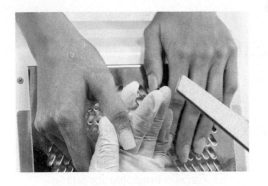

4 Lime suavemente toda la uña con un abrasivo de grano mediano para eliminar la resina transparente y difuminar la línea de demarcación entre el nuevo crecimiento de la uña y el color de inmersión. Evite dañar la uña natural con el abrasivo. Retire el polvo con un cepillo para uñas de nailon limpio y seco.

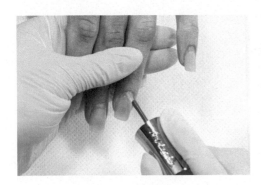

5 Aplique el deshidratante de uñas a la nueva área de crecimiento de la uña natural. Repita en todas las uñas restantes.

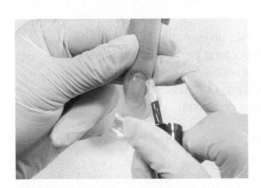

6 Coloque una pequeña cantidad de resina para uñas en el área de nuevo crecimiento de la uña, asegurándose de no tocar la piel.

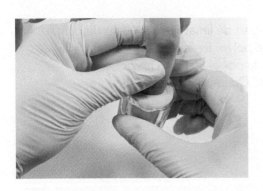

7 Sumerja rápidamente la uña dentro del vaso Dappen con el polvo de inmersión y manténgala allí por uno o dos segundos. Retírela. Dé golpecitos suaves al dedo para retirar el excedente de polvo.

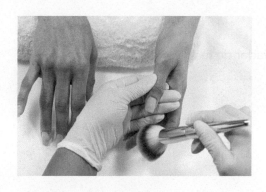

8 Repita los pasos 5 y 6 en el resto de las uñas. Con un cepillo empolvador suave, quite el exceso de polvo que no haya sido absorbido por la capa base.

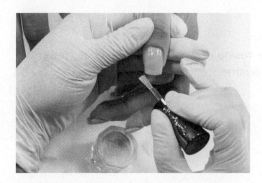

9 Aplique una capa base de resina en toda la uña, asegurándose de haber tapado el borde libre.

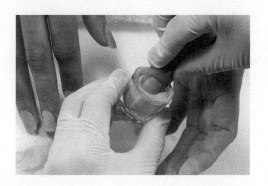

10 Sumerja rápidamente toda la uña dentro del vaso Dappen con el polvo elegido. Manténgala allí por uno o dos segundos. Retírela. Dé golpecitos suaves al dedo para retirar el excedente de polvo.

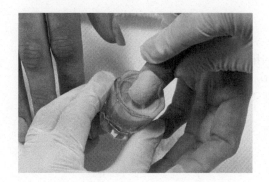

11 Repita los pasos 8 y 9 en el resto de las uñas. Con un cepillo empolvador suave, quite todo polvo excedente.

(Continúa)

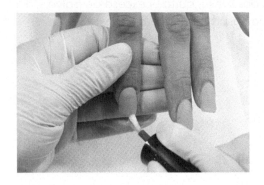

12 Aplique el activador de resina en las 10 uñas.

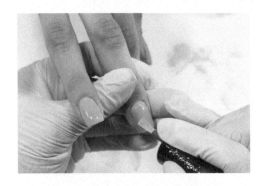

13 Aplique base de resina en las 10 uñas. La base debería secarse muy rápidamente, gracias al activador.

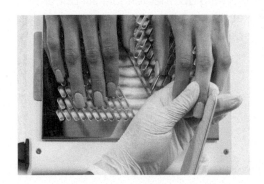

14 Utilice un abrasivo de grano mediano para darle forma a las uñas, de ser necesario.

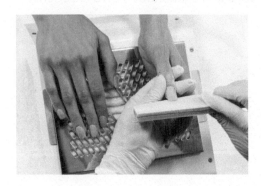

15 Suavice la superficie de la uña con una barra pulidora de grano medio. Retire el polvo con un cepillo para uñas limpio, seco y desinfectado.

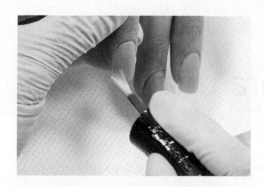

16 Aplique activador a las 10 uñas. Limpie la superficie con una toalla que no deje pelusas para garantizar que no haya quedado un exceso de activador.

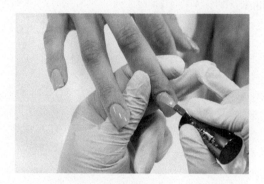

17 Aplique la capa protectora de resina a las 10 uñas. Deje que la primera capa se seque. Repita, para dar una segunda capa. Deje actuar la resina por aproximadamente ocho minutos hasta que se seque.

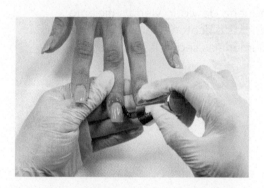

18 Aplique aceite para cutículas, luego loción para manos. Masajee bien para que el producto penetre en la piel.

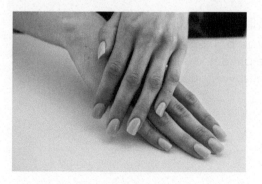

19 Preséntele al cliente el resultado final.

Procedimiento posterior al servicio

Complete **el Procedimiento 6–2**: Procedimiento posterior al servicio.

Procedimiento 10-7
Remoción de la resina para uñas

Implementos y materiales

Además de los materiales básicos con que cuenta en su mesa de manicura, necesitará los siguientes insumos para el Procedimiento de remoción de resina de uñas:

- ☐ Recipiente pequeño de vidrio
- ☐ Solución o acetona para remover productos
- ☐ Empujador de madera o palillo de madera
- ☐ Pulidor de grano fino

Preparación

Consulte el **Procedimiento 6–1**: Procedimiento previo al servicio.

Procedimiento

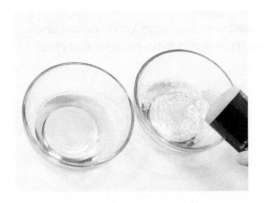

1 En un recipiente pequeño de vidrio vierta suficiente removedor de productos o acetona para poder trabajar en todas las uñas. Sumérjalas según las instrucciones del fabricante.

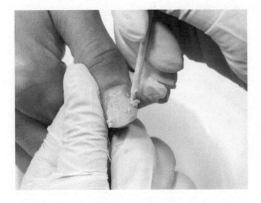

2 Utilice un empujador de madera para deslizar el producto una vez que esté blando. Tenga cuidado de no levantar el producto, ya que puede ocasionar daños en toda la uña. Siga remojándolo hasta ver que puede retirarse fácilmente.

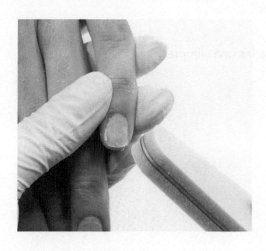

3 Pula suavemente la uña natural con un pulidor de grano fino para eliminar los restos de producto.

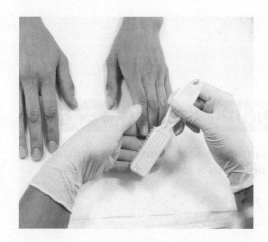

4 Retire todo el polvo con un cepillo para uñas limpio y seco. Pídale al cliente que se lave las manos.

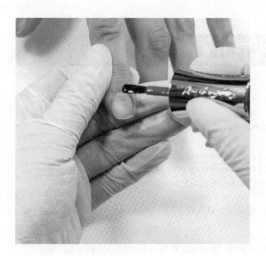

5 Aplique aceite para cutículas, luego loción para manos. Masajee bien para que el producto penetre en la piel.

(Continúa)

(Continuación)

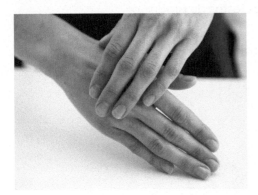

6 Preséntele al cliente las uñas limpias.

Procedimiento posterior al servicio

Complete **el Procedimiento 6–2**: Procedimiento posterior al servicio.

PROGRESO DE LAS COMPETENCIAS

¿Cómo le está yendo con los sistemas de resinas? **A continuación, marque los Objetivos de aprendizaje del capítulo 10 que considere que domina y deje sin marcar aquellos objetivos a los que deberá volver:**

☐ Explicar por qué debería aprender sobre los sistemas de resinas para uñas.

☐ Definir las resinas para uñas y los sistemas de resinas para uñas.

☐ Describir cómo el uso de apliques puede fortalecer las uñas.

☐ Resumir las ventajas de aplicar un sistema de polvos de inmersión.

GLOSARIO DEL CAPÍTULO

acelerador de resina	pág. 282	ayuda a acelerar el tiempo de secado de la resina, también se conoce como activador.
aplique de fibra de vidrio	pág. 283	fabricado con una malla sintética muy fina con una trama abierta.
aplique de seda	pág. 283	fabricados con un material natural fino y con una trama cerrada que se vuelve transparente cuando se le coloca resina para apliques.
aplique de tela	pág. 283	fabricado con seda, lino o fibra de vidrio.
aplique de uñas	pág. 282	método que consiste en fijar una capa de tela o papel sobre una uña para garantizar su resistencia y duración.
banda de resistencia	pág. 283	tira de tela de unos 3,12 mm (1/8 pulgada) de longitud, que se aplica sobre la banda onicodérmica.

banda onicodérmica	pág. 283	línea donde el borde libre de la uña natural se encuentra con el lecho ungueal.
mantenimiento	pág. 283	hace referencia al mantenimiento de un realce para uñas después de dos o más semanas luego de la aplicación inicial del producto de realce.
polvo de inmersión	pág. 284	un polímero en polvo, muy fino, que generalmente posee un color de alta pigmentación.
rebalance	pág. 283	corrección estructural de la ubicación del vértice de la uña para equilibrar y prolongar su solidez, forma y durabilidad.
relleno	pág. 283	proceso mediante el cual se aplica un producto de realce al nuevo crecimiento de la uña.
resina de construcción	pág. 282	resina de mayor viscosidad.
resinas para uñas	pág. 282	compuestas de cianoacrilato.
sistema de inmersión	pág. 284	un sistema basado en resina y polvo de polímero donde la resina absorbe el polvo para crear un recubrimiento duro sobre la uña.
sistemas de resinas para uñas	pág. 281	un grupo de productos que incluye resina para uñas, la cual se utiliza para fortalecer y dar estructura a una uña natural o postiza.
viscosidad	pág. 282	espesor del líquido a base de resina.

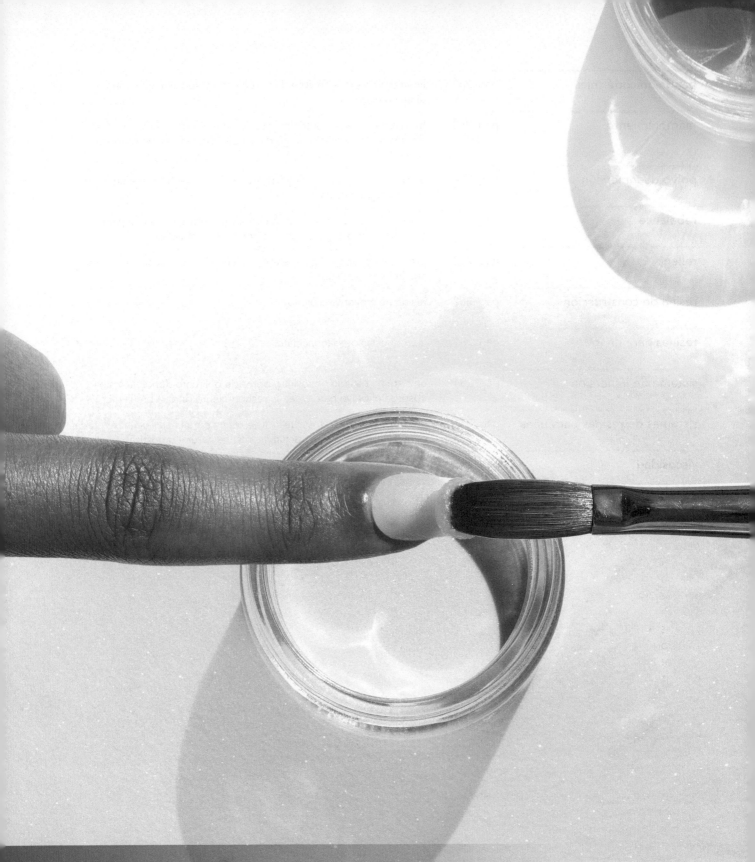

CAPÍTULO 11
Realces para uñas de monómero líquido y polímero en polvo

"El futuro pertenece a los que creen en la belleza de sus sueños".

–Eleanor Roosevelt

Objetivos de aprendizaje

Al finalizar este capítulo, usted podrá:

1. Explicar por qué debe aprender sobre realces líquidos y en polvo para uñas.
2. Describir la composición química de los realces líquidos y en polvo para uñas.
3. Identificar los insumos para los servicios de realces líquidos y en polvo para uñas.
4. Describir el proceso de mantenimiento, arreglo y eliminación de realces líquidos y en polvo para uñas.

Explicar por qué debe aprender sobre realces líquidos y en polvo para uñas

Los realces para uñas que se forman a partir de una mezcla de monómero líquido y polímero en polvo generalmente se denominan uñas de *acrílico* o realces *líquidos y en polvo* para uñas. Es posible que desconozca la definición real de *acrílico*: durante muchos años, esta palabra se usó incorrectamente en la industria del cuidado de las uñas. El término se refiere a un conjunto de miles de sustancias diferentes que comparten propiedades importantes estrechamente relacionadas. Los acrílicos se utilizan en la fabricación de una gran variedad de productos, tales como lentes de contacto, cementos para unir huesos fracturados, ventanas de Plexiglas® e incluso en los productos de maquillaje y otros cosméticos. Sorprendentemente, todos los productos de realces para uñas se basan casi en su totalidad en ingredientes que provienen de la familia de los acrílicos. Por ejemplo, los ingredientes de los sistemas de realces de dos partes, a base de monómeros líquidos y polímeros en polvo, pertenecen a una subcategoría de la familia de los acrílicos denominada *metacrilatos*. En otras palabras, el término *acrílico* es muy general y se utiliza para un enorme grupo de ingredientes. Para ser más precisos y específicos en este libro, al sistema de realces para uñas de monómero líquido y polímero en polvo de dos partes se lo denomina "uñas líquidas y en polvo". Sin embargo, tenga en cuenta que, en otros materiales de literatura, marketing de productos y similares, es posible que todavía se lo denomine *acrílico*.

Actualmente, los monómeros líquidos y los polímeros en polvo vienen en una variedad de colores, entre ellos, rosa básico, blanco, transparente y natural. Estos colores se pueden usar solos o combinados para crear diferentes tonos personalizados, desde un rosa que combine con el color del lecho ungueal del cliente o lo realce hasta colores primarios intensos o pasteles que permiten crear una amplia gama de diseños y decorados. Con estos polvos, puede crear colores o diseños únicos que se pueden fijar de manera permanente en el realce para uñas. Ofrecen una forma extraordinaria de personalizar sus servicios, o de expresar sus habilidades artísticas y su creatividad. Los realces líquidos y en polvo para uñas se puede hacer con polvo de un solo color si el cliente usa esmalte para uñas todo el tiempo. También lo puede crear utilizando un polvo de color rosa o natural sobre el lecho de y un polvo blanco suave o natural para imitar el borde libre de una uña natural. Se puede utilizar un polvo de color blanco intenso para realizar la manicura francesa. Para una apariencia más natural, el realce para uñas puede finalizarse con un esmalte para uñas o pulirse para obtener un gran brillo. Estos tipos de servicios son sumamente versátiles y muy duraderos, lo que explica su gran popularidad en parte.

Los técnicos en el cuidado de las uñas deben comprender muy bien los realces líquidos y en polvo para uñas por las siguientes razones

- Los realces líquidos y en polvo para uñas son servicios populares solicitados con frecuencia y los clientes esperarán el servicio de expertos.

- Los realces líquidos y en polvo para uñas son servicios redituables. Los clientes que los usan se comprometen con su mantenimiento, de modo que, si se gana la confianza y el respeto de ellos, obtendrá una clientela fiel.

- Saber cómo trabajar adecuadamente con los materiales de realce y comprender sus sustancias químicas le permitirá realizar un servicio seguro tanto para usted como para su cliente, así como también obtener una ventaja creativa con respecto a la competencia.

Describir la composición química de los realces líquidos y en polvo para uñas

Los realces líquidos y en polvo para uñas se crean combinando un monómero líquido con polímero en polvo (un polvo color blanco, transparente, rosa o de muchos otros colores) para formar el realce para uñas.

Mono significa *uno* y *mero* significa *unidades*, por lo que un *monómero* es una unidad o una *molécula*. *Poli* significa *muchos*, por lo que *polímero* significa *muchas unidades* o muchas moléculas juntas en una cadena. Es importante recordar esto, ya que escuchará estos términos con mucha frecuencia durante su carrera.

Los productos de monómero líquido y polímero en polvo pueden usarse de cuatro maneras básicas:

1. Sobre la uña natural como recubrimiento protector;

2. Sobre una uña postiza como refuerzo;

3. Sobre un molde para crear una extensión de la uña esculpida;

4. Para crear pequeñas obras de arte sobre un realce para uñas o dentro de él.

Para aplicar estos productos para realces, se recomienda usar un pincel de cerdas naturales. El pincel se sumerge en el monómero líquido. Las cerdas naturales absorben el monómero líquido y lo retienen, como un depósito. Luego, se coloca la punta del pincel sobre la superficie del polímero en polvo seco y, cuando el monómero líquido absorbe el polímero en polvo, se forma una pequeña perla de producto. Después, esta pequeña perla se coloca con cuidado sobre la superficie de la uña y se le da forma con el pincel.

En general, la porción de monómero líquido es una de las tres versiones de monómero que se utilizan en la industria del cuidado de las uñas: metacrilato de etilo, metacrilato de metilo o monómero líquido sin olor. Con frecuencia, los tres contienen otros monómeros que se emplean como aditivos que pueden personalizarse. El monómero líquido metacrilato de etilo (EMA) y el monómero líquido sin olor se usan como estándar de la industria. Tal como ya se mencionó en el Capítulo 5: Química de los productos para el cuidado de las uñas, no se recomienda usar metacrilato de metilo (MMA) en las uñas, y es ilegal según las normas de la junta estatal en la mayoría de los estados. A continuación, se mencionan cuatro razones principales por las que los productos de MMA *no* deben usarse:

1. Los productos para el cuidado de las uñas a base de MMA no se adhieren bien a la lámina ungueal. Para que estos productos se adhieran, los técnicos en el cuidado de las uñas a menudo rayan (graban) la superficie de la uña. Esto hace que la lámina ungueal sea más delgada y se debilite.

2. El MMA crea los realces para uñas más rígidos y duros, lo que hace difícil que se rompan. Por lo que cuando se atasca o queda atrapada se romperá la superficie de la uña natural que se limó o disminuyó en exceso antes del realce de MMA, lo que puede producir daños graves en la uña.

3. Quitar el MMA es extremadamente difícil. Dado que no se disuelve en removedores de producto, por lo general, se debe arrancar de la lámina ungueal, lo que produce más daño.

4. La *FDA dice que no se debe usar*. Esta es claramente la razón más importante. Esta prohibición se debe a la gran cantidad de quejas de consumidores relacionadas con el uso de realces para uñas a base de MMA a fines de la década de los 70 y sigue manteniendo esa posición en la actualidad.

Por estas razones, el Nail Manufacturers Council (Consejo de fabricantes de productos para las uñas) y la American Beauty Association (Asociación americana de belleza) también adoptaron una posición contra el uso de monómero líquido de MMA como un ingrediente en líquidos para uñas artificiales. No porque el MMA sea tóxico, sino porque es un ingrediente inadecuado. El MMA es un monómero muy usado con una larga historia de uso seguro en productos dentales y médicos. Es bueno para fabricar ventanas antibalas y gafas difíciles de romper. Sin embargo, las uñas artificiales deben ser hermosas y no deben dañar la uña natural.

> # "La seguridad no es cara, es inestimable".
> **—Jerry Smith**

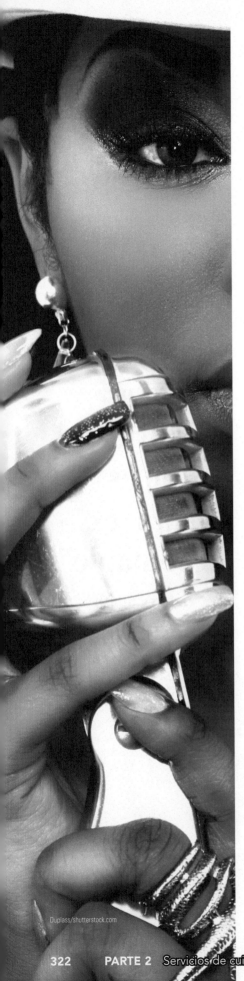

Puede resultar extraño que el polímero en polvo también se obtiene en gran parte del monómero líquido de metacrilato de etilo. El polímero en polvo se obtiene mediante una reacción química especial denominada *polimerización*, también conocida como "curado" o "endurecimiento", que origina polímeros. En este proceso, trillones de monómeros se unen para crear cadenas largas. Estas cadenas largas forman diminutas perlas de polímero en polvo en tamaños con pequeñas variaciones. Se pasan por una serie de cedazos especiales que las clasifican por tamaño. Las que tienen el tamaño correcto se separan y, luego, se mezclan con otros aditivos y colorantes especiales. La mezcla final se envasa y se vende como polímero en polvo. Es un proceso sorprendente de alta tecnología que requiere de un equipo de fabricación muy específico, de un importante control de calidad y de los conocimientos científicos necesarios para hacerlo correctamente.

Los aditivos especiales se combinan tanto con el líquido como con el polvo. Estos aditivos garantizan una fijación o un curado completo, una máxima durabilidad, una estabilidad del color y vida útil, entre otros atributos. Estos aditivos *personalizados* hacen que los productos funcionen y se comporten de manera diferente. Los polímeros en polvo normalmente se combinan con pigmentos y colorantes para crear una gran variedad de tonos, que incluye rosas, blancos y traslúcidos blanquecinos, como también rojos, azules, verdes, violetas, amarillos, anaranjados, marrones y hasta negro azabache.

Cuando se toma el líquido con el pincel y se mezcla con el polvo, la perla que se forma en la punta del pincel comienza a endurecerse rápidamente. Después, se coloca con otras perlas y se modelan a medida que se van endureciendo. Para que comience este proceso, los monómeros y los polímeros necesitan unos aditivos especiales llamados *catalizadores*, diseñados para acelerar las reacciones químicas. Los catalizadores se agregan al monómero líquido y se usan para controlar el tiempo de fijación o de curado. En otras palabras, cuando el monómero líquido y el polímero en polvo se combinan, el catalizador permite controlar el tiempo de fijación o de endurecimiento. ¿Cómo? El catalizador impulsa y activa los iniciadores.

Los *iniciadores* que se encuentran en el polímero en polvo, al activarse por un catalizador, se ponen en acción y hacen que las moléculas del monómero se unan en forma permanente en largas cadenas de polímeros. Esta acción se conoce como el proceso de polimerización. La polimerización comienza en el momento en que el líquido del pincel toma polvo del envase y forma una perla. La creación de polímeros puede considerarse una **reacción en cadena**, también conocida como una reacción de polimerización, un proceso que une monómeros para formar cadenas de polímeros muy largas. Piense en ellos como el efecto dominó, donde se colocan las fichas en hileras paradas sobre sus bordes y, cuando golpea un poco la primera ficha, esta voltea la siguiente y así sucesivamente. Así es como se forman los polímeros. Una vez que los monómeros se unen para crear un polímero, no se separan unos de otros fácilmente.

El **peróxido de benzoilo (BPO)** es el iniciador que se agrega al polímero en polvo. Es el mismo ingrediente que se usa en los medicamentos de venta libre para el acné, excepto que tiene un propósito diferente en los productos de realces para uñas. El BPO se utiliza para comenzar la reacción en cadena que produce el curado (endurecimiento) del realce para uñas. En los polvos para uñas, la cantidad de BPO es muy inferior a la que hay en los tratamientos para el acné. Con frecuencia, cada producto de realce para uñas usa diferentes cantidades de BPO, ya que los polímeros en polvo se elaboran para funcionar específicamente con un determinado monómero líquido. Algunos monómeros líquidos necesitan una cantidad mayor de BPO que otros para un curado adecuado. Por esta razón, es muy importante utilizar el polímero en polvo que se elaboró para usarse con el monómero líquido que usted emplea. Si utiliza el polvo incorrecto, podría crear realces para uñas curadas inadecuadamente, producir fallas en el servicio o aumentar el riesgo de generar irritación o sensibilidad en la piel del cliente.

Productos de monómero líquido y polímero en polvo sin olor

Los productos de monómero líquido y polímero en polvo sin olor no necesariamente tienen la misma composición química que todos los otros productos con estas sustancias. En lugar de usar acrílico etílico, estos productos tienen monómeros con poco olor. Aunque se los denomina *sin olor*, poseen un leve aroma. Por lo general, cuando un monómero líquido no tiene un olor tan fuerte como para que otras personas en el salón o el spa lo perciban, se lo considera un *producto sin olor*. A los que tienen un olor poco perceptible se les denomina de *poco olor*.

Normalmente, los productos sin olor se deben usar con una proporción de mezcla seca (partes iguales de líquido y polvo en la perla). Si están demasiado húmedos cuando se los aplica, existe el riesgo de producir irritación o sensibilidad en la piel del cliente. Esta proporción de mezcla crea una perla de apariencia escarchada en el pincel. Después de colocarla sobre la uña, poco a poco se formará un perla firme y brillante, y mantendrá esta forma hasta que la presione y aplane con un cepillo para uñas. Limpie el pincel con frecuencia para evitar que el producto se pegue en las cerdas. Nunca vuelva a humedecer el pincel con monómero líquido. Si lo hace, alterará la proporción de la mezcla, lo que puede producir la decoloración del producto, fallas en el servicio y un mayor riesgo de irritación y sensibilidad en la piel. Utilice el cepillo para dar forma y emparejar la perla sobre la uña sin volver a humedecerlo.

Los productos sin olor se endurecen más lentamente y forman una capa pegajosa en la superficie, la capa de inhibición. Esta capa se puede despegar o limar con un producto abrasivo de grano mediano utilizado desde la cutícula hasta el borde libre. Sin embargo, debe evitar el contacto de la piel con estas partículas recién limadas. Algunos fabricantes hacen una resina que se cepilla sobre la capa pegajosa para curarla y se debe aplicar inmediatamente después de crear el realce. Esto creará una superficie dura en el producto sin olor, lo que facilita el limado y el modelado.

 VERIFICACIÓN

1. ¿Cuál es y cómo funciona la composición química de los realces para uñas de monómero líquido y polímero en polvo?
2. ¿Cuál es el ingrediente principal de la mayoría de los monómeros líquidos?
3. ¿De qué están hechos los polímeros en polvo?
4. ¿Cuál es el proceso mediante el cual el monómero líquido se convierte en polímero en polvo?
5. ¿Qué se considera un monómero sin olor?

Identificar los insumos para los servicios de realces líquidos y en polvo para uñas

Así como todos los servicios de realce para uñas requieren de herramientas, implementos, equipos e insumos especiales, lo mismo ocurre con los realces líquidos y en polvo para uñas (**Figura 11–1**). Además de los insumos en su mesa de manicura básica, necesitará:

Monómero líquido

El monómero líquido se combinará con el polímero en polvo para formar el realce para uñas. La cantidad de monómero líquido y de polímero en polvo que se usa para formar una perla se denomina **proporción de mezcla**. Una proporción de mezcla para formar una perla se describe como *seca, media* o *húmeda*. Si se usan partes iguales de líquido y de polvo para formar la perla, esta se llama *perla seca*. Las perlas secas pueden ser difíciles de presionar en el lugar correspondiente y, por lo general, contienen muchas burbujas de aire. Si se utiliza el doble de líquido que de polvo para formar la perla, esta se llama *perla húmeda*. El punto intermedio entre ambos es una *perla media*, que contiene una parte y media de líquido más que de polvo. En general, las perlas medias tienen la proporción de mezcla ideal para trabajar con monómeros líquidos y polímeros en polvo. La perla perfecta es redonda y brillante. Al aplicarse en determinada forma, se fijará, pero no se desplazará. La proporción de mezcla normalmente asegura la correcta fijación y la máxima durabilidad de los realces para uñas. Por ejemplo, si se agrega demasiada harina al hacer galletas, las galletas salen secas y se parten fácilmente; si se agrega muy poca harina, las galletas salen muy blandas y pegajosas. Lo mismo sucede con los monómeros líquidos y los polímeros en polvo. Si se pone una cantidad excesiva de polvo en la perla, el realce se cura incorrectamente y puede tornarse quebradizo o decolorarse. Si se utiliza una cantidad insuficiente de polvo, el realce para uñas se torna frágil y puede aumentar el riesgo de provocar irritación o sensibilidad en la piel del cliente.

Polímero en polvo

Los polímeros en polvo están disponibles en grandes recipientes de los colores tradicionales: rosa, blanco, natural y transparente. Sin embargo, también están disponibles en una gran variedad de colores que imitan casi cualquier tono disponible de esmalte para uñas. El único límite para el arte de las uñas con los polímeros en polvo de colores es su imaginación. Algunos especialistas en el cuidado de las uñas utilizan colores que van más allá de los tradicionales rosa y blanco de la manicura francesa y ofrecen a sus clientes combinaciones personalizadas de colores. Ellos tienen fichas con fórmulas que les permiten reproducir los realces para uñas personalizados que los clientes no pueden obtener en ningún otro lugar. Como ocurre con todas las técnicas personalizadas, los clientes están dispuestos a pagar más por estos servicios especiales. Obtenga más información sobre el uso de polvos de color en el ***Capítulo 13: Arte de uñas.***

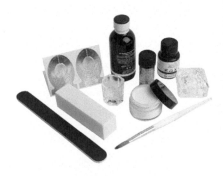

▲ **FIGURA 11–1** Insumos necesarios para aplicaciones de realces líquidos y en polvo para uñas.

Imprimante para uñas

El **imprimante para uñas** se utiliza en la uña natural antes de la aplicación del producto para ayudar en la adherencia. Básicamente, hay dos tipos de imprimantes para uñas que preparan la uña natural para los realces líquidos y en polvo: imprimantes a base de ácidos y no ácidos (libres de ácidos).

Todos los productos de imprimantes para uñas se deben usar con precaución y siguiendo estrictamente las instrucciones del fabricante. Durante la aplicación, se debe evitar el contacto con la piel y consultar la Hoja de datos de seguridad (HDS) para ver las recomendaciones de uso seguro y las instrucciones específicas en el momento que se utilicen estos productos.

En una época, el imprimante de *ácido metacrílico* para uñas era el único imprimante disponible en la industria del cuidado de las uñas para adherir los realces a las uñas naturales. El ácido en el imprimante produce un grabado químico en la superficie de la uña y las capas de queratina quedan abiertas, limpias y secas para recibir el producto. Cuando el imprimante se seca, un residuo de metacrilato parecido a la tiza se adhiere a la queratina y ayuda a crear el enlace de monómeros en la uña.

Dado que los imprimantes ácidos para uñas son corrosivos para la piel y potencialmente peligrosos para los ojos, se desarrollaron los imprimantes *sin ácido* o *no ácidos*. Estas alternativas de imprimantes sin ácido funcionan tan bien como los imprimantes ácidos para uñas, o mejor que ellos, y tienen la ventaja adicional de que no son corrosivos para la piel ni los ojos. El imprimante sin ácido une químicamente el producto de realce a la uña natural. Un extremo de la molécula del imprimante se une químicamente a la proteína de la uña natural. El otro extremo de la molécula es un metacrilato, de manera que se une al monómero líquido a medida que se cura. Piense en ello como una cinta adhesiva de dos caras.

Para aplicar imprimantes ácidos y no ácidos para uñas: coloque el pincel aplicador en el imprimante para uñas. Prepare el pincel deslizando la punta sobre el cuello del envase para devolver el exceso de imprimante. Dé golpes suaves como si dibujara puntos sobre la uña natural preparada y deje que el líquido cubra por completo la lámina ungueal con el imprimante. No use una cantidad excesiva de producto para evitar que se escurra hacia la piel y la irrite o provoque sensibilidad. El pincel debe retener suficiente imprimante para preparar dos o tres uñas.

Limpie el pincel en una toalla que no deje pelusas antes de volver a sumergirlo en el recipiente. No debe contaminar el envase con los residuos que puedan haber quedado adheridos en el pincel. Revise la claridad del imprimante para uñas para asegurarse de que no se contamine con polvo de las uñas u otras partículas. Esto puede reducir de manera drástica la efectividad del imprimante y deberá desecharse si está visiblemente contaminado.

Deje que todos los imprimantes para uñas se sequen por completo. Al secarse, la superficie del imprimante ácido para uñas queda de color blanco tiza. La superficie del imprimante sin ácido queda brillante y pegajosa. Nunca aplique el producto de realce para uñas sobre el imprimante para uñas húmedo. Esto puede causar la decoloración del producto y una falla en el servicio.

El imprimante para uñas debe aplicarse una sola vez y solo sobre la uña natural. Evite colocar imprimante para uñas sobre las uñas postizas de plástico, ya que puede derretirlas, y así tornarlas quebradizas y deshacer

PRECAUCIÓN

Los imprimantes ácidos para uñas son muy eficaces, pero pueden causar graves daños, a veces irreversibles, en la piel y los ojos. Nunca use imprimantes ácidos para uñas ni otros materiales corrosivos sin llevar guantes protectores y gafas de seguridad.

el adhesivo que se utilizó para adherir la uña postiza a la uña natural. Siempre asegúrese de leer la etiqueta donde se indican las sugerencias del fabricante sobre los procedimientos de aplicación y las precauciones.

Productos abrasivos

El término abrasivo se utiliza para describir las limas y los pulidores de uñas. Si bien algunos productos abrasivos tienen nombres de fantasía, todos tienen una cantidad de granos. El grano alude a cuántos granos de arena hay en la lima por pulgada cuadrada. Por ejemplo, si hubiera 100 granos de arena por pulgada cuadrada, las partículas estarían separadas y crearían una superficie áspera. Si hubiera 240, las partículas de arena estarían más juntas y crearían una superficie más suave. Por lo tanto, ahora comprende que cuanto más baja sea la cantidad, más áspero será el producto abrasivo. Cuanto más alta, más suave. Tenga presente que los diferentes materiales de los núcleos de los productos abrasivos también cambiarán la forma en la que funciona. Los núcleos de madera y de plástico se utilizan para limas, y los de plástico y de esponja se utilizan en los pulidores. La madera hará que el producto abrasivo sea más agresivo, mientras que el núcleo de esponja se moldeará alrededor de la uña y, por lo tanto, será suave.

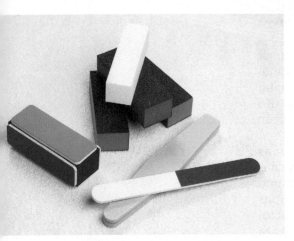

▲ **FIGURA 11–2** Surtido de varios pulidores y productos abrasivos necesarios para los realces líquidos y en polvo para uñas.

A continuación, se proporciona una lista de los productos abrasivos más comunes para limar, moldear y pulir los realces para uñas (**Figura 11-2**):

- Una lima de grano grueso (100 granos o menos) es lo suficientemente fuerte para reducir el producto de realce y prepararlo para volver a llenarlo o equilibrarlo. Debe evitar el uso de productos abrasivos de granos más bajos o técnicas agresivas sobre productos de realce recién aplicados. Esto puede dañar el realce para uñas suave y recién creado, también puede crear una fuerte vibración que produzca el levantamiento. El levantamiento es un término que se usa cuando los productos artificiales se levantan o se desprenden de la uña.

- Una lima de grano mediano (de 150 a 180 granos) se utiliza para el modelado inicial del perímetro de la uña, para refinar la forma general de la superficie de un realce para uñas o para suavizar la superficie antes de pulirla. Si no pone una cantidad excesiva del producto, una lima de 180 granos es, por lo general, suficientemente fuerte para modelar todo el realce para uñas.

- Una lima de grano fino (240 granos o más) se utiliza para el refinamiento y pulido final. Esta lima también se utiliza para modelar el borde libre de una uña natural.

- Los pulidores también vienen de 100 y 400 granos. Estos pulidores se utilizan para quitar las rayas en la superficie de la uña que creó la lima. Cuando termine de limar, puede comenzar con un pulidor de grano bajo, como el de 100 granos, para suavizar la uña y continuar con los pulidores de más granos hasta alcanzar la suavidad deseada.

- Un pulidor fino es un pulidor (normalmente de 400, 1000 o 4000 granos) usado para dar mucho brillo a una uña natural o a un realce para uñas si no se aplicará esmalte. Este pulidor suele tener entre dos y tres lados. Primero, debe pulir toda la superficie de la uña con el lado que tiene menos granos y, luego, repetir con los otros lados para darle un brillo lustroso a la uña. Para lograr el mejor brillo, asegúrese de eliminar todas las rayas del realce antes de usar el pulidor fino. Comience con un pulidor de 100 granos y continúe con un pulidor con más granos hasta eliminar todas las rayas. El pulidor fino creará un brillo que puede competir con cualquier capa protectora.

Uñas postizas y moldes

Si el cliente desea extender la longitud de las uñas, puede utilizar uñas postizas o moldes. Las uñas postizas son extensiones premoldeadas de plástico para las uñas que pueden aplicarse sobre la uña con un adhesivo a fin de alargarla antes de cubrirla con líquido y polvo. Los moldes para uñas se colocan debajo del borde libre de la uña natural y se utilizan como base y guía para esculpir el líquido y el polvo más allá de la punta del dedo a fin de alargar la uña. Encontrará más información sobre los moldes para uñas y las uñas postizas, y cómo aplicarlos, en el Capítulo 9: Uñas postizas y moldes.

Vaso Dappen

Un vaso Dappen es un pequeño recipiente de vidrio o plástico que contiene una cantidad mínima de producto para el uso en un servicio. Por lo general, estos vasos tienen una abertura estrecha para reducir la evaporación de los líquidos en el aire. Las jarras de boca ancha u otros recipientes con aberturas grandes pueden aumentar considerablemente la evaporación y permitir que el líquido y el polvo se contaminen con suciedad y otros residuos. El vaso Dappen debe tener una tapa para cubrir el producto cuando no lo utilice.

Cada vez que sumerja el pincel en el vaso Dappen con monómero, se contaminará con pequeñas cantidades de polímero en polvo. Por lo que siempre debe descartar el resto de producto que no utilizó después del servicio. Nunca debe volver a verter la parte de monómero líquido que no utilizó dentro del recipiente original.

Después de cada servicio, deseche el resto de producto que no utilizó y limpie el vaso con acetona y una toalla descartable. Guarde los vasos cubiertos o en lugares limpios.

Cepillo para uñas

El mejor cepillo para uñas para usar con productos de realce líquidos y en polvo es el de cerdas naturales con pelo de Kolinsky, de marta cibelina o una combinación de ambos. Estos pinceles son ovalados, redondos o cuadrados, y vienen en varios tamaños. El pincel que se usa con más frecuencia para la aplicación de monómero líquido o polímero en polvo es el ovalado n.° 8 (Figura 11–3).

Los pinceles sintéticos y más económicos no toman suficiente monómero líquido y no lo aplican de forma adecuada. Elija la forma y la medida de pincel con las que se sienta más cómodo. Evite usar pinceles excesivamente grandes (de tamaños entre 12 y 16) porque pueden retener cantidades excesivas de líquido y alterar la proporción de la mezcla de polvo y líquido. Su gran tamaño también permite que el pincel toque la piel durante la aplicación, lo que puede

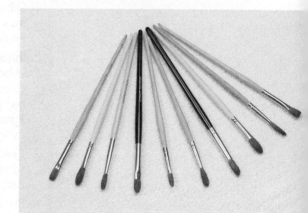

▲ FIGURA 11–3 Diferentes tamaños de pinceles de pelo de Kolinsky, de marta o combinados utilizados para aplicar realces líquidos y en polvo para uñas.

provocar una exposición excesiva del cliente al monómero. Si el monómero entra en contacto con la piel del cliente repetidamente, puede aumentar el riesgo de desarrollar irritaciones y sensibilidad.

Cuando crea los realces de líquido y polvo, el producto puede adherirse a las cerdas del pincel. Asegúrese de contar con una toalla descartable que no deje pelusas para eliminar el producto que se adhiere al pincel. Cuando el producto comience a adherirse al pincel, es importante que lo limpie, vuelva a humedecerlo con monómero, elimine el exceso de líquido en la toalla y vuelva a trabajar con el producto en la uña. Si no limpia el pincel con frecuencia durante la aplicación, el producto se puede acumular y curarse en el pincel, por lo que el pince no podrá volver a usarse.

Los pinceles buenos pueden ser costosos, por lo tanto, asegúrese de cuidarlos durante las aplicaciones y después de usarlos. Evite limpiar el pincel demasiado rápido hacia delante y hacia atrás sobre una toalla en la mesa. Estos movimientos pueden presionar las cerdas contra el borde afilado de la férula metálica y cortarlas. En cambio, límpielo en una sola dirección, pasando el pincel a lo largo de la toalla. Si el producto se endurece en las cerdas, sumerja el pincel en acetona durante no más de tres a cinco minutos y use un palillo de madera para quitar suavemente el producto de las cerdas del pincel. Después de cada uso o limpieza, sumerja el pincel en monómero y déle una forma en punta al pincel antes de guardarlo. Cubra el pincel para evitar que las cerdas se doblen o contaminen.

┌─────REALIZAR─────┐
Procedimiento 11-1:
Recubrimiento
con monómero líquido
y polímero en polvo
de un color

┌─────REALIZAR─────┐
Procedimiento 11-2:
Realces líquidos y en
polvo para uñas de dos
colores con moldes

ACTIVIDAD

Crear la perla perfecta

Para crear la perla perfecta, necesitará los siguientes elementos:

- Bolígrafo y papel
- Folio de plástico
- Toalla que no deje pelusas
- Dos vasos Dappen llenos de polímero en polvo y monómero color rosa
- Cepillo para uñas

1. Dibuje de seis a diez círculos pequeños, cada uno un poco más pequeño que una moneda de diez centavos. Inserte el papel en un folio. Esta será su hoja de práctica para colocar las perlas.

2. Introduzca el cepillo para uñas en el monómero y limpie suavemente el borde del cepillo en un lado del vaso. Presione el cepillo en el polvo. Cuente hasta dos y retire el cepillo. ¿Qué tan grande es su perla? Si es redonda y brillante, es perfecta. Si tiene polvo seco alrededor, debe agregar más líquido en el cepillo. Si gotea en la punta del cepillo, está demasiado húmeda y debería eliminar más líquido la próxima vez.

3. Coloque la perla dentro del círculo. ¿Se corre? ¿Llena el círculo o se corre fuera de él? Si se mantiene levemente firme y solo se distribuye para completar el círculo, está perfecta.

4. Pruebe nuevamente el paso 2, pero es hora de contar hasta tres para tomar más polvo. Practique esto una y otra vez hasta crear la perla perfecta.

ALMACENAMIENTO Y DESECHO DE PRODUCTOS DE MONÓMERO LÍQUIDO Y POLÍMERO EN POLVO

Almacene los productos líquidos separados de los productos secos, como los polvos. Todos los productos deben almacenarse en recipientes con tapa y mantenerse en un área fresca y oscura. No guarde los productos cerca de fuentes de calor.

Después de cada servicio, debe eliminar todos los materiales usados. No guarde monómero líquido que haya extraído de su envase original. Utilícelo para un solo cliente. Para desechar una pequeña cantidad de monómero líquido usado, viértalo con cuidado sobre una toalla de papel muy absorbente y, luego, colóquelo en una bolsa plástica. Evite el contacto del monómero líquido con la piel y nunca lo vierta directamente en la bolsa plástica. En caso de que haya contacto con la piel, lávese las manos con agua y jabón líquido. Después de recolectar todo el material usado, póngalo en una bolsa plástica bien cerrada y deséchela en un recipiente cerrado para residuos. Es importante quitar de la estación de manicura todos los elementos que se hayan ensuciado con productos para realces luego de terminar el servicio de cada cliente. Esto ayudará a mantener la calidad del aire del salón o del spa. Deseche estos materiales de acuerdo con las normas y los reglamentos locales.

VERIFICACIÓN

6. ¿Qué insumos específicos se necesitan para un servicio de realces líquidos y en polvo para uñas?
7. ¿Cómo debería almacenar sus insumos líquidos y en polvo?
8. ¿Qué son los productos abrasivos?
9. ¿Qué tipo de cepillo para uñas debe usar para los realces líquidos y en polvo para uñas?

ACTIVIDAD

Crear tres uñas

Para determinar si hizo el mejor trabajo posible para asegurar que las uñas quedaran lisas, equilibradas y simétricas, y para asegurarse de que lucen parejas, mírelas desde las siguientes perspectivas:

Vista superior. Asegúrese de que la forma del perímetro de todas las uñas esté pareja.

Vistas laterales izquierda y derecha. Mire el perfil de cada uña: asegúrese de que el vértice se ubique de forma pareja en el lugar correcto y de que los vértices coincidan en todas las uñas. Observe también el lado izquierdo y el derecho de la uña, y asegúrese de que el lado inferior de las extensiones coincida.

Hacia el centro. Observe los grados de las curvas en forma de C. ¿Coinciden? ¿Está parejo el espesor del producto y hay una cantidad suficiente como para resistir el desgaste, o las uñas son demasiado delgadas o gruesas?

Desde la perspectiva del cliente. Gire la mano del cliente y dóblele los dedos en dirección a la palma de manera que pueda ver la superficie superior desde la perspectiva del cliente. En ocasiones, desde esta perspectiva podrá ver bultos y grumos que no podía apreciar durante la aplicación.

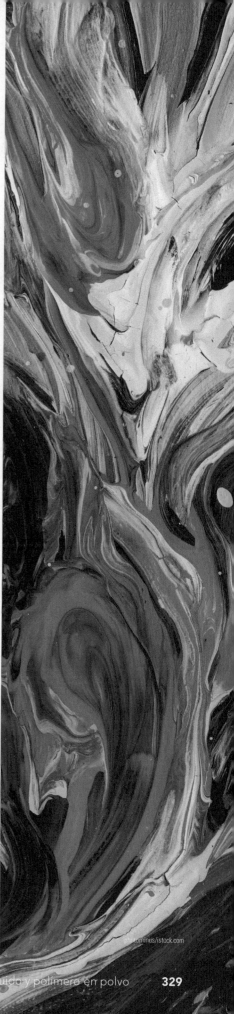

Describir el proceso de mantenimiento, arreglo y eliminación de realces líquidos y en polvo para uñas

El mantenimiento regular ayuda a extender la duración y la belleza de los realces para uñas. Si no se realiza un mantenimiento adecuado con frecuencia, los realces para uñas tienden a levantarse, agrietarse o resquebrajarse, lo cual puede dañar la uña natural y aumentar el riesgo de que el cliente desarrolle una infección u otros problemas. El mantenimiento se debe realizar cada dos o tres semanas, según la rapidez con que crecen las uñas del cliente. Mantener las uñas en la forma apropiada es una destreza fundamental que debe aprender si desea ofrecer servicios de realces para uñas. No permita que el cliente deje pasar demasiado tiempo sin recibir un servicio de mantenimiento adecuado. De lo contrario, le tomará más trabajo cuando regrese.

El mantenimiento cada dos o tres semanas se conoce como **llenado** o **relleno**. El servicio se lleva a cabo para rellenar el área de nuevo crecimiento con producto nuevo, además de volver a equilibrar la forma de la uña, realizar los arreglos necesarios y recuperar la belleza del realce. Durante el servicio de mantenimiento, el realce para uñas se lima para armonizar el producto existente con el área de nuevo crecimiento de la uña natural. Las uñas se acortan y el vértice se reduce para volver a equilibrar la uña y prepararla para la aplicación del producto nuevo. La uña natural se prepara como para un servicio nuevo. Luego, el producto se coloca en el área del nuevo crecimiento y en todos los lugares que necesite fortalecer o arreglar el realce.

En algunos casos, puede observar el levantamiento del producto alrededor de las cutículas y los bordes laterales. Esto puede deberse a varios motivos, pero suele ser por una mala preparación de la uña natural, al permitir que el líquido o el polvo toque la piel o al dejar demasiado producto alrededor de la cutícula y los bordes laterales. En cualquiera de los casos, se debe retirar el levantamiento antes de aplicar el producto nuevo. Una buena regla general es que, si puede verlo ahora, podrá verlo después. Esto significa que, si no elimina todas las áreas levantadas, luego podrá verlas a través del producto cuando termine el servicio.

Para quitar el levantamiento, use una lima de 180 granos sobre el área levantada y lime hasta que quede tan delgada que la parte levantada se desprenda. No utilice un alicate para recortar el producto levantado. El uso de un alicate puede perpetuar el problema de levantamiento y dañar la lámina ungueal. Si hay mucho levantamiento, retire todo el realce y comience con una nueva aplicación en la uña.

---REALIZAR---
Procedimiento 11-3:
Mantenimiento del líquido y el polvo de un color

Arreglo de los realces líquidos y en polvo para uñas

A menudo, el cliente puede quebrar, quitar o dañar una parte del realce líquido y en polvo. Usted deberá arreglarlo. Si falta una parte o una sección del realce, debe arreglarlo aplicando un molde debajo del realce y rellenarlo con líquido y polvo. Esto es un *arreglo de realces para uñas*.

Es importante que, al arreglar una uña con realce líquido y en polvo, se lime el área alrededor de la grieta o el quiebre hasta que quede fina como un papel. Esto le permitirá agregar producto nuevo sobre toda el área para fortalecer el arreglo. Después de reducir el producto existente, coloque un molde debajo de la extensión de la uña y asegúrese de que quede al ras para que no se pueda filtrar el producto debajo de la uña durante el arreglo. Si aparece parte de la uña natural, se debe aplicar deshidratante e imprimante de uñas en la uña natural expuesta. Una vez que se seque, humedezca el producto que ya está en las uñas con un pincel con monómero. Agregue una perla de líquido y polvo en el área agrietada o faltante, y mézclela con el producto que se encuentra sobre la uña. Recuerde observar la uña desde todos los ángulos para asegurarse de que tenga la estructura correcta. Deje que el producto se seque bien antes de quitar el molde. Después de quitar el molde, puede modelar la uña con productos abrasivos y darle un acabado con esmalte o una capa protectora.

━REALIZAR━

Procedimiento 11-4:
Arreglo de los realces líquidos y en polvo para uñas

Eliminación de realces para uñas de monómero líquido y polímero en polvo

Habrá ocasiones en las que un cliente querrá que le quiten los realces líquidos y en polvo para uñas. No se preocupe. El procedimiento es sencillo: el producto se quitará de la uña natural remojándolo en acetona o en la solución que recomiende el fabricante. Si bien puede ver galones de acetona industrial en su ferretería local por algunos dólares menos que en su tienda de insumos de belleza, no caiga en la tentación de comprarlo para usarlo en sus clientes. Estos productos no se probaron en la piel humana y ese uso no está autorizado. La mayoría de los productos de la industria del cuidado de las uñas que se utilizan para quitar realces están enriquecidos con aloe y otros agentes para suavizar la piel y ayudar a evitar que se seque. El uso de estos productos es seguro y son más eficaces para sus clientes.

Si el realce está muy dañado o levantado, puede ser tentador intentar quitarlo con un alicates. Nunca debe hacer esto: dañará la superficie de la uña natural. En su lugar, llene un cuenco con acetona o removedor de producto y sumerja las uñas entre 20 y 30 minutos. Durante el proceso, puede quitar parte del producto con un palillo de madera. No saque demasiado los realces de la acetona o del removedor porque se volverán a endurecer con rapidez y le resultará más difícil retirarlos. La clave está en dejar las uñas dentro de la acetona hasta que se salgan los realces y la uña natural no tenga más producto. Después de quitar el producto, puede ofrecerle al cliente una manicura para completar el servicio.

┌─REALIZAR─────┐
Procedimiento 11-5:
Eliminación de realces
líquidos y en polvo
para uñas

Las láminas ungueales pueden parecer más delgadas después de que se retiran los realces. Esto se debe, en general, a que hay más humedad en la superficie de las uñas naturales después de sumergirla durante 30 minutos, lo que la hace más flexible. No es un indicio de debilitamiento de las láminas ungueales a causa de los realces para uñas. Este exceso de flexibilidad se perderá a medida que las uñas naturales pierdan humedad en las siguientes 24 horas y las láminas ungueales parecerán más rígidas y gruesas.

 VERIFICACIÓN

10. ¿Con qué frecuencia se necesita hacer mantenimiento de los realces líquidos y en polvo?
11. ¿Qué es el llenado o el relleno?
12. Explique cómo realizar un arreglo de las grietas.
13. ¿Cómo se eliminan los realces líquidos y en polvo para uñas?

Procedimiento 11-1
Recubrimiento con monómero líquido y polímero en polvo de un color

Implementos y materiales

Además de los materiales básicos en su mesa de manicura, necesitará los siguientes insumos para el procedimiento de realces líquidos y en polvo de un color para uñas postizas o naturales:

- ☐ Imprimante para uñas
- ☐ Monómero líquido
- ☐ Polímero en polvo (natural, transparente o rosado)
- ☐ Pincel para el producto
- ☐ Vasos Dappen
- ☐ Productos abrasivos

Preparación

Consulte el **Procedimiento 6–1**: Procedimiento previo al servicio.
Consulte el **Procedimiento 9–1**: Manicura en seco o preparación de las uñas para realces.

Procedimiento

1 Si se desea aumentar la longitud, consulte el **Procedimiento 9–2** del Capítulo 9 para la aplicación de uñas postizas o **9–3** para la aplicación de uñas postizas francesas.

2 Aplique poca cantidad de imprimante para uñas solo en la uña natural.

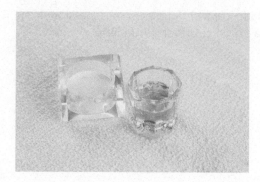

3 Vierta el monómero líquido y el polímero en polvo en vasos Dappen separados.

(Continúa)

(Continuación)

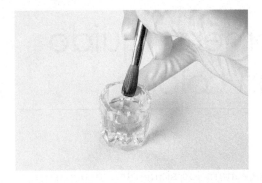

4 Introduzca el pincel en el monómero líquido y límpielo en el borde del recipiente para eliminar cualquier exceso de líquido.

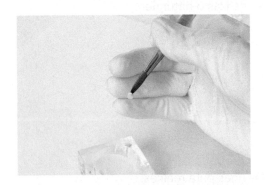

5 Presione la punta del pincel en el polímero en polvo para tomar una perla de consistencia intermedia de producto, que sea lo bastante grande para cubrir el borde libre.

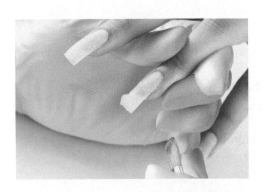

6 Coloque la perla en el borde de la uña. Limpie el pincel suavemente en una toalla descartable limpia para eliminar el producto restante.

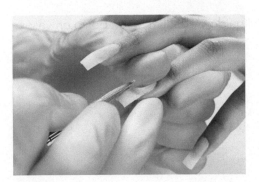

7 Utilice la parte media (o *centro*) del pincel para presionar y alisar el producto a fin de cubrir el borde libre.

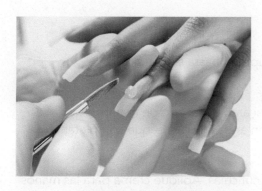

8 Tome otra perla de consistencia mediana y colóquela en el centro de la uña. Limpie el pincel suavemente en una toalla descartable limpia para eliminar el producto restante.

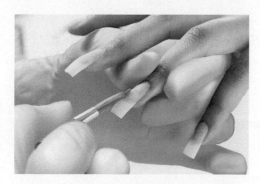

9 Coloque el producto hacia arriba y hacia cada uno de los bordes laterales, y luego debe alisarlo para que se armonice con el borde libre. Coloque una capa delgada de producto en los laterales y una más gruesa en centro del vértice.

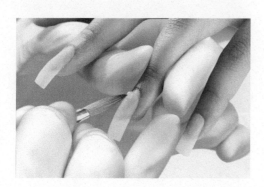

10 Tome una pequeña perla húmeda de polímero en polvo con el pincel y ubíquela justo encima del centro de la lámina ungueal. Coloque producto hacia arriba hasta la cutícula, lo más cerca posible sin tocar la piel, y deje un margen muy pequeño entre el producto y la piel. Alice la perla para mezclarla con el resto del realce para uñas.

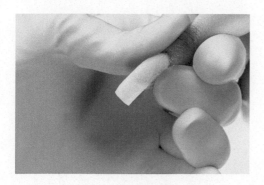

11 Una vez que el producto se cure, use un producto abrasivo de grano mediano para modelar el perímetro de la uña y eliminar las grandes imperfecciones de la superficie. Perfeccione la superficie con un producto abrasivo mediano o fino de 180 granos.

(Continúa)

(Continuación)

12 Pula el realce para uñas con un pulidor de grano grueso o superior hasta suavizar toda la superficie.

13 Pídale al cliente que se lave las manos con agua y jabón en el área de lavado de manos o que use un cepillo para limpiarse las uñas en un cuenco. Enjuague con agua limpia y seque completamente con una toalla descartable limpia.

14 Masajee la piel circundante a las cutículas con el aceite para cutículas. Aplique crema para las manos y masajee la mano y el brazo.

15 Limpie los realces para uñas con alcohol y termine con un esmalte o gel de color.

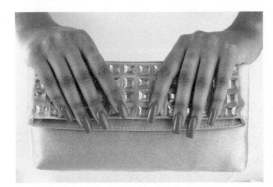

16 Preséntele al cliente el resultado final.

Procedimiento posterior al servicio

Complete el **Procedimiento 6–2**: Procedimiento posterior al servicio.

Procedimiento 11-2
Realces líquidos y en polvo para uñas de dos colores con moldes

Implementos y materiales

Además de los materiales básicos en su mesa de manicura, necesitará los siguientes insumos para el procedimiento de realces líquidos y en polvo para uñas de dos colores con moldes:

☐ Moldes para uñas
☐ Imprimante para uñas
☐ Monómero líquido

☐ Polímero en polvo (rosa, blanco brillante y blanco suave)
☐ Pincel para el producto

☐ Vasos Dappen
☐ Productos abrasivos

Preparación

Consulte el **Procedimiento 6–1:** Procedimiento previo al servicio.
Consulte el **Procedimiento 9–1:** Manicura en seco o preparación de las uñas para realces.

Procedimiento

1 Aplique imprimante para uñas a las 10 uñas.

2 Aplique los moldes para uñas en una mano según el **Procedimiento 9–5** del Capítulo 9.

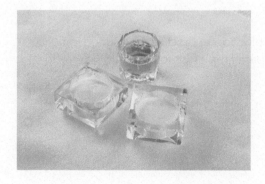

3 Vierta polímero en polvo de color blanco en un vaso Dappen. Vierta polvo de color rosado en el segundo vaso Dappen y monómero líquido en el tercero. Vierta polvo blanco suave en un vaso Dappen para crear la lúnula.

(Continúa)

(Continuación)

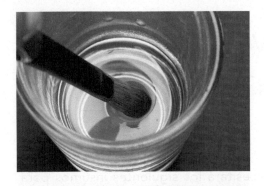

4 Para preparar el pincel, satúrelo con monómero líquido y elimine el exceso de líquido por completo. Sumerja el pincel en el monómero líquido y límpielo en el borde del vaso Dappen para eliminar el exceso. De esta manera, reserva el líquido necesario para tomar el polvo.

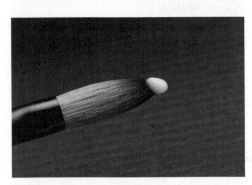

5 Para crear la lúnula (que es opcional), limpie el pincel suavemente para crear un borde plano con las cerdas. Sumerja la punta ligeramente en el polvo blanco suave para tomar una pequeña perla en uno de los lados del pincel.

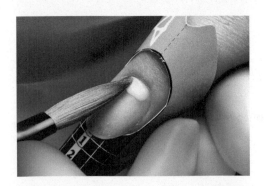

6 Coloque la perla hacia el área de la cutícula y espárzala de lado a lado para crear la lúnula. Los bordes de la lúnula deben llegar hasta justo antes del borde lateral. Cepille la superficie con cuidado para alisarla.

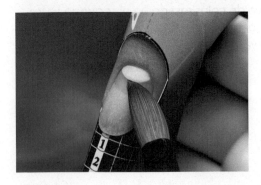

7 Una vez que haya colocado el producto en su lugar, utilice la punta del pincel para limpiar y moldear el borde redondo de la lúnula.

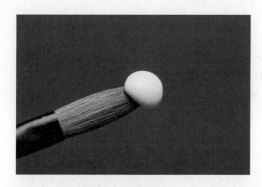

8 Para crear el borde libre, sumerja el pincel en el monómero. Tome una perla de media a seca de polímero en polvo de color blanco brillante que sea lo bastante grande como para cubrir toda la extensión del borde libre.

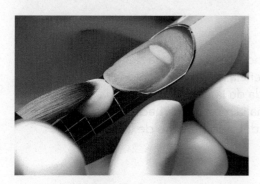

9 Coloque la perla blanca en el molde para uñas. Limpie el pincel suavemente en una toalla descartable limpia para eliminar el producto restante. Deje reposar la perla un segundo para que comience a asentarse.

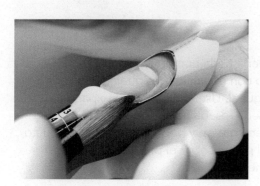

10 Utilice el pincel plano para deslizar la perla hacia las esquinas de la uña natural. Luego, aplique presión en el centro del pincel y acérquelo a usted. Esto estirará el espesor de la perla hacia fuera en el molde para crear el borde de la extensión.

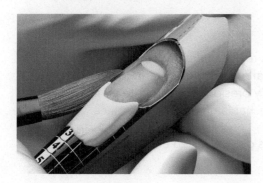

11 Utilice el cuerpo del pincel alrededor del perímetro de la uña para modelar su extensión.

(Continúa)

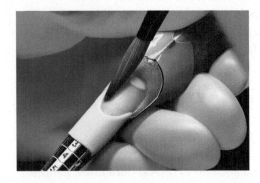

12 Utilice la punta del pincel para empujar la media luna al lugar correspondiente y limpie el borde hasta obtener una media luna redondeada y bien definida.

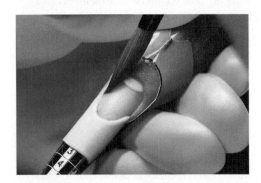

13 Tome una segunda perla pequeña del polvo blanco, con una consistencia más seca, y colóquela en la esquina izquierda de la uña natural. Con la punta del pincel, defina la media luna hacia la esquina. Haga lo mismo del lado derecho de la uña.

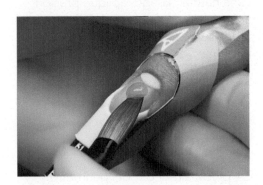

14 Tome una pequeña perla húmeda de polímero en polvo rosado con el pincel y ubíquela en el centro de la lámina ungueal. Use el pincel para expandir lentamente la perla rosada hacia el área de la cutícula y deje un margen libre muy pequeño entre el producto y la piel. Pase el pincel sobre el producto para alisar las imperfecciones.

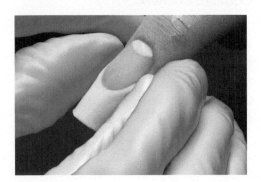

15 Una vez que los realces para uñas empiecen a endurecerse, afloje el molde y retírelo. Retire el molde y presione suavemente en los lados para estrechar la uña mientras se seca.

16 Repita los pasos del 4 al 16 en el resto de las uñas.

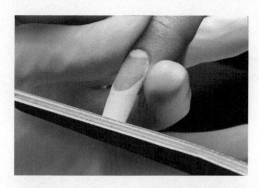

17 Una vez que el producto se cure, use un producto abrasivo de grano medio para modelar el perímetro de la uña y eliminar las grandes imperfecciones de la superficie.

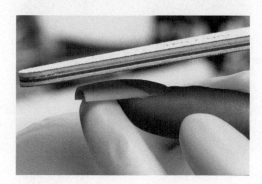

18 Perfeccione la superficie con un producto abrasivo medio o fino de 180 granos con movimientos largos de barrido para continuar modelando y perfeccionando la superficie del realce. Recuerde que debe haber poco producto cerca de la cutícula, del borde libre y de los bordes laterales.

19 Pula el realce para uñas con un pulidor de grano grueso o superior hasta suavizar toda la superficie.

20 Pídale al cliente que se lave las manos con agua y jabón en el área de lavado de manos o que use un cepillo para limpiarse las uñas en un cuenco. Enjuague con agua limpia y seque completamente con una toalla descartable limpia.

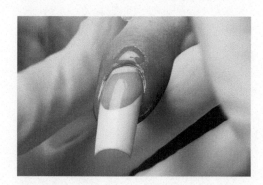

21 Masajee la piel circundante a las cutículas con el aceite para cutículas. Aplique crema para las manos y masajee la mano y el brazo.

(Continúa)

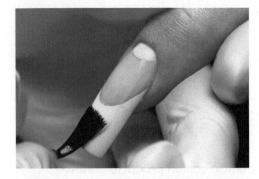

22 Limpie los realces para uñas con alcohol y termine con un esmalte o gel transparente.

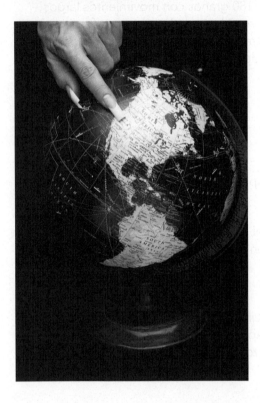

23 Preséntele al cliente el resultado final.

Procedimiento posterior al servicio

Complete el **Procedimiento 6–2**: Procedimiento posterior al servicio.

Procedimiento 11-3
Mantenimiento del líquido y el polvo de un color

Este procedimiento se puede realizar con limas o productos abrasivos manuales (como se indica en los pasos del 1 al 13) o con una lima eléctrica (como se indica en los pasos de la A a la F).

Implementos y materiales

Además de los materiales básicos en su mesa de manicura, necesitará los siguientes insumos para el mantenimiento del líquido y el polvo:

- ☐ Deshidratante
- ☐ Imprimante para uñas
- ☐ Monómero líquido
- ☐ Polímero en polvo
- ☐ Pincel para el producto
- ☐ Vasos Dappen
- ☐ Productos abrasivos

Preparación

Consulte el **Procedimiento 6–1:** Procedimiento previo al servicio.

Procedimiento

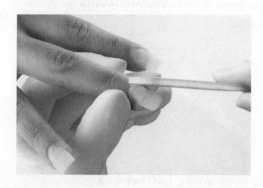

1 Retire el esmalte existente. Con un abrasivo medio o de grano grueso, aplane el producto existente, alise cuidadosamente el desnivel en la zona del nuevo crecimiento hasta lograr que quede a la misma altura de la lámina ungueal. Lime el producto que se haya levantado o que haya formado bolsas. Tenga cuidado de no pulir demasiado ni de dañar la superficie de la uña natural con el producto abrasivo.

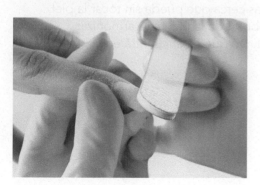

2 Deslice el producto abrasivo sobre todo el realce para uñas para volver a darle forma y refinar el producto existente. Tenga cuidado de no dañar la piel del cliente con el producto abrasivo. Corte las uñas hasta el largo deseado.

(Continúa)

(Continuación)

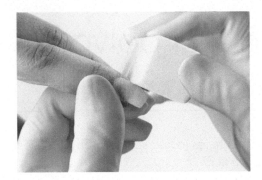

3 Utilice un abrasivo medio a fino de 180 granos para alisar el producto que se encuentra en la uña y eliminar el brillo de la zona del nuevo crecimiento de la uña. Use un cepillo de manicura de nailon limpio para quitar el polvo.

4 Aplique deshidratante a todas las uñas.

5 Aplique imprimante para uñas en todas las uñas.

6 Prepare el monómero líquido y el polímero en polvo.

7 Sumerja el pincel en el monómero y deslice el pincel sobre el producto que se encuentra en las uñas de la mano izquierda.

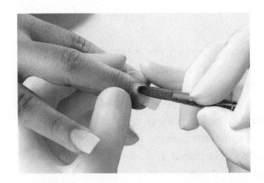

8 Tome una pequeña perla húmeda del producto de realce y ubíquela cerca de la zona de crecimiento donde la uña natural está descubierta.

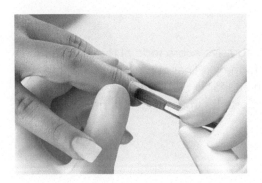

9 Coloque el producto hacia arriba, hasta el área de la cutícula, lo más cerca que pueda sin tocar la piel. Deslice el pincel sobre toda la uña para armonizar la perla con el producto que se encuentra en la uña.

10 Tome una pequeña perla húmeda y ubíquela en el centro de la uña para crear el vértice. De golpecitos en la perla hasta que quede en el lugar correspondiente y, luego, alise toda la superficie de la uña.

11 Deje que las uñas se endurezcan. Las uñas están duras si, al golpearlas suavemente con el mango del pincel, hacen un ruido seco. Cuando se hayan endurecido, modele los realces para uñas con una lima abrasiva o una lima eléctrica (consulte los pasos de la A a la F sobre el uso de las limas eléctricas).

12 Pula el realce para uñas con un pulidor de grano grueso o superior hasta suavizar toda la superficie.

13 Pídale al cliente que se lave las manos con agua y jabón en el área de lavado de manos o que use un cepillo para limpiarse las uñas en un cuenco. Enjuague con agua limpia y seque completamente con una toalla descartable limpia.

14 Masajee la piel circundante a las cutículas con el aceite para cutículas. Aplique crema para las manos y masajee la mano y el brazo.

15 Limpie los realces para uñas con alcohol y termine con un esmalte o gel transparente.

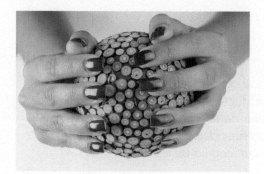

16 Preséntele al cliente el resultado final.

Procedimiento posterior al servicio

Complete el **Procedimiento 6–2:** Procedimiento posterior al servicio.

Procedimiento 11–4
Arreglo de los realces líquidos y en polvo para uñas

Implementos y materiales

Además de los materiales básicos en la mesa de manicura, necesitará los siguientes insumos para el procedimiento de arreglo de los realces líquidos y en polvo para uñas:

- ☐ Deshidratante de uñas
- ☐ Imprimante para uñas
- ☐ Moldes para uñas

- ☐ Monómero líquido
- ☐ Polímero en polvo
- ☐ Pinceles para aplicación

- ☐ Vasos Dappen
- ☐ Productos abrasivos

Preparación

Consulte el **Procedimiento 6–1:** Procedimiento previo al servicio.

Procedimiento

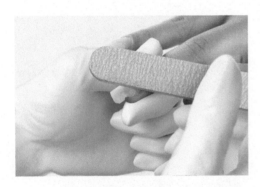

1 Elimine el esmalte o el sellador en gel que se encuentra en la uña. Use un producto abrasivo de grano mediano para limar el área alrededor de la grieta o el quiebre al ras de la uña. Luego, lime con suavidad todo el realce para uñas. Elimine el polvo con un cepillo de nailon.

2 Aplique deshidratante de uñas sobre cualquier zona de la uña natural expuesta.

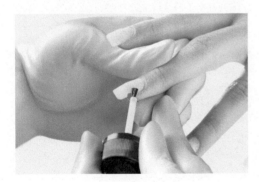

3 Aplique imprimante para uñas sobre cualquier zona de la uña natural expuesta.

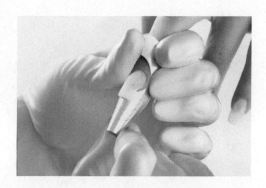

4 Coloque el molde para uñas.

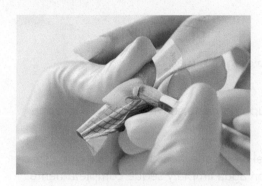

5 Prepare el monómero líquido y el polímero en polvo. Use el pincel para humedecer el producto que ya está en las uñas con monómero. Tome una pequeña perla húmeda del producto y aplíquela sobre la zona de la grieta.

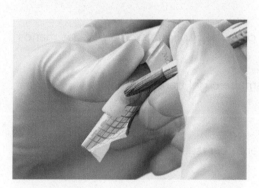

6 Presione y alise la perla para rellenar la grieta. Evite que el producto se filtre por debajo del molde.

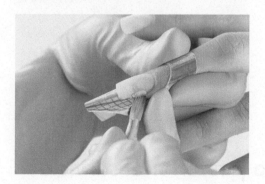

7 Aplique una perla más, si es necesario, para reforzar el resto de la uña.

(Continúa)

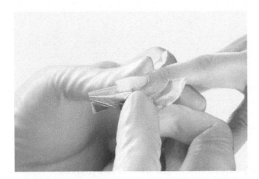

8 Cuando el producto se cure, retire el molde.

9 Puede modelar el realce para uñas con un producto abrasivo de grano medio.

10 Pula el realce para uñas con un pulidor de grano grueso o superior hasta suavizar toda la superficie.

11 Pídale al cliente que se lave las manos con agua y jabón en el área de lavado de manos o que use un cepillo para limpiarse las uñas en un cuenco. Enjuague con agua limpia y seque completamente con una toalla descartable limpia.

12 Masajee la piel circundante a las cutículas con el aceite para cutículas. Aplique crema para las manos y masajee la mano y el brazo.

13 Limpie los realces para uñas con alcohol y termine con un esmalte o gel transparente.

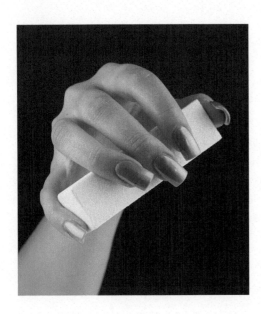

14 Preséntele al cliente el resultado final.

Procedimiento posterior al servicio

Complete el **Procedimiento 6–2**: Procedimiento posterior al servicio.

Procedimiento 11–5
Eliminación de realces líquidos y en polvo para uñas

Implementos y materiales

Además de los materiales básicos en su mesa de manicura, necesitará los siguientes insumos para el procedimiento de eliminación de los realces líquidos y en polvo para uñas:

☐ Recipiente metálico o de vidrio
☐ Acetona

Preparación

Consulte el **Procedimiento 6–1:** Procedimiento previo al servicio.

Procedimiento

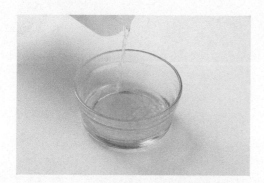

1 Llene el recipiente de vidrio con suficiente acetona o removedor de producto para cubrir 1,27 cm (½ pulgada) más que los realces del cliente. Coloque el recipiente dentro de otro recipiente con agua caliente para calentar la acetona de una manera segura y acelerar el procedimiento de eliminación.

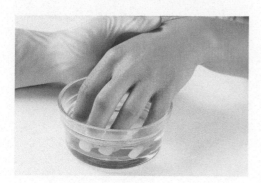

2 Retire el esmalte. Remoje los realces para uñas del cliente entre 20 y 30 minutos, o el tiempo necesario para eliminar el producto de realce.

(Continúa)

(Continuación)

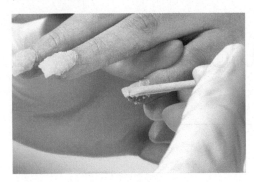

3 Una o dos veces durante el procedimiento, use un empujador de madera para quitar suavemente el realce ablandado. Repita el procedimiento hasta disolver todos los realces. Use una almohadilla de algodón con el dorso de plástico para eliminar el resto del producto.

4 De ser necesario, use un pulidor de grano fino para eliminar todo el producto restante o para suavizar la uña natural.

5 Pídale al cliente que se lave las manos con agua y jabón en el área de lavado de manos o que use un cepillo para limpiarse las uñas en un cuenco. Enjuague con agua limpia y seque completamente con una toalla descartable limpia.

6 Masajee la piel circundante a las cutículas con el aceite para cutículas. Aplique crema para las manos y masajee la mano y el brazo. Recomiéndele al cliente hacerle una manicura básica.

7 Preséntele al cliente el resultado final.

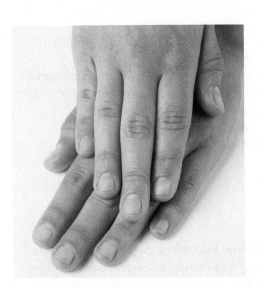

Procedimiento posterior al servicio

Complete el **Procedimiento 6–2**: Procedimiento posterior al servicio.

- ☐ Explicar por qué debe aprender sobre realces líquidos y en polvo para uñas.
- ☐ Describir la composición química de los realces líquidos y en polvo para uñas.
- ☐ Identificar los insumos para los servicios de realces líquidos y en polvo para uñas.
- ☐ Describir el proceso de mantenimiento, arreglo y eliminación de realces líquidos y en polvo para uñas.

GLOSARIO DEL CAPÍTULO

grano	pág. 326	cantidad de granos de arena que hay en la lima por pulgada cuadrada.
imprimante para uñas	pág. 325	se utiliza en la uña natural antes de la aplicación del producto para ayudar en la adherencia.
levantamiento	pág. 326	cuando los productos artificiales se levantan o se desprenden de la uña.
llenado, relleno	pág. 330	servicio de mantenimiento luego de dos o tres semanas para rellenar el área de nuevo crecimiento con producto nuevo, además de volver a equilibrar la forma de la uña y realizar los arreglos necesarios.
peróxido de benzoilo (BPO)	pág. 322	se utiliza para iniciar la reacción en cadena que conduce al curado.
producto abrasivo	pág. 326	lima o pulidor de uñas.
proporción de mezcla	pág. 324	cantidad de monómero líquido y polímero en polvo utilizada para formar una perla.
pulidor fino	pág. 326	pulidor (por lo general de 400, 1000 o 4000 granos) usado para dar mucho brillo a una uña natural o un realce para uñas.
reacción en cadena	pág. 322	proceso que une monómeros entre sí para formar largas cadenas de polímeros.
realce líquido y en polvo para uñas	pág. 320	se crea combinando un *monómero* líquido con un *polímero* en polvo.
vaso Dappen	pág. 327	pequeño recipiente de vidrio o plástico que contiene una cantidad mínima de producto para el uso en un servicio.

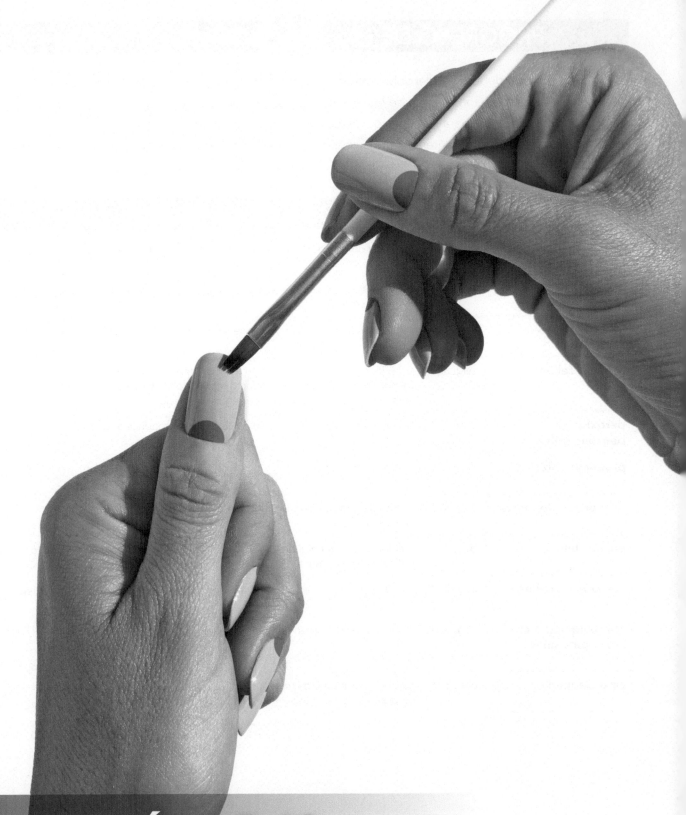

CAPÍTULO 12
Realces de gel para uñas

"La sabiduría empieza con el asombro".

–Sócrates

Objetivos de aprendizaje

Al finalizar este capítulo, usted podrá:

1. Explicar por qué debe aprender sobre los geles curados con luz.
2. Describir la composición química de los geles.
3. Aprender la diferencia entre las luces LED y UV que se utilizan para curar los geles.
4. Clasificar los tipos de geles que se utilizan en los sistemas actuales.
5. Identificar los insumos necesarios para la aplicación de gel.
6. Explicar cómo guardar, utilizar y quitar los geles en el salón.
7. Comprender cuándo realizar servicios de aplicación de gel.

Explicar por qué debe aprender sobre los geles curados con luz

Los geles curados con luz se utilizaron en la industria de las uñas durante años, pero cambiaron y se expandieron bastante desde la década del 2000. Un **gel curado con luz** es un tipo de realce para uñas que se endurece cuando se expone a tipos específicos de luz. Los geles se pueden aplicar, limar y mantener con facilidad. Además, ofrecen la ventaja de que no tienen mucho olor o son completamente sin olor. Generalmente, los geles no son tan duros como los realces líquidos y en polvo para uñas, ya que pueden formularse para ser más blandos o más flexibles que los sistemas líquidos o en polvo.

Hay muchos tipos diferentes de geles curados con luz en la industria del cuidado de las uñas, sobre los que aprenderá en este capítulo. Es importante que conozca las características, las ventajas y los beneficios de cada tipo para poder brindarles a sus clientes el mejor servicio.

Como técnico en el cuidado de las uñas, debe comprender muy bien los geles curados con luz por las siguientes razones:

- Muchos clientes solicitan servicios con aplicación de gel.
- Uno de los servicios más solicitados en el salón es el esmalte de gel de fijación.
- Comprender la composición química de los productos de gel le permitirá seleccionar los mejores productos para cada cliente.
- Los clientes a menudo se vuelven fieles a un negocio cuando reciben excelentes servicios de aplicación, mantenimiento y extracción.

Describir la composición química de los geles

Como aprendió en el Capítulo 11, los monómeros son líquidos y los polímeros son sólidos, como los polímeros en polvo que se usan en los realces líquidos y en polvo. Un oligómero, también conocido como un prepolímero, es un acrilato grueso, similar al gel y pegajoso que es entre líquido y sólido. La mayoría de los geles usan un oligómetro de metacrilato de uretano, que tiene una adherencia excelente y menor riesgo de sensibilidad.

Los diferentes geles vienen en diferentes viscosidades, según cómo se usarán. La viscosidad es la medición de la densidad de un líquido y afecta la forma en que fluye. Los geles pueden ser de baja viscosidad (como las fórmulas para aplicar con pincel), de viscosidad media (que se consideran geles autoniveladores) y de alta viscosidad (que se utilizan para la construcción o el modelado de extensiones de uñas).

Los geles son demasiado gruesos para secarse solos, por lo que necesitan productos químicos adicionales que les ayuden a curar, o a transformarse de líquido a sólido. Un *fotoiniciador* es una molécula que crea una reacción cuando se exponen a la luz UV o luz visible. Los fotoiniciadores se fusionan en oligómeros para que, cuando el gel se aplique a la uña y se exponga a la luz en una lámpara de curado especial, se endurezca. La exposición a la luz inicia la reacción química en la uña: se crea calor y comienza la polimerización. La *polimerización* es el enlazado de los oligómeros para crear un material sólido y resistente a los químicos. Este proceso también se conoce como *enlace cruzado*. Piense en los enlaces cruzados como una estructura similar a una red. Cuanto más ajustada sea la red, más duro y más fuerte será el gel. El resultado final son realces para uñas hermosos, brillantes y duros.

Las fórmulas de esmaltes de gel tienen una composición química similar, pero se pueden eliminar fácilmente con un removedor a base de acetona. El esmalte de gel se aplica en capas. La capa de color tiene un nivel medio de enlaces cruzados, lo que la hace flexible y fácil de quitar. La capa protectora tiene un nivel de enlaces cruzados más alto, lo que da brillo y protección.

Los geles pueden generar una cantidad molesta de calor durante el proceso de curado (**Figura 12–1**). Esto se debe a una reacción química, una reacción exotérmica, que libera calor. Esta reacción se produce a medida que se crea cada enlace del polímero: Cuantos más enlaces se formen mientras se cura el gel, más calor se generará. Asimismo, mientras más enlaces se creen mientras se polimeriza el gel, mayor será la resistencia del realce. El calor se puede controlar de diversas formas.

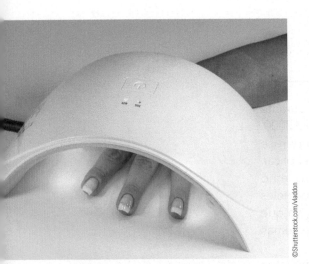

▲ **FIGURA 12–1** Tenga presente el calor que se genera durante el proceso de curado.

©Shutterstock.com/Vladdon

- Comience con una aplicación delgada sobre la uña natural y cúrela. Esto proporcionará un poco de protección contra el calor de la segunda o tercera perla más gruesa.

- Aplique y cure varias perlas de gel pequeñas (en lugar de perlas grandes).

- Inserte lentamente la mano del cliente en la lámpara. La exposición lenta del gel a la luz retarda la reacción del gel y genera menos calor.

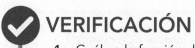

VERIFICACIÓN

1. ¿Cuál es la función de un fotoiniciador?
2. ¿Qué es un oligómero?
3. ¿Qué hace la polimerización?

Aprender la diferencia entre las luces LED y UV que se utilizan para curar los geles

Existe un gran número de lámparas de curado de gel disponibles en nuestra industria. Sin embargo, algunas funcionan mejor que otras. Una lámpara de curado es un dispositivo electrónico especial que energiza y controla las bombillas para curar los realces de gel para uñas. Para curar los geles, las bombillas deben emitir luz violeta con la intensidad adecuada para proporcionar la energía suficiente.

Las lámparas de curado del mercado pueden parecer similares, pero existen muchas diferencias entre las unidades, que incluyen el tipo y el número de bombillas, la distancia a la que se encuentran las bombillas de la base y el tamaño. Todos estos factores influyen en la potencia de curado. Por lo general, la potencia de las lámparas de curado se determina de acuerdo al número de bombillas dentro de la lámpara multiplicado por el vataje. El vataje es la medida de la cantidad de electricidad que consume una lámpara. Por ejemplo, si una lámpara tiene seis bombillas y cada bombilla es de seis vatios, se dice que la lámpara es de 36 vatios.

Las lámparas de curado de gel usan bombillas fluorescentes LED o UV. El LED, que significa diodo emisor de luz, crea una luz directa que debe poner sobre el gel para que se cure. Por lo general, los tiempos de curado con una lámpara LED van de 5 a 60 segundos por capa de gel. Estas bombillas especiales de LED están fabricadas con longitud de onda de unos 365 a 405 nm. Esta última es la abreviatura de nanómetro, que es la escala utilizada para identificar el color y la intensidad determinados de una luz. Así que, si mirara una escala de luz, vería todos los colores e intensidades, como el sol. Al crear una bombilla de curado para geles, aprovechan el color violeta y el nivel de intensidad que estará en sincronía con los fotoiniciadores del producto.

Las bombillas fluorescentes ultravioleta (UV) irradian la luz dentro de la lámpara de manera que todas las uñas están igualmente expuestas en rangos de aproximadamente 320 nm a 400 nm. Por lo general, los tiempos de curado con una lámpara UV van de uno a dos minutos para cada capa de gel.

Las lámparas de LED son ahora más comunes en el salón. Ahorran tiempo durante el servicio con menor tiempo de curado. Además, las bombillas LED duran más que las bombillas fluorescentes UV, lo que hace que a largo plazo ahorre mucho dinero. Consulte con el fabricante del gel que utilice para recibir información más detallada sobre qué lámpara curará correctamente su producto.

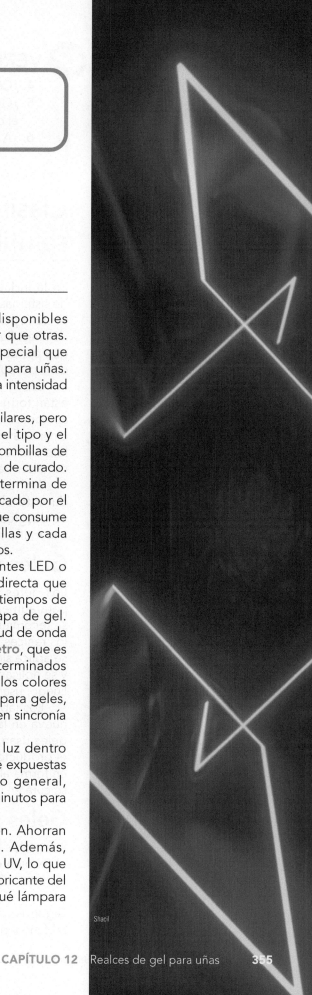

Shacil

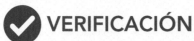

VERIFICACIÓN

4. ¿Cómo se calcula la potencia de una lámpara de curado?
5. ¿Qué características de una lámpara influyen en cómo realiza el curado?
6. ¿A quién debe consultar para elegir la lámpara apropiada a fin de curar un sistema de gel?

Clasificar los tipos de geles que se utilizan en los sistemas actuales

En la industria del cuidado de las uñas, se utilizan dos tipos básicos de sistemas de gel: duros y blandos. Los **geles duros**, o *geles tradicionales*, se crean para ser lo suficientemente fuertes como para construir extensiones de uñas. Son muy fuertes y tienen una superficie no porosa que no permite que penetre la acetona. A los clientes les encantan las extensiones de gel duro por su aspecto transparente, su ausencia casi total de olor y su fuerza.

Los **geles blandos**, también conocidos como *geles de fijación*, están formulados para recubrir la uña natural y se quitan fácilmente con acetona. Algunos sistemas de fijación son lo suficientemente fuertes para crear una extensión muy corta o reparar la rotura de una uña natural, pero la mayoría están hechos con pigmento y creados para reemplazar los esmaltes tradicionales.

Ambos tipos de sistemas de gel utilizan varias viscosidades de geles durante el servicio de realces de gel. Las viscosidades de los geles se desglosan en las siguientes categorías generales. Esto lo ayudará a identificar los tipos de geles y cómo se utilizan.

Geles adhesivos

Los geles necesitan un imprimante, un gel base o un gel adhesivo para aumentar la adherencia a la superficie de la uña natural. A veces, se recomienda primero un imprimante ácido o no ácido, al igual que con los realces de monómero y polímero. A menudo, el gel adhesivo o base se aplica sin imprimante. Los geles adhesivos o base varían en viscosidad y se aplican en capas finas sobre la uña. Por lo general, necesitan curarse. Luego, usará otro tipo de gel para completar el servicio deseado.

Los fabricantes de geles están continuamente incluyendo tecnología nueva en la formulación de los geles adhesivos. Algunos fabricantes de geles usan sistemas adhesivos de secado al aire. El solo hecho de que el producto adhesivo no se curara en una lámpara de curado no reduce en forma alguna su eficacia en comparación con un sistema adhesivo que se cura en una lámpara.

Geles constructores

Los **geles constructores** son geles de alta viscosidad que permiten al técnico en el cuidado de las uñas construir un arco o una extensión (**Figura 12–2**). Estos geles agregan espesor al realce con solo una o dos capas. Cada capa de gel debe curarse antes de añadir otra. Algunos geles constructores están teñidos o pintados, tal vez con rosa o blanco, para crear una apariencia de manicura francesa en la uña.

Los geles constructores pueden ser autoniveladores o no. Un gel *no autonivelador* tiene una viscosidad muy alta y puede dejar bultos en la uña después de su aplicación. Un gel *autonivelador* es más fluido y puede dejar la uña lisa. Los geles autoniveladores agregan espesor a la uña de la mano, pero, por lo general, no tanto como los geles de mayor viscosidad que no son autoniveladores.

La mayoría de los geles constructores son geles duros con un envase de tipo frasco. Sin embargo, hay algunos geles de fijación en rosa claro y translúcidos para recubrir la uña natural y añadir fuerza.

Geles de polímero

Los **geles de polímero**, a veces denominados *polygel* o *acrygel*, se crean a partir de una mezcla de polímero en polvo y geles duros. Este gel constructor de viscosidad alta permite a los usuarios un mayor control durante la aplicación, ya que es tan grueso que no se corre ni se mueve hasta que el técnico en el cuidado de las uñas lo empuja o lo pincela para colocarlo en su lugar. La mayoría de estos tipos de geles vienen en un tubo y el producto se retira presionando como la pasta de dientes. El técnico puede determinar la cantidad necesaria para una uña y cortar el producto del tubo con una espátula para aplicarlo. Luego, se modela sobre la uña con un pincel para crear un recubrimiento o una uña esculpida. Los geles de polímero vienen en una amplia gama de colores tradicionales como el transparente, el blanco, el natural y el rosa, pero también están ganando popularidad en un arco iris de colores para su uso en arte 3D.

Los geles de polímero tienen la increíble adherencia de un gel duro cuando se usan con los productos de preparación recomendados por los fabricantes. Por lo general, se recomienda preparar la uña con un imprimante no ácido o un gel adhesivo. Este tipo de uñas necesitan mantenimiento cada dos semanas, al igual que todos los servicios de mantenimiento de gel duro. Cuando el cliente quiera quitar el producto por completo, se quitará como un gel tradicional, limándolo.

Geles pigmentados

Los **geles pigmentados** incluyen pigmento de color. La mayoría se venden en un frasco pequeño. Por lo general, son duros y no se pueden remojar para eliminarse. Algunos fabricantes crean un gel de alta viscosidad y lo denominan *pintura en gel*, que se puede utilizar para realizar detalles en diseños artísticos. Muchas veces, los geles pigmentados se utilizan para realizar diseños artísticos, sobre los cuales luego se colocan geles constructores para crear un efecto encapsulado. Algunos geles pigmentados están diseñados para utilizarse como esmalte y se pintan sobre las uñas con un pincel especial.

Esmaltes de gel de fijación

Los esmaltes de gel de fijación son una alternativa a las lacas para uñas tradicionales. Los esmaltes de gel de fijación son un ejemplo de geles blandos. Están disponibles en una amplia gama de colores, entre ellos tonos

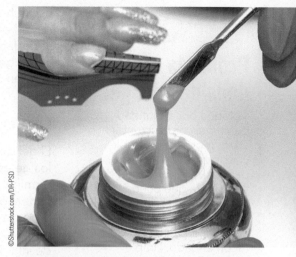

©Shutterstock.com/DR-PSD

▲ **FIGURA 12–2** Los geles constructores se usan para construir arcos en las uñas y agregar fuerza.

escarchados y pasteles, algunos incluso tienen brillantina. Los esmaltes de gel ofrecen al técnico en el cuidado de las uñas y al cliente una amplia variedad de opciones para expresar su personalidad y su creatividad. Estos geles pigmentados varían en opacidad y viscosidad, pero todos pueden quitarse sumergiéndolos en acetona o un removedor de producto.

Geles de acabado

El gel de acabado se utiliza para finalizar un servicio con gel. La mayoría de los geles de acabado crean un gran brillo y también pueden usarse para terminar otros servicios de extensiones, como las de líquido y polvo, o de inmersión. Existen dos tipos de geles de acabado: uno se cura con una capa de inhibición pegajosa que requiere limpieza y el otro es un gel no pegajoso que se cura hasta lograr un brillo de gran intensidad sin la capa de inhibición. Una capa de inhibición consiste en restos de solventes o gel sin curar que crean una superficie pegajosa en la uña después de que el gel se curó. La capa de inhibición se puede eliminar fácilmente con un paño que no deje pelusas empapado en una solución limpiadora o en alcohol (**Figura 12–3**).

Para el acabado de los esmaltes de fijación, debe usar una capa protectora de gel de fijación. Debido a que la uña sigue siendo flexible después de usar el esmalte de gel, un gel duro de acabado tradicional podría agrietarse encima del color cuando la uña se flexiona.

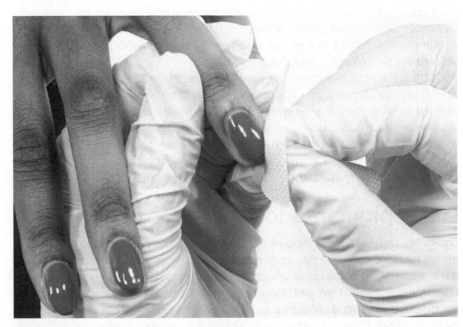

▲ **FIGURA 12–3** Retire la capa de inhibición con el limpiador para uñas o alcohol en un paño que no deje pelusas.

 VERIFICACIÓN

7. ¿Cuál es la diferencia entre los geles duros y los blandos?
8. ¿Cuál es un ejemplo de gel blando?
9. ¿Qué es una capa de inhibición?

Identificar los insumos necesarios para la aplicación de gel

Así como se necesitan herramientas, implementos, equipos e insumos específicos para todos los servicios de realce para uñas, lo mismo ocurre con los realces de gel. A continuación, aparece una lista de estos requisitos. Además de los insumos en su mesa de manicura básica, necesitará lo siguiente:

- *Lámpara de curado para gel.* Elija una lámpara de curado para gel diseñada para curar adecuadamente los productos de realce para uñas de gel que usa. **(Figura 12–4)**

- *Pincel para aplicación.* Pinceles de cerdas de nailon pequeñas y planas (u ovaladas) que se usan para tomar y esparcir el gel.

- *Imprimantes para gel o gel adhesivo.* Estos productos mejoran la adherencia de los geles a la superficie de la uña natural y deben utilizarse según las instrucciones del fabricante.

- *Gel constructor.* Se utiliza para crear un recubrimiento o para crear una extensión de la uña natural.

- *Gel de acabado.* Puede ser un gel duro con un acabado de brillo de alta intensidad cuando no se usa el esmalte de gel.

- *Las uñas postizas* o *moldes para uñas* son opcionales cuando se desea extender la longitud de la uña natural con gel. Consulte el Capítulo 9, **Uñas postizas y moldes**.

- *Limpiador de uñas.* Utilice este producto antes de aplicar el imprimante para eliminar tanto la humedad como los pequeños restos de aceite que quedan en la superficie de la uña natural (ambos pueden impedir la adherencia del gel y ayudan a evitar que los realces para uñas se levanten). También se utiliza un limpiador de uñas para eliminar la capa de inhibición antes de limar el gel curado y al final del servicio si el gel de brillo tiene una capa de inhibición.

- *Limas y pulidores abrasivos.* Elija un pulidor de grano mediano para preparar la uña natural. Elija un abrasivo de grano mediano para dar forma y contorno. Utilice un pulidor grueso para suavizar el realce. Es posible que los fabricantes de gel tengan otras recomendaciones para los productos abrasivos, así que consulte las pautas del fabricante para obtener más información sobre su sistema.

- *Paños de limpieza que no dejen pelusas.*

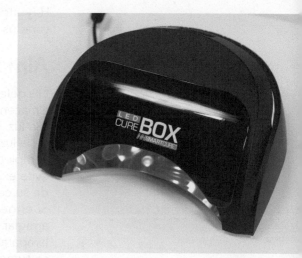

▲ **FIGURA 12–4** Lámpara de curado LED.

VERIFICACIÓN

10. ¿Qué insumos se necesitan para un servicio con gel?
11. ¿Qué se necesita para que se cure el gel?
12. ¿Para qué se usa el gel constructor durante el servicio?

Explicar cómo guardar, utilizar y quitar los geles en el salón

Hay algunos aspectos que se deben tener en cuenta al elegir geles curados con luz.

Almacenamiento de los geles

Los geles se *curan con luz*, lo que significa que los productos de gel deben almacenarse en un gabinete cuando no están en uso, protegidos del calor y la luz. Durante el servicio, mantenga el pincel y todos los geles alejados de la luz natural, las lámparas para gel y las lámparas de mesa de espectro completo para evitar que el gel se endurezca. Cuando finalice el servicio, evite exponer su pincel aplicador a las fuentes de luz. Puede limpiar el gel de su cepillo con un paño impregnado con limpiador de uñas o alcohol. Si el gel se cura en el cepillo, este último se arruinará y no se podrá arreglar. No deje el recipiente de gel abierto ni cerca de una ventana o una lámpara. Si el gel se expone a estas fuentes de luz de espectro completo, se curará en el recipiente.

Uso de los geles

Durante la aplicación, recuerde que el gel es sensible a la temperatura. Es más espeso cuando está frío y más líquido cuando está caliente. Se verá afectado solo por el calor de su dedo, así que cure cada dedo inmediatamente después de aplicar el gel. Procure no usar una cantidad excesiva de producto para evitar que este chorree sobre la piel, lo que puede aumentar el riesgo de irritación o sensibilidad cutáneas a causa del gel.

Curar una gran cantidad de producto de una sola vez también puede causar un pico de calor que puede ser incómodo para su cliente. Puede evitar esta sensación aplicando una fina capa de gel en la uña y luego curándola. Luego, puede seguir con perlas de gel más grandes, ya que la uña natural está protegida por la capa más fina. También puede encender la lámpara y guiar lentamente la mano hacia la luz, para que la curación comience más despacio (y no de una sola vez).

Cuando se aplican perlas de gel, se deben esparcir en la uña desde la cutícula hasta el borde libre para cubrir toda la superficie. Evite tocar la piel del cliente, puesto que podría causar un levantamiento. También se puede colocar un *hilo* de producto si hay pequeños pozos que se deban rellenar: sumerja el pincel en el frasco de gel y retire el pincel hacia arriba. Coloque rápidamente el hilo de gel sobre el pozo de la uña.

Eliminación de los geles

Los realces con gel requieren mantenimiento cada dos o tres semanas, según la rapidez con que crezcan las uñas del cliente. Si el cliente no quiere arreglar, rellenar o reequilibrar el realce para uñas, quítelo.

Debido a que los geles duros no se pueden quitar con acetona ni con otro removedor, se deben extraer con una lima eléctrica o manual. Es mejor limar la mayor parte del producto y dejar una capa muy fina para que crezca. Los geles blandos o de fijación se quitan con bastante facilidad usando acetona u otro removedor. Sumerja las uñas en un cuenco de vidrio o envuelva cada uña con algodón y una lámina (**Figura 12–5**). Esto reduce el olor y la evaporación del removedor, como también la cantidad de removedor necesaria.

──REALIZAR──
Procedimiento 12–8:
Eliminación de geles duros y de polímero

──REALIZAR──
Procedimiento 12–9:
Eliminación de gel blando o de esmaltes de gel

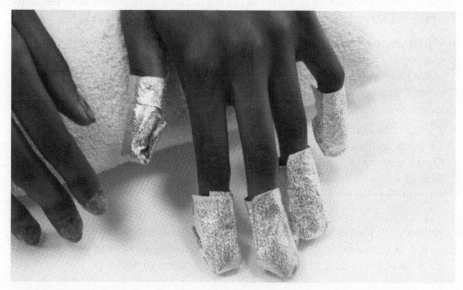

▲ **FIGURA 12–5** Al envolver las uñas, se utiliza menos producto removedor y les permite a sus clientes moverse mientras esperan el efecto.

✔ VERIFICACIÓN

13. ¿Cómo se limpia el cepillo para gel si se curó gel en él?
14. ¿Qué puede suceder si el gel se cura en la piel?
15. ¿Qué dos métodos puede usar para aplicar gel en la uña?

Comprender cuándo realizar servicios de aplicación de gel

La mayoría de los clientes seguirá sus recomendaciones. Usted es el profesional y, como tal, debe recomendar un sistema que haya usado y crea que tendrá el mejor rendimiento para el cliente. Al considerar las extensiones de gel duro, hay algunas cuestiones que debe aclarar con su cliente.

- ¿Planea usar las extensiones por un largo período o para un evento? Dado que los geles solo pueden limarse, no son la mejor opción para un servicio de extensión a corto plazo.

- ¿De qué longitud las quiere el cliente? Si el borde de la extensión va a ser más largo que el lecho ungueal, elija un producto más fuerte, como los líquidos y los polvos.

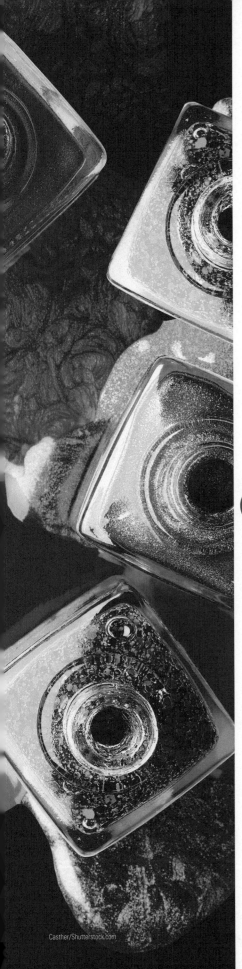

- ¿Su cliente tiene a menudo levantamientos del realce? Los servicios de gel tienen una adherencia asombrosa y, por lo tanto, son una opción perfecta para los clientes que suelen tener levantamientos con frecuencia.

Los esmaltes de gel son un servicio muy popular en el salón. Haga algunas preguntas durante la consulta para determinar si el esmalte de gel es el servicio adecuado para su cliente.

- ¿Cuándo le gustaría a su cliente quitar el esmalte de las uñas? Si a su cliente le gusta cambiar el color de su esmalte a menudo, un esmalte tradicional es mejor, ya que es fácil de quitar. Si su cliente usa el mismo color por períodos más largos, seguro apreciará un esmalte de gel que permanezca sin arruinarse durante dos semanas de uso.

- ¿Su cliente tiene las uñas frágiles, pero prefiere el aspecto natural de una manicura tradicional (en lugar de un servicio de recubrimiento)? Dado que cada capa de esmalte de gel está curada, es más fuerte que el esmalte tradicional, por lo que proporciona más fuerza a la uña natural. Su cliente lo apreciará.

- ¿Su cliente a menudo daña su esmalte inmediatamente después del servicio metiendo la mano en su bolso o usando el teléfono? Debido a que el esmalte de gel se endurece al instante, su cliente podrá volver a las tareas diarias justo después de que finalice el servicio.

✓ VERIFICACIÓN

16. ¿Un gel duro tradicional es la mejor opción para un cliente que desea usar extensiones de uñas para un evento de fin de semana? ¿Por qué sí o por qué no?
17. Si su cliente elige el mismo color de esmalte para cada manicura, ¿qué servicio de gel recomendaría?

Procedimiento 12-1
Recubrimiento de gel duro de un color

Implementos y materiales

Además de los materiales básicos en la mesa de manicura, necesitará lo siguiente:

☐ Gel constructor
☐ Imprimante para gel o gel adhesivo

☐ Pincel para aplicación de gel
☐ Gel de acabado
☐ Lámpara para curado UV o LED

☐ Solución de limpieza o alcohol
☐ Paños que no dejen pelusas

Preparación

Consulte el **Procedimiento 6–1**: Procedimiento previo al servicio.
Consulte el **Procedimiento 9–1**: Manicura en seco o preparación de las uñas para realces.

Procedimiento

Si su cliente desea uñas postizas, aplíquelas siguiendo el **Procedimiento 9-2: Aplicación de uñas postizas con hendidura parcial o completa** o el **Procedimiento 9–3: Aplicación de uñas postizas francesas**.

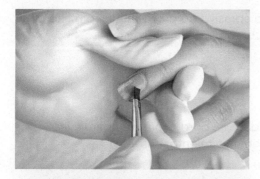

1 Aplique imprimante o gel adhesivo a la uña según las instrucciones del fabricante. De ser necesario, cúrelo.

2 Tome una perla mediana de gel duro del envase con su pincel para gel.

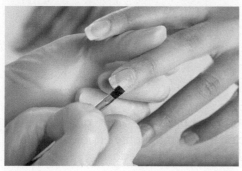

3 Empezando por el meñique izquierdo, coloque el gel en el centro de la uña y espárzalo suavemente sobre toda la superficie de la uña, incluido el borde libre o la extensión de uña postiza. Deje un espacio de 4,76 mm (3/16") alrededor de la cutícula y los bordes laterales.

(Continúa)

(Continuación)

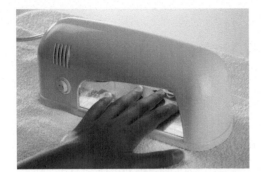

4 Coloque la mano en la lámpara de curado del gel en la posición correcta durante el tiempo de curado que indica el fabricante.

5 Repita los pasos tres a cinco en la mano derecha mientras la izquierda se cura. Repita en cada uña hasta que complete las 10.

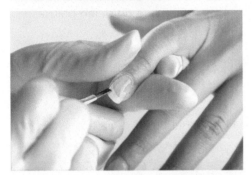

6 Coloque una pequeña perla de gel en el vértice de la uña para crear un leve arco. Cúrelo de acuerdo con las instrucciones del fabricante.

7 Repita el paso 6 en el resto de las uñas.

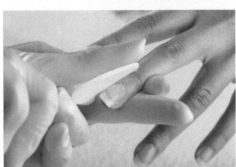

8 Retire la capa de inhibición adhesiva limpiando la uña con alcohol o limpiador para uñas en un paño que no deje pelusas.

9 Use un producto abrasivo de grano mediano o fino para perfeccionar el contorno de la superficie.

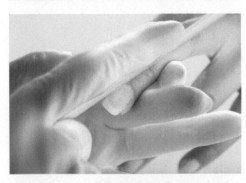

10 Verifique la densidad del borde libre y empareje las imperfecciones con movimientos suaves.

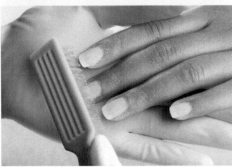

11 Pula la superficie con un pulidor de grano grueso para suavizar y perfeccionar la forma. Retire el polvo con un cepillo de nailon limpio y desinfectado.

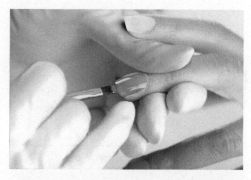

12 Si se solicita un esmalte de gel, aplíquelo ahora según el **Procedimiento 12–5.**

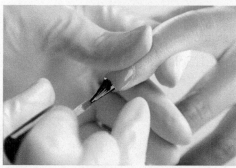

13 Aplique un gel de acabado brillante y cúrelo según las instrucciones del fabricante.

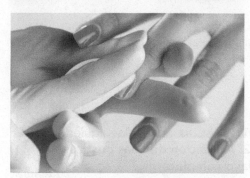

14 Retire la capa de inhibición si es necesario.

15 Pídale al cliente que se lave las manos con agua y jabón en el área de lavado de manos o que use un cepillo para limpiarse las uñas en un cuenco para las manos. Enjuague con agua limpia y seque completamente con una toalla descartable limpia.

16 Masajee la piel circundante a las cutículas y la uña con el aceite para cutículas. Aplique crema para las manos y masajee la mano y el brazo.

17 Preséntele al cliente el resultado final.

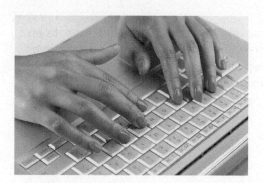

Procedimiento posterior al servicio

Complete el **Procedimiento 6-2:** Procedimiento posterior al servicio.

Procedimiento 12-2
Recubrimiento de gel duro de dos colores

Implementos y materiales

Además de los materiales básicos en la mesa de manicura, necesitará lo siguiente:

- ☐ Gel constructor rosa
- ☐ Gel constructor blanco
- ☐ Gel constructor o autonivelador transparente
- ☐ Imprimante para gel o gel adhesivo
- ☐ Gel de acabado
- ☐ Pincel para aplicación
- ☐ Lámpara para curado UV o LED
- ☐ Solución de limpieza o alcohol
- ☐ Paños de limpieza que no dejen pelusas

Preparación

Consulte el **Procedimiento 6–1**: Procedimiento previo al servicio.
Consulte el **Procedimiento 9–1**: Manicura en seco o preparación de las uñas para realces.

Procedimiento

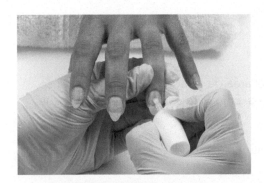

1 Si su cliente desea uñas postizas, aplíquelas siguiendo el **Procedimiento 9-2: Aplicación de uñas postizas con hendidura parcial o completa**.

2 Aplique imprimante o gel adhesivo a la uña según las instrucciones del fabricante. De ser necesario, cúrelo.

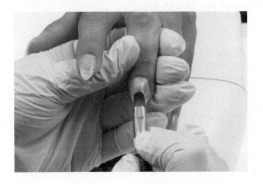

3 Suavemente, coloque una perla de gel constructor rosa en el lecho ungueal y cree una media luna siguiendo la curva de la uña natural. Deje un espacio de 4,76 mm (3⁄16") alrededor de la cutícula y los bordes laterales.

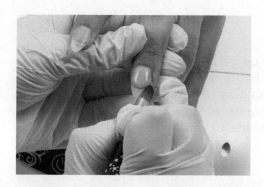

4 Con la punta de su pincel para gel limpio, pase por el borde de la media luna a fin de crear una línea en forma de U definida. Repita este proceso hasta lograr la línea deseada. Asegúrese de que todas las medias lunas estén parejas antes de curar el gel.

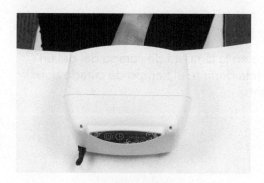

5 Coloque la mano en la lámpara de curado del gel en la posición correcta durante el tiempo de curado que indica el fabricante.

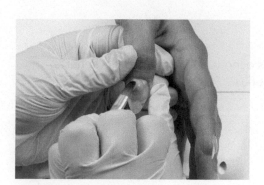

6 Repita los pasos tres a cinco en cada uña hasta completar todas.

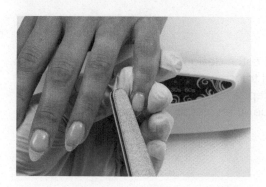

7 Si la media luna necesita revisarse o el gel es desigual, aplique pequeños hilos de gel para hacer las correcciones y cúrelo. También puede usar una lima para definir y modificar la media luna.

(Continúa)

(Continuación)

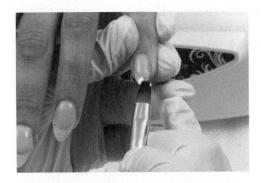

8 Tome una perla de gel blanco y aplíquela sobre el borde libre o el borde de la extensión mientras se acerca al gel rosa para crear la media luna. Con un paño seco para quitar el esmalte de uñas que no deje pelusas, apriete las cerdas del pincel para quitar el exceso de gel.

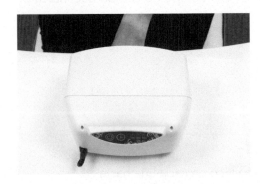

9 Coloque la mano en la lámpara de curado del gel en la posición correcta durante el tiempo de curado que indica el fabricante.

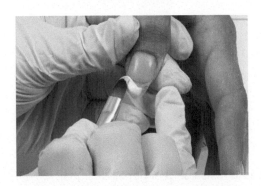

10 Repita los pasos ocho y nueve en cada dedo hasta terminar las 10 uñas.

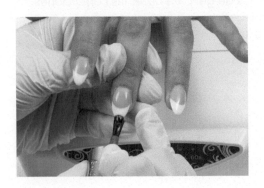

11 En caso de que estén desiguales, use una pequeña cantidad de gel transparente en toda la uña y el borde libre y cúrelo. Repita en todas las uñas según sea necesario. Saque su recolector de polvo.

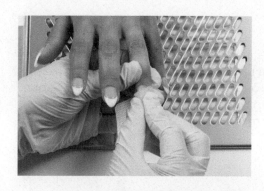

12 Quite la capa de inhibición pegajosa con alcohol o limpiador de uñas.

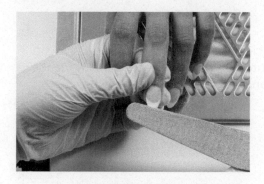

13 Deles forma y contorno a las uñas con un producto abrasivo de grano medio.

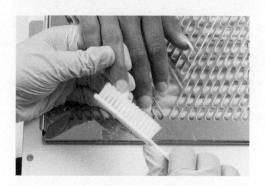

14 Elimine el polvo con un cepillo de nailon. Evalúe su trabajo y realice los ajustes pertinentes.

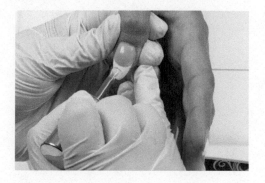

15 Aplique un gel de acabado brillante. Cure las uñas durante el tiempo requerido según las indicaciones del fabricante.

(Continúa)

(Continuación)

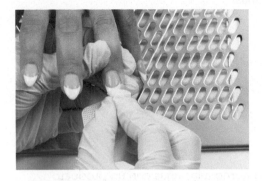

16 Retire la capa de inhibición, si es necesario, con alcohol o limpiador para uñas, y un paño que no deje pelusas. Pídale al cliente que se lave las manos con agua y jabón o que use un cepillo para limpiarse las uñas en un cuenco para las manos. Seque por completo.

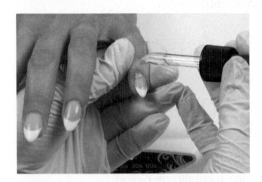

17 Masajee la piel circundante a las cutículas y la uña con el aceite para cutículas. Aplique crema para las manos y masajee la mano y el brazo.

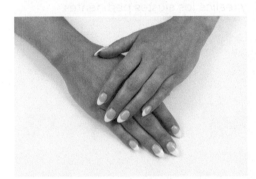

18 Preséntele al cliente el resultado final.

Procedimiento posterior al servicio

Complete el **Procedimiento 6–2**: Procedimiento posterior al servicio.

Procedimiento 12-3
Extensiones esculpidas de gel duro de un color

Implementos y materiales

Además de los materiales básicos en la mesa de manicura, necesitará lo siguiente:

- ☐ Moldes para uñas
- ☐ Gel constructor transparente o del color preferido del cliente
- ☐ Imprimante para gel o gel adhesivo

- ☐ Gel de acabado
- ☐ Pincel para aplicación
- ☐ Imprimante para gel o gel adhesivo
- ☐ Pincel para aplicación

- ☐ Lámpara para curado UV o LED
- ☐ Solución de limpieza o alcohol
- ☐ Paños de limpieza que no dejen pelusas

Preparación

Consulte el **Procedimiento 6–1**: Procedimiento previo al servicio.
Consulte el **Procedimiento 9–1**: Manicura en seco o preparación de las uñas para realces.

Procedimiento

1 Aplique imprimante o gel adhesivo a la uña según las instrucciones del fabricante. De ser necesario, cúrelo.

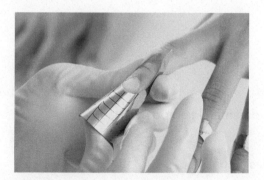

2 Aplique los moldes para uñas según el **Procedimiento 9–5: Aplicación de moldes descartables para uñas**.

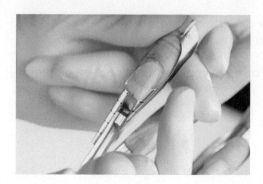

3 Aplique una perla de gel constructor en el centro de la uña donde el molde se une con el dedo. Espárzala para crear una capa delgada de gel sobre el lecho ungueal y el molde, siguiendo las líneas para crear la longitud y la forma adecuadas de la extensión. Deje un espacio de 4,76 mm (3/16") alrededor de la cutícula y los bordes laterales.

(Continúa)

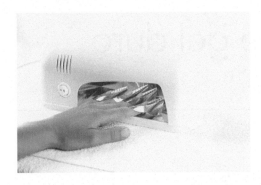

4 Coloque la mano correctamente en la lámpara y cure el gel durante el tiempo necesario.

5 Repita los pasos tres y cuatro en cada dedo hasta terminar las 10 uñas.

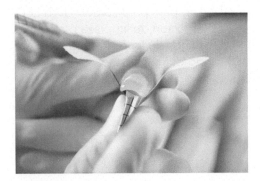

6 Retire los moldes para uñas tirando suavemente de ellos hacia abajo y fuera del dedo.

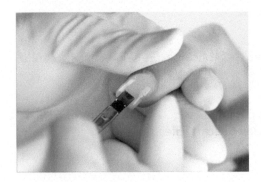

7 Aplique una perla de gel constructor en el centro de la uña para formar el vértice. Aplique la perla esparciendo poco gel en los lados y en el área de la cutícula.

8 Coloque la mano correctamente en la lámpara y cure el gel durante el tiempo necesario.

9 Repita los pasos siete y ocho en cada dedo hasta terminar las 10 uñas.

10 Si la extensión aún se dobla después de curarse, aplique otra capa de gel constructor o autonivelador sobre el realce completo y cúrelo. Repita según sea necesario hasta que la extensión no se doble.

11 Retire la capa de inhibición adhesiva limpiando la uña con alcohol o limpiador para uñas en un paño que no deje pelusas.

12 Use un producto abrasivo de grano mediano o fino para perfeccionar el contorno de la superficie. Verifique la densidad del borde libre y empareje las imperfecciones con movimientos suaves.

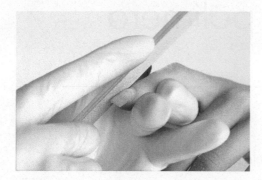

13 Pula la superficie con un pulidor de grano grueso para suavizar y perfeccionar la forma. Retire el polvo con un cepillo de nailon limpio y desinfectado.

14 Si se solicita un esmalte de gel, aplíquelo ahora según el **Procedimiento 12–5.**

15 Si no se usa esmalte de gel, aplique un gel de acabado brillante y cúrelo según las instrucciones del fabricante. Retire la capa de inhibición si es necesario.

16 Pídale al cliente que se lave las manos con agua y jabón en el área de lavado de manos o que use un cepillo para limpiarse las uñas en un cuenco para las manos. Enjuague con agua limpia y seque completamente con una toalla descartable limpia.

17 Masajee la piel circundante a las cutículas y la uña con el aceite para cutículas. Aplique crema para las manos y masajee la mano y el brazo.

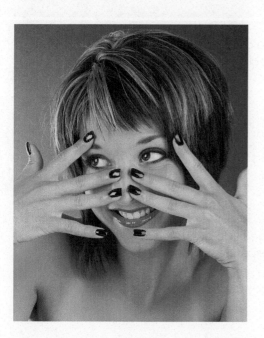

18 Preséntele al cliente el resultado final.

Procedimiento posterior al servicio

Complete el **Procedimiento 6-2:** Procedimiento posterior al servicio.

Procedimiento 12-4
Recubrimiento de gel de polímero de un color

Implementos y materiales

Además de los materiales básicos en la mesa de manicura, necesitará lo siguiente:

☐ Tubo de gel de polímero (en el color que elija el cliente)
☐ Imprimante o gel adhesivo

☐ Pincel para aplicación de gel
☐ Espátula para gel
☐ Gel de acabado

☐ Lámpara para curado UV o LED
☐ Solución de limpieza o alcohol
☐ Paños que no dejen pelusas

Preparación

Consulte el **Procedimiento 6–1**: Procedimiento previo al servicio.
Consulte el **Procedimiento 9–1**: Manicura en seco o preparación de las uñas para realces.

Procedimiento

Si su cliente desea uñas postizas, aplíquelas siguiendo el **Procedimiento 9-2: Aplicación de uñas postizas con hendidura parcial o completa** o el **Procedimiento 9–3: Aplicación de uñas postizas francesas**.

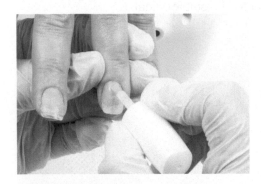

1 Aplique imprimante o gel adhesivo en todas las uñas según las instrucciones del fabricante. De ser necesario, cúrelo.

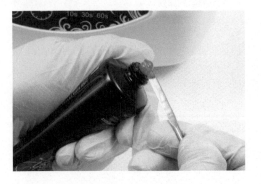

2 Exprima una gran perla de gel de polímero del tubo y córtela con una espátula.

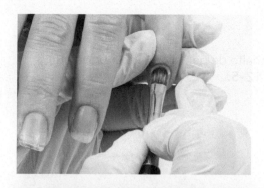

3 Empezando por el meñique izquierdo, coloque la perla de gel de polímero en el centro de la uña y espárzala hacia la cutícula y los laterales, incluidos el borde libre o la extensión de la uña postiza. Recuerde colocar más producto en el centro de la uña para crear su arco y menos en los lados de la cutícula y el borde libre. Deje un espacio de 4,76 mm (3/16") alrededor de la cutícula y los bordes laterales.

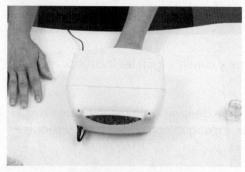

4 Coloque la mano en la lámpara de curado del gel en la posición correcta durante el tiempo de curado que indica el fabricante.

5 Repita los pasos del dos al cuatro en todas las uñas.

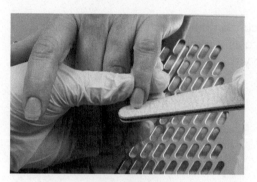

6 Utilice un producto abrasivo de grano mediano para modelar el perímetro de las uñas.

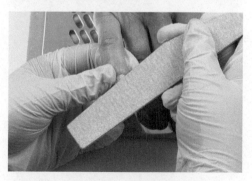

7 Utilice un producto abrasivo de grano mediano a fino para perfeccionar la superficie de las uñas. Verifique la densidad del borde libre y empareje las imperfecciones con movimientos suaves.

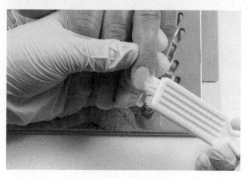

8 Pula la superficie con un pulidor de grano grueso para suavizar y perfeccionar la forma. Retire el polvo con uncepillo de nailon limpio y desinfectado.

(Continúa)

(Continuación)

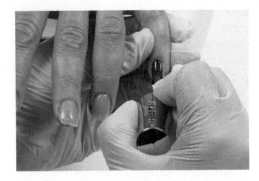

9 Si se solicita un esmalte de gel, aplíquelo ahora según el **Procedimiento 12–5.**

10 Si no se usa esmalte de gel, aplique un gel de acabado brillante y cúrelo según las instrucciones del fabricante. Retire la capa de inhibición si es necesario.

11 Pídale al cliente que se lave las manos con agua y jabón en el área de lavado de manos o que use un cepillo para limpiarse las uñas en un cuenco para las manos. Enjuague con agua limpia y seque completamente con una toalla descartable limpia.

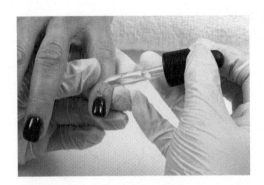

12 Masajee la piel circundante a las cutículas y la uña con el aceite para cutículas. Aplique crema para las manos y masajee la mano y el brazo.

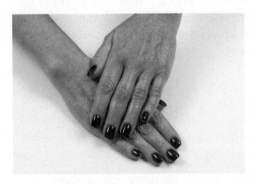

13 Preséntele al cliente el resultado final.

Procedimiento posterior al servicio

Complete el **Procedimiento 6-2:** Procedimiento posterior al servicio.

Procedimiento 12-5
Mantenimiento de gel duro

Implementos y materiales

Además de los materiales básicos en la mesa de manicura, necesitará lo siguiente:

- ☐ Gel constructor o autonivelador
- ☐ Imprimante para gel o gel adhesivo
- ☐ Gel de acabado
- ☐ Pincel para aplicación
- ☐ Lámpara para curado UV o LED
- ☐ Solución de limpieza o alcohol
- ☐ Paños de limpieza que no dejen pelusas

Preparación

Consulte el **Procedimiento 6–1:** Procedimiento previo al servicio.

Procedimiento

1 Retire el esmalte existente si es necesario.

2 Aplique removedor de cutículas sobre el área de la cutícula si es necesario. Empuje suavemente eleponiquio y retire la cutícula de la lámina ungueal.

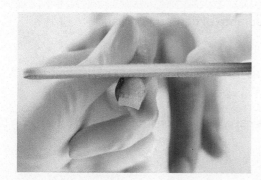

3 Lime el producto existente con un producto abrasivo de grano mediano a fino para reducir la longitud y el volumen del área del vértice. Lime las áreas levantadas hasta que desaparezca el producto.

4 Pula toda la superficie de la uña (incluida el área de regeneración de la uña natural) con un pulidor de grano mediano o el producto abrasivo que recomiende el fabricante del gel.

5 Pase un cepillo de nailon para manicura a fin de eliminar el polvo de la superficie de las uñas.

(Continúa)

(Continuación)

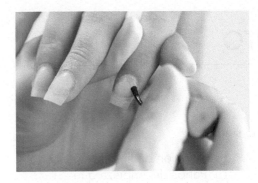

6 Use un deshidratante de uñas sobre la uña natural o el área de nuevo crecimiento.

7 Aplique imprimante o gel adhesivo a la uña natural según las instrucciones del fabricante. Cúrelo si es necesario.

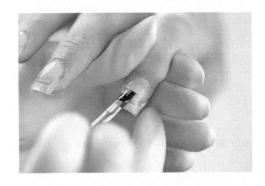

8 Aplique una perla de gel constructor en el centro de la uña para crear una nueva área de vértice. Esparza la perla para crear una capa delgada de gel sobre el lecho ungueal y el borde de extensión. Deje un espacio de 4,76 mm (3⁄16") alrededor de la cutícula y los bordes laterales.

9 Coloque la mano correctamente en la lámpara y cure el gel durante el tiempo necesario.

10 Repita los pasos ocho y nueve en cada dedo hasta terminar las 10 uñas.

11 Si la extensión aún se dobla después de curarse, aplique otra capa de gel constructor o autonivelador sobre el realce completo y cúrelo.

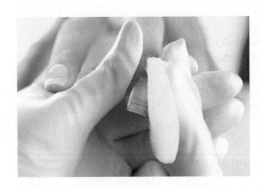

12 Retire la capa de inhibición adhesiva limpiando la uña con alcohol o limpiador para uñas en un paño que no deje pelusas.

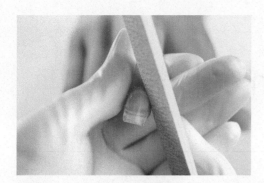

13 Use un producto abrasivo de grano mediano o fino para perfeccionar el contorno de la superficie. Verifique la densidad del borde libre y empareje las imperfecciones con movimientos suaves.

14 Pula la superficie con un pulidor de grano grueso para suavizar y perfeccionar la forma. Retire el polvo con un cepillo de nailon limpio y desinfectado.

15 Si se solicita un esmalte de gel, aplíquelo ahora según el **Procedimiento 12–5**.

16 Si no se usa esmalte de gel, aplique un gel de acabado brillante y cúrelo según las instrucciones del fabricante. Retire la capa de inhibición si es necesario.

17 Pídale al cliente que se lave las manos con agua y jabón en el área de lavado de manos o que use un cepillo para limpiarse las uñas en un cuenco para las manos. Enjuague con agua limpia y seque completamente con una toalla descartable limpia.

18 Masajee la piel circundante a las cutículas y la uña con el aceite para cutículas. Aplique crema para las manos y masajee la mano y el brazo.

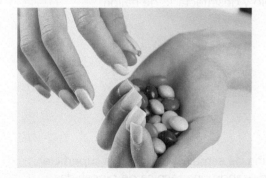

19 Preséntele al cliente el resultado final.

Procedimiento posterior al servicio

Complete el **Procedimiento 6-2:** Procedimiento posterior al servicio.

Procedimiento 12-6
Esmalte de gel de fijación sobre realces para uñas

Implementos y materiales

Además de los materiales básicos en la mesa de manicura, necesitará lo siguiente:

- ☐ Esmalte de gel de fijación en el color preferido del cliente
- ☐ Gel de fijación para acabado brillante

- ☐ Pincel de aplicación (si usa geles que vienen en frascos)
- ☐ Lámpara para curado UV o LED

- ☐ Solución de limpieza o alcohol
- ☐ Paños de limpieza que no dejen pelusas

Preparación

Consulte el **Procedimiento 6–1:** Procedimiento previo al servicio.

Procedimiento

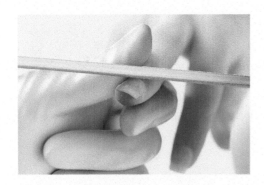

1 Después de terminar de aplicar el realce para uñas y de limar, quite el polvo y las partículas de limado con un cepillo limpio y desinfectado de nailon.

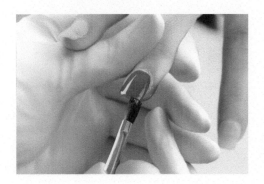

2 Aplique una capa fina de esmalte de gel en la superficie completa del realce usando una técnica de pinceladas. Aplique una pequeña cantidad de esmalte de gel en el borde libre de la uña de la mano para tapar el extremo y otorgar una apariencia uniforme y homogénea.

3 Coloque la mano dentro de la lámpara de curado del gel en la posición correcta y cure durante el período recomendado.

4 Repita los pasos dos y tres con una segunda capa de esmalte de gel.

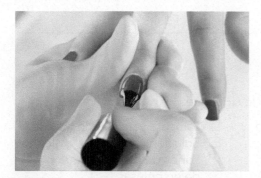

5 Cubra toda la uña con una capa protectora de fijación.

6 Cure el gel de brillo y quite la capa de inhibición, si es necesario.

7 Pídale al cliente que se lave las manos con agua y jabón en el área de lavado de manos o que use un cepillo para limpiarse las uñas en un cuenco para las manos. Enjuague con agua limpia y seque completamente con una toalla descartable limpia.

8 Masajee la piel circundante a las cutículas y la uña con el aceite para cutículas. Aplique crema para las manos y masajee la mano y el brazo.

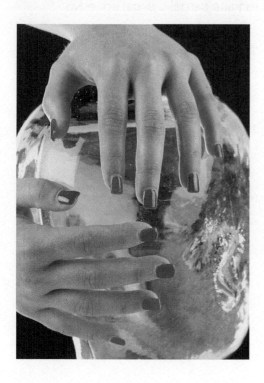

9 Preséntele al cliente el resultado final.

Procedimiento posterior al servicio

Complete el **Procedimiento 6-2:** Procedimiento posterior al servicio.

Procedimiento 12-7
Esmalte de gel de fijación sobre uñas naturales

Implementos y materiales

Además de los materiales básicos en la mesa de manicura, necesitará lo siguiente:

☐ Base de fijación o gel adhesivo
☐ Esmalte de gel de fijación en el color preferido del cliente

☐ Gel de fijación para acabado brillante
☐ Pincel de aplicación (si usa geles que vienen en frascos)

☐ Lámpara para curado UV o LED
☐ Solución de limpieza o alcohol
☐ Paños de limpieza que no dejen pelusas

Preparación

Consulte el **Procedimiento 6–1**: Procedimiento previo al servicio.
Consulte el **Procedimiento 9–1**: Manicura en seco o preparación de las uñas para realces
O el **Procedimiento 6–3**: Servicio de manicura básica.

Procedimiento

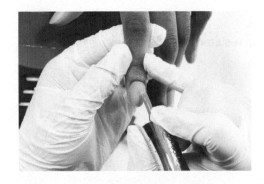

1 Aplique la base del esmalte de gel o el gel adhesivo en cinco uñas.

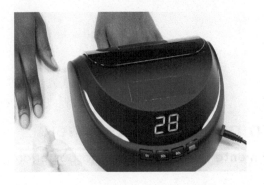

2 Cúrelo según las instrucciones del fabricante.

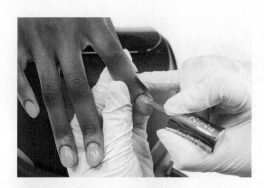

3 Repita los pasos uno y dos en la mano derecha.

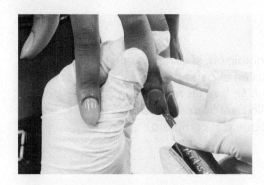

4 Pinte una capa delgada de esmalte de gel sobre toda la uña y cubra el borde libre. Repita en las cinco uñas. Cure toda la mano según las instrucciones del fabricante.

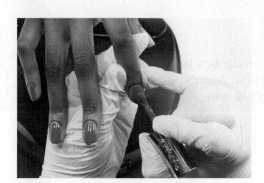

5 Repita el paso cuatro en el resto de las cinco uñas.

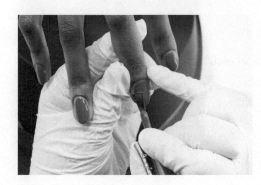

6 Repita los pasos cuatro y cinco con una segunda capa de esmalte de gel de color.

(Continúa)

(Continuación)

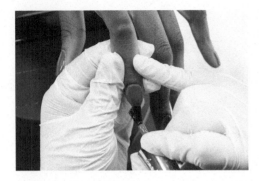

7 Aplique la capa protectora de esmalte de gel de la misma manera que el esmalte de gel y cúrela.

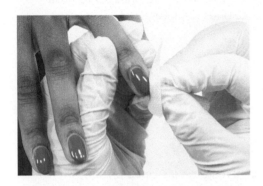

8 Retire la capa de inhibición, si es necesario, con el limpiador para uñas en el paño que no deje pelusas. Pídale al cliente que se lave las manos con agua y jabón o que use un cepillo para limpiarse las uñas en un cuenco para las manos. Seque por completo.

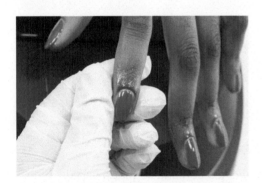

9 Masajee la piel circundante a las cutículas y la uña con el aceite para cutículas. Aplique crema para las manos y masajee la mano y el brazo.

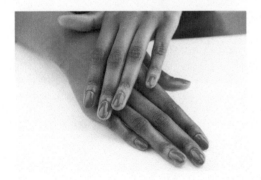

10 Preséntele al cliente el resultado final.

Procedimiento posterior al servicio

Complete el **Procedimiento 6-2:** Procedimiento posterior al servicio.

Procedimiento 12-8
Eliminación de geles duros y de polímero

Implementos y materiales

Además de los materiales básicos en la mesa de manicura, necesitará lo siguiente:

☐ Productos abrasivos de grano grueso a mediano
☐ Pulidor de uñas de grano mediano

Preparación

Consulte el **Procedimiento 6–1:** Procedimiento previo al servicio.

Procedimiento

1 Quite el esmalte actual.

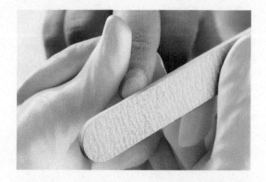

2 Use una lima de grano grueso para eliminar un 60 % del gel.

3 Use una lima de grano mediano para reducir más ladensidad del realce. Tenga cuidado de no limar en la uña natural.

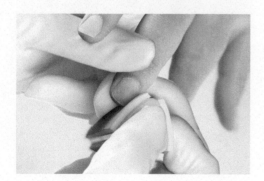

4 Use un pulidor de grano mediano para suavizar el realce. Converse con el cliente sobre la manera de dejar que el resto de los realces crezcan y se desprendan de las uñas naturales de las manos.

(Continúa)

(Continuación)

5 Pídale al cliente que se lave las manos con agua y jabón en el área de lavado de manos o que use un cepillo para limpiarse las uñas en un cuenco para las manos. Enjuague con agua limpia y seque completamente con una toalla descartable limpia.

6 Masajee la piel circundante a las cutículas y la uña con el aceite para cutículas. Aplique crema para las manos y masajee la mano y el brazo.

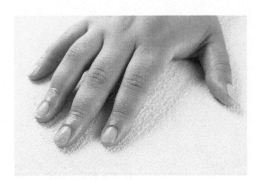

7 Preséntele al cliente el resultado final.

Procedimiento posterior al servicio

Complete el **Procedimiento 6–2**: Procedimiento posterior al servicio.

Procedimiento 12-9
Eliminación de geles de fijación o esmaltes de gel

Implementos y materiales

Además de los materiales básicos en la mesa de manicura, necesitará lo siguiente:

- ☐ Productos abrasivos (limas de grano mediano y fino)
- ☐ Pulidor (de grano fino)
- ☐ Removedor de producto o acetona
- ☐ Envoltorios de aluminio o recipiente de vidrio

Preparación

Consulte el **Procedimiento 6–1:** Procedimiento previo al servicio.

Procedimiento

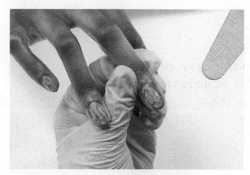

1 Use una lima abrasiva de grano mediano a fino en la capa protectora de las uñas para permitir que la acetona penetre en el producto.

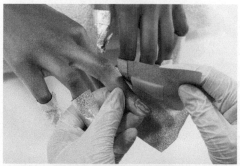

2 A continuación, vierta suficiente removedor de producto o acetona en un cuenco de vidrio u otro recipiente para que las uñas de las manos queden completamente sumergidas. De forma alternativa, puede embeber una esfera o almohadilla de algodón pequeña con removedor y sujetarla a la uña envolviendo el dedo con aluminio.

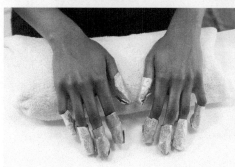

3 Remoje las uñas de las manos del cliente en la solución por el período que recomiende el fabricante.

(Continúa)

(Continuación)

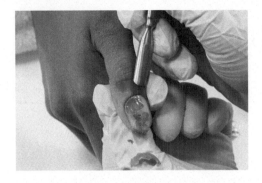

4 El esmalte debe descascararse cuando esté listo para eliminarse. Use un empujador de madera o de acero inoxidable para facilitar el desprendimiento del gel restante de la uña.

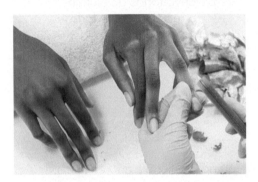

5 Pula ligeramente la uña con un pulidor de grano fino para eliminar cualquier remanente de gel de la uña de las manos. Pídale al cliente que se lave las manos con agua y jabón o que use un cepillo para limpiarse las uñas en un cuenco para las manos. Seque por completo.

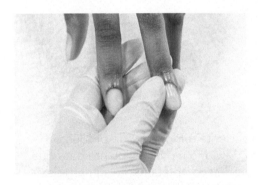

6 Masajee la piel circundante a las cutículas y la uña con el aceite para cutículas. Aplique crema para las manos y masajee la mano y el brazo.

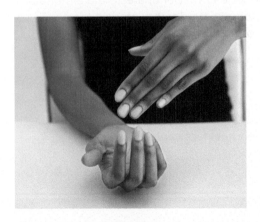

7 Preséntele al cliente el resultado final.

Procedimiento posterior al servicio

Complete el **Procedimiento 6-2:** Procedimiento posterior al servicio.

¿Cómo le está yendo con los realces de gel para uñas? **A continuación, marque los objetivos de aprendizaje del Capítulo 12 que considera que domina; deje sin marcar aquellos objetivos a los que deberá volver:**

☐ Explicar por qué debe aprender sobre los geles curados con luz.

☐ Describir la composición química de los geles.

☐ Aprender la diferencia entre las luces LED y UV que se utilizan para curar los geles.

☐ Clasificar los tipos de geles que se utilizan en los sistemas actuales.

☐ Identificar los insumos necesarios para la aplicación de gel.

☐ Explicar cómo guardar, utilizar y quitar los geles en el salón.

☐ Comprender cuándo realizar servicios de aplicación de gel.

GLOSARIO DEL CAPÍTULO

capa de inhibición	pág. 358	sobrantes de solventes o gel sin curar que crean una superficie pegajosa en la uña después de que el gel se curó.
curar	pág. 354	transformar un líquido en un sólido.
gel blando	pág. 356	también conocido como *gel de fijación*, está elaborado para recubrir la uña natural y se quita fácilmente con acetona.
gel constructor	pág. 356	gel de viscosidad gruesa que permite al técnico en el cuidado de las uñas construir un arco o extensión.
gel curado con luz	pág. 353	tipo de realce para uñas que se endurece cuando se expone a tipos específicos de luz.
gel duro	pág. 356	denominado gel tradicional, es lo suficientemente fuerte como para construir extensiones de uñas.
geles de polímero	pág. 357	a veces denominados *polygel* o *acrygel*, se crean a partir de una mezcla de polímero en polvo y geles duros.
gel pigmentado	pág. 357	cualquier gel que incluya pigmento de color.
LED	pág. 355	diodos emisores de luz.
lámpara de curado	pág. 355	dispositivo electrónico especializado que alimenta y controla las bombillas para curar los realces de gel para uñas.
nanómetro	pág. 355	abreviado como *nm*, se usa para especificar la longitud de onda cerca de la parte visible del espectro de color.
reacción exotérmica	pág. 354	reacción química que libera calor.
vataje	pág. 355	medida de la cantidad de electricidad que consume una lámpara.

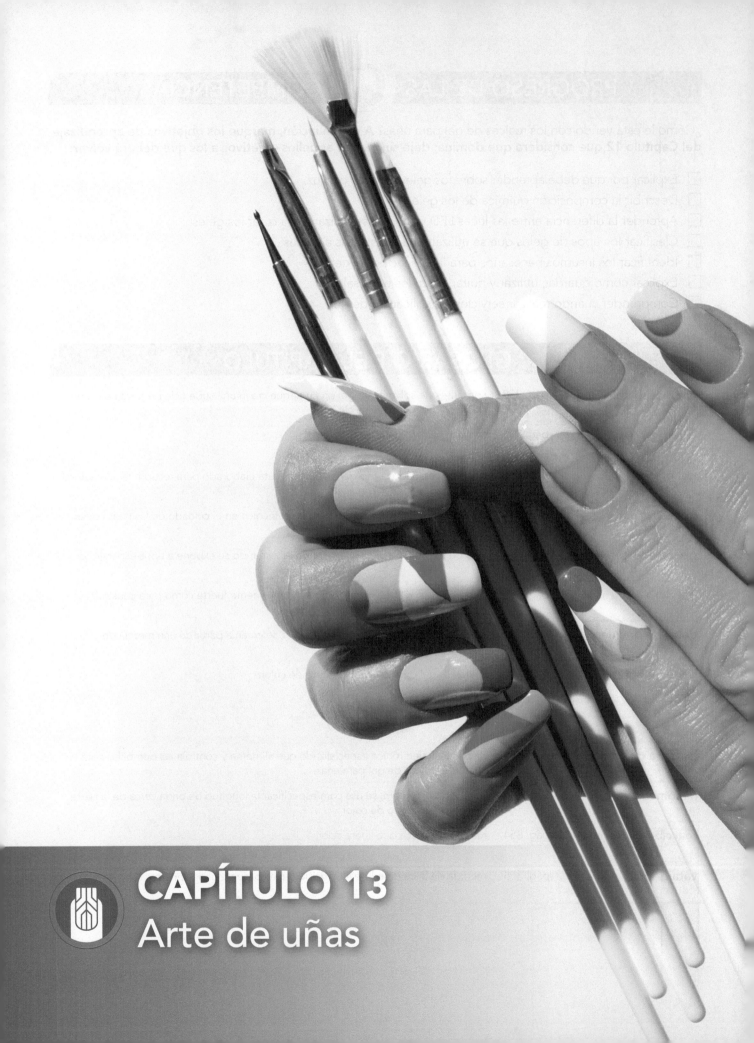

CAPÍTULO 13
Arte de uñas

"Todos los artistas fueron principiantes alguna vez".

–Emerson

Objetivos de aprendizaje

Al finalizar este capítulo, usted podrá:

1. Explicar qué impacto tiene el arte de uñas en la industria de la tecnología del cuidado de las uñas.
2. Presentar el arte de uñas a los clientes.
3. Identificar el uso de la teoría del color en el arte de uñas.
4. Explicar cómo se puede utilizar el esmalte para uñas a fin de crear arte de uñas.
5. Demostrar las técnicas básicas que se utilizan en el arte de uñas pintadas a mano.
6. Describir cómo utilizar monómero líquido y polímero en polvo para crear arte de uñas en 3D.
7. Utilizar gel UV y LED para crear un diseño de arte de uñas incrustado.
8. Elegir cuándo utilizar un adorno en un servicio de arte de uñas.
9. Describir cómo se usa un aerógrafo para crear arte de uñas.
10. Explicar las ventajas que ofrece el uso de esténciles y estampados.
11. Describir una técnica artística que se pueda crear mediante un sistema de inmersión.
12. Explicar qué beneficios genera la participación en competencias de arte de uñas.

Explicar qué impacto tiene el arte de uñas en la industria de la tecnología del cuidado de las uñas

El arte de uñas se convirtió en el servicio complementario más popular en los salones dedicados al cuidado de las uñas en la actualidad. Se convirtió en el objetivo principal para aumentar los ingresos y ampliar el menú de servicios en los salones y los spas de todo el mundo. Muchos técnicos en el cuidado de las uñas incluso presentan sus trabajos en competencias de arte de uñas por el reconocimiento, el prestigio, los premios en efectivo y las oportunidades de aprendizaje y de obtener contactos asociados a la competencia. Con todas las técnicas y medios de arte nuevos introducidos en los últimos 20 años, no es una sorpresa que el arte de uñas haya mejorado y ampliado la industria del cuidado de las uñas, y la imaginación de muchas personas.

Actualmente, existen muchos medios de arte de uñas entre los que puede elegir para trabajar. De modo que, sin importar su nivel de habilidad o preferencia artística, puede crear una variedad de arte en las uñas de las manos y de los pies que los clientes adorarán.

Recuerde que la mayoría de las técnicas que se muestran en este capítulo se pueden utilizar con muchos medios o tipos de productos diferentes. Por ejemplo, puede crear un estilo de manicura francesa

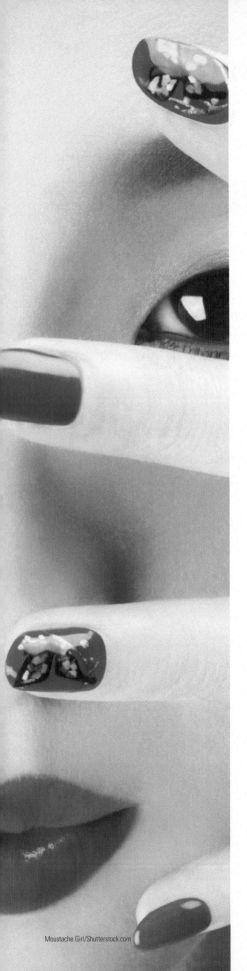

utilizando monómero líquido y polímero en polvo, geles UV y LED, esmalte, pintura, cristales, polvos de inmersión o aerografía. Con un poco de imaginación y mucha práctica, puede crear miles de obras de arte en miniatura en minutos, además de generar muchas oportunidades para aumentar sus ingresos.

Los técnicos en el cuidado de las uñas deben comprender muy bien el arte de uñas por las siguientes razones

- Puede aumentar significativamente sus ingresos en el salón.
- Puede diferenciarlos de la competencia.
- Puede ayudarlos a establecer una clientela fiel.
- Puede ayudar a inspirar creatividad y a hacer que el trabajo diario sea nuevo y emocionante.

Presentar el arte de uñas a los clientes

Presentar el arte de uñas a los clientes hoy es más fácil que nunca. Hay muchas formas bellas de exhibir las muestras de arte: sobre uñas postizas en una caja o marco de vidrio, en una galería o carpeta de fotografías y, por supuesto, en sus propias uñas. Cuando el cliente vea el trabajo artístico, este último se convertirá en un tema de conversación que le abrirá la puerta a sus servicios de arte de uñas y técnicas artísticas.

Le tomará tiempo crear su portfolio de trabajos, pero vale la pena invertir tiempo en sus muestras de arte de uñas. No solo practicar lo ayudará a mejorar los detalles, sino también a aumentar su velocidad. Cuantas más opciones tenga para ofrecerles a los clientes, más éxito alcanzará en la prestación del servicio. Si muestra una variedad de arte de uñas y los clientes se interesan, pídales que le señalen los ejemplos que más les gustan para hacerse una idea del tipo o medio de arte con el cual se sienten cómodos. Por ejemplo, a un cliente puede gustarle solo el arte plano o incrustado y no interesarle el arte que sobresale o con dijes. Un cliente más tradicional podría sentirse cómodo solo con manicura francesa o un escalonamiento de colores suave, mientras que otros quizás esperen un diseño nuevo en cada visita.

Lo que sí es cierto en casi todos los clientes es que probarán algo un poco más atrevido en las uñas de los pies que en las de las manos. Así que no olvide ofrecer un servicio artístico durante los servicios de pedicura.

Debe recordar algunas cosas cuando presente el arte de uñas a los clientes:

- Programe tiempo suficiente para estos servicios y asegúrese de explicar los requisitos de tiempo. Algunos servicios de arte son relativamente rápidos, mientras que otros pueden requerir bastante tiempo. Esto lo obligará a respetar su cronograma y le proporcionará al cliente una idea realista del tiempo y del trabajo requerido.
- Asegúrese de fijar precios para el arte de uñas que se adecuen al área y a la clientela. Los precios de su trabajo siempre deben basarse en el costo de los materiales, el tiempo invertido y su nivel de experiencia. Asegúrese de que los precios de los servicios de arte de uñas sean competitivos y esté preparado para brindar un trabajo artístico acorde a los honorarios.

- Tenga las herramientas, los implementos y los insumos listos y a su alcance. Recuerde que el arte de uñas normalmente es un servicio complementario que a veces puede ser una decisión de último minuto para un cliente. Así que esté preparado: es posible que deba crear la obra maestra en minutos.

VERIFICACIÓN

1. ¿Cuáles son las formas más eficaces de presentar el arte de uñas a los clientes?

Identificar el uso de la teoría del color en el arte de uñas

Antes de poder crear con éxito arte de uñas atractivo, debe contar con conocimientos básicos acerca de los colores y de cómo se relacionan, se combinan, desentonan y se complementan entre sí. En muchas tiendas de insumos de arte, podrá obtener sin problemas una guía de colores laminada denominada **rueda de colores** (**Figura 13–1**). La rueda de colores ilustra e identifica los colores primarios, secundarios, terciarios y complementarios.

RUEDA DE COLORES

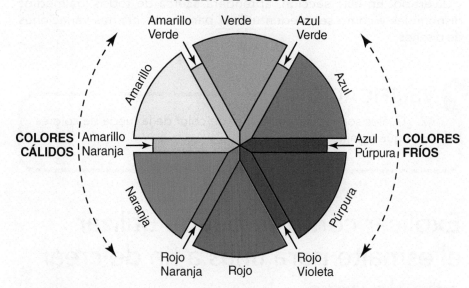

▲ **FIGURA 13–1** Conocer la rueda de colores lo ayudará a elegir combinaciones de colores cuando realice arte de uñas.

Los **colores primarios** son colores de pigmentos puros que no se pueden obtener mezclando otros colores. Son los colores puros a partir de los que se forman todos los demás colores y, a menudo, se modifican agregando distintas cantidades de negro y de blanco. Los colores primarios son el rojo, el amarillo y el azul.

Los **colores secundarios** son el producto de la mezcla en partes iguales de dos colores primarios. Se ubican opuestos a los colores primarios en la rueda de colores y son los colores complementarios de los colores primarios. Los colores secundarios son el naranja (partes iguales de rojo y amarillo), verde (partes iguales de amarillo y azul) y violeta (partes iguales de azul y rojo).

Los **colores terciarios** son el resultado directo de mezclar partes iguales de un color primario y uno de los colores secundarios más cercanos. Los colores terciarios son el rojo anaranjado, el rojo violeta, el azul violeta, el azul verde, el amarillo verde y el amarillo anaranjado. Los colores terciarios también se conocen como colores intermedios.

Los **colores complementarios** se ubican enfrente unos de otros en la rueda de colores. Cuando se mezclan en partes iguales, producen un color marrón neutro y, si se mezclan en partes desiguales, producen un color neutro dominado por el color de mayor proporción. Cuando se aplican estos colores uno al lado del otro, se realzan mutuamente, se resaltan o se *destacan* entre sí (por ejemplo, una flor amarilla pintada en una uña morada o una hoja verde en un esmalte rosa). Las buenas combinaciones de colores se descubren explorando, por lo tanto, pruebe muchas variaciones diferentes de sus diseños con distintos colores. Se sorprenderá al saber que el mismo diseño atraerá a muchos de sus clientes si lo ofrece en diferentes variaciones de colores.

Los **colores análogos** están ubicados uno al lado del otro en la rueda de colores. Estos colores se combinan bien y resultan atractivos cuando se funden uno en otro.

Crear arte de uñas hoy es más fácil que nunca. Con tantos insumos y medios de arte disponibles, conseguir el estilo perfecto es sencillo y divertido. En esta sección, aprenderá acerca de todos los medios disponibles y cómo se pueden utilizar para crear infinitas variaciones de diseños.

 VERIFICACIÓN

2. ¿Cuáles son las clasificaciones de color de la rueda de colores y qué significan?

Explicar cómo se puede utilizar el esmalte para uñas a fin de crear arte de uñas

El esmalte es uno de los medios de arte de uñas más comunes en los salones en o los spas. Cuando piensen en el arte de uñas, los clientes más tradicionales aceptarán con mayor facilidad este medio, ya que están acostumbrados a usar esmalte. El uso del esmalte es más común en la creación de estilos de arte de uñas como manicuras francesas, atenuaciones de colores, bloques de color o marmolados.

Para un estilo de manicura francesa tradicional, como se observa en el **Procedimiento 13–1**, el lecho ungueal es de un color, por ejemplo, rosado, durazno o beige (según el tono de piel del cliente) y el borde libre de la uña es de otro color, por ejemplo, blanco. La línea curva donde se encuentran el rosa y el blanco en la uña se denomina media luna. Puede obtener infinitas variaciones de este estilo tradicional simplemente cambiando o fundiendo el color.

La atenuación, el escalonamiento de color y el degradé son términos que describen el proceso de cuando un color se funde en otro: el punto de encuentro es una combinación de los dos. Puede lograrlo aplicando el producto de forma más densa y opaca y, luego, utilizando el producto de forma menos densa y más translúcida cuando se junta con el otro color. Por ejemplo, si el tercio superior de la uña es de color rosado oscuro y el tercio inferior de la uña es rosado claro, el tercio del medio debe ser una combinación de los dos colores. Existen varias maneras de lograr este aspecto. Use una esponja o un pincel para mezclar los colores en el punto de encuentro.

Los bloques de color son lo que su nombre indica: bloques o secciones de color de la uña Logre este estilo aplicando esmalte en toda la uña con un color de base, como negro, y, luego, creando rayas o bloques con otro color, como plateado (Figura 13-2).

El marmolado es un efecto de remolinos que se crea cuando se combinan dos o más colores cuando están húmedos, y luego mezclándolos en la uña con una herramienta para hacer el diseño marmolado, conocida como estilete. Un estilete tiene un mango sólido y una punta esférica en cada extremo, que puede variar de tamaño. Las uñas postizas son excelentes para crear un efecto de remolino con colores, aplicar pequeños círculos de color, crear lunares, ojos, burbujas y mucho más. Este efecto marmolado se puede aplicar en toda la uña o en una parte para lograr una creación única de arte de uñas.

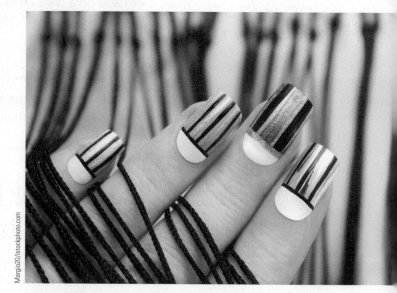

▲ **FIGURA 13–2** Los bloques de color se pueden lograr aplicándolos sobre una base sólida.

La manicura francesa

La manicura francesa es uno de los procedimientos de arte de uñas más populares de la actualidad en salones y en spas. Debe dominar la técnica y las variaciones de esta para seguir siendo competitivo en el mercado. Pruebe varias combinaciones de colores, técnicas de atenuación y adornos para crear estilos que los clientes deseen probar (Figura 13–3). La manicura francesa siempre tiene un costo mayor en cualquier salón o spa y es una forma fácil de generar ingresos adicionales.

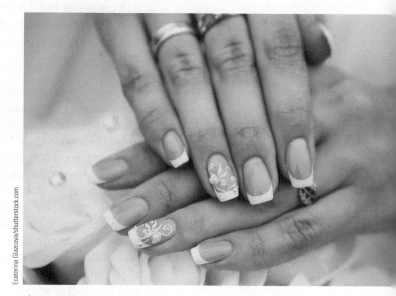

▲ **FIGURA 13–3** La manicura francesa con adornos es ideal para ocasiones especiales.

REALIZAR

Procedimiento 13–1:
Manicura francesa con esmalte

Esmalte de gel de fijación

El avance de la tecnología introdujo el **esmalte de gel de fijación** en la industria del cuidado de las uñas. El esmalte de gel de fijación es un gel de fijación pigmentado y curado con luz cuya consistencia es lo suficientemente fina como para que se pueda envasar en un frasco de esmalte para uñas. Se dará cuenta de que los frascos no son de vidrio transparente (como los de los esmaltes comunes), ya que el esmalte de gel se cura o endurece cuando se lo expone a la luz. Con el esmalte de gel, necesita una lámpara UV o LED, la que recomiende el fabricante, para curar o endurecer cada capa. Si bien las fórmulas de esmaltes de gel de fijación varían según el fabricante, todas se pueden utilizar para crear un arte de uñas hermoso con las mismas técnicas de aplicación que un esmalte para uñas común. Encontrará más información sobre el esmalte de gel de fijación en el Capítulo 12.

 VERIFICACIÓN

3. ¿Qué técnicas se pueden utilizar con el esmalte para uñas para crear un arte de uñas interesante?

Demostrar las técnicas básicas que se utilizan en el arte de uñas pintadas a mano

La pintura a mano es un medio de arte muy bello y, con frecuencia, sutil. Con un pincel y pintura, puede crear paisajes complejos o solo una pequeña flor. La pintura a mano es muy versátil, y puede ser atractiva sola o combinada con otro medio de arte.

Pinceles

Un pincel es la herramienta de uso más común al pintar arte de uñas. Los pinceles se presentan en numerosos tamaños, formas y niveles de calidad, y varían de muy blandos a muy firmes. Las cerdas sintéticas son más adecuadas para las pinturas a base de agua. En general, los pinceles más pequeños son la mejor opción para pintar arte en las uñas.

El extremo de las cerdas de un pincel, es decir, la parte más alejada del mango, se denomina **punta** o **borde de cincel,** según el estilo del pincel. Por ejemplo, los pinceles redondos tienen puntas afinadas, mientras que los pinceles planos tienen un borde cincelado. La sección media de las cerdas se denomina **centro** del pincel. Esta es la zona del pincel que retiene más pintura. La **férula** es la parte metálica que rodea el pincel y ayuda a mantener las cerdas en su lugar. La zona del pincel en la que las cerdas se unen con la férula se denomina **talón** del pincel.

Esta es una lista de los pinceles más comunes utilizados en el arte de uñas plano (**Figura 13–4**):

- Un **pincel redondo** es el estilo de pincel más común y versátil, y tiene una gran capacidad para retener pintura.

- Un **pincel delineador** es un muy buen pincel para realizar detalles y el preferido para hacer líneas, delineados e incluso letras.

- Un **cepillo plano** tiene una punta cuadrada con cerdas largas que le brindan mayor flexibilidad. Este pincel resulta útil para combinar y sombrear.

- Un **cepillo abanico** es un cepillo plano en el que las cerdas o pelos se abren como un abanico. Se utiliza más comúnmente para hacer combinaciones y efectos especiales.

- Un **pincel para hacer lunares** o **para detalles** es un pincel corto y redondo con muy poco centro y de punta muy fina en el extremo. Este pincel ofrece el máximo control para trabajos detallados y complejos.

- Un **cepillo para hacer rayas** es extremadamente largo, plano y con pocas fibras. Es increíblemente eficiente para crear líneas largas, efectos de rayas y diseños de piel de animales.

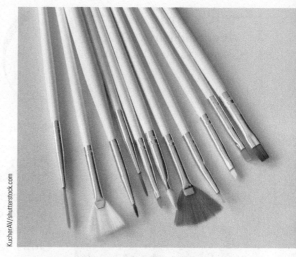

KucherAV/shutterstock.com

▲ **FIGURA 13–4** Pinceles utilizados para el arte de uñas.

Practicar pinceladas le ayudará a dominar el arte de pintar a mano alzada. Las pinceladas se logran de varias maneras, pero hay tres técnicas básicas para dominar: presión, pasada y posición.

La **presión** se refiere a la cantidad de fuerza que el artista aplica sobre el cepillo en la pincelada. Cuanta más presión se aplique, mayor será la zona cubierta y más ancha la pincelada. Cuando se reduce la presión, el ancho de la pincelada disminuye. Cuando se disminuye gradualmente la presión al pasar el pincel sobre la superficie de la uña, la raya tendrá un efecto en punta y llegará a un punto en que la punta del pincel se levanta de la superficie.

La segunda técnica básica es la **pasada**. El especialista en el cuidado de las uñas debe aprender a pasar el pincel, no a empujarlo. Al pasar el pincel por la superficie que se desea pintar, crea una línea o pincelada más fluida. Empujarlo dará como resultado una pincelada brusca y desprolija, más difícil de controlar.

La tercera técnica básica es la **posición**. La posición se refiere a cómo se sostiene el pincel sobre la uña. Por ejemplo, se puede sostener el pincel en forma vertical y bien recto, tocando la superficie de la pintura solo con la punta (se utiliza para hacer letras, detalles complejos y delineados) o se puede sostener en forma plana y apoyado sobre la superficie (se utiliza cuando se hacen rayas).

Cuando se combinan la presión, la pasada y la posición, se sorprenderá de los numerosos diseños de pinceladas diferentes que puede crear con solo unos pocos pinceles. Algunas de las pinceladas más versátiles incluyen la *coma*, la *C*, la hoja, la *S*, la cinta y la lágrima (**Figura 13–5**).

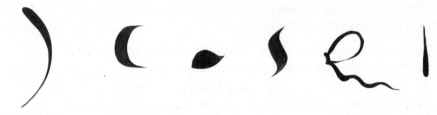

▲ **FIGURA 13–5** Pinceladas para aprender el arte de uñas pintadas a mano alzada.

El siguiente paso

Una vez que domine las rayas de cebra descritas en el **Procedimiento 13–2**, intente crear rayas de tigre pintando o aplicando esmalte color dorado, bronce o cobre a la uña y, luego, añada las rayas con pintura negra. Otras variaciones de colores son populares durante la primavera y el verano. Pruebe cualquier esquema de pintura monocromático para crear un estilo divertido y sutil, como un rosado suave en toda la uña y un tono de rosado más oscuro para las rayas. O simplemente pruebe pintando las uñas con rayas de diferentes colores (**Figura 13–6**), o el borde de la uña para una manicura francesa *diferente*.

Puede tomar una clase de pintura a mano alzada para obtener más consejos y aprender técnicas para crear flores y otros diseños más avanzados (**Figura 13–7**).

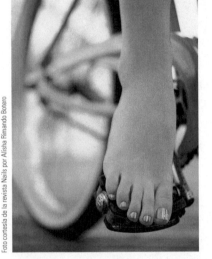

Foto cortesía de la revista Nails por Alisha Rimando Botero

▲ **FIGURA 13–6** Las rayas pintadas se ven fantásticas en las uñas de los pies.

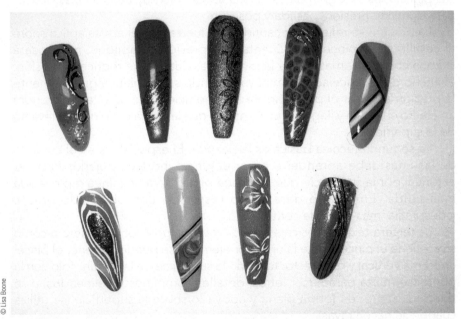

© Lisa Boone

▲ **FIGURA 13–7** Tome una clase de arte de uñas pintadas a mano alzada.

 VERIFICACIÓN

4. Nombre tres tipos de pinceles utilizados para pintar arte de uñas plano y describa sus usos.
5. Mencione y describa las técnicas básicas que se utilizan en el arte de uñas pintadas a mano alzada.

Describir cómo utilizar monómero líquido y polímero en polvo para crear arte de uñas en 3D

Los productos de monómero líquido y polímero en polvo pueden utilizarse de diferentes maneras para crear un arte de uñas único. Dominar este medio puede ser desafiante, pero también ofrece los resultados más versátiles. Los diseños pueden ser tan simples como colocar cinco perlas pequeñas en una uña para crear una flor tridimensional o fundir seis o siete colores tan delgados como un papel para crear un fondo de puesta de sol para una uña con diseño incrustado. Los **diseños incrustados**, diseños dentro de un realce para uñas, se crean cuando el arte de uñas se aplica entre dos capas de producto mientras se forma el realce para uñas.

El monómero líquido y el polímero en polvo avanzaron mucho con respecto a los polímeros en polvo naturales y transparentes tradicionales. Existe una variedad de polvos de colores y con brillo para elegir en el mercado, además de gotas de líquidos coloreados para cambiar el color del monómero líquido.

Al utilizar monómero líquido y polímero en polvo para realizar servicios artísticos, existen muchos pinceles y herramientas disponibles para dar la forma deseada al producto. Cuando recién comience a trabajar en este medio, use el mismo pincel que utiliza actualmente para aplicar el monómero líquido y el polímero en polvo en uñas postizas y recubrimientos.

Al crear diseños 3D, si desea que el diseño sobresalga y tenga líneas definidas y claras, usará una perla muy seca de monómero líquido y polímero en polvo. Cuando desee fundir colores, utilizará una perla muy húmeda de monómero líquido y polímero en polvo.

Practique tomando perlas muy pequeñas del producto. Esto lo ayudará a aprender a controlar el producto y a determinar el tiempo de secado. Cuando tome una perla muy pequeña de monómero líquido y polímero en polvo, quite el exceso de líquido con una toalla que no deje pelusas. No desea que el líquido continúe saturando la perla. La perla perfecta debe ser suave, redonda y brillante (**Figura 13-8**). Con esta consistencia, tendrá un control completo. Dominar una perla muy pequeña perfecta lo ayudará a crear diseños muy claros y definidos con monómero líquido y polímero en polvo.

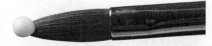

▲ **FIGURA 13–8** La perla perfecta debe ser suave, redonda y brillante.

El arte de uñas con monómero líquido y polímero en polvo puede utilizarse sobre esmalte o cualquier otra superficie de realce para uñas endurecida. El arte de monómero líquido y polímero en polvo no se fija bien a una uña natural limpia, a menos que la prepare e imprima para recibir este recubrimiento.

Cuando aplique un diseño 3D sobre esmalte para uñas, primero debe dejar secar el esmalte durante al menos tres minutos. Puede agregar una capa protectora en la uña esmaltada antes de aplicar el diseño si desea que la apariencia final sea mate. También puede agregar el monómero líquido y polímero en polvo directamente al esmalte de color y, luego, sellar la uña y el diseño con una capa protectora brillante, lo que deja toda la uña y el diseño con un acabado brillante.

ACTIVIDAD

Cómo hacer la perla

Para adquirir experiencia con respecto a cómo reacciona el producto cuando coloca monómero líquido y polímero en polvo húmedos sobre realces para uñas de monómero líquido y polímero en polvo secos, practique colocando perlas sobre láminas delgadas de monómero líquido y polímero en polvo.

Para crear una lámina delgada de monómero líquido y polímero en polvo transparentes con el fin de practicar, aplique una perla grande de producto en un molde para uña, un trozo de papel aluminio o una hoja de papel encerado. Presione la perla hasta que quede muy delgada y déjela secar por algunos minutos. Esta plataforma le proporciona un espacio para practicar. Para aprender a controlar el producto y conocer su consistencia, intente tomar perlas del mismo tamaño 10 veces y colocarlas una junto a la otra (**Figura 13–9**).

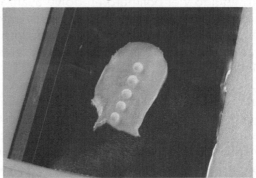

▲ **FIGURA 13–9** Practique eligiendo perlas del mismo tamaño.

REALIZAR

Procedimiento 13–3:
Flores 3D con monómero líquido y polímero en polvo

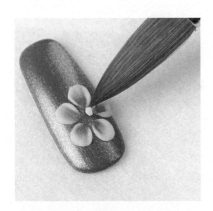

▲ **FIGURA 13–10** Un diseño esculpido complejo con flores 3D.

Si trabaja en una superficie que la acetona puede arruinar fácilmente, tenga cuidado de no tocar la superficie de la uña con el pincel con monómero líquido y polímero en polvo con demasiada frecuencia, o podría dañarla. Cuando trabaja en una uña esmaltada, puede arruinar el esmalte si aplica muchas pinceladas a la superficie con un pincel humedecido con monómero líquido.

Practique este diseño 3D floral simple hasta que pueda realizarlo perfectamente. Después agregue variaciones creativas a sus diseños 3D añadiendo varias flores en la misma uña, adornos e, incluso, intentando realizar un diseño incrustado (**Figura 13–11** y **Figura 13–10**). Utilice la misma técnica para incrustar diseños de flores dentro de la uña tomando perlas más pequeñas y aplastándolas de modo que el tamaño de la flor siga siendo el mismo, pero que el diseño sea mucho más delgado. Esto permite que una capa de monómero líquido y polímero en polvo transparentes cubran el diseño sin que la uña se ponga demasiado gruesa. Una vez que domine estas técnicas básicas, su única limitación es la imaginación.

 VERIFICACIÓN

6. Explique el uso de perlas de monómero líquido y polímero en polvo secas y húmedas en la creación de arte de uñas.

Utilizar gel UV y LED para crear un diseño de arte de uñas incrustado

El gel UV y LED se pueden utilizar para crear bellos realces para uñas y también puede ser un medio de arte de uñas muy redituable. Actualmente, existen geles UV y LED de muchos colores en el mercado y, mediante la utilización de algunas técnicas simples, puede crear una variedad de diseños que sus clientes adorarán. Se puede crear un diseño de gel con color en la base de la uña y después recubrirla con gel transparente para crear hermosos diseños incrustados. La apariencia terminada (el arte dentro de la uña) es única. A los clientes les gusta la superficie suave de la uña. También es divertido agregar adornos, como brillo o confeti al gel UV o LED transparente. Esta técnica se puede incrustar o utilizar sobre la parte superior de los realces para uñas (Figura 13-11).

Al principio, puede resultarle un poco difícil trabajar con gel UV o LED ya que tiene una consistencia similar a la de la miel. Tomará algo de práctica acostumbrarse. Como el producto se moverá y resbalará hasta que se cure debajo de la lámpara UV o LED, puede aplicar el curado con destello en sus diseños mientras trabaja para mantener las líneas definidas. El curado con destello significa curar el gel de forma parcial colocándolo debajo de la luz UV o LED de 5 a 10 segundos.

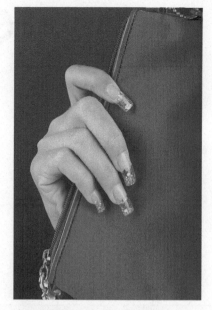

▲ **FIGURA 13–11** El brillo o el confeti incrustados en gel esculpido o en extensiones de acrílico se ven divertidos e inigualables.

ACTIVIDAD

Conocer el curado con destello

Conozca cómo reacciona el producto colocando una raya larga de gel UV o LED coloreado en una uña postiza. Intente colocarla de manera tal que tenga el mismo ancho y consistencia de un extremo a otro. Observe cómo el gel comienza a fijarse y se aplana a medida que el producto se asienta. Ahora, repita la raya y cure el gel rápidamente con un destello colocándolo debajo de la luz UV o LED de 5 a 10 segundos. Observe que el producto no cambia con respecto a la forma en que lo aplicó. Si desea obtener grosor o mantener la línea definida, debe curar el producto con un destello rápidamente después de la aplicación.

Practique lo mismo con pequeños puntos de gel en una punta. Mantenga los puntos del mismo tamaño y consistencia, y cure con un destello cada punto antes de que se fije el producto. Continúe con el ejercicio hasta que los puntos y las líneas sean consistentes en tamaño y forma.

─REALIZAR─

Procedimiento 13–4:
Diseño con confeti incrustado utilizando gel UV o LED

Cuando se sienta cómodo trabajando el arte con gel UV o LED en las manos, puede comenzar a practicar en las uñas de los pies. Los recubrimientos de gel UV y LED en las uñas de los pies se están convirtiendo en un servicio muy popular en el salón o spa (Figura 13–12). Utilice las mismas técnicas de aplicación de gel UV o LED que utilizaría en las manos, tal como se demostró en el Capítulo 12 y cobre lo mismo. Esta técnica es eficaz, ya que la superficie y la forma de las uñas de los pies se ven perfectas después de la aplicación y el color o el diseño de gel UV o LED duran más que el esmalte tradicional. También es una excelente forma de que los clientes vuelvan: el cliente vendrá cada dos o tres semanas a realizarse el mantenimiento de los realces en las uñas de los pies.

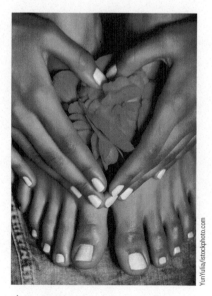

▲ **FIGURA 13–12** La pedicura con gel es un servicio muy popular.

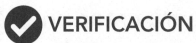

VERIFICACIÓN

7. ¿Cómo se utiliza y aplica el gel UV o LED al crear un diseño de arte de uñas incrustado?

Elegir cuándo utilizar un adorno en un servicio de arte de uñas

Los adornos son el medio más sencillo y rápido de arte de uñas y consisten en cualquier elemento que se puede aplicar a la uña como arte. Los cristales, las piedras de estrás, las bandas adhesivas, las láminas, las plumas, las cáscaras tamizadas, las gemas, el confeti, las etiquetas adhesivas, las calcomanías, los apliques y las perlas se consideran algunas formas comunes que se utilizan actualmente en salones y spas.

Los adornos se pueden utilizar dentro de una uña cuando se crea un diseño incrustado o colocarse sobre la uña para lograr un efecto 3D. Por lo general, no es necesario realizar una preparación especial de la uña ni de la superficie en la que se aplicarán. Lo mejor es asegurarse de que cualquier otro producto, como el esmalte, esté seco antes de aplicar los adornos en la superficie de la uña. Puede utilizar una resina, un adhesivo para uñas postizas o una capa protectora para fijar el adorno si no tiene su propio reverso adhesivo. Utilice un palillo de madera con un poco de capa protectora en el extremo o un par de pinzas para tomar el adorno. Selle la uña con sellador o una capa protectora si es necesario o si prefiere dar un acabado brillante al adorno.

Cuando se utiliza una lámina, una hoja u otras películas metálicas para el arte de uñas, a menudo es necesario utilizar un adhesivo especial. También puede pegarlo a una superficie pegajosa, como esmalte de gel curado. En general, el adhesivo es blanco y deberá volverse transparente antes de poder aplicar la lámina o la hoja. Para aplicar la lámina, presione con cuidado el lado transferible sobre la superficie pegajosa del adhesivo o gel curado y jale rápido. No es necesario cortar la lámina o la hoja, ya que solo se pegará a la superficie pegajosa y el resto permanecerá en la hoja metálica. Una vez que haya finalizado el diseño, séllelo con gel, o una capa protectora de esmalte o un sellador de arte de uñas especial.

Cuando utilice adornos dentro de la uña, asegúrese de que estos sean muy delgados. Funcionan mejor cuando no tienen adhesivo. Aplique el adorno a la lámina ungueal, la extensión de la uña postiza o la extensión de la uña esculpida con una perla pequeña del producto que esté utilizando, como monómero líquido y polímero en polvo o gel UV. Luego, recubra los adornos con el mismo producto para incrustarlos dentro de la uña.

Es muy fácil y divertido experimentar y jugar con adornos. Pruebe mezclarlos para crear obras de arte sobre y dentro de las uñas. Agregar adornos a otros medios de arte crea un diseño muy elaborado que se logra en una cantidad de tiempo mínimo (**Figura 13–13**).

REALIZAR

Procedimiento 13–5:
Diseño de cristal en esmalte con adornos

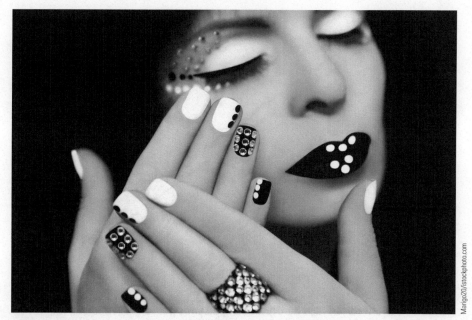

Marigo20/istockphoto.com

▲ **FIGURA 13–13** Qué divertido es jugar con los adornos.

ACTIVIDAD

No tenga miedo de adornar

Reúna una serie de adornos pequeños y utilícelos para crear o acentuar un diseño en 3D, un diseño de arte plano o un diseño incrustado en las cinco uñas. Aprender a acentuar con adornos diseños simples y rápidos lo ayuda a ahorrar tiempo y le permite cobrar el servicio más caro.

¿SABÍA QUE…?

Las piedras de estrás son plásticos con reverso de laminado y los cristales son vidrios con reverso de laminado. Lo mejor es no cubrir los cristales con una capa protectora, ya que el brillo se opaca. Sin embargo, las piedras de estrás tienen la misma apariencia cuando se sellan con una capa protectora o selladores artísticos.

✓ **VERIFICACIÓN**

8. Enumere cuatro tipos de adornos y describa cómo se utilizan.

Describir cómo se usa un aerógrafo para crear arte de uñas

La aerografía crea un estilo propio que es difícil de duplicar con cualquier otro medio de arte. Esta forma única de pintar permite combinaciones de colores, atenuaciones de colores y diseños que crean opciones infinitas para los clientes que desean arte plano. Sin embargo, los suministros necesarios para la aerografía son algunas de las inversiones más costosas de todas las categorías de arte de uñas.

Todos los aerógrafos se basan en el mismo principio de funcionamiento: combinan aire y pintura para formar un rocío atomizado que libera gotas sumamente pequeñas que se rocían sobre las uñas para pintarlas. Los sistemas de aerografía ideales para el arte de uñas están diseñados para pintura **impulsada por la gravedad**, que utiliza la gravedad para impulsar la pintura dentro del aerógrafo (**Figura 13–14**). Los aerógrafos constan de tres partes básicas: el mango, la manguera de aire y el compresor.

El mango es donde se coloca y se libera la pintura, y es la parte que sujetará con la mano cuando trabaje. Consta de la boquilla de fluido, la aguja, la tapa, el gatillo y el recipiente o la copa de pintura. En la punta o el extremo del mango del aerógrafo, hay una pequeña boquilla de fluido con forma cónica, en la cual se inserta una aguja ahusada. Cuando se presiona el gatillo y la aguja se retrae, el aerógrafo comienza a liberar pintura. Cuanto más se retrae la aguja, más pintura sale por la abertura.

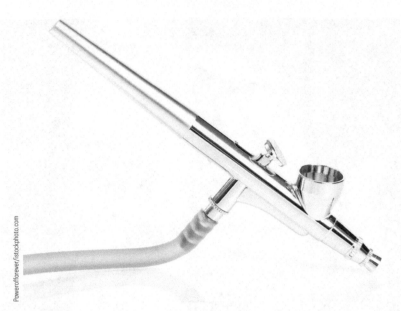

▲ **FIGURA 13–14** Los aerógrafos impulsados por la gravedad son ideales para el arte de uñas.

En general, este tipo de aerógrafo tiene un pequeño recipiente o copa de color para contener la pintura. El recipiente, también denominado depósito, es un orificio en la parte superior del aerógrafo en el que se colocan gotas de pintura. Si el aerógrafo tiene una taza de color, puede estar ubicada en la parte superior o conectada al costado para contener la pintura.

La manguera de aire se fija al mango y se conecta al compresor. Puede que el compresor tenga un manómetro, o quizás deba comprarlo por separado. La mayoría de los especialistas en el cuidado de las uñas trabajan con una presión de 25 a 35 libras por pulgada cuadrada (psi).

Para limpiar la pintura del aerógrafo, quite la copa de color (si corresponde) y termine de rociar toda la pintura del mango en un recipiente de limpieza. Una vez que se haya ido todo el color y solo salga aire de la punta, agregue unas gotas de agua o limpiador para aerógrafos al recipiente y continúe rociando hasta que haya salido toda el agua y solo salga aire de la punta. Ahora puede guardar el mango o agregar otro color.

La aerografía se puede realizar en la mayoría de los medios de arte para acentuar o mejorar otros tipos de arte. Se utiliza comúnmente sola o como base de otros medios de arte de uñas, tales como adornos o arte 3D. Si aplica aerografía sobre otro medio de arte, asegúrese de que el otro producto esté seco antes de comenzar. Si realiza el trabajo artístico con un aerógrafo directamente en uñas limpias, asegúrese de que estas no tengan aceites ni otros contaminantes que puedan haber quedado del servicio de cuidado de las uñas. Cubra siempre el área de trabajo con toallas de papel u otras toallas absorbentes que no dejen pelusas para que recolecten el rociado excesivo.

 VERIFICACIÓN

9. ¿Cómo se utiliza un aerógrafo para crear arte de uñas?
10. ¿Cuál es el mejor sistema de aerografía para utilizar en el arte de uñas?

Explicar las ventajas que ofrece el uso de esténciles y de estampados

En el salón, el tiempo es oro. Lo mismo sucede en el arte. A veces el cliente puede pedir un diseño muy rebuscado en varias uñas y usted necesitará reproducirlo rápido. En este caso, el esténcil para uñas es una buena opción. Para crear diseños o formas específicas con facilidad, puede utilizar un **esténcil** de aerógrafo preparado comercialmente, una hoja precortada de plástico delgado y transparente con reverso adhesivo, que se corta a máquina en diversas formas y diseños. También puede utilizar cualquier variedad de papel, encaje, malla, tela u otros materiales, como un esténcil, para crear un estilo único al realizar diseños.

Para lograr un diseño con un esténcil precortado, retírelo de la hoja y el molde plástico del interior. Coloque el esténcil adhesivo en la uña y presiónelo para que todos los bordes del diseño queden sellados. Cubra el diseño con esmalte o pintura hasta haber rellenado la forma del esténcil. Para ver el diseño terminado, retire el esténcil una vez que se haya secado la imagen (**Figura 13–15**).

Existen cientos de esténciles precortados disponibles o puede crear una forma o diseños personalizados cortando una hoja de papel de molde no cortado con una navaja para moldes. Para personalizar los esténciles, coloque el papel de molde sobre una placa de vidrio o un tapete y corte cuidadosamente el diseño con la navaja para moldes. Use todo el borde de la navaja, no solo la punta de la hoja. De lo contrario, puede crear un corte disparejo o dentado.

El estampado también ha convertido en un método popular para crear diseños sofisticados rápido en el salón. El **estampado** es un método por el cual se transfiere una imagen de una lámina de estampado a la uña. Las láminas de estampado suelen estar hechas de metal (**Figura 13–16**) y hay cientos de diseños de corte láser para elegir. Para realizar la transferencia, primero aplique una capa delgada de esmalte, pintura de gel o pigmento en la lámina de estampado para rellenar el diseño. Después raspe el color de exceso con una espátula plástica y flexible para dejar el color solo en el diseño. Presione el estampador de silicona contra la lámina, sobre el diseño, para tomarlo. Presione el estampador en la uña para transferir el diseño. A diferencia de los esténciles, las placas de estampado se pueden usar varias veces.

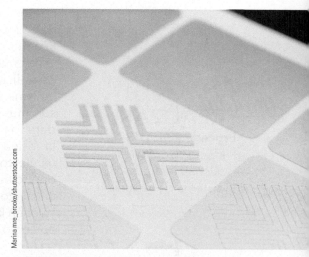

▲ **FIGURA 13–15** Los esténciles les otorgan a las uñas una apariencia única.

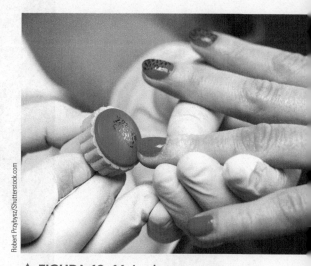

▲ **FIGURA 13–16** Los insumos para el estampado de uñas incluyen las láminas de diseño de metal, la estampa, el raspador y el esmalte.

 VERIFICACIÓN

11. ¿Qué es un esténcil y cómo se utiliza?
12. ¿Cuál es la ventaja de usar esténciles o estampados?

Describir una técnica artística que se pueda crear mediante un sistema de inmersión

─REALIZAR─
Procedimiento 13–6:
Efecto degradado y escalonamiento de color con sistema de inmersión

Los sistemas de inmersión se convirtieron en una forma muy popular de aplicar color de larga duración en las uñas al igual que de proporcionar una fuerza extra a las uñas débiles. Como vio en el Capítulo 10, existen varias maneras de aplicar sistemas de inmersión. Una manera divertida es utilizar polvos de inmersión para crear arte de uñas. Los polvos de inmersión son únicos: vienen bien pigmentados y en polvo, por lo que son muy fáciles de usar para crear escalonamiento de color o efecto degradado (**Figura 13–17**). Esparcir distintos polvos de colores sobre la resina de base húmeda con una brocha de maquillaje puede crear un efecto artístico sobre la uña. Utilice los colores rosado y blanco básicos para crear una apariencia de manicura francesa suave o intente crear un efecto monocromático espolvoreando diferentes tonalidades del mismo color en la uña. Cree diferentes combinaciones de colores utilizando lo que aprendió en este capítulo acerca de la rueda de colores.

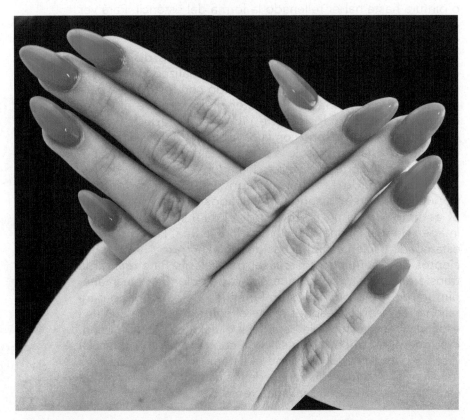

▲ **FIGURA 13–17** Uñas degradadas con sistema de inmersión.

ACTIVIDAD

Puntas suaves aterciopeladas
Intente crear el efecto aterciopelado en cinco puntas. Pruebe algunas combinaciones de colores distintas.

Otra técnica divertida para crear es el efecto aterciopelado. El **efecto aterciopelado** se produce cuando crea un diseño de esmalte de gel sobre una uña terminada, esparce polvo de inmersión sobre el diseño y lo cura con la lámpara UV o LED. Cuando termina de curar la uña y de quitar el exceso de polvo, el diseño tiene un efecto aterciopelado 3D. No se necesita agregar una capa protectora a este diseño; manténgalo opaco para resaltar el efecto aterciopelado.

Utilice la misma técnica sobre toda la uña. Tal vez, al cliente le guste usar una o dos uñas aterciopeladas (y el resto brillantes).

VERIFICACIÓN

13. Describa una técnica artística que se pueda crear mediante un sistema de inmersión.

Explicar qué beneficios genera la participación en competencias de arte de uñas

Las competencias de arte de uñas son eventos muy populares y prestigiosos en la industria del cuidado de las uñas. Los técnicos en el cuidado de las uñas de todo el mundo compiten para demostrar sus destrezas a la industria y a sí mismos. Crear bellos realces para uñas es una forma de arte en sí, pero las competencias de arte de uñas son un foro abierto donde no hay límites en la imaginación. Las **competencias de arte de uñas** crean oportunidades para que los especialistas con licencia o los alumnos compitan en una categoría específica donde el diseño y el tema de las uñas forman parte de los criterios de calificación (**Figura 13–18**).

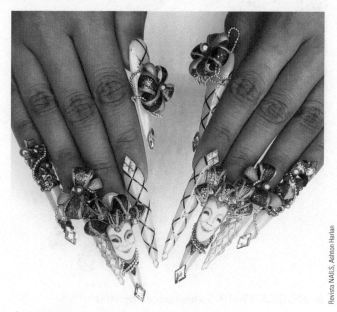

Revista NAILS, Ashton Harlan

▲ **FIGURA 13–18** Las competencias de arte de uñas están repletas de divertidas oportunidades para mostrar su creatividad.

Acerca de las competencias

Las reglas y las pautas de la competencia de uñas incluyen datos específicos sobre los plazos, los modelos, los requisitos de presentación, los temas y los productos que se permiten. Antes de decidir si va a participar, debe conocer esta información. Las reglas y las pautas establecen qué permite y qué no permite la competencia. Puede solicitar una copia de las reglas y las pautas al director de la competencia o buscar esta información en el sitio web de la competencia o el evento.

Actualmente, muchas competencias incluyen categorías de experiencia. Hay competencias de novatos y veteranos, así como también categorías de alumnos y especialistas. A veces, los niveles de experiencia en competencias son un factor cuando un especialista en el cuidado de las uñas ingresa a una categoría. Existen competencias de maestros en las que se participa solo por invitación o que requieren contar con un campeonato o título nacional para poder participar. En todos los casos, debe conocer cuáles son los niveles de experiencia y para cuáles califica.

Después de averiguar las reglas, las pautas y el lugar de la competencia en la que desea participar, debe registrarse y pagar un cargo de inscripción. El formulario de registro estará disponible en el sitio web o se incluirá en el paquete de reglas y pautas. Tenga en cuenta todos los costos asociados a la competencia, como vuelos, hoteles, comidas, cargos de inscripción, gastos por concepto de modelos e insumos, antes de decidirse a participar.

También existen competencias en línea de fotografía, que es una manera de participar en las competencias sin sufrir de tanto estrés (**Figura 13–19**). Estas competencias también tienen reglas y pautas que debe investigar. Es buena idea buscar a los ganadores o las presentaciones de años anteriores para saber qué es lo que evalúan los jueces.

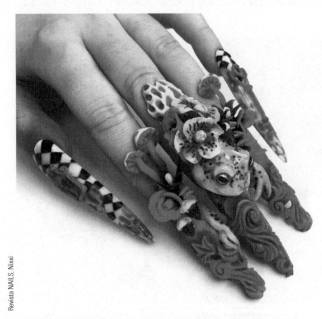

Revista NAILS, Nixxi

▲ **FIGURA 13–19 Incluso puede mostrar su arte de uñas en competencias online.**

¿Por qué competir?

Las competencias de arte de uñas pueden brindarle una oportunidad increíble de aprender, viajar, asistir a ferias comerciales y establecer contactos. Por ejemplo, participar de una competencia de arte de uñas en una feria comercial justamente lo lleva a una feria comercial. Estas ferias son una parte fundamental de la industria y una plataforma importante mediante las que los especialistas en el cuidado de las uñas adquieren conocimientos y educación continua. Los fabricantes de productos para las uñas muestran lo último y lo mejor en avances de productos en estos eventos. Asistir a estas ferias es un compromiso con su profesión y con sus clientes (**Figura 13–20**).

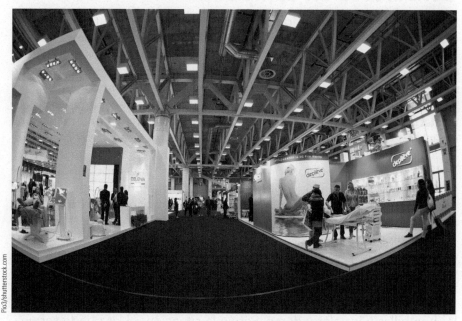

▲ **FIGURA 13–20** Asista a ferias comerciales para conocer más sobre la industria actual.

Aunque desee ver todas las presentaciones y tocar todos los productos nuevos disponibles, participar en una competencia lo pondrá en una situación de aprendizaje más importante. Cuando exhiba su arte de uñas ante sus pares, recibirá comentarios preciados sobre lo que debe mejorar y en qué lugar está en comparación con los más altos estándares de la industria.

Hablar con otros competidores y ver sus trabajos lo inspirarán y motivarán para mejorar y probar nuevas técnicas que nunca había considerado siquiera. Establecer contactos con sus pares lo mantendrá a la vanguardia de las tendencias y le dará las herramientas y los conocimientos necesarios para seguir sobresaliendo en el arte y su negocio. El aprender arte y técnicas nuevas conduce a desarrollar nuevos servicios en su menú. Los nuevos servicios generan nuevos ingresos. Y los nuevos ingresos tienen como resultado una larga carrera profesional.

Aunque participar en una competencia es emocionante y una experiencia invaluable, cuando gana, recibe un trato aún más gratificante. Ganar no solo le brinda cobertura de prensa en las revistas de la industria,

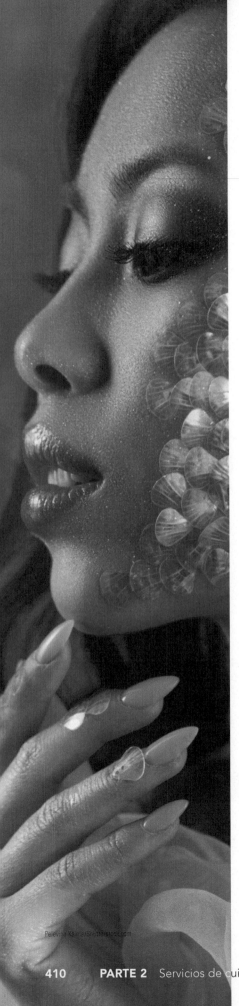

un bello trofeo que puede exhibir en el salón o spa y un buen premio en efectivo generalmente, también le da credibilidad. A los clientes les encanta alardear acerca de sus técnicos en el cuidado de las uñas que ganaron premios. Los fabricantes y las revistas también contratan a los competidores. Ganar competencias puede conducirlo a otras oportunidades redituables.

Al final, la inspiración conduce a la motivación. Asistir a una exhibición o competencia en un evento rodeado por otros grandes talentos lo inspirará a probar algo nuevo y a mejorar. Estar motivado en su carrera profesional le asegurará el camino al éxito.

Convertirse en competidor

Como se mencionó anteriormente, existen reglas y pautas que debe respetar cuando participa en una competencia. En algunas competencias de arte, el estilo final puede completarse incluso antes de que la competencia comience. Las reglas y pautas explicarán si se debe presentar su trabajo en una caja, en otro tipo de exhibidor o en un modelo.

Si el trabajo artístico se presenta en una caja, tiene una cantidad ilimitada de horas de creatividad por delante. Habrá reglas y normas sobre el tamaño y las dimensiones de las uñas y los productos permitidos, pero la cantidad de tiempo que le lleve crear la imagen dependerá de usted.

Si se exige un modelo, normalmente, tendrá un tiempo programado para realizar el arte en el lugar de la competencia. En este caso, la obra maestra está limitada por el tiempo asignado, de modo que debe practicar para aumentar su velocidad.

Para prepararse para este tipo de competencia, independientemente de la forma de presentación del arte, comience haciendo una lista de todos los productos que necesitará. El **kit para competencias** incluye todos los productos que se pueden usar en una competencia específica. Es fundamental que considere todo lo que necesita, incluso las lámparas, las bombillas y los alargadores. Según la situación, el kit puede ser una mochila pequeña o una maleta grande con ruedas.

Independientemente de la competencia en la que participe o la presentación del estilo final, tendrá por delante horas interminables de práctica y creatividad. Practicar el diseño no es solo tratar de crear algo espectacular y complejo, es encontrar la forma más rápida de crearlo. Siga estos pasos que le ayudarán a prepararse para la competencia:

1. *Tenga en cuenta el tema.* A veces, la competencia tiene un tema que el trabajo artístico debe reflejar. Asegúrese de saber cuál es el tema y de sentirse cómodo con él.

2. *Dese un tiempo para prepararse.* Deberá ahorrar para los gastos, reservarse tiempo fuera del trabajo y encontrar un modelo con quien pueda contar para practicar y para el día de la competencia. Considere semanas o, incluso, meses de preparación.

3. *Dibújelo.* Siempre dibuje en papel la idea del arte de uñas terminado y enumere los insumos y las herramientas que necesitará.

4. *Cronometre su tiempo.* Mientras crea el estilo o las piezas principales, lleve un registro del tiempo que le toma completar el trabajo. Esta es una buena práctica y le dará una idea del tiempo que necesitará.

5. *Siga mejorando.* Después de la primera presentación, cree un bosquejo nuevo y una nueva lista de los productos que necesitará y que le ayudarán a mejorar el diseño y realizarlo de manera más rápida. A veces, tendrá que reducir el diseño por restricciones de tiempo o aumentarlo para crear un estilo más complejo.

6. *Sea metódico.* Si duplica una pieza de arte en cada uña, cree todas esas piezas de una vez. Por ejemplo, si está haciendo rosas en todas las uñas, hágalas todas de una vez antes de hacer las hojas. Produzca el arte como un trabajador de fábrica. Esto aumentará la velocidad y, lo más importante, la coherencia del estilo final.

7. *Practique con el modelo.* Si la competencia es cronometrada y en un modelo, practique dos o más veces en sus uñas". antes de la competencia.

8. *Siga practicando.* En cualquier caso, deberá perfeccionar su trabajo artístico una y otra vez antes de estar listo para participar en una competencia. Siempre contará con uñas postizas de plástico para practicar.

9. *Empaque con cuidado.* Cuando empaque su kit para competencias, consulte el diseño y la lista de insumos para asegurarse de tener todo lo que necesita.

10. *Descanse bien la noche previa.* La noche previa a la competencia, asegúrese de irse a dormir temprano para estar bien descansado y alerta.

11. *Aliméntese antes de comenzar.* Puede creer que está demasiado nervioso para desayunar la mañana de la competencia, pero debe consumir una comida nutritiva antes de entrar al evento. Aliméntese bien para tener la energía necesaria durante toda la competencia.

12. *Llegue temprano.* Tómese mucho tiempo para encontrar el lugar, instalarse, relajarse y concentrarse antes de las instrucciones preliminares de la competencia. Por lo general, las instrucciones preliminares se dan entre 15 y 30 minutos antes del comienzo de la competencia. El director o el juez principal de la competencia repasarán las reglas y las pautas para asegurarse de que todos las comprendan y las puedan cumplir. Este es también el momento en que le pueden informar de los criterios con que se juzgarán las uñas. Escuche y haga cualquier pregunta que tenga.

Recurso en Internet

Las competencias de arte de uñas se realizan en todo el mundo, principalmente en exhibiciones de belleza. Puede ver las revistas de la industria y sus sitios web para encontrar listados de las próximas exhibiciones de belleza o competencias de arte de uñas. Busque información en:
Revista Nails:
http://www.nailsmag.com
Revista NailPro:
http://www.nailpro.com
Revista Scratch:
http://www.scratchmagazine.co.uk

Categorías de competencias de arte de uñas

El arte plano es una categoría de arte de uñas que incluye todas las técnicas de pintura a mano libre que son planas en vez de repujadas (Figura 13–21). Esta categoría, por lo general, no permite el uso de adornos ni esténciles. El diseño se puede realizar previamente y presentarse en una caja o se puede crear en una competencia cronometrada y exhibirse en un modelo con un conjunto completo de realces para uñas. Las uñas también se suelen juzgar por el grado de dificultad, el color y la precisión de los detalles.

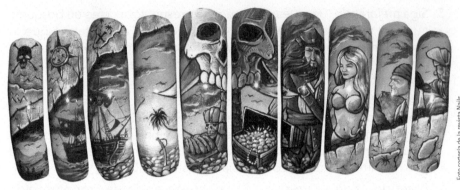

▲ **FIGURA 13–21** El arte de uña plana se puede utilizar para contar un cuento en la categoría de temas.

El arte 3D es el arte que sobresale de la uña (**Figura 13–22**). Estas competencias permiten el uso de la mayoría de los adornos. La mayor parte del resto del trabajo artístico se crea a partir de dar forma al monómero líquido y el polímero en polvo, dado que este medio es el más fácil de trabajar en el arte 3D. Las reglas normalmente imponen límites en las dimensiones del arte que sobresale de la uña. Este diseño se puede realizar previamente y exhibirse en una caja, o se puede crear en una competencia cronometrada y presentarse en un modelo con un conjunto completo de realces para uñas. Las uñas también se suelen juzgar por el grado de dificultad, el color y la precisión de los detalles.

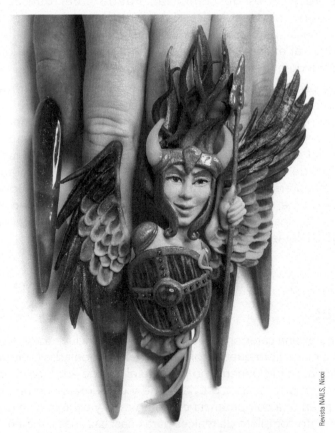

▲ **FIGURA 13–22** Arte de uñas con temática del mundo de fantasía para una competencia.

Las uñas con diseños esculpidos son realces para uñas esculpidos que tienen diseños incrustados. Estas uñas se crean utilizando productos de monómero líquido y polímero en polvo, o de gel UV o LED. Este trabajo normalmente se realiza en el lugar de la competencia en un modelo que no tenga producto en ninguna de las manos. El estilo final tendrá un trabajo artístico a mano alzada incrustado en las 10 uñas. Todas las uñas deben estar lisas y con una estructura correcta. Las uñas también se juzgan habitualmente por el tema, el color, la estructura y el grado de dificultad artística.

La variante de manicura francesa se está convirtiendo en una categoría de arte común. En esta competencia, debe producir las 10 uñas de un modelo con ambas manos sin producto en un determinado período. Puede crear el estilo con uñas postizas o esculpiendo el producto en moldes para uñas. Puede usar productos rosados, blancos, transparentes y con brillo para crear una variante única de manicura francesa. Las uñas también se suelen juzgar por la creatividad, la estructura y la precisión de los detalles.

Los diseños con aerografía se pueden realizar previamente y exhibir en una caja o se pueden crear en una competencia cronometrada y presentarse en un modelo con un conjunto completo de realces para uñas (**Figura 13–23**). Las uñas también se suelen juzgar por el grado de dificultad, el color y la precisión de los detalles.

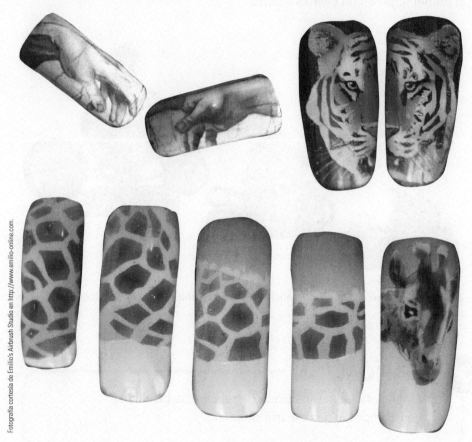

▲ **FIGURA 13–23** Un increíble ejemplo de precisión en arte de uñas con aerógrafo.

Los medios mixtos es una categoría que permite mucha libertad artística. La expresión **medios mixtos** describe el arte de uñas en el que se usa más de un medio de arte para crear un diseño. En la mayoría de las competencias, el estilo final se presenta en una caja o exhibidor. Normalmente, puede usar cualquier medio de arte para crear el estilo. A veces, las reglas establecen que se deben utilizar al menos tres tipos diferentes de medios o técnicas artísticas. Por lo general, existen pautas acerca del tamaño del trabajo artístico o de la distancia de las piezas de arte de las uñas. Las uñas se suelen juzgar por el grado de dificultad, el tema, el color y la precisión de los detalles. Esta pequeña obra maestra se puede presentar, por lo general, en más de una competencia, siempre que no haya obtenido el primer lugar en un evento previo.

Las competencias de arte de fantasía permiten la mayor libertad artística (**Figuras 13–24**). Se permiten todos los medios de arte. Deje fluir su imaginación: en la competencia, se puede ver de todo, desde cascadas en un bosque de monómero líquido y polímero en polvo hasta diminutos faroles eléctricos en un pueblo pequeño de monómero líquido y polímero en polvo. En general, el diseño se muestra en un modelo vestido de pies a cabeza de acuerdo al tema. La mayoría de los competidores dedican entre 50 y 300 horas a producir estas obras de arte detalladas. Algunos competidores trabajan de seis meses a un año para crear una exhibición de arte de uñas de fantasía. Por lo general, esta obra maestra se puede presentar en más de una competencia, siempre que no haya obtenido el primer lugar en un evento anterior.

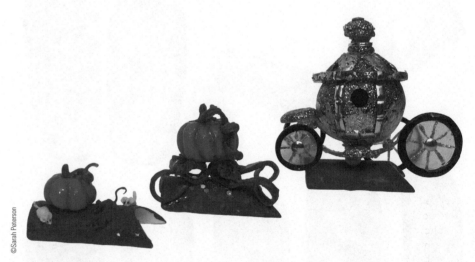

©Sarah Peterson

▲ **FIGURA 13–24** Las competencias de arte de uñas de fantasía hacen volar su imaginación.

 VERIFICACIÓN

14. Mencione al menos cinco beneficios de participar en competencias de arte de uñas.

Procedimiento 13-1
Manicura francesa con esmalte

Implementos y materiales

Además de los materiales básicos en la mesa de manicura, necesitará lo siguiente:

- ☐ Esmalte blanco
- ☐ Esmalte color rosado, durazno o beige traslúcido
- ☐ Capa base
- ☐ Capa protectora brillante

Preparación

Prepare las uñas de la misma forma en que lo haría para aplicar esmalte. Puede que comience con una uña natural con manicura o un realce para uñas. De cualquier forma, la uña debe estar limpia y no debe tener aceite ni polvo.

Procedimiento

1 Aplique una capa base a todas las uñas. Luego, aplique una capa de esmalte rosado traslúcido a todas las uñas.

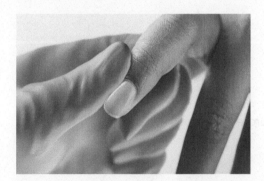

2 Comience por el dedo meñique. Sujete los bordes laterales del dedo, bajando la piel en ambos lados para exponer todo el borde libre.

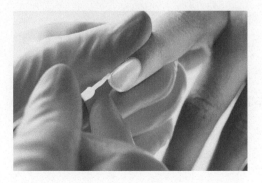

3 Tome el pincel para esmalte blanco con esmalte en un lado y comience en el borde izquierdo de la uña, un poco más arriba de donde desee que esté la media luna. Suavemente baje el pincel para crear el arco de la media luna. Al crear el estilo de manicura francesa, procure que todas las áreas blancas de la uña tengan el mismo ancho y la misma curvatura de la media luna.

(Continúa)

(Continuación)

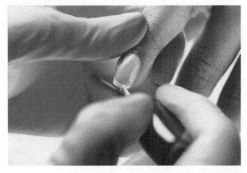

4 Sin retirar el pincel de la uña, colóquelo en el borde de la uña en un ángulo de 45 grados y arrástrelo por el borde de la uña mientras gira el dedo con la mano que lo sujeta.

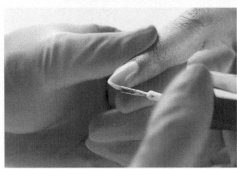

5 Cuando llegue al borde derecho, incline el pincel hacia arriba para crear el arco de la media luna. Terminar la línea en un movimiento mantendrá la media luna uniforme y definida.

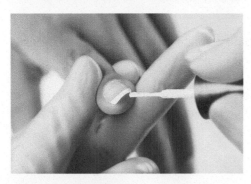

6 Selle la punta. Aplique una cantidad muy pequeña de esmalte blanco en el borde de la uña para sellarla. Luego, repita los pasos del tres al seis en todas las uñas.

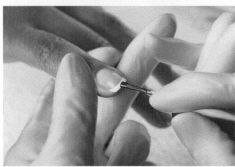

7 Aplique una capa protectora.

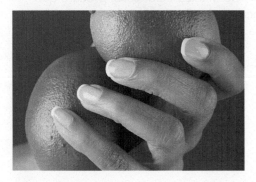

8 Preséntele al cliente el resultado final.

Procedimiento posterior al servicio

Complete el **Procedimiento 6–2**: Procedimiento posterior al servicio.

Procedimiento 13-2
Diseño de piel de animal con pintura

Implementos y materiales

Además de los materiales básicos de su mesa de manicura, necesitará lo siguiente:

☐ Pintura (blanca, negra)
☐ Esmalte blanco (opcional)

☐ Pinceles (para esmalte, para hacer rayas)
☐ Capa protectora

Preparación

Lo más probable es que pinte su diseño sobre esmalte u otro medio de arte. Espere hasta que el esmalte o u otro producto estén completamente secos antes de comenzar el arte pintado a mano.

Prepare la uña de la misma forma en que lo haría para aplicar el esmalte. Asegúrese de que la uña esté limpia y que no tenga aceite ni polvo.

Procedimiento

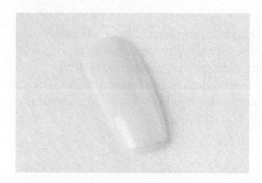

1 Pinte toda la uña o apliquele esmalte de color blanco. Deje que se seque.

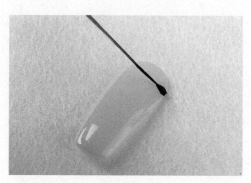

2 Cargue los tres cuartos inferiores del pincel para hacer rayas con pintura negra. Toque con la punta del pincel el borde inferior izquierdo de la uña y apoye el centro del pincel en la uña.

(Continúa)

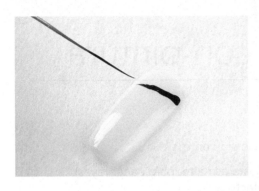

3 Pase el pincel por la uña hacia el centro con un movimiento levemente ondulante y levántelo de la uña cerca del centro.

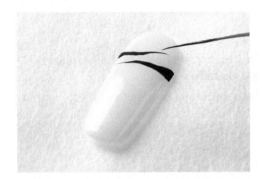

4 Dejando espacio entre las pinceladas, aplique la misma técnica en el lado opuesto y pase levemente el centro.

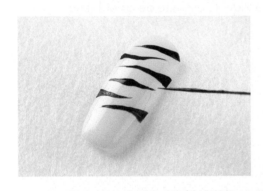

5 Repita los pasos del dos al cuatro hasta llegar a la parte superior de la uña. Procure no hacer rayas perfectas o que se junten en el medio, esto crea un estilo más realista. También queda muy bien dejar un gran vacío y crear una raya corta en el centro de la uña en lugar de comenzar siempre por uno u otro costado.

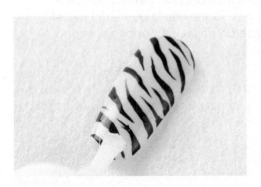

6 Aplique la capa protectora.

Procedimiento posterior al servicio

Complete el **Procedimiento 6–2**: Procedimiento posterior al servicio.

Procedimiento 13-3
Flores 3D con monómero líquido y polímero en polvo

Implementos y materiales

Además de los materiales básicos de su mesa de manicura, necesitará lo siguiente:

- ☐ Polímeros en polvo de colores, blanco o con brillo
- ☐ Monómero líquido
- ☐ Vaso Dappen
- ☐ Paños absorbentes que no dejen pelusas para su pincel
- ☐ Pinceles para monómero líquido y polímero en polvo, como un pincel ovalado plano n.° 8 o n.° 4

Preparación

Prepare las uñas de la misma forma en que lo haría para aplicar esmalte. Puede que comience con una uña natural con manicura o un realce para uñas. De cualquier forma, la uña debe estar limpia y no debe tener aceite ni polvo.

Procedimiento

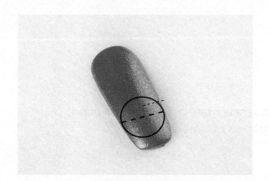

1 Imagínese un círculo en la uña donde ubicará la flor y divídalo por la mitad.

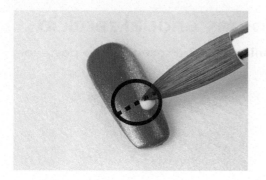

2 Coloque una perla seca en la uña, de modo que quede dentro del borde del círculo.

(Continúa)

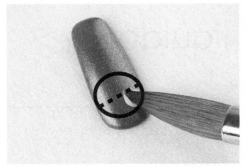

3 Coloque la punta del pincel en el centro de la perla y presione suavemente para agrandarla, así comenzará el diseño con la apertura del primer pétalo. Incline el pincel hacia atrás y páselo suavemente de modo que se esparza por la parte superior de la perla de monómero líquido y polímero en polvo para estirar el pétalo hasta el borde del círculo.

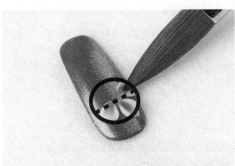

4 Repita los pasos dos y tres para hacer dos pétalos más, asegúrese de que los tres pétalos solo ocupen la mitad del círculo. De esta forma, se asegurará de dejar espacio suficiente para los otros dos pétalos.

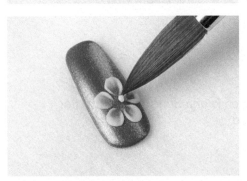

5 Después de agregar los pétalos cuatro y cinco, forme una perla diminuta y muy seca para el centro de la flor. También puede colocar un cristal u otro adorno en el centro.

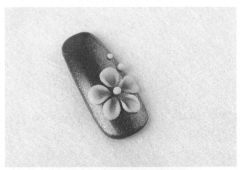

6 Deje la flor con apariencia mate o aplique una capa protectora para lograr un estilo acabado.

Procedimiento posterior al servicio

Complete el **Procedimiento 6–2**: Procedimiento posterior al servicio.

CONSEJO DE APLICACIÓN

Para tener equilibrio al agregar flores u hojas que se conectan, coloque siempre el centro de la pieza nueva entre dos pétalos de la flor principal.

Procedimiento 13-4
Diseño con confeti incrustado utilizando gel UV o LED

Implementos y materiales

Además de los materiales básicos de su mesa de manicura, necesitará lo siguiente:

- ☐ Gel UV o LED transparente
- ☐ Brillo plateado
- ☐ Lámpara para gel UV o LED
- ☐ Pincel para gel
- ☐ Limpiador de gel
- ☐ Capa protectora de gel UV o LED
- ☐ Adornos planos o delgados
- ☐ Limas y pulidores abrasivos de grano mediano

Preparación

Consulte el **Procedimiento 6–1**: Procedimiento previo al servicio.
Consulte el **Procedimiento 9–1**: Manicura en seco o preparación de las uñas para realces.
Consulte el **Procedimiento 9–2**: Aplicación de uñas postizas con hendidura parcial o completa.

Procedimiento

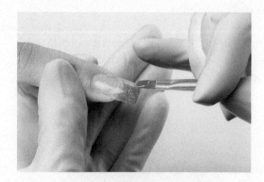

1 Aplique una capa delgada de gel UV o LED transparente sobre toda la uña y la uña postiza, y cúrela por dos minutos o más, de acuerdo con las instrucciones del fabricante. Asegúrese de no aplicar gel UV en el eponiquio ni en la piel circundante.

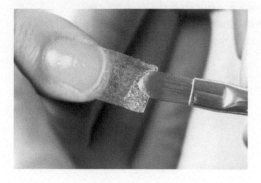

2 Tome una perla muy pequeña de gel UV o LED transparente y sumérjala en el brillo plateado. Coloque la perla en el extremo de la uña postiza. Corra la perla de lado a lado hasta que cubra la totalidad del borde.

(Continúa)

(Continuación)

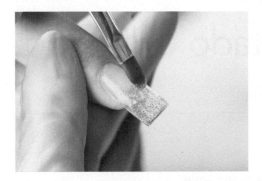

3 Con el pincel, lleve el gel hacia atrás para esparcir el brillo hacia el lecho ungueal. Esto le dará al brillo un efecto de atenuación. Cure por dos minutos o más, de acuerdo con las instrucciones del fabricante.

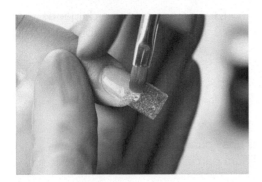

4 Tome una perla muy pequeña de gel UV o LED transparente y un trozo de confeti, y colóquelos en la uña en la posición deseada.

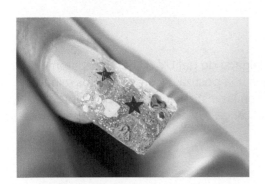

5 Repita el paso cuatro con todos los adornos hasta decorar toda la uña. Cure por dos minutos o más, de acuerdo con las instrucciones del fabricante.

6 Tome una perla grande de gel UV o LED y recubra toda la uña. Asegúrese de sellar la punta. Cure por dos minutos o más, de acuerdo con las instrucciones del fabricante.

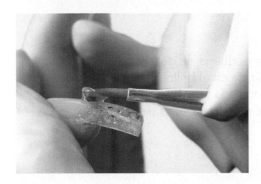

7 Tome una perla mediana de gel UV o LED y colóquela en el área del vértice. Recuerde observar la uña desde todos los ángulos para asegurarse de que tenga la estructura y la forma correctas. Cure por dos minutos o más, de acuerdo con las instrucciones del fabricante.

8 Retire la capa de inhibición con un limpiador en gel y lime la forma y la superficie. Recuerde tener cuidado al limar uñas con diseños incrustados, ya que debe asegurarse de no limar de forma que atraviese el producto y afecte el diseño. No lime ni pula la superficie con nada más fino que un abrasivo de 180 granos.

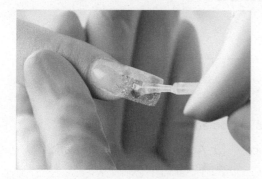

9 Aplique una capa protectora de gel UV o LED de acuerdo con las instrucciones del fabricante.

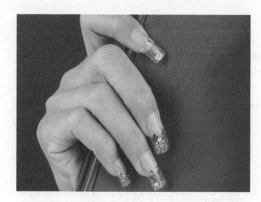

10 Preséntele al cliente el resultado final.

Procedimiento posterior al servicio

Complete el **Procedimiento 6–2**: Procedimiento posterior al servicio.

SUGERENCIA

Para acelerar el proceso al crear uñas con diseños incrustados, realice cada paso en las 10 uñas antes de continuar con el paso siguiente. Por ejemplo, aplique las perlas de brillo en las 10 uñas, coloque todos los corazones rosados, aplique las estrellas moradas, etc. Luego, recubra cuatro uñas y cúrelas mientras recubre las de la otra mano. Este proceso también dará coherencia al diseño.

Procedimiento 13-5
Diseño de cristal en esmalte con adornos

Implementos y materiales

Además de los materiales básicos de su mesa de manicura, necesitará lo siguiente:

- ☐ Palillo de madera
- ☐ Capa protectora
- ☐ Adhesivo para aplicar con pincel
- ☐ Pinzas
- ☐ Adornos (cristales de varios tamaños, cuentas)

Preparación

Consulte el **Procedimiento 6–1**: Procedimiento previo al servicio.
Consulte el **Procedimiento 9–1**: Manicura en seco o preparación de las uñas para realces.
Consulte el **Procedimiento 9–2**: Aplicación de uñas postizas con hendidura parcial o completa.

Nota: Antes de comenzar, asegúrese de que el esmalte y la capa protectora estén secos.

Procedimiento

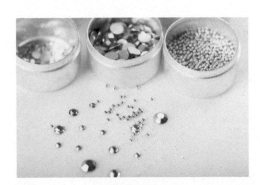

1 Elija los adornos y colóquelos en la mesa con el lado de la lámina hacia abajo.

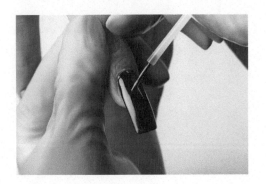

2 Coloque una pequeña cantidad de adhesivo para uñas en el área donde se colocarán los cristales y las cuentas. Aplique el adhesivo en pequeñas áreas a la vez, de modo que no se seque antes de aplicar el adorno.

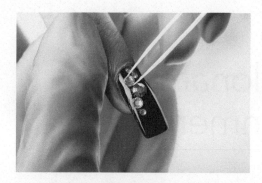

3 Utilizando pinzas, coloque primero los cristales más grandes. Luego, agregue más adhesivo donde sea necesario.

4 Tome los cristales más pequeños con pinzas o un palillo de madera empapado en capa protectora y colóquelos cerca de los cristales más grandes.

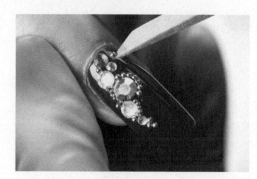

5 Tome las cuentas con un palillo de madera empapado en capa protectora y colóquelas junto a los cristales más pequeños, alrededor de los cristales más grandes o en cualquier vacío o espacio para completar el diseño.

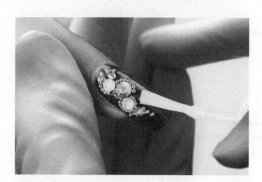

6 Espere a que el adhesivo se seque completamente. Luego, aplique una capa protectora a la uña alrededor del trabajo artístico de cristales para que cubra levemente las perlas.

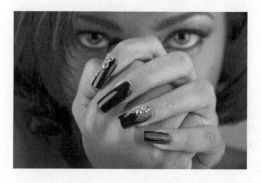

7 Preséntele al cliente el resultado final.

Procedimiento posterior al servicio

Complete el **Procedimiento 6–2**: Procedimiento posterior al servicio.

Procedimiento 13-6
Efecto degradado y escalonamiento de color con sistema de inmersión

Implementos y materiales

Además de los materiales básicos de su mesa de manicura, necesitará lo siguiente:

- ☐ Deshidratante de uñas
- ☐ Capa base de resina
- ☐ Capa protectora de resina
- ☐ Acelerador de resina

- ☐ Producto abrasivo de grano mediano
- ☐ Pulidor de grano medio

- ☐ Dos o más polvos de inmersión de color, colocados en un vaso Dappen
- ☐ Brocha para maquillaje
- ☐ Cepillo empolvador suave

Preparación

Consulte el **Procedimiento 6–1**: Procedimiento previo al servicio.
Consulte el **Procedimiento 9–1**: Manicura en seco o preparación de las uñas para realces.

Procedimiento

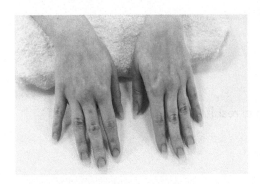

1 Coloque uñas postizas, si lo desea. Consulte el **Procedimiento 9–2: Aplicación de uñas postizas con hendidura parcial o completa.**

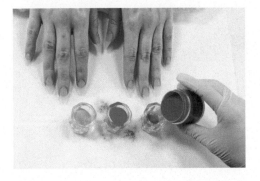

2 Coloque los polvos de inmersión de los colores que prefiera en distintos vasos Dappen. De ser necesario, agregue más polvo durante el servicio.

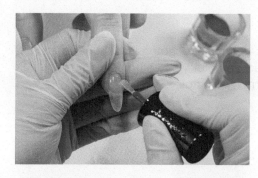

3 Aplique la capa base de resina en toda la superficie de la uña lo más cerca posible de la piel, sin tocarla.

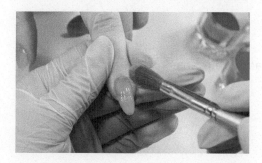

4 Sumerja el cepillo empolvador suave en uno de los polvos de color y dele unos golpecitos al mango para esparcir el polvo en el borde libre de la uña. Aplique más cantidad de polvo en la punta y menos cantidad en la unión con el otro color. Elimine el polvo del pincel.

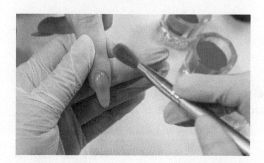

5 Sumerja el cepillo empolvador suave en un polvo de otro color y dele unos golpecitos al mango para esparcir el polvo sobre el color anterior en el punto de esfumado. Aplique más cantidad de polvo donde desee que ese color sea bien notorio. Elimine el polvo del pincel.

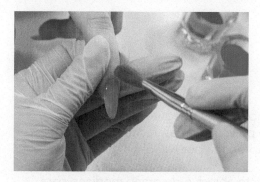

6 Repita el paso cinco con cualquier color adicional hasta que llegue al área de la cutícula.

7 Repita los pasos del tres al seis en el resto de las uñas.

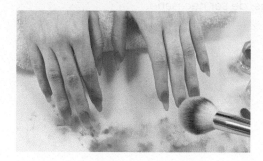

8 Usando un cepillo empolvador suave, quite el polvo excesivo que no haya absorbido la capa base.

(Continúa)

(Continuación)

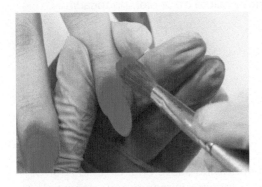

9 Repita los pasos del tres al ocho en las 10 uñas para crear profundidad de color y un esfumado o una línea de escalonamiento perfectos.

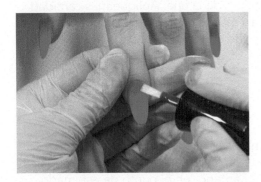

10 Aplique el activador de resina en las 10 uñas.

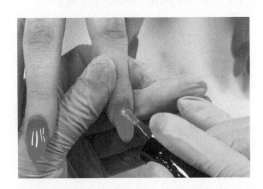

11 Aplique base de resina en las 10 uñas. La base debería secarse muy rápidamente gracias al activador.

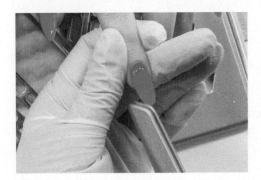

12 Cuando comience a limar, asegúrese de sacar el recolector de polvo. Además, recuerde usar una mascarilla aprobada por NIOSH.

13 Utilice un producto abrasivo de grano mediano para modelar las uñas, de ser necesario.

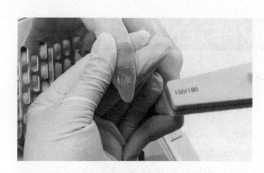

14 Suavice la superficie de la uña con un pulidor de grano mediano. Elimine el polvo con un cepillo para uñas de nailon.

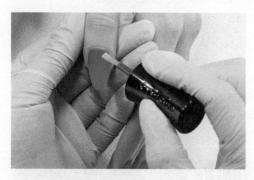

15 Aplique el activador a las 10 uñas. Limpie la superficie con un paño que no deje pelusas para garantizar que no haya exceso de activador.

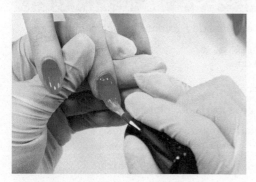

16 Aplique la resina protectora a las 10 uñas. Repita para aplicar una segunda capa. Deje secar durante el tiempo sugerido por el fabricante.

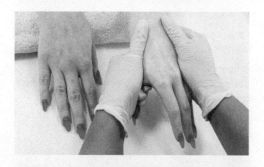

17 Aplique aceite para cutículas, luego loción para manos. Masajee bien.

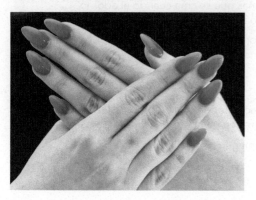

18 Preséntele al cliente el resultado final.

Procedimiento posterior al servicio

Complete el **Procedimiento 6–2**: Procedimiento posterior al servicio.

☐ Explicar qué impacto tiene el arte de uñas en la industria de la tecnología del cuidado de las uñas.

☐ Presentar el arte de uñas a los clientes.

☐ Identificar el uso de la teoría del color en el arte de uñas.

☐ Explicar cómo se puede utilizar el esmalte para uñas a fin de crear arte de uñas.

☐ Demostrar las técnicas básicas que se utilizan en el arte de uñas pintadas a mano.

☐ Describir cómo utilizar monómero líquido y polímero en polvo para crear arte de uñas en 3D.

☐ Utilizar gel UV y LED para crear un diseño de arte de uñas incrustado.

☐ Elegir cuándo utilizar un adorno en un servicio de arte de uñas.

☐ Describir cómo se usa un aerógrafo para crear arte de uñas.

☐ Explicar las ventajas que ofrece el uso de esténciles y estampados.

☐ Describir una técnica artística que se pueda crear mediante un sistema de inmersión.

☐ Explicar qué beneficios genera la participación en competencias de arte de uñas.

GLOSARIO DEL CAPÍTULO

atenuación de colores	pág. 395	cuando un color se funde en el otro y el punto de encuentro es una combinación de los dos.
bloques de color	pág. 395	bloques o secciones de color sobre la uña.
centro	pág. 396	sección media de las cerdas de un pincel.
colores análogos	pág. 394	colores ubicados uno al lado del otro en la rueda de colores.
colores complementarios	pág. 394	colores ubicados directamente enfrentados en la rueda de colores.
colores primarios	pág. 393	colores de pigmentos puros que no pueden obtenerse de la mezcla de otros colores.
colores secundarios	pág. 394	colores que resultan de la mezcla de partes iguales de dos colores primarios.
colores terciarios	pág. 394	colores que resultan directamente de la mezcla en partes iguales de un color primario y uno de los colores secundarios más cercanos.
competencia de arte de uñas	pág. 407	oportunidad para que el profesional con licencia o el alumno del cuidado de las uñas compita en una categoría específica, en el que el diseño y el tema de las uñas forman parte de los criterios de calificación.
curado con destello	pág. 401	método mediante el cual el gel se cura parcialmente colocándolo bajo la luz UV o LED de 5 a 10 segundos.
degradado	pág. 395	vea *atenuación de colores*.
diseño incrustado	pág. 399	diseño en el interior del realce para uñas que se crea cuando el adorno se aplica entre dos capas de producto mientras se realiza el realce de uñas.
efecto aterciopelado	pág. 406	diseño con esmalte de gel creado sobre una uña terminada con polvo de inmersión esparcido sobre la uña y curado en una lámpara UV o LED.
escalonamiento del color	pág. 395	vea *atenuación de colores*.
esmalte de gel de fijación	pág. 396	gel de fijación pigmentado y curado con luz que tiene una consistencia suficientemente delgada para envasarse en un frasco de esmalte para uñas.
estampado	pág. 405	método por el cual se transfiere una imagen de una lámina a la uña.

esténcil	pág. 405	hoja precortada de plástico delgado y transparente, con pegamento en la parte posterior, que se corta con una máquina con diversas formas o diseños.
estilete	pág. 395	herramienta con mango sólido y punta esférica en cada extremo, que puede variar de tamaño.
férula	pág. 396	banda metálica alrededor del pincel que ayuda a mantener las cerdas en su lugar.
impulsado por la gravedad	pág. 403	la gravedad impulsa la pintura dentro del aerógrafo.
instrucciones preliminares	pág. 411	momento entre 15 y 30 minutos antes del inicio de la competencia, cuando el director o el juez principal de la competencia repasa las reglas y las pautas para asegurarse de que todos las comprendan y las puedan cumplir.
kit para competencias	pág. 410	incluye todos los productos que usará o que es posible que use en una competencia específica.
manicura francesa	pág. 395	efecto de uñas en el que el lecho ungueal es de un color (rosado, durazno o beige) y el borde libre es de otro color (por ejemplo, blanco) y donde hay una línea curva en la que se unen los colores.
marmolado	pág. 395	efecto arremolinado que se crea combinando dos o más colores cuando están húmedos y mezclándolos sobre la uña con una herramienta para hacer el marmolado.
media luna	pág. 395	en una manicura francesa, la línea curva donde se encuentran el rosa y el blanco.
medios mixtos	pág. 413	arte de uñas en la que se utiliza más de un medio de arte para crear un diseño.
pasada	pág. 397	segunda técnica básica utilizada para crear una línea o una pincelada fluida.
pincel abanico	pág. 397	pincel plano cuyas cerdas o pelos se abren como un abanico y se utiliza para esfumar y lograr efectos especiales.
pincel delineador	pág. 397	pincel para detalles que se utiliza preferentemente para trazar líneas, delinear y hacer letras.
pincel para detalles	pág. 397	vea *pincel para lunares*.
pincel para hacer lunares	pág. 397	pincel corto y redondeado con poco centro y una punta muy fina que ofrece un máximo control para trabajos detallados complejos.
pincel para hacer rayas	pág. 397	pincel plano extremadamente largo con pocas fibras que es eficaz para crear líneas largas, efectos de rayas y diseños de piel de animal.
pincel plano	pág. 397	pincel con una punta cuadrada y cerdas largas que brindan flexibilidad adicional y se usa para esfumar y matizar.
pincel redondo	pág. 397	el estilo de pincel más común y versátil, que tiene una excelente capacidad para retener pintura.
posición	pág. 397	la manera en que se sostiene el pincel sobre la uña.
presión	pág. 397	cantidad de fuerza que el artista aplica en el pincel durante la pincelada.
punta borde de cincel	pág. 396	extremo final de las cerdas de un pincel, el más alejado del mango.
reglas y pautas	pág. 408	incluye datos específicos sobre los plazos, los modelos, los requisitos de presentación, los temas y los productos que se permiten en una competencia de diseño de uñas.
rueda de colores	pág. 393	guía de colores laminada que ilustra e identifica los colores primarios, secundarios, terciarios y complementarios.
talón	pág. 396	zona donde las cerdas del pincel se unen con la férula.

Apéndice: Conversiones

Tablas de conversión del sistema estadounidense al sistema métrico

Las siguientes tablas muestran las conversiones estándar de las unidades de medida en *Tecnología del cuidado de las uñas del estándar de Milady*, octava edición.

Fórmula para convertir pulgadas en centímetros: (número de) pulgadas × 2,54 = centímetros

LONGITUD	
Pulgadas	**Centímetros**
⅛ (0,125 pulgadas)	0,317 centímetros
¼ (0,25 pulgadas)	0,635 centímetros
½ (0,50 pulgadas)	1,27 centímetros
¾ (0,75 pulgadas)	1,9 centímetros
1 pulgada	2,54 centímetros
2 pulgadas	5,1 centímetros
3 pulgadas	7,6 centímetros
6 pulgadas	15,2 centímetros
12 pulgadas	30,5 centímetros

Fórmula para convertir onzas líquidas estadounidenses en mililitros:
(cantidad de) onzas líquidas estadounidenses (fl. oz.) × 29,573 mililitros (ml)

Fórmula para convertir onzas líquidas estadounidenses en litros:
(cantidad de) onzas líquidas estadounidenses (fl. oz.) × 0,029573 litros (l)

VOLUMEN (líquido)	
Onzas líquidas estadounidenses	Mililitros/litros
1 onza líquida (⅛ taza)	29,57 mililitros/0,02957 litros
2 onzas líquidas (¼ taza)	59,14 mililitros/0,05914 litros
4 onzas líquidas (½ taza)	118,29 mililitros/0,11829 litros
6 onzas líquidas (¾ taza)	177,43 mililitros/0,17743 litros
8 onzas líquidas (1 taza)	236,58 mililitros/0,23658 litros
16 onzas líquidas (1 pinta)	473,16 mililitros/0,47316 litros
32 onzas líquidas (1 cuarto de galón)	946,33 mililitros/0,94633 litros
33,81 onzas líquidas (1 litro)	1000 mililitros/1 litro
64 onzas líquidas (½ galón)	1892,67 mililitros/1,8926 litros
128 onzas líquidas (1 galón)	3785,34 mililitros/3,78534 litros

Fórmula para convertir grados Fahrenheit (°F) en grados Celsius (°C): °C = (°F − 32) × (5/9)***

TEMPERATURA	
Grados Fahrenheit (°F)	Grados Celsius (°C)
32°	0°
40°	4,444°
50°	10°
60°	15,556°
70°	21,111°
80°	26,667°
98.6°	37°
200°	93,333°
300°	148,889°
400°	204,444°

*****Escala para convertir grados Fahrenheit en grados Celsius:

Ejemplo: Para convertir 40 °F
Haga 40 menos 32 = 8.
Multiplique 8 por 5 y, luego, divídalo por 9 (8 × 5)/9 = 4,444 °C.

Ejemplo: Para convertir 50 °F
Haga 50 menos 32 = 18.
Multiplique 18 por 5 y, luego, divídalo por 9 (18 × 5)/9 = 10 °C.

Glosario/Índice

célula, unidad básica de todos los seres vivos, desde las bacterias hasta las plantas, los animales y los seres humanos; masa diminuta de protoplasma capaz de realizar todas las funciones esenciales de la vida, *50*
    definición, 18–19
    división de, 19–20
    estructura de, 19
    metabolismo, 20–21
    reproducción, 19–20

cepillos, 143–144. *Ver también* cepillos para uñas
    aplicación desechables, 145
    uña, 144–145

cepillos para uñas, 144–145, 327–328
    aplicación, 145
    atraer, 397
    para arte de uñas, 396-398
    posición de, 397
    presión de, 397
    talón de, 396
    tipos de, 397
    trazos de, 397–398
    vientre del, 396

cerebro, parte del sistema nervioso central contenido en el cráneo; el tejido nervioso más grande y más complejo; controla las sensaciones, los músculos, la actividad glandular y la capacidad de pensar y sentir emociones, *35, 49*

chinos, 6

cianoacrilato, monómero acrílico especializado (no entrelazador) que tiene excelente adhesión a la superficie de la uña natural y se polimeriza en segundos; se usa para elaborar apliques y adhesivos para uñas, *124, 131*

cicatriz, 81

cicatriz, marca clara y levemente elevada en la piel que se forma luego de que se haya curado una herida o lesión de la piel, *81, 94*

cintas de pulido, 236–237

cintas de pulido, 236–237

circulación pulmonar, circulación sanguínea que va desde el corazón hacia los pulmones para purificarse y luego de vuelta al corazón, *38, 55*

circulación sistémica, también conocida como circulación general; circulación de la sangre desde el corazón hacia todo el cuerpo y de regreso al corazón, *38, 56*

citoplasma, parte del protoplasma que está fuera del núcleo y dentro de la pared celular; el protoplasma rodea el núcleo y es necesario para el crecimiento, la reproducción y la autoreparación, *19, 50.*

clientes. *Ver también* consulta
    acolchado para brazos para, 138
    arte de uñas, introducción al, 392-393
    con articulaciones dolorosas, 210
    con cuidadores, 210
    con inmunidad reducida, 210
    con movilidad limitada, 209
    con movimiento involuntario, 210
    con problemas especiales de salud, 209–211
    con visión alterada, 210
    de edad avanzada, 207

    inmunodeprimido, 199
    sillas para, 137

clientes de edad avanzada, pedicura para, 207

clientes inmunodeprimidos, 199

cloasma, una condición caracterizada por un aumento en la pigmentación de la piel en forma de manchas planas, *83, 91*

color
    análogo, 394
    complementario, 394
    de esmalte, 159
    de la piel, 63
    de monómero líquido, 320
    de polímero en polvo, 320
    primarias, 393–394
    secundario, 394
    terciario, 394

color análogo, 394

color complementario, 394

colores de uñas brillantes, 9

colores primarios, 393–394

color secundario, 394

color terciario, 394

colágeno, proteína fibrosa que da forma y resistencia a la piel, *65, 91*

comedones, folículo piloso lleno de queratina y sebo; cuando el sebo del comedón se expone al ambiente, se oxida y se vuelve negro (punto negro); cuando el folículo se cierra y no se expone al ambiente, el comedón es de color blanco o crema (punto blanco), *67, 91*

competencias de arte de uñas:
    beneficios de participar, 407
    categorías de, 411–414
    convertirse en competidor en, 410–411
    definición, 407
    instrucciones preliminares sobre, 411
    kit para competencias para, 410
    objetivo del, 409–410
    reglas y pautas de, 408

condiciones de la uña poco saludables, 104–111

conjuntos de implementos de servicio, todas las herramientas que se utilizarán para prestar un servicio, *138, 189*

Consejo de Fabricantes de Uñas (NMC), 212, 321

consulta, 156-158
    masaje y, 161–162
    pedicura y, 209

consultor de ventas del distribuidor (DSC), 14

contacto prolongado en el salón, 87–88

contacto repetido en el salón, 87–88

contaminación, 75

contornos de la uña, son los contornos de piel normales que rodean a la lámina ungueal, *99, 113*

copos de algodón, 148

corazón, órgano muscular de forma cónica que mantiene la sangre en movimiento dentro del sistema circulatorio, *38–39, 51*

diafragma, pared muscular que separa el tórax de la región abdominal y ayuda a controlar la respiración, *46, 50*

dimetilurea (DMU), 206

diodo emisor de luz (LED), 355
    bulbo, 355
    lámparas con, 139

diodo emisor de luz (LED), tipo de lámpara que libera energía ultravioleta (UV) y se utiliza para polimerizar realces para uñas de gel curable con UV, *139, 188, 355*

diodo emisor de luz (LED, light emitting diode)
    vs. luz UV para curar los realces para uñas de gel, 355

disco para uña natural, 236

diseño de cristal con adornos, 424-425

diseño incrustado de confeti, 421-423

diseños incrustados, 399

dorsal ancho, músculo grande, plano y triangular que cubre la parte inferior de la espalda, *30, 52*

drogas ilícitas, 76–77

E

eccema, inflamación de la piel acompañada de escozor y dolor, de naturaleza crónica o aguda que presenta diversas formas de lesiones secas o húmedas, *82, 92*

Edad Media, 7

educadores para fabricantes, 13

educador independiente, 13

efecto aterciopelado, 406–407

effleurage, sucesión de golpes al deslizar las manos por un área del cuerpo con diversos grados de presión o contacto, *162, 188*

egipcios, 6

elastina, proteína similar al colágeno que forma el tejido elástico, *65, 92*

el técnico en el cuidado de las uñas
    anatomía y fisiología, 18
    avanzado, 12
    campo de acción para, 136
    carreras profesionales para, 5, 11–14
    herramientas para la, 137–141
    para editoriales, 14
    para películas, 14
    pautas para, 193, 198–199
    sillas para, 137
    trastornos de la piel y, 59–60
    y formas de uñas, 253
    y uñas postizas, 253

empujador de madera, varilla de madera que se usa para retirar el tejido cuticular de la lámina ungueal (empujando suavemente), para limpiar el área debajo del borde libre de las uñas o para aplicar productos, *144, 189*

empujador metálico, implemento reutilizable de acero inoxidable, que se usa para empujar el eponiquio; también se puede usar para raspar suavemente el tejido cuticular de la superficie de la uña natural, *142, 189*

endurecedor de dimetil-urea, endurecedor que agrega enlaces cruzados a la superficie de la uña natural; no obstante, a diferencia de los endurecedores que contienen formaldehído, el DMU no causa reacciones adversas en la piel, *153, 188*

endurecedor de proteína, combinación de esmalte transparente y proteína, como el colágeno, *152, 189*

endurecedores, 152–153

endurecer, transformar una sustancia de estado líquido a sólido, 354, 389, 401. *Ver también* endurecedores

energía, ultravioleta, 73

energía ultravioleta, energía invisible al ojo humano; se encuentra en la luz solar y se utiliza para polimerizar los cubritivos para uñas que se curan con UV, *84, 95*

energía UV, 73–74, 154

energía UVB, 73–74, 154

enfermedades de trauma acumulativo (CTD), 229, 234

envejecimiento de la piel, 73–77
    exposición excesiva al sol y, 154

enzimas digestivas, sustancias químicas que transforman ciertos tipos de alimentos para que puedan ser utilizados por el cuerpo, *44, 50*

epidermis, la capa externa de la piel, *61–63, 92*

epitelio, 100

epitelio base, fina capa de tejido entre la lámina ungueal y el lecho ungueal, *100, 112*

eponiquio, piel viva que se encuentra en la base de la lámina ungueal y que cubre el área de la matriz, *101–102, 112, 159*

equilibrio de las manos, 238

equipo de protección personal (EPP, personal protective equipment), 145–146

equipos
    para manicuras, 137-141
    para pedicura, 192-197
    para tratamiento con cera de parafina, 167

Era Victoriana, 7

ergonomía, 193

escala Fitzpatrick, 75

escalonamiento de color, 395, 426–429

escama, cualquier placa delgada de láminas epidérmicas, secas u oleosas, por ejemplo en caso de caspa excesiva o anormal, *81, 94*

esmaltado de uñas
    procedimiento para, ejemplos de, 182–183

esmalte, 151

esmalte. *Ver* esmalte para uñas.

esmalte acrílico, 151, 319–320. *Ver también* realces para uñas

esmalte de color, 151

esmalte de gel, 245, 354
    eliminación de, 387–388
    eliminación de gel duro o producto acrílico, 245
    fijación, 357–358
    manicuras con, 11
    productos para, 151
    ultravioleta, 11

glándulas apocrinas, glándulas sudoríparas adheridas a los folículos pilosos más abundantes en el cuero cabelludo, las axilas y los genitales, *67, 91*

glándula sebácea, glándula excretora de aceite de la piel, conectada a los folículos pilosos. sebo, secreción grasosa de las glándulas sebáceas, *66, 67–68, 94*

glándulas ecrinas, las principales glándulas sudoríparas del cuerpo que se encuentran en toda nuestra piel, *67, 92*

glándulas endocrinas, también se denominan *glándulas sin conducto*, órganos (como las glándulas tiroides o pituitaria) que liberan secreciones hormonales directamente en el torrente sanguíneo *43, 51*
glándula pineal, 43
glándula pituitaria, 43
glándulas paratiroideas, 43
glándulas suprarrenales, 44
glándula tiroides, 43
páncreas, 43

glándulas exocrinas, también conocidas como *glándulas de conducto*, son órganos que producen una sustancia que viaja a través de pequeños conductos en forma de tubo, como las glándulas sudoríparas (sudor) y las glándulas sebáceas (grasa), *43, 51*
glándulas sebáceas, 67-68
glándulas sudoríparas, 66–67
trastornos, 82

glándulas suprarrenales, controlan los procesos metabólicos del cuerpo, como la respuesta de lucha o huida, *44, 48*

glándula tiroides, produce proteínas y controla la velocidad con que el cuerpo quema energía (metabolismo), así como la sensibilidad que este debe frente a otras hormonas, *43, 56*

glóbulos blancos, también denominados *leucocitos*, glóbulos encargados de destruir los microorganismos que causan enfermedades, *40, 57*

glóbulos rojos, células sanguíneas que llevan oxígeno de los pulmones a las células del cuerpo y transportan dióxido de carbono de las células a los pulmones, *40, 55*

granos, se refiere a cuántos granos de arena hay en la lima por pulgada cuadrada, *234, 326, 351*

granuloma piogénico, inflamación importante de la uña, en la cual crece un bulto de tejido rojo desde el lecho ungueal hacia la lámina ungueal, *110, 113*

Grecia, 6
guantes, 145–146, 200

H

Hayworth, Rita, 9

hemoglobina, materia colorante de la sangre; proteína que contiene hierro y se enlaza con el oxígeno de forma temporal, *40, 51*

hemorragia en astilla, causada por traumatismos o lesiones físicas en el lecho ungueal, daña los capilares y da lugar a una pérdida de pequeñas cantidades de sangre, *107, 113*

hendidura, 256

herpes simple, infección viral causada por un grupo de virus del herpes, que pueden producir herpes labial, inflamación genital o conjuntivitis, *86, 92*

herramientas
para el técnico en el cuidado de las uñas, 137–141
para manicura, 170
para pedicura, 192-202

herramientas artesanales, 230

herramientas para manualidades, 230

hidromasaje, procedimiento de desinfección, 220–225

hiperhidrosis, sudoración excesiva causada por calor o debilidad general del cuerpo, *82, 92*

hipertrofias de la piel, crecimiento anormal de la piel, *86, 92*

hiponiquio, capa de piel ligeramente engrosada que se encuentra entre la punta del dedo y el borde libre de la lámina ungueal. Forma una barrera protectora que previene que los microorganismos invadan e infecten el lecho ungueal, *102, 112, 197*

histamina, sustancias químicas liberadas en la sangre que dilatan los vasos alrededor de una lesión para que la sangre pueda acelerar la eliminación de cualquier sustancia que cause alergia, *87, 92*

histología, también conocida como *anatomía microscópica*, consiste en el estudio de las estructuras minúsculas que se encuentran en los tejidos, *18, 51*

historia de la tecnología del cuidado de las uñas, 5–11

hombres, manicura para, 160-161

hormona, secreción, como la insulina, la adrenalina y el estrógeno, producida por una de las glándulas endocrinas y transportada por el torrente sanguíneo o los fluidos corporales a otra parte del cuerpo para estimular una actividad determinada, *43, 52*

hueso carpo, forma la muñeca; articulación flexible compuesta de ocho huesos pequeños e irregulares unidos por ligamentos, *27, 49*

humectantes para la cutícula, 100

humos, mezcla de vapores y partículas parecidas al hollín, *116, 131*

húmero, hueso superior y más largo del brazo que se extiende desde el codo hasta el hombro, *26, 52*

I

implementos, herramientas que se utilizan para prestar servicios del cuidado de las uñas y que sirven para usos múltiples (reutilizables) o son desechables, *188*
definición, 137
de un solo uso, 143–145
mesa de manicura para, 137
multiuso, 142–143
para manicura, 142–145, 170
para pedicura, 197-200
reutilización de, 149

implementos de un solo uso, descartables; elementos que no pueden ser utilizados más de una vez debido a que no es posible limpiarlos adecuadamente ni eliminar todos los residuos visibles en ellos o porque quedarían dañados o contaminados tras su limpieza y desinfección, *143–145, 189*

la cabeza del peroné hasta el frente de la pierna, donde se divide en dos ramificaciones, *36, 50*

nervio peroneo profundo, también denominado *nervio tibial anterior;* se extiende en forma descendente por la parte anterior de la pierna, detrás de los músculos. Envía impulsos a estos músculos y también a los músculos y a la piel de la parte superior del pie y a los lados adyacentes del primer y segundo dedo del pie, *36, 50*

nervio peroneo superficial, también denominado *nervio musculocutáneo;* se extiende por la pierna justo debajo de la piel y envía impulsos a los músculos y a la piel de la pierna, así como también a los dedos y a la piel de la parte superior del pie, *37, 56*

nervio radial, con sus ramificaciones, llega al brazo del lado del pulgar y al dorso de la mano, *36, 55*

nervios, cordón blancuzco compuesto de manojos de fibras nerviosas unidas por tejido conectivo, a través del cual se transmiten impulsos, *53*
de brazos y manos, 36
definición, 35
de la parte inferior de la pierna y pie, 36–37
estructura y funciones de las células, 35
tipos de, 35

nervio safeno, envía impulsos a la piel del costado interno de la pierna y del pie, *37, 55*

nervios de la piel, 64–65

nervios motores, también denominados *nervios eferentes;* nervios que envían impulsos desde el cerebro hacia los músculos, *35, 53*

nervios sensoriales, también denominados *nervios aferentes,* transmiten impulsos o mensajes desde los órganos de los sentidos hasta el cerebro, donde se experimentan las sensaciones de tacto, frío, calor, vista, oído, gusto, olfato, dolor y presión, *35, 55*

nervio sural, envía impulsos a la piel del costado externo y de la parte posterior del pie y de la pierna, *37, 56*

nervio tibial, una división del nervio ciático que pasa por detrás de la rodilla; se subdivide y envía impulsos a la rodilla, los músculos de la pantorrilla, la piel de la pierna y de la planta del pie, el talón y la parte inferior de los dedos, *36, 56*

neurología, estudio de la estructura, la función y las patologías del sistema nervioso, *33, 53*

neurona, célula nerviosa; unidad estructural primaria del sistema nervioso formada por el cuerpo celular, el núcleo, las dendritas y el axón, *19, 53*

nevus, malformaciones de la piel, grandes o pequeñas, causadas por una pigmentación anormal o por capilares dilatados; se las conoce generalmente como manchas de nacimiento, *83, 93*

nódulo, a veces se lo denomina tumor, pero los nódulos son bultos más pequeños causados por condiciones como el tejido cicatrizado, los depósitos de grasa o las infecciones, *79, 93*

núcleo, protoplasma activo denso que se encuentra en el centro de la célula; cumple un papel importante en la reproducción y el metabolismo celular, *19, 53*

nucleoplasma, fluido que se encuentra dentro del núcleo de la célula y que contiene proteínas y ADN, *19, 53*

nutrición de la piel, 68

nutrición para la piel, 70–72

núcleo, protoplasma activo denso que se encuentra en el centro de la célula; cumple un papel importante en la reproducción y el metabolismo celular, *19, 53*

O

oligómero, cadena corta de monómeros que no es lo suficientemente larga como para ser considerada un polímero, *123, 131*

onicocriptosis, uña encarnada que crece hacia dentro del tejido vivo que la rodea, *109, 113*

onicofagia, uñas mordidas, *107, 113*

onicomadesis, la separación y la caída de la uña del lecho ungueal, *109, 113*

onicomicosis, infección por hongos de la lámina ungueal, *109, 113*

onicorresis, uñas partidas o quebradizas que también tienen una serie de estriaciones longitudinales que le dan un aspecto áspero a la superficie de la lámina ungueal, *107, 113*

onicosis, toda deformidad o enfermedad de las uñas, 109, 113

onicólisis, enfermedad causada por la separación física de la lámina ungueal del lecho ungueal, *35, 53, 109, 113, 148*

oniquia, inflamación de la matriz de la uña, que causa la pérdida de esta, *109, 113*

orgánulos, órgano pequeño, *19, 53*

órganos, en plantas y animales, una estructura compuesta de tejidos especializados que le permiten realizar funciones específicas, 23, 53

órganos del cuerpo, funciones de, 23-24

origen, parte del músculo que no se mueve, está unida al esqueleto y suele formar parte del músculo óseo, 30, 54

osteoartritis, enfermedad de las articulaciones25, 54

osteología, estudio de la anatomía, estructura y función de los huesos, *25, 54*

ovarios, glándulas femeninas que funcionan en la reproducción sexual y determinan las características sexuales femeninas, *44, 54*

P

padrastros, trastorno en el que el eponiquio u otro tejido vivo alrededor de la lámina ungueal se divide o se parte, *106, 112*

paletas para pedicura, 199

pantalla solar de amplio espectro, 74

pantuflas para pedicura, 200

tibial anterior, músculo que cubre la parte frontal de la canilla; flexiona el pie hacia arriba y adentro, *32, 56*

tinas para pies, procedimiento de desinfección, 226

tinea pedis, infección micótica que se encuentra entre los dedos del pie, conocida como pie de atleta, *95, 110, 113*

tiña de las manos, 86

tiña de las manos, infección micótica de las manos; suele ser más severa que la tinea pedis, pero posee un aspecto similar; puede presentar comezón, ardor, descamación y transmitirse sexualmente o de otros modos, hayan síntomas o no, *86, 95*

toallas, 148

toallas de tela de toalla, 148

toallas de un solo uso, 148

toallitas de limpieza que no dejan pelusas, 359

toallitas de limpieza que no dejen pelusas, 359

tórax, el pecho: caja ósea elástica que sirve como armazón protector del corazón, de los pulmones y de otros órganos internos, *46, 56*

toque creativo. *Ver* arte de uñas

trapecio, músculo que cubre la parte posterior del cuello y la parte media y superior de la espalda; rota el brazo y controla los movimientos de oscilación, *30, 56*

trastornos de pigmentación, 83–84

tratamiento con cera de parafina, 165–168, 170, 195–196, 211
   antes de la manicura, 167
   aplicación, 165–166
   como tratamiento independiente, 167
   durante la manicura, 167
   durante la pedicura, 207, 211
   equipo para, 167
   reutilización de, 167

trazos del pincel, 397–398

tríceps, músculo grande que cubre toda la parte trasera superior del brazo y que extiende el antebrazo, *31, 57*

tubérculo, bulto anormal, sólido y redondeado, ubicado debajo, dentro o encima de la piel; más grande que una pápula, *78, 95*

tumor, inflamación y masa celular anormal que se forma como resultado de la multiplicación celular excesiva; de tamaño, forma y color variables, *79, 95*

U

unidad de la uña natural, todas las partes anatómicas de la uñas de las manos necesarias para producir la superficie de la uña natural, *98, 113*

urticaria, también conocida como comezón; reacción alérgica causada por la producción de histamina del cuerpo, *80, 95*

uña(s)
   acabado, 242
   acortamiento de, 242
   campo de acción, 111
   características de las uñas normales, 98
   condiciones poco saludables de, 104–111

   corte de las, 155
   crecimiento de las, 102–104
   cuadradas, 158
   cuadrangulares, 158
   enfermedades de las, 108–111
   en forma de trompeta, 107
   en punta, 158
   esmaltado de las, 182–183
   estileto, 158
   estriadas, 107
   estructura del, 98–102
   estructura y crecimiento de las, 97–104
   fisiología de las, 103
   formas de, 158
   graduación de los granos para el acabado, 242
   infecciones, 108
   involutas, 107
   limado, 155
   lupa, 102
   modelado, 241–242
   naturales, 12, 98
   objetivo de estudiar, 97–98
   ovaladas, 158
   pinzadas, 107
   redondeadas, 158
   trastornos, 104–107

uña cuadrada, uña completamente recta en el borde libre, sin bordes externos redondeados, *158, 189, 260*

uña cuadrangular, también denominada *semicuadrada*, uña con el borde libre cuadrado y redondeada en las esquinas, *158, 189, 260*

uña en forma de trompeta, trastorno en el que los bordes de la lámina ungueal se tuercen formando una trompeta o un cono puntiagudo en el borde libre, *107, 113*

uña en punta, uña de forma cónica y más larga de lo normal para realzar y mejorar la apariencia estilizada de la mano; las personas atentas a las tendencias de la moda y que no necesitan tener las uñas fuetes ni duraderas, por lo general, usan las uñas en punta como una marca de estilo, *158, 189*

uña involuta, también denominada uña plegada, es un tipo de lámina ungueal muy curvada causada por lesiones en la matriz, aunque también puede serçhereditaria, *107, 113*

uña natural, lámina protectora dura ubicada en el extremo del dedo de la mano o del pie, *98, 113, 243*
   en esmaltes de gel de fijación, 382–384
   pulidoras para, 241–242
   quitar el esmalte de gel de, 245
   trabajar en, 243
   tratamientos para, 12

uña ovalada, una forma de uñas de estilo conservador, que suele considerarse atractiva en la mayoría de las manos femeninas; es similar a una uña cuadrangular, con las esquinas más redondeadas, *158, 189, 261*

uña postiza con hendidura parcial, 256
   procedimiento para, 267–269

uña postiza cuadrada oval, 10